全国高等学校改革试验创新教材
供假肢矫形工程专业用

假肢矫形
工程学基础

主　编　席家宁　方　新

副主编　石　萍　孟青云　蔡红波　李千波

编　者　（以姓氏笔画为序）

　　　　方　新　北京社会管理职业学院
　　　　石　萍　上海理工大学
　　　　付　鹏　北京社会管理职业学院
　　　　丛　燕　北京社会管理职业学院
　　　　李千波　奥托博克（中国）工业有限公司
　　　　肖天骄　北京社会管理职业学院
　　　　何荣荣　上海理工大学
　　　　张琳琳　上海健康医学院
　　　　孟青云　上海健康医学院
　　　　席家宁　首都医科大学附属北京康复医院
　　　　崔海波　上海理工大学
　　　　蔡红波　北京社会管理职业学院

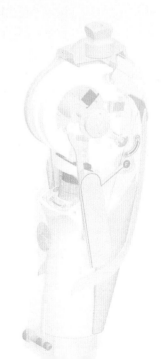

人民卫生出版社

图书在版编目（CIP）数据

假肢矫形工程学基础/席家宁,方新主编. —北京：
人民卫生出版社,2020
假肢矫形工程专业改革试验创新教材
ISBN 978-7-117-29916-9

Ⅰ.①假…　Ⅱ.①席…②方…　Ⅲ.①假肢-矫形外
科手术-教材　Ⅳ.①R687.5

中国版本图书馆 CIP 数据核字（2020）第 057496 号

人卫智网	www.ipmph.com	医学教育、学术、考试、健康， 购书智慧智能综合服务平台
人卫官网	www.pmph.com	人卫官方资讯发布平台

假肢矫形工程学基础

主　　编：席家宁　方　新
出版发行：人民卫生出版社（中继线 010-59780011）
地　　址：北京市朝阳区潘家园南里 19 号
邮　　编：100021
E - mail：pmph @ pmph.com
购书热线：010-59787592　010-59787584　010-65264830
印　　刷：北京汇林印务有限公司
经　　销：新华书店
开　　本：787×1092　1/16　印张：22
字　　数：549 千字
版　　次：2020 年 12 月第 1 版　2020 年 12 月第 1 版第 1 次印刷
标准书号：ISBN 978-7-117-29916-9
定　　价：125.00 元
打击盗版举报电话：010-59787491　E-mail：WQ @ pmph.com
质量问题联系电话：010-59787234　E-mail：zhiliang @ pmph.com

假肢矫形工程专业改革试验创新教材
出 版 说 明

为深入贯彻《"健康中国2030"规划纲要》文件精神,落实教育部提出的探索符合新时代需求的新医科人才培养体系要求,推动复合型高级假肢矫形工程本科人才培养,在全面分析假肢矫形工程专业学科特色、人才培养需求的基础上,参照世界卫生组织和国际假肢矫形协会公布的职业假肢矫形师标准,我们推出了我国第一套假肢矫形工程专业改革试验创新教材。

本套教材以"培养具备康复医学、机电技术与材料科学、假肢矫形器设计与制作相关的基本理论以及康复医学与工程技术相结合的基本技能,能在临床康复、假肢矫形工程领域从事设计与技术服务的高级应用人才"为目的,突出了康复与工程技术相结合的特色,在编写过程中坚持"三基"(基本理论、基本知识、基本技能)、"五性"(思想性、科学性、先进性、启发性、适用性)、"三特定"(特定的培养目标、特定的培养对象、特定的限制)的编写原则,旨在为假肢矫形康复工程专业师生提供一套高质量的教材。

本套教材包括医学和工程学基础的相关知识、假肢学和矫形器学的专业理论以及配套的实践指导,贴合国际对假肢矫形工程人才培养的需求,突出了本专业康复与工程技术相结合的特色,助力假肢矫形工程人才培养。

假肢矫形工程专业改革试验创新教材
评审委员会

主任委员

赵正全　席家宁

副主任委员

公维军　方　新　武继祥　喻洪流　卢　山

委　员（按姓氏笔画排序）

马鑫鑫　石　萍　刘夕东　李千波　何建华

张　勇　张志强　孟青云　郄淑燕　侯力刚

徐　静　高铁成　蔡红波

秘　书

马鑫鑫

假肢矫形工程专业改革试验创新教材

目　录

假肢矫形工程医学基础　　主　编　公维军　赵正全

　　　　　　　　　　　　副主编　何建华　张志强　郄淑燕

假肢矫形工程学基础　　　主　编　席家宁　方　新

　　　　　　　　　　　　副主编　石　萍　孟青云　蔡红波　李千波

假肢学　　　　　　　　　主　编　喻洪流

　　　　　　　　　　　　副主编　刘夕东　侯力刚　高铁成

矫形器学　　　　　　　　主　编　武继祥

　　　　　　　　　　　　副主编　徐　静

假肢矫形实践指导　　　　主　编　卢　山

　　　　　　　　　　　　副主编　马鑫鑫　张　勇

前　言

随着我国社会经济快速发展，人们对康复需求不断提高，肢体残疾人员对提高生活质量的需求不断增加，这对康复辅具专业提出了更高的发展要求，对专业人才培养也提出了新的要求。而目前我国假肢矫形器专业技术人才短缺，不能满足社会和企业对专业人才的需求。开办医工结合的假肢矫形工程专业本科教育，完善多层次假肢矫形工程专业人才培养，符合国家、社会和企业的发展需求。假肢矫形工程专业教育不仅需要培养懂得制作、装配等方面知识和加工技能的专业人才，更需要培养掌握基本原理，可以设计新型假肢或矫形器关节、材料等高水平的人才。

作为假肢矫形工程专业改革试验创新教材之一，本书围绕假肢师和矫形器师需要掌握、了解的工程学基础知识进行编写，在编写过程中，特别注意对于一些难以理解的基本概念和基本理论进行阐述，详细分析"来龙去脉"，点明思路，并进行归纳总结。为了便于读者阅读，教材在编写过程中添加了丰富的图片资料。本教材叙述上力求由浅入深，循序渐进。我们力争为读者奉献一本内容丰富、知识面覆盖广、通俗易懂的教材，易于教师进行教学、学生进行学习，更好地指导假肢师和矫形器师进行临床工作。

本书为高等学校假肢矫形工程专业本科生的教材，也可作为高等、中等职业院校康复类专业的教材使用，可供假肢与矫形器技术人员、矫形外科、康复医学科、社区康复人员、康复辅具从业人员及广大患者学习参考。

由于编者水平有限，加之时间仓促，书中难免存在某些缺点和错误，敬请读者批评指正。

席家宁　方　新
2020 年 8 月

目　录

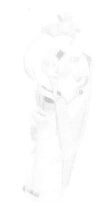

第一章

工程力学基础

第一节 静 力 学

静力学是研究物体在外力作用下平衡规律的科学,本节的研究对象主要为刚体。刚体静力学理论是对机械零件和结构构件进行受力分析和计算的基础,在工程技术中有着广泛的应用。本节还将介绍刚体静力学在假肢矫形器设计中的应用。

一、静力学基本概念及静力学公理

(一) 力、刚体、平衡的概念

1. 力的概念 力,是物体之间的相互机械作用。当我们把箱子放在地面上,地面就会给箱子一个支持力;当我们按压弹簧的一端,弹簧就会被压缩,弹簧便会受到压力。力的相互作用可以使物体的运动状态发生变化,也可以使物体发生变形。力使物体的运动状态发生改变的效应称为外效应,而使物体发生形变的效应称为内效应。

力为矢量,对物体的作用效应取决于力的三个要素:大小、方向以及作用点。力的大小,表示机械作用的强弱,在国际单位制中,力的单位为牛(N)或千牛(kN)。力的方向,是指力作用的方位和指向。力的作用点,指力作用的位置。通过力的作用点并沿力的方向的直线,称为力的作用线。

力是矢量,所以力的表达既要有大小,又要有方向。如图 1-1-1,可以用一个带箭头的有向线段 $\overrightarrow{AB}$ 来表示力,矢量的起点 A(或终点 B)为力的作用点,矢量的方向为力的方向,矢量的长度按选定的比例表示力的大小。力用斜体字母 F 来表示。

作用在物体上的一组力,称为力系。如果作用在物体上的力系可以用另一个力系来取代而不改变它的作用效应时,则这两个力系称为等效力系。

2. 刚体的概念 刚体,是指在力的作用下,大小和形状都不会发生变化的物体。刚体的特征是物体内任意两点的距离始终保持不变。现实生活中,不变形的物体是不存在的,刚体只是一个理想化的力学模型,是为了简化力学问题。静力学中如没有特别指明需要考虑物体的变形时,所研究的对象均看作刚体。

3. 平衡的概念 平衡,指物体相对于地球保持静止或

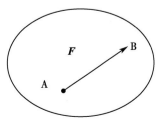

图 1-1-1 力的表示

做匀速直线运动的状态,是机械运动中的特殊情况。平衡在工程应用中非常广泛,无论在建筑物还是假肢矫形器的设计中都要经过力的平衡分析,甚至在解决动力学的问题时也需要用到静力学中的平衡。

(二) 静力学基本公理

静力学公理是人类经过长期的实践而得到的静力学的一般规律,它被反复的实践所验证,是无须证明而为人们所公认的结论。

1. 公理一   力的平行四边形法则

作用于刚体上同一点 A(或作用线交于同一点 A)的两个力 F_1、F_2,可以合成为一个合力 F_R。合力的作用点在点 A,合力的大小和方向由以这两个力为邻边所构成的平行四边形的对角线来表示,如图 1-1-2 所示,即

$$F_R = F_1 + F_2$$

平行四边形法则可以用于力系的简化,是复杂力系简化的基础。

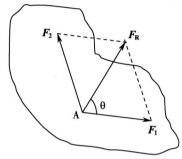

图 1-1-2   力的平行四边形法则

2. 公理二   二力平衡公理

作用在同一个刚体上的两个力,使刚体处于平衡状态的充分必要条件是:这两个力大小相等、方向相反、作用在同一条直线上。

工程上对于只受两个力作用而平衡的刚体,称为二力体(或二力构件)。根据公理二,二力构件所受到的两个力的作用线必定沿着两个力作用点的连线,并且大小相等、方向相反,如图 1-1-3。

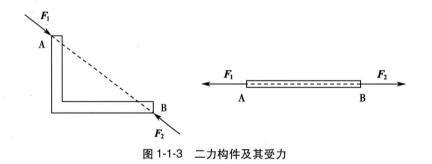

图 1-1-3   二力构件及其受力

3. 公理三   加减平衡力系公理

在作用于某一刚体的任意力系上,加上或者减去任意一个或几个平衡力系后,不会改变原力系对刚体的作用效果。

推论一 (力的可传递性):作用于刚体上的力,如果沿着其作用线任意移动,不会改变该力对刚体的作用效果。

证明:如图 1-1-4a 所示,刚体的 A 点受到力 F 的作用,在力 F 的作用线上有一点 B,根据加减平衡力系公理,在 B 点加上一组平衡力 F_1、F_2,且 $F_1 = -F_2 = F$ 后(图 1-1-4b),力 F 对刚体的作用效果不变。因为 F 和 F_2 也是一组平衡力,所以将其减掉,也不会影响刚体的状态,最后力系只剩下作用于刚体 B 点的力 F_1(图 1-1-4c),即原来 A 点的力 F 沿其作用线移到了 B 点,并且没有改变其对刚体的作用效果。

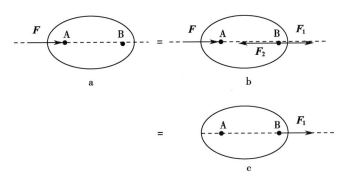

图 1-1-4 力的可传递性证明

推论二 （三力平衡汇交定理）：如果刚体受到三个力作用而平衡，其中两个力的作用线汇交于一点，那么第三个力的作用线必定通过该汇交点，并且三个力的作用线共面。

证明：如图 1-1-5a 所示，刚体的 A、B、C 三点受到三个力 F_1、F_2、F_3 的作用而达到平衡状态，且 F_1、F_2 的作用线交于点 O，根据力的可传递性，F_1、F_2 可移动到点 O 而不改变刚体的状态（图 1-1-5b）。根据力的平行四边形法则，可以求出 F_1、F_2 的合力 F_R（图 1-1-5b），则 F_3 和 F_R 平衡，根据二力平衡公理，F_3 和 F_R 必须满足大小相等、方向相反并且作用在同一条直线上，所以 F_3 的作用线必定通过 O 点，且 F_1、F_2、F_3 共面。

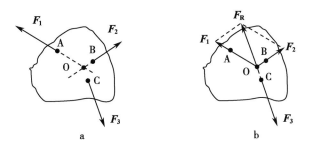

图 1-1-5 三力平衡汇交定理证明

4. 公理四 作用力与反作用力公理

当物体 A 对物体 B 有力的作用时，物体 A 会同时受到物体 B 给它的反作用力。两个物体间的作用力和反作用力总是同时存在，并且两个力的大小相等、方向相反、沿着同一条作用线。作用力与反作用力分别作用在两个相互作用的物体上。

作用力与反作用力公理为研究多个物体组成的"物体系统"的平衡问题提供了基础。

5. 公理五 刚化公理

变形体在某一力系的作用下处于平衡状态时，如果将此变形体刚化成刚体，其平衡状态保持不变。

公理五建立了刚体静力学和变形体静力学之间的联系，处于平衡状态的变形体，可以用刚体静力学的平衡理论来分析问题。但需要注意的是，刚体的平衡条件只是变形体平衡的必要条件而不是充分条件。

（三）约束与约束力

在空间中，有些物体的位移不受任何限制，这类物体称为自由体，如空中的氢气球。而有些物体，由于受到其他物体的限制，它们在空间的位移不能是任意方向的，这些位移受到限制的物体称为非自由体,如在轨道中行使的火车。对非自由体的某些位移起到限制作用的物体称为约束,轨道是火车的约束。

当物体沿着约束所限制的位移方向有运动趋势的时候,物体对约束就会产生作用力,同样约束也会对物体产生一个反作用力,这个力称为约束反作用力,简称约束(反)力或反力。在静力学中,约束反力的大小通常是未知的,需要通过平衡条件进行求解,约束反力的方向总是与约束所限制的位移方向相反,而它的作用点在物体与约束相互接触的那一点上。下面介绍几种工程中常见的约束类型:

1. **柔性约束**　柔性约束通常由柔软的绳索、链条或者皮带等柔性物体构成。由于这类物体只能阻止物体沿着柔性物体伸长的方向产生位移,所以约束反力只能是拉力,作用点在约束与被约束物体的接触点上,方向沿着柔性物体背离被约束物体,如图 1-1-6 所示。

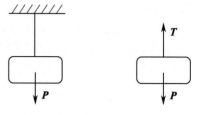

图 1-1-6　柔性约束

2. **理想光滑接触面约束**　理想光滑接触面约束通常是指物体与约束间的接触面的摩擦力可以忽略不计。这类约束只能限制物体沿着接触点公法线且指向被约束物体方向的位移,却不能阻碍物体沿着接触面切线方向的位移。所以,理想光滑接触面的约束反力作用在接触点上、沿着公法线的方向、指向被约束物体。几种常见的理想光滑接触面约束如图 1-1-7 所示。

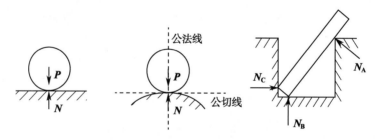

图 1-1-7　理想光滑接触面约束

3. **光滑圆柱铰链约束**　圆柱铰链是指两个构件通过圆柱销子或者圆柱轴来连接。圆柱铰链结构只能使构件绕着轴转动,这类约束称之为圆柱铰链约束,这类约束限制构件沿着垂直于销子轴线方向的相对位移,如图 1-1-8 所示。在工程力学当中,为了简化问题,销子和销孔之间的摩擦通常忽略不计,则这类铰链约束称为光滑圆柱铰链约束。光滑圆柱铰链的约束反力在垂直于销子轴线的平面内并通过圆心,因为接触点的位置不能确定,所以约束反力的方向也不能确定,为了方便计算,约束反力通常用通过被约束处圆孔中心的两个垂直分力来表示,如图 1-1-9c 所示。门窗活页是典型的光滑圆柱铰链约束。

工程上常见的铰链约束构成的支座有以下两种:

(1) 固定铰链支座:固定铰链支座是指构成支座的圆柱铰链其中一个构件固定在地面

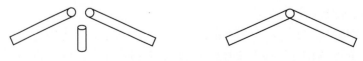

图 1-1-8　光滑圆柱铰链约束

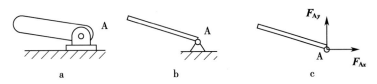

图 1-1-9　固定铰链支座及其约束反力

上或机器上,如图 1-1-9a 所示。铰链支座的约束反力垂直于圆柱销轴线的平面,通过被约束处的圆孔中心(图 1-1-9b),方向不确定,因此可以用两个正交的分力表示,如图 1-1-9c 所示。

（2）滚动铰链支座:滚动铰链支座是指铰链支座和光滑支撑面之间用辊轴或滚柱进行连接(图 1-1-10a)。这类约束不能限制物体沿着光滑支撑面移动,只能限制物体沿着垂直于支撑面方向的相对位移,因此此约束反力的方向垂直于支撑面通过被约束处圆孔的中心(图 1-1-10b、c)。

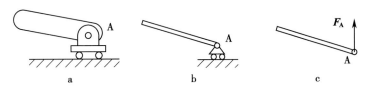

图 1-1-10　滚动铰链支座及其约束反力

二、物体的受力分析

受力分析是解决力学问题的基础,也是先决条件。本部分将为大家介绍受力分析的一般方法。

静力学是研究物体在力系作用下的平衡问题,所以解决静力学问题的关键是做出正确的受力分析。首先要选定需要进行研究的物体,即选择研究对象;然后根据已知条件,约束类型并结合静力学的基本概念和公理分析它的受力情况,这个过程称为受力分析。画出研究对象并将作用于该研究对象上的所有主动力和约束力标出的图称为受力图,其中,主动力是指使物体具有运动趋势的力,包括重力、拉力或者压力等。

下面通过实例说明如何进行受力分析,并画出受力图。

例 1-1-1　已知杆 AB 上受到压力 F 的作用(图 1-1-11a),试画出杆 AB 的受力图。

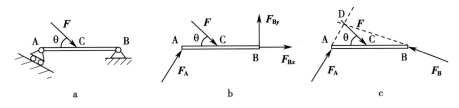

图 1-1-11　杆 AB 的受力图

解：（1）选取研究对象。取杆 AB,画出其结构简图。

（2）画出主动力。已知力 F。

（3）画出约束力。A 点为滚动铰链支座,约束力为 F_A,B 点为固定铰链支座,约束力为两个正交的分力 F_{Bx} 和 F_{By}。

所以,杆 AB 的受力图如图 1-1-11b 所示。

此外,根据三力平衡汇交定理,F 和 F_A 相交于 D 点,则 F_B 的方向便可以确定出来,F_B 的作用线必过 D 点,如图 1-1-11c 所示。

例 1-1-2　水平杆 AB 用一个斜杆 CD 拉住,A、C、D 三处均为光滑铰链连接(图 1-1-12a)。已知均质水平杆 AB 重 P,如果在 B 端施加一个向下的拉力 F,如果不计杆 CD 的自重,试分别画出斜杆 CD、水平杆 AB 和整体的受力图。

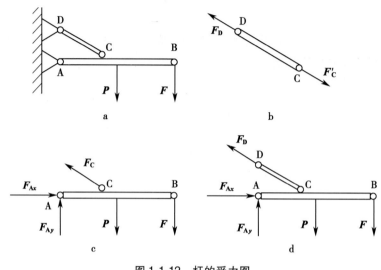

图 1-1-12　杆的受力图

解: (1) 取杆 CD,画其受力图。由于杆 CD 自身重力不计,只受两个力作用且平衡,则 CD 为二力杆,约束力 F'_C 和 F_D 沿 CD 的连线,如图 1-1-12b 所示。

(2) 取杆 AB,画其受力图。首先,杆 AB 受到的主动力有自身重力 P 和拉力 F;其次,杆 AB 受到 C 处的约束力 F_C 和固定铰链支座 A 处的约束力 F_{Ax} 和 F_{Ay},其中 F_C 是 F'_C 的反作用力,如图 1-1-12c 所示。

(3) 画整体受力图。系统所受的主动力有杆 AB 的重力 P 和拉力 F;约束力有 F_D、F_{Ax} 和 F_{Ay};值得注意的是 C 点的力为内约束力,由于内力对系统的作用效果相互抵消,可以不用画出,如图 1-1-12d 所示。

系统以外的物体给系统的作用力,称为外力。

根据上面的例题,画受力图的大致步骤可以归纳为以下几点:

(1) 确定研究对象,研究对象可以是一个物体也可以是几个物体组成的系统。

(2) 画出主动力,常见的主动力有重力、压力和拉力等。

(3) 画出约束反力,根据约束的类型进行确定。

在画受力图的时候,还有几点需要注意的地方:

(1) 不要少画力,也不要多画力。在力学分析中,除了重力和地磁力以外,物体之间必须通过接触才会产生相互作用的力,所以画受力图的时候,首先要弄清楚所研究的对象与哪些物体相接触,在接触处根据约束的类型正确画出约束反力。另外,研究对象所受的每一个力都应该可以找到明确的施力物体。同时还应该注意,画受力图的时候,只画外力而不画内力。内力和外力会根据所选取的研究对象的不同而发生变化。

(2) 注意二力构件的应用以及利用三力平衡汇交定理来确定约束反力的作用线。

（3）当分别分析一个系统中两个相互接触的分离体的受力时，应该注意拆分处的作用力与反作用力关系。

（4）同一系统中各研究对象的受力图无论在整体受力图还是单个研究对象的受力图中都应该保持一致，也就是说任何接触点的约束反力一旦确定，无论是在整体、局部还是单个物体的受力图上都要保持一致。

三、平面汇交力系

平面汇交力系是指各力的作用线都在同一平面内并且汇交于一点的力系，它是一种简单力系，是研究复杂力系的基础。

（一）力在坐标轴上的投影

如图 1-1-13 所示，力 F 作用于平面内 A 点，该力在 x、y 轴上的投影分别为力的大小乘以力与对应轴正向夹角的余弦，即

$$X = F_x = F\cos\alpha \qquad \text{式 1-1-1}$$

$$Y = F_y = F\cos\beta \qquad \text{式 1-1-2}$$

其中，α、β 分别为力 F 与 x、y 轴正向的夹角。

反之，如果已知力 F 在 x、y 轴上的投影分别为 F_x 和 F_y，则该力的大小和方向余弦可以表示为

$$F = \sqrt{F_x^2 + F_y^2} \qquad \text{式 1-1-3}$$

$$\cos\alpha = \frac{F_x}{F} \qquad \text{式 1-1-4}$$

$$\cos\beta = \frac{F_y}{F} \qquad \text{式 1-1-5}$$

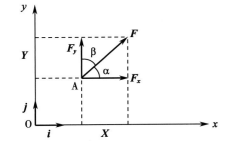

图 1-1-13　力在坐标轴上的投影

如果设 i、j 分别为沿着 x、y 轴的单位矢量，则力 F 可以用其投影及单位矢量写成矢量解析形式

$$F = F_x + F_y = Xi + Yj \qquad \text{式 1-1-6}$$

（二）平面汇交力系的合成

如图 1-1-14，由 F_1、F_2 和 F_3 组成的汇交力系交于点 O，根据力的平行四边形法则，依次将各力两两合成，最后得到一个合力 F_R，即

$$F_R = F_{12} + F_3 = F_1 + F_2 + F_3 \qquad \text{式 1-1-7}$$

合力 F_R 的作用线通过点 O。

同理，对于 n 个力构成的汇交力系，只要重复上述步骤就可以得到一个合力：

$$F_R = F_1 + F_2 + \cdots + F_n = \sum_{i=1}^{n} F_i \qquad \text{式 1-1-8}$$

此合力的作用线通过汇交力系的汇交点。

将所有分力以及最后的合力分别向坐标轴上

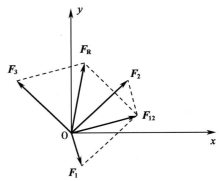

图 1-1-14　汇交力系的合成

做投影,则有

$$F_{\mathrm{R}x} = F_{1x} + F_{2x} + \cdots + F_{nx} = \sum_{i=1}^{n} F_{ix} \qquad \text{式 1-1-9}$$

$$F_{\mathrm{R}y} = F_{1y} + F_{2y} + \cdots + F_{ny} = \sum_{i=1}^{n} F_{iy} \qquad \text{式 1-1-10}$$

上述公式说明,合力在任一轴上的投影,等于各分力在同一轴上投影的代数和,即合力投影定理。

如果用解析法表示,合力的大小和方向余弦可以表示为

$$F_{\mathrm{R}} = \sqrt{F_{\mathrm{R}x}^2 + F_{\mathrm{R}y}^2} \qquad \text{式 1-1-11}$$

$$\cos(F_{\mathrm{R}}, i) = \frac{F_{\mathrm{R}x}}{F_{\mathrm{R}}} \qquad \text{式 1-1-12}$$

$$\cos(F_{\mathrm{R}}, j) = \frac{F_{\mathrm{R}y}}{F_{\mathrm{R}}} \qquad \text{式 1-1-13}$$

其中,i、j 是 x、y 轴的单位矢量。

例 1-1-3   工件 A 上系有三根钢绳,分别受力为 $F_1 = 2\,000$ N, $F_2 = 2\,500$ N, $F_3 = 1\,500$ N,力的方向如图 1-1-15 所示。求三个力的合力。

解: 根据合力投影定理可得

$$F_{\mathrm{R}x} = -F_1 - F_2\cos 40° = 3\,925 \text{ N}$$

$$F_{\mathrm{R}y} = -F_3 - F_2\sin 40° = 3\,100 \text{ N}$$

$$F_{\mathrm{R}} = \sqrt{F_{\mathrm{R}x}^2 + F_{\mathrm{R}y}^2} = 5\,002 \text{ N}$$

$$\cos\beta = \frac{F_{\mathrm{R}x}}{F_{\mathrm{R}}} = 0.78 \quad \beta = 38°$$

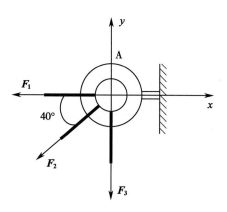

图 1-1-15   例题 1-1-3

β 为合力与 x 轴的夹角。

(三) 平面汇交力系的平衡

平面汇交力系平衡的充分必要条件是该力系的合力为零,即

$$F_{\mathrm{R}} = \sqrt{F_{\mathrm{R}x}^2 + F_{\mathrm{R}y}^2} = 0 \qquad \text{式 1-1-14}$$

也就是说 $F_{\mathrm{R}x} = 0$, $F_{\mathrm{R}y} = 0$,此方程为平面汇交力系的平衡方程。

例 1-1-4   工件重为 P,将其卡在卡槽里,如图 1-1-16a 所示,求工件对卡槽的压力。

解: 工件的受力图如 1-1-16b 所示。

在工件的圆心处(汇交点 O)建立坐标系。根据力的平移定理,将 N_{A} 和 N_{B} 移到汇交点。

根据平衡方程可得

$$F_{\mathrm{R}x} = N_{\mathrm{A}}\sin 45° - N_{\mathrm{B}}\sin 30° = 0$$

$$F_{\mathrm{R}y} = N_{\mathrm{A}}\cos 45° + N_{\mathrm{B}}\cos 30° - P = 0$$

解方程可得 $\qquad\qquad N_{\mathrm{A}} = \dfrac{2P}{\sqrt{2} + \sqrt{6}}, \quad N_{\mathrm{B}} = \dfrac{2P}{1 + \sqrt{3}}$

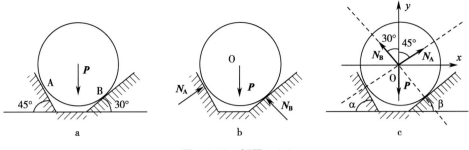

图 1-1-16 例题 1-1-4

N_A 和 N_B 的方向如图 1-1-16c 所示。

平面汇交力系的解题技巧：

1. 一般对于受多个力作用的物体，无论角度特殊与否，都宜用解析法。

2. 用解析法时，投影轴通常选择在与某一个未知力垂直的方向上，这样至少有一个方程中只含一个未知量，可以减少计算量。

3. 解析法解题时，力的方向可以任意假设，如果求出负值，说明力的方向与假设相反。

四、平面力偶系

平面力偶系也是一种简单力系，它和平面汇交力系一样，都是解决平面复杂力系的基础。本文主要介绍力偶的性质以及力偶系的合成和平衡问题。

（一）力矩

力作用在刚体上可以产生两种作用效果，一种是让刚体发生移动，另一种是让刚体发生转动。其中力的移动效应取决于力的大小和方向，而力的转动效应取决于力对点的矩，即力矩。

如图 1-1-17 所示，要想利用杠杆将球撬起来，力 F 对支点 O 的转动效应不仅与力的大小有关，还和支点到力 F 作用线的距离 d 有关，因此力矩可以表示为

$$M_O(F) = \pm F \cdot d$$

其中，O 点为矩心，d 为力臂，正负号表示力矩在其作用平面内的转向，一般规定逆时针转动为正，顺时针转动为负。力矩的单位为 N·m。由上式可知，当力的作用线通过矩心时（即 $d=0$），力矩的值为零。

如图 1-1-18 所示，对于任意的刚体，任意选取的矩心 O，力 F 对 O 点产生力矩的定义和表达式依旧如上所示。

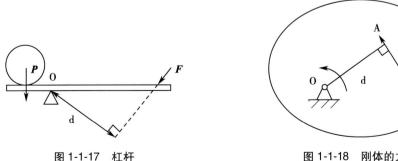

图 1-1-17 杠杆　　　　　　图 1-1-18 刚体的力矩

平面汇交力系的合力对平面内任一点的矩等于所有各分力对同一点的矩的代数和,即

$$M_O(F_R) = \sum_{i=1}^{n} M_O(F_i)$$ 式 1-1-15

式 1-1-15 称为合力矩定理。

（二）力偶与力偶矩

1. **力偶与力偶矩的概念**　力偶是指作用在物体上的两个力大小相等,方向相反,并且作用线不共线(即平行),记作 F、F'。在日常生活中,力偶非常常见,比如当拧水龙头的时候,阀门上面受到的力 F 和 F'(图 1-1-19a);当双手转动汽车方向盘时作用在上面的力 F 和 F'(图 1-1-19b)。在假肢的制作过程中,对线非常重要,如果对线发生偏差,身体的重力和地面的反作用力就会形成一对力偶,从而加速假肢的磨损以及造成不舒适感(图 1-1-20)。如图 1-1-19c 所示,力偶中两个力所在的平面 A 称为力偶作用面,力偶中两个力之间的垂直距离 d 称为力偶臂。

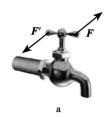 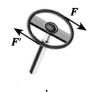 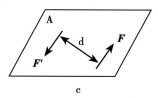

a   b   c

图 1-1-19　力偶

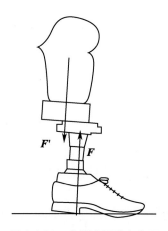

图 1-1-20　力偶在假肢中应用

组成力偶的两个力由于作用线不同,对刚体的作用效果是让刚体发生转动,用力偶矩 $M(F, F')$ 或 M 来表示,定义为力偶中一个力的大小与力偶臂的乘积,可以写为公式

$$M = \pm F \cdot d$$ 式 1-1-16

一般规定以逆时针转动为正方向,顺时针转动为负方向。

2. **力偶与力偶矩的性质**　力偶和力偶矩的性质可以归纳为以下几点:

（1）力偶没有合力,且由于作用线不共线,本身也不平衡。

（2）力偶对其作用平面内任意一点的矩恒等于力偶矩,与矩心的位置没有关系,但是力矩(力对点的矩)取决于矩心的位置,因为矩心决定这力臂的长短。

证明：设在平面上 A、B 两点作用一力偶(图 1-1-21),力偶矩为 $M = F \cdot d$,在平面内任取一点 O,点 O 到力 F 的距离为 x,则力 F 和 F' 对 O 点产生的合力偶矩为

$$M_O(F) + M_O(F') = F' \cdot (x+d) - F \cdot x = F \cdot d = M$$

由此可见,力偶矩与矩心的位置没有关系。

（3）力偶等效定理:如果作用在刚体上的一个力偶,可以用另外一个力偶来代替,并且没有改变原力偶对刚体的作用效果,则这两个力偶互为等效力偶。

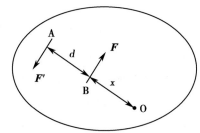

图 1-1-21　力偶矩与矩心的关系

定理一 只要保持力偶矩不变（大小及转向不变），作用在刚体上的力偶，可在其作用面内任意移动或同时改变力和力偶臂的大小，不会改变其对刚体的作用效应。

定理二 可以将作用在刚体上的力偶搬移到刚体内与原力偶作用面平行的任意一平面上，不会改变其对刚体的作用效果。

由定理一和二可知，不同平面内两力偶的等效条件是：力偶作用平面平行（即作用面方位相同）、力偶矩大小相等、力偶转向相同，因此力偶矩可以看成是一个矢量，称为力偶矩矢。力偶矩矢的三个要素分别为力偶矩大小、转向以及作用面的方位。其中力偶矩矢的方位与力偶作用平面的法线方位一致，它的指向用右手螺旋定则根据力偶的转向来决定（图 1-1-22）。

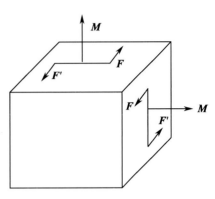

图 1-1-22 力偶矩矢的方位

（三）平面力偶系的合成与平衡

1. 平面力偶系的合成 作用在刚体同一平面的多个力偶就构成了平面力偶系。平面力偶系合成的结果为一个合力偶，合力偶的矩等于各分力偶矩的代数和，可以写成：

$$M = M_1 + M_2 + \cdots + M_n = \sum_{i=1}^{n} M_i \qquad \text{式 1-1-17}$$

即平面力偶系的合成。

2. 平面力偶系的平衡方程 平面力偶系处于平衡状态时的充分必要条件为合力偶矩等于零，即所有各力偶矩的代数和等于零，即

$$\sum_{i=1}^{n} M_i = 0 \qquad \text{式 1-1-18}$$

例 1-1-5 已知梁 AB 上作用一个力偶（图 1-1-23a），力偶矩为 M，梁长为 d，梁重不计，求支座 A 和 B 的约束力。

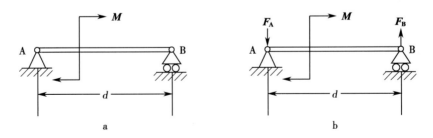

图 1-1-23 例题 1-1-5

解 梁 AB 上除了受一个力偶作用外，还受到支座 A 和 B 的约束力，因为力偶只能和力偶平衡，所以支座 A 和 B 的约束力必定组成一个力偶，并且与 M 大小相等，转向相反。支座 A 和 B 的约束力 F_A 和 F_B 方向如图 1-1-23b 所示。根据平面力偶系的平衡方程，有

$$\sum_{i=1}^{n} M_i = 0, \ -M + F_A \cdot d = 0$$

得
$$F_A = F_B = \frac{M}{d}$$

方向如图 1-1-23b 所示。

五、平面一般力系

如果平面内各个力的作用线既不汇交于一点也不相互平行,则这个力系称为平面一般力系。平面一般力系是平面静力学问题中刚体受力的最一般情况,工程中多数结构的受力均为平面任意力系,它的分析方法为研究空间力系打下理论基础。本章主要研究平面一般力系的简化、合成和平衡问题。

(一)力的平移定理

作用在刚体上任意点 A 的力可以平移到另一点 B,只需附加一个力偶,此力偶的矩等于原来的力对平移点 B 的矩(图 1-1-24)。

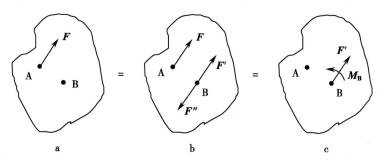

图 1-1-24   力的平移定理

证明   如果要将作用于刚体 A 点的力 F 平移到任意指定点 B,根据加减平衡力系公理,在点 B 加上一对与原力大小相等,方向平行的平衡力 F' 和 F'',$F' = -F'' = F$,如图 1-1-24b 所示。则 F 和 F'' 组成一个力偶,原作用于点 A 的 F 与现在作用于点 B 的力 F' 以及力偶(F,F'')组成的新力系等效,且 F' 的大小和方向与原力 F 相同,如图 1-1-24c 所示。力偶(F,F'')即为力平移后附加的力偶,其力偶矩等于原力 F 对 B 点的矩(力臂为 d),可以写为

$$M_B = F \cdot d = M_B(F)$$ 式 1-1-19

力的平移定理揭示了力和力偶的关系,力平移的条件是必须附加一个力偶,且力偶的大小与原力到简化中心的距离有关。力的平移定理是力系简化的理论基础。

力的平移定理在现实生活中非常常见。比如,为什么打乒乓球时,削球的威力要比推球大? 如图 1-1-25a 所示,削球的时候,球拍的力(F)作用在球的边缘上,相对于推球时,球拍

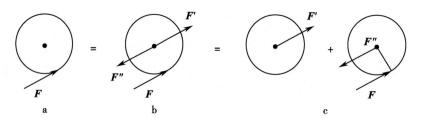

图 1-1-25   削球与推球时受力的区别

的力(F')作用在球心的时候,多加了一个力偶(F, F''),如图 1-1-25b、c 所示。多加的力偶可以使球发生旋转,这就是为什么削球的时候乒乓球会发生旋转,从而让它的运动轨迹飘忽不定,而不是像推球时那样很容易判断出球的方向。

在假肢矫形器的设计中,力的平移也应用十分广泛。如图 1-1-26 所示,在步态周期的支撑末期,跟的提起需要借助接受腔上的一组力偶矩(F, F'),这组力偶矩可以让假脚绕着跖趾关节处旋转,从而让足跟抬起。如果假脚的位置安装不合适,就会延缓足跟的抬起,从而让患者感觉行走费力,像是在爬坡。遇到这种情况,假肢师可以尝试将假脚的位置向后移动,这样地面的反作用力就会相应地后移,从而减小前足的力臂,从而让后跟顺利提起。

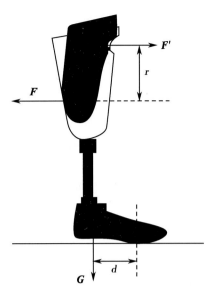

图 1-1-26 假肢中力平移的应用

（二）平面一般力系向平面内任意一点的简化

假设刚体受到一个平面一般力系 F_1, F_2, $\cdots$, F_n 的作用,各个力的作用点分别为 A_1, A_2, $\cdots$, A_n, 如图 1-1-27a 所示。在平面内任取一点 O,称为简化中心,应用力的平移定理,将各个力平移到简化中心 O,得到作用于点 O 的新的平面汇交力系 F'_1, F'_2, $\cdots$, F'_n,同时得到一个由附加力偶 M_1, M_2, $\cdots$, M_n 组成的新的力偶系,如图 1-1-27b 所示。各附加力偶的力偶矩等于各力对简化中心 O 点的矩。

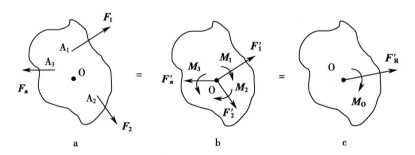

图 1-1-27 平面一般力系向平面内任意一点的简化

对于新的平面汇交力系,可以合成一个过简化中心点 O 的合力 F'_R,如图 1-1-27c 所示,可以表示为

$$F'_R = F'_1 + F'_2 + \cdots + F'_n = F_1 + F_2 + \cdots + F_n = \sum_{i=1}^{n} F_i \qquad \text{式 1-1-20}$$

F'_R 称为原力系的主矢,等于原力系中各力的矢量和,根据公式可以发现主矢与简化中心的位置没有关系。

对于新的附加力偶系,也可以合成一个合力偶 M_O,合力偶矩等于各个力偶矩的代数和,可以表示为

$$M_O = M_1 + M_2 + \cdots + M_n = \sum_{i=1}^{n} M_i \qquad \text{式 1-1-21}$$

M_O 称为原力系对简化中心的主矩,但是与主矢不同的是,当简化中心的位置发生变化时,各个力对简化中心的矩就会发生变化,所以合力矩就会发生变化,所以主矩与简化中心的位置有关,主矩的大小及其转向取决于简化中心的位置。

综上所述,平面一般力系向作用面内任意一点 O 简化,可以得到一个力和一个力偶,这个力等于该力系的主矢,作用线过简化中心 O,这个力偶的矩等于该力系中各个力对于简化中心 O 的主矩。

除了第一章为大家介绍的三种比较常见的约束,固定端约束也是工程上常见的一种约束形式,例如埋入地下的电线杆,假肢接受腔底部与金属部件的连接处。工程上所谓的固定端约束是指将物体的一段插入到另一个物体上,这种约束的受力特点是它既能限制物体在约束处的移动,还可以限制物体在约束处的转动,即物体在约束端完全被固定(图 1-1-28a)。

物体在固定端的约束力可以看作平面一般力系,如图 1-1-28b 所示。将此力系向 A 点做简化可以得到一个力 F_A 和一个力偶 M_A,如图 1-1-28c 所示。因为 F_A 的方向不能确定,所以一般情况下,可以用正交分力 F_{Ax} 和 F_{Ay} 来表示(图 1-1-28d)。其中,正交分力 F_{Ax} 和 F_{Ay} 用来限制物体在约束处的平移,力偶 M_A 用来约束物体在约束处的转动。

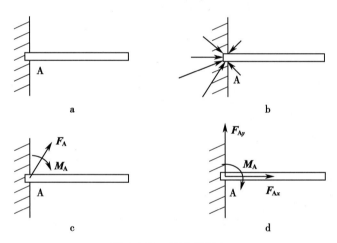

a　　　　　　　　b

c　　　　　　　　d

图 1-1-28　固定端约束

(三)平面一般力系的合成

平面一般力系向平面内任意一点做简化,一般情况下会得到一个力与一个力偶,进一步分析会得到以下四种情况:

1. 如果简化后的主矢不等于零,而对简化中心的主矩等于零时,如图 1-1-29 所示,$F_R' \neq 0$ 并且 $M_O = 0$,则最终的简化结果为一个合力,并且合力的作用线恰好通过简化中心,大小和方向由主矢决定。

2. 如果简化后的主矢不等于零,且对简化中心的主矩也不等于零时,如图 1-1-30 所示,$F_R' \neq 0$ 并且 $M_O \neq 0$,则 M_O 可以换成由 F_R 和 F_R'' 组成的等效力偶,使 $F_R = F_R' = F_R''$(图 1-1-30b),力偶臂 $d = \left| \dfrac{M_O}{F_R'} \right|$,其中

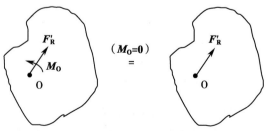

图 1-1-29　力系的简化,主矢不等于零,主矩等于零

F_R' 和 F_R'' 是一对平衡力,可以减去,则最终的简化结果可以合成为一个合力(图 1-1-30c),且合力过点 A,点 A 到 F_R' 的距离为力偶臂 $d = \left| \dfrac{M_O}{F_R'} \right|$。

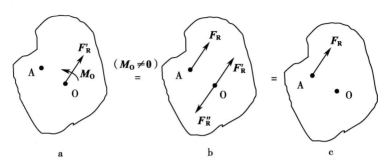

图 1-1-30　力系的简化,主矢不等于零,主矩不等于零

3. 如果简化后主矢等于零,当对简化中心的主矩也等于零时,即 $F_R' = 0$ 且 $M_O = 0$,这是下一节将介绍的一般力系平衡的充分必要条件,因此简化后的最终结果为平衡,此时的最终简化结果与简化中心的位置无关。

4. 如果简化后主矢等于零,当对简化中心的主矩不等于零时,如图 1-1-31 所示,$F_R' = 0$ 并且 $M_O \neq 0$,则最终的简化结果为一个合力偶,大小和转向由主矩决定,根据力偶等效定理,只要保持力偶矩不变(大小及转向不变),作用在刚体上的力偶,可在其作用面内任意移动或同时改变力和力偶臂的大小,不会改变其对刚体的作用效应,因此,简化后的最终结果与简化中心的位置无关。

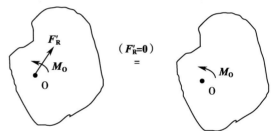

图 1-1-31　力系的简化,主矢等于零,主矩不等于零

综上所述,平面一般力系向平面内任意一点做简化,一共可以得到四种情况,归纳总结如表 1-1-1 所示:

表 1-1-1　平面一般力系向平面内任意一点做简化后的情况

主矢	主矩	最后结果	说明
$F_R' \neq 0$	$M_O = 0$	合力	合力作用线过简化中心
	$M_O \neq 0$	合力	合力作用线距简化中心 M_O/F_R
$F_R' = 0$	$M_O = 0$	平衡	与简化中心位置无关
	$M_O \neq 0$	合力偶	与简化中心位置无关

例 1-1-6　已知平面任意力系如图 1-1-32 所示,F_1 大小为 $20\sqrt{2}$ N,F_2 大小为 20 N,F_3 大小为 10N,求力系向原点 O 以及点 A 简化的结果。

解:力系向坐标原点做简化,有

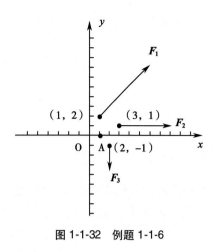

图 1-1-32   例题 1-1-6

$$F'_{Rx} = \sum_{i=1}^{n} F_{ix} = F_1\cos45° + F_2 + 0 = 40\text{N}$$

$$F'_{Ry} = \sum_{i=1}^{n} F_{iy} = F_1\sin45° + 0 - F_3 = 10\text{N}$$

$$F'_R = \sqrt{F'^2_{Rx} + F'^2_{Ry}} = 41.23\text{N}$$

$$\tan\theta = \frac{F'_{Ry}}{F'_{Rx}} = 0.25$$

$$\theta = 44°$$

$$M_O(F'_R) = \sum_{i=1}^{n} M_O(F_i) = -F_1\cos45° \cdot 2$$
$$+ F_1\sin45° \cdot 1 - F_2 \cdot 1$$
$$- F_3 \cdot 2 = -60\text{N} \cdot \text{m}$$

力系向 A 点做简化,由于主矢和简化中心的位置无关,则主矢 F'_R 保持不变,而主矩为

$$M_A(F'_R) = \sum_{i=1}^{n} M_A(F_i) = -F_1\cos45° \cdot 2 + 0 - F_2 \cdot 1 - F_3 \cdot 1$$
$$= -70\text{N} \cdot \text{m}$$

(四) 平面一般力系的平衡方程

根据平面任意力系向平面内任意一点做简化,其简化结果通常为一个合力和一个合力偶,所以平面任意力系平衡的充分必要条件为力系的主矢与对作用平面内任意一点的主矩都为零,即

$$F'_R = \sum_{i=1}^{n} F_i = 0 \qquad\qquad 式 1\text{-}1\text{-}22$$

$$M_O(F'_R) = \sum_{i=1}^{n} M_O(F_i) = 0 \qquad\qquad 式 1\text{-}1\text{-}23$$

上式称为平面任意力系的平衡方程。根据力的解析法,平衡方程还可以写作

$$F'_{Rx} = \sum_{i=1}^{n} F_{ix} = 0 \qquad\qquad 式 1\text{-}1\text{-}24$$

$$F'_{Ry} = \sum_{i=1}^{n} F_{iy} = 0 \qquad\qquad 式 1\text{-}1\text{-}25$$

$$M_O(F'_R) = \sum_{i=1}^{n} M_O(F_i) = 0 \qquad\qquad 式 1\text{-}1\text{-}26$$

即力系中所有力在两个坐标轴上的投影的代数和以及对作用平面内任意一点的矩的代数和等于零。方程中的坐标轴和矩心 O 都是任意选取的,但是为了计算方便,坐标轴的选取应该尽可能使每一个投影方程只含一个未知量,矩心则选在未知力数量最多的交点上。因为上述公式中只有一个力矩方程,所以称为一矩式平衡方程,也称之为平面一般力系平衡方程的基本式。

除了一矩式外,平衡方程还有以下两种形式:

1. 二力矩式平衡方程

$$F'_{Rx} = \sum_{i=1}^{n} F_{ix} = 0 \qquad\qquad \text{式 1-1-27}$$

$$M_A(F'_R) = \sum_{i=1}^{n} M_A(F_i) = 0 \qquad\qquad \text{式 1-1-28}$$

$$M_B(F'_R) = \sum_{i=1}^{n} M_B(F_i) = 0 \qquad\qquad \text{式 1-1-29}$$

注意：简化中心 A、B 两点的连线不能与投影轴 x 垂直。

证明 根据平面一般力系向平面内一点做简化，如果最终的简化结果是一个合力，即主矢不为零，主矩为零，则合力的作用线恰好通过简化中心，所以如果方程满足 $M_A(F'_R) = 0$ 和 $M_B(F'_R) = 0$，可以判断出简化后的合力必定过简化中心 A 和 B。另外，假设合力与投影轴 x 的夹角为 θ，则合力在 x 和 y 轴上的分力分别为 $F'_{Rx} = F'_R\cos\theta$ 和 $F'_{Ry} = F'_R\sin\theta$，已知力系满足 $F'_{Rx} = 0$，则 $F'_R = 0$ 或者 θ = 90°，当 $F'_R = 0$，则力系最终简化结果为合力为零，主矩为零，是一个平衡。当 θ = 90°，则合力不一定为零，力系最终的简化结果可能为平衡也可能为一个合力。综上所述，平面一般力系的二力矩式平衡方程除了要满足 $F'_{Rx} = 0$，$M_A(F'_R) = 0$ 和 $M_B(F'_R) = 0$，还必须注意 θ ≠ 90°，即简化中心 A、B 两点的连线不能与投影轴 x 垂直。

2. 三力矩式平衡方程

$$M_A(F'_R) = \sum_{i=1}^{n} M_A(F_i) = 0 \qquad\qquad \text{式 1-1-30}$$

$$M_B(F'_R) = \sum_{i=1}^{n} M_B(F_i) = 0 \qquad\qquad \text{式 1-1-31}$$

$$M_C(F'_R) = \sum_{i=1}^{n} M_C(F_i) = 0 \qquad\qquad \text{式 1-1-32}$$

注意：简化中心 A、B 和 C 三点不能共线。

证明 同理，根据平面一般力系向平面内一点做简化，如果最终的简化结果是一个合力，即主矢不为零，主矩为零，则合力的作用线恰好通过简化中心，所以如果方程满足 $M_A(F'_R) = 0$，$M_B(F'_R) = 0$ 和 $M_C(F'_R) = 0$，可以判断出简化后的合力必定过简化中心 A、B 和 C，如果已知 A、B 和 C 三点不共线，假设合力 $F'_R \neq 0$，则合力不可能同时过 A、B 和 C 三点，与已知矛盾，所以，如果已知 A、B 和 C 三点不共线，F'_R 必为零，即为平衡。综上所述，平面一般力系的三力矩式平衡方程除了要满足 $M_A(F'_R) = 0$，$M_B(F'_R) = 0$ 和 $M_C(F'_R) = 0$，还必须注意简化中心 A、B 和 C 三点不能共线。

例 1-1-7 列出图 1-1-33a 的平衡方程。

解： 首先画出图 1-1-33a 的受力分析图，如图 1-1-33b 所示。

选取 A 点作为简化中心，根据平面一般力系平衡方程可以得出

$$F'_{Rx} = \sum_{i=1}^{n} F_{ix} = F_{Ax} = 0$$

$$F'_{Ry} = \sum_{i=1}^{n} F_{iy} = F_{Ay} + F_C + F_B = 0$$

$$M_O(F'_R) = \sum_{i=1}^{n} M_O(F_i) = -M + F_C \cdot (d-l) + F_B \cdot d = 0$$

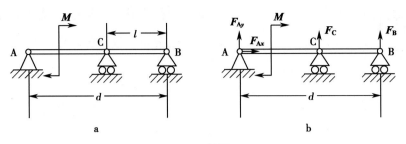

图 1-1-33   例题 1-1-7

（五）平面平行力系

平面力系中还有一种特殊力系为平面平行力系,顾名思义就是各力的作用线在同一平面内且相互平行的力系。

对于平面任意的平行力系,取坐标系的 x 轴与所有力的作用线垂直,y 轴与所有作用力的作用线平行,如图 1-1-34 所示。

根据平面任意力系的平衡方程

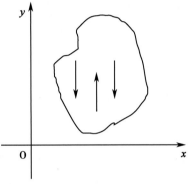

$$F'_{Rx} = \sum_{i=1}^{n} F_{ix} = 0 \qquad 式 1\text{-}1\text{-}33$$

$$F'_{Ry} = \sum_{i=1}^{n} F_{iy} = 0 \qquad 式 1\text{-}1\text{-}34$$

$$M_O(F'_R) = \sum_{i=1}^{n} M_O(F_i) = 0 \qquad 式 1\text{-}1\text{-}35$$

图 1-1-34   平面平行力系

可以看出对于平面平行力系,$F'_{Rx} = \sum_{i=1}^{n} F_{ix} \equiv 0$,所以平面平行力系的平衡方程可以写作

$$F'_{Ry} = \sum_{i=1}^{n} F_{iy} = 0 \qquad\qquad 式 1\text{-}1\text{-}36$$

$$M_O(F'_R) = \sum_{i=1}^{n} M_O(F_i) = 0 \qquad\qquad 式 1\text{-}1\text{-}37$$

也可以写作二力矩式

$$M_A(F'_R) = \sum_{i=1}^{n} M_A(F_i) = 0 \qquad\qquad 式 1\text{-}1\text{-}38$$

$$M_B(F'_R) = \sum_{i=1}^{n} M_B(F_i) = 0 \qquad\qquad 式 1\text{-}1\text{-}39$$

但需要注意的是,A、B 两点的连线不能与力的作用线平行。如果 A、B 两点的连线与力的作用线平行,如果方程满足 $M_A(F'_R) = 0$ 和 $M_B(F'_R) = 0$,可以判断出简化后的合力必定过简化中心 A 和 B,也就是说简化后的合力沿着 y 轴的方向,所以不能最终判断合力是否为零,因此不能满足平衡条件。

例 1-1-8   杆 AB 上受力如图 1-1-35a 所示,其中 P = 20kN,q = 20kN/m,a = 0.8m。求 A 点和 B 点的支撑反力。

解： AB 杆上的受力分析图如 1-1-35b 所示,是一个平面平行力系,其中均匀分布载荷可

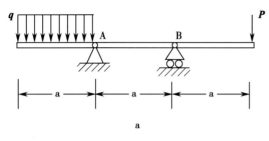

a

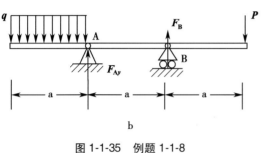

b

图 1-1-35 例题 1-1-8

以简化成一个合力,合力的大小为 qa,均匀分布的载荷在 A 点产生的力矩为 $\int_0^a q \cdot a \cdot da = \frac{1}{2}qa^2$,

根据平面平行力系的平衡方程可以得到

$$F'_{Ry} = \sum_{i=1}^n F_{iy} = F_{Ay} + F_B - P - qa = 0$$

式 1-1-40

$$M_O(F'_R) = \sum_{i=1}^n M_O(F_i)$$
$$= \frac{1}{2}qa^2 + F_B \cdot a - P \cdot 2a$$
$$= 0$$

式 1-1-41

所以,A 点和 B 点的支撑反力的大小分别为 $F_{Ay} = 4\text{kN}$,$F_B = 32\text{kN}$,方向都为竖直向上。

（六）物体系统的平衡

前面几章介绍的静力学问题通常是针对单个物体进行研究的,但现实生活中,常常会遇到由几个物体通过一定的约束所组成的物体系统的平衡问题。这样的物体系统简称为物系。在分析物系的平衡问题时,物系除了可能受到外界环境施加的力,物系各物体之间也会存在着一定的约束力。我们将外界物体作用于系统上的力称为外力;将系统内部各物体之间的相互作用力叫内力。根据作用力与反作用力定理,内力总是成对出现,所以通常在考虑整个系统平衡问题时,内力可以不考虑。但是外力和内力并不是一成不变的,当研究对象发生变化时,内力可以转变成外力。如图 1-1-36a 所示,如果我们将人体和假肢作为一个系统时,在行进过程中,以人体假肢系统作为研究对象时,系统受到两个力作用,一个是地面反作用力 GRF,一个是身体自身的重力 G,这两个力都是系统所受到的外力。但如果我们要分析

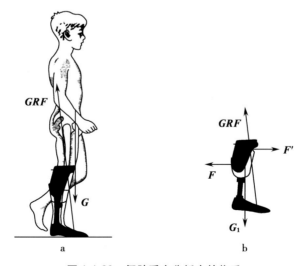

图 1-1-36 假肢受力分析中的物系

假肢接受腔的受力时,假肢接受腔便作为新的研究对象,此时原系统中残肢端与假肢接受腔之间的相互作用力便由原来的内力变成了外力,于是假肢接受腔受到的力包括残肢端作用于接受腔的力 F 和 F'、自身重力 G_l 以及地面反作用力 GRF,如图 1-1-36b 所示。

在研究物系平衡问题的时候,该系统中的每一个物体或者其中由某几个物体组成的某一部分的物体都是平衡的,都可以列出平衡方程,因此在遇到具体问题时,研究对象的选取要根据实际情况进行选取。由 n 个物体组成的物系,在平面一般力系的作用下,可以建立 $3n$ 个独立的平衡方程,但是如果物系受到平面汇交力系、平行力系或者力偶系的作用时,平衡方程的个数会相应有所减少。

（七）静定与静不定

如果在所研究的平衡问题中,未知量数目等于所能建立的独立平衡方程的个数时,未知量可以完全由平衡方程解出,这样的问题称为静定问题。但如果未知量的数目多于所能建立的独立平衡方程的个数时,未知量不能完全由平衡方程解出,这样的问题称为静不定问题,也称为超静定问题。

例 1-1-9　判断图 1-1-37 所示问题是静定还是静不定问题。其中,力 F 和力偶矩 M 为外界施加的已知量。

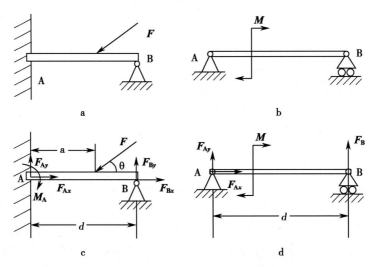

图 1-1-37　静定与静不定问题

解: 首先画出图 1-1-37a 的受力分析图,假设力 F 与杆 AB 的夹角为 θ,力 F 的作用点到点 A 的距离为 a,AB 杆的长度为 d,如图 1-1-37c 所示。

选取 A 点作为简化中心,根据平面一般力系平衡方程可以得出

$$F'_{Rx} = \sum_{i=1}^{n} F_{ix} = F_{Ax} + F_{Bx} - F\cos\theta = 0 \qquad \text{式 1-1-42}$$

$$F'_{Ry} = \sum_{i=1}^{n} F_{iy} = F_{Ay} - F\sin\theta + F_{By} = 0 \qquad \text{式 1-1-43}$$

$$M_A(F'_R) = \sum_{i=1}^{n} M_A(F_i) = -M_A - Fa\sin\theta + F_{By}d = 0 \qquad \text{式 1-1-44}$$

其中,F_{Ax}、F_{Ay}、F_{Bx}、F_{By}、M_A 为未知量,未知量的个数大于方程数,不能完全由平衡方程

解出,所以该力学问题为静不定问题。

画出图 1-1-37b 的受力分析图,假设 AB 杆的长度为 d,如图 1-1-37d 所示。

选取 A 点作为简化中心,根据平面一般力系平衡方程可以得出

$$F'_{Rx} = \sum_{i=1}^{n} F_{ix} = F_{Ax} = 0 \qquad\qquad 式 1-1-45$$

$$F'_{Ry} = \sum_{i=1}^{n} F_{iy} = F_{Ay} + F_B = 0 \qquad\qquad 式 1-1-46$$

$$M_A(F'_R) = \sum_{i=1}^{n} M_A(F_i) = -M + F_B d = 0 \qquad\qquad 式 1-1-47$$

其中,F_{Ax}、F_{Ay}、F_B 为未知量,未知量的个数等于方程数,可以由平衡方程解出,所以该力学问题为静定问题。

第二节　运　动　学

一、直线运动

运动物体通过的路径叫做物体的运动轨迹。运动轨迹是一条直线的运动,叫做直线运动。直线运动就是一个质点或一个物体沿着直线路径的运动。物体可假想是刚性的,称为刚体,刚体上任意两点间的连线在整个运动过程中始终与原来的位置平行。对这类物体的运动,必须考虑作用于物体上的力或物体的形状。

1. **位移与距离**　位移是物体在运动过程中位置的总变化,与时间无关,是初始位置到终止位置的直线距离,由于它既有数值也有方向的特征,因此是矢量。距离则是所取路程的总长,是标量。在直线运动中的位移和距离是重合的。

2. **速率与速度**　速度是位移与所用时间的比值,是描述运动快慢的物理量。和位移一样,速度既有数值,又有方向,是一个矢量。速度的单位为 m/s,一般用符号 v 表示。速率则是距离与所用时间的比值,是描述运动快慢程度的物理量,只有大小,不表明方向,是一个标量,其单位和速度一样。假设物体 A,在某一时刻 t 处于位置 s;经过时间 Δt 后,该物体处于位置 $s+\Delta s$。则在时间间隔 Δt 中,该物体的平均速度为其位移 Δs 除以时间 Δt,可写作:

$$v = \frac{\Delta s}{\Delta t} \qquad\qquad 式 1-2-1$$

如果允许 Δt 趋于零($\Delta t \rightarrow 0$),则可得出瞬时速度为:

$$v = \lim_{\Delta t \rightarrow 0} \frac{\Delta s}{\Delta t} \qquad\qquad 式 1-2-2$$

3. **加速度**　加速度是物体运动速度的变化量,是描述物体运动变化快慢的物理量,一般用 a 表示,加速度的单位是 m/s^2。由于速度是矢量,加速度也是矢量,并与速度的变化有相同的方向。在时刻 t,物体具有速度 v,而在时刻 $t+\Delta t$,物体具有速度 $v+\Delta v$。在 Δt 时间内,速度相对于时间的平均变化率,即平均加速度,应为:

$$a = \frac{v_{(t+\Delta t)} - v_t}{\Delta t} = \frac{\Delta v}{\Delta t} \qquad\qquad 式 1-2-3$$

如果允许 Δt 趋于零($\Delta t \rightarrow 0$),瞬时加速度为:

$$a = \lim_{\Delta t \rightarrow 0} \frac{\Delta v}{\Delta t}$$ 式 1-2-4

4. 匀加速直线运动

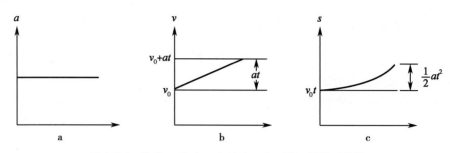

图 1-2-1   位移 s、速度 v、加速度 a 与时间 t 的关系曲线

牛顿第二定律指出,物体的加速度和作用于物体的合外力成正比。当作用于物体的合外力恒定不变时,物体的加速度也应恒定不变。从图 1-2-1a 可以看到加速度为恒量的情况下,其相对于时间的图线是一条水平线,图线下的面积即为速度的改变量,即 $\Delta v = at$,且有 $\Delta v = v - v_0$,所以

$$v = v_0 + at$$ 式 1-2-5

式 1-2-5 中,v_0 是假设的物体初速度。式 1-2-5 的关系即速度与时间的关系,如图 1-2-1b,其图线下的面积表示物体位移的改变量。如果把图 1-2-1b 看作由两部分组成,即矩形 $v_0 t$ 和面积为 $\frac{1}{2} \times at \times t = \frac{1}{2}at^2$ 的三角形(图 1-2-1c),则可得位移方程:

$$s = v_0 t + \frac{1}{2}at^2$$ 式 1-2-6

联合式 1-2-5 和式 1-2-6 可求得 v 与 s 之间的关系,且与时间 t 无关,方程可表示为:

$$v^2 = v_0^2 + 2as$$ 式 1-2-7

需要注意的是,这些方程式是在描述匀加速直线运动中位移、速度、加速度和时间之间的关系,涉及的是标量,而不是矢量,方程的使用中必需取统一的符号惯例,即与物体初始运动方向一致的位移、速度和加速度,均取正值,反之,取负值。

5. 抛射体运动

理想状况下,可将抛射体运动归结为只受铅垂方向自重作用的物体的运动,并可将抛射体运动分解成两个独立的运动:一个是加速度为零的水平运动,另一个是由物体自重引起的恒定加速度的铅垂运动。

假设一个抛射体,具有初速度 v_0,且与水平方向成 θ 角,抛射体的抛物线轨迹如图 1-2-2 所示。由于没有水平加速度,

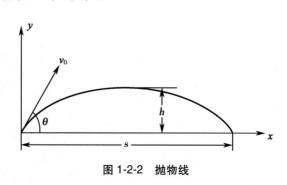

图 1-2-2   抛物线

速度的水平分量 v_x 是一恒量,可由式 1-2-8 求得:

$$v_x = v_0\cos\theta \qquad\qquad 式\ 1\text{-}2\text{-}8$$

水平位移 S_x 等于 $v_x t$ 即:

$$S_x = v_x t = (v_0\cos\theta) t \qquad\qquad 式\ 1\text{-}2\text{-}9$$

在铅垂方向,由式 1-2-5 可得:

$$v_y = v_0\sin\theta - gt \qquad\qquad 式\ 1\text{-}2\text{-}10$$

式中 g 为重力加速度,t 为时间。

铅垂位移 S_y 可从式 1-2-6 求得:

$$S_y = v_0 t\sin\theta - \frac{1}{2}gt^2 \qquad\qquad 式\ 1\text{-}2\text{-}11$$

联合式 1-2-9 和式 1-2-11,可求得抛物线轨迹在铅垂方向的位移 S_y:

$$S_y = S_x \operatorname{tg}\theta - \frac{gS_x^{\,2}}{2v_0^2\cos^2\theta} \qquad\qquad 式\ 1\text{-}2\text{-}12$$

当取式 1-2-10 中 v_y 为零时,可求得抛射体所能达到最大高度的时间 t_h,即

$$t_h = \frac{v_0\sin\theta}{g} \qquad\qquad 式\ 1\text{-}2\text{-}13$$

将式 1-2-13 代入式 1-2-11,即可解得抛射体达到最大高度 h:

$$h = \frac{v_0^2\sin^2\theta}{2g} \qquad\qquad 式\ 1\text{-}2\text{-}14$$

欲求抛射体的飞行时间(落地的时间)t_f,可令式 1-2-11 中的 $S_y = 0$,得

$$t_f = \frac{2v_0\sin\theta}{g} \qquad\qquad 式\ 1\text{-}2\text{-}15$$

抛射体运动的位移 S 可将上式代入式 1-2-9 求得:

$$S = \frac{v_0^2\sin 2\theta}{g} \qquad\qquad 式\ 1\text{-}2\text{-}16$$

二、转动运动

转动运动是刚体上所有的点围绕一个固定的轴线做圆弧运动。刚体质量中心所在的运动平面为转动平面。由于物体是绕一个固定的轴转动,因此它上面的各个点都有不同的位移、速度和加速度。然而,刚体上各点绕转轴的角位移、角速度和角加速度却是相同的。由于旋转运动和直线运动具有相同的特点,即物体上的各点都有同一位移、速度和加速度,因而有可能将两种运动进行类比。

1. 角位移 图 1-2-3 表示一个轮子绕固定轴线 O 作顺时针旋转,其上的 A 点由初始位置 A 运动到 A′,A 点的运动量可以用角位移 θ 来描述,其单位为弧度或度。根据弧度的定

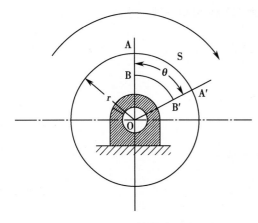

图 1-2-3   定轴转动运动

义,角的弧度值等于它所对应的弧长除以弧的半径,θ 角的弧度可表示为弧长 $\overset{\frown}{AA'}$ 除以半径 r,即:

$$\theta = \frac{\overset{\frown}{AA'}}{r} \qquad \text{式 1-2-17}$$

当弧长 $\overset{\frown}{AA'}$ 恰好等于半径 r 时,对应的角度正好为 1 弧度,弧度是两个长度的比值,因此是无量纲的。

角位移是相对于某参考位置的改变量,而角距离则是转动物体的总的角度改变量。

如图 1-2-3 中 A 运动到 A′,则 B 运动到 B′,AA′的线位移大于 BB′的线位移,但 A 与 B 转过的角度是相同的,即转动物体上所有的点都有相同的角位移,但是线位移是不同的。

2. 角速度   角速度是角位移与所用时间的比值,一般用 ω 来表示,角速度的单位通常用弧度/秒(rad/s)或者转/分(rev/min)。从图 1-2-3 中可见,在时间间隔 Δt 中的平均角速度为:

$$\omega = \frac{\Delta\theta}{\Delta t} \qquad \text{式 1-2-18}$$

如果允许 Δt 趋于零($\Delta t \to 0$),瞬时角速度为:

$$\omega = \lim_{\Delta t \to 0}\frac{\Delta\theta}{\Delta t} \qquad \text{式 1-2-19}$$

与角位移相同,在转动刚体上的所有点都有相同的角速度。

3. 角加速度   角加速度是角速度与所用时间的比值,或角速度的改变量除以运动所需的时间,一般用 α 来表示,角速度的单位是弧度/秒^2(rad/s^2)。在时间间隔 Δt 中的平均角加速度为:

$$\alpha = \frac{\Delta\omega}{\Delta t} \qquad \text{式 1-2-20}$$

而瞬时角速度可表示为:

$$\alpha = \lim_{\Delta t \to 0}\frac{\Delta\omega}{\Delta t} \qquad \text{式 1-2-21}$$

4. 直线运动与转动运动间的关系

在图 1-2-4 中,重物 G 通过绳索与圆柱体连接,当绳索自圆柱体松开,重物 G 运动距离为 S,该距离等于圆柱体转过的角位移 θ 所对应的弧长 $\overset{\frown}{AA'}$,由式 1-2-17(转动运动的物体

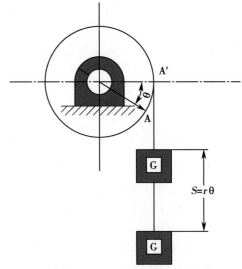

图 1-2-4   直线运动与转动运动间的关系

上一点的线位移与其角位移之间的关系式）和式 1-2-18 可得下列关系式：

$$\omega = \frac{\Delta\theta}{\Delta t} = \frac{\Delta s}{r\Delta t} = \frac{v}{r} \qquad \text{式 1-2-22}$$

式 1-2-22 给出了线速度与角速度的关系，或写成式 1-2-23：

$$v = r\omega \qquad \text{式 1-2-23}$$

代入式 1-2-20，可得到角加速度与线加速度间的关系式：

$$\alpha = \frac{\Delta\omega}{\Delta t} = \frac{\Delta v}{r\Delta t} = \frac{a}{r} \qquad \text{式 1-2-24}$$

或写成式 1-2-25：

$$a = r\alpha \qquad \text{式 1-2-25}$$

式中，a 是圆柱体上一点的切向线加速度，也是重物 W 的线加速度，α 为角加速度。

表 1-2-1 列出转动运动与线运动的各种关系。总体而言，线运动的参数等于半径 r 乘以转动运动的参数。

表 1-2-1　直线运动与转动运动的对比关系

	直线运动	转动运动
位移	$S = \theta r$	θ
速度	$V = \omega r$	ω
加速度	$a = \alpha r$	α

5. 匀加速转动运动　匀加速直线运动的线速度、线位移和线加速度与时间关系的公式如下：

$$v = v_0 + at \qquad \text{式 1-2-26}$$

$$s = v_0 t + \frac{1}{2}at^2 \qquad \text{式 1-2-27}$$

$$v^2 = v_0^2 + 2as \qquad \text{式 1-2-28}$$

将表 1-2-1 中的直线运动与转动运动参数的关系式代入以上三个公式中，可得：

$$\omega r = \omega_0 r + art$$

$$\omega = \omega_0 + at \qquad \text{式 1-2-29}$$

$$\theta r = \omega_0 rt + \frac{1}{2}art^2$$

$$\theta = \omega_0 t + \frac{1}{2}at^2 \qquad \text{式 1-2-30}$$

$$(\omega r)^2 = (\omega_0 r)^2 + 2ar(r\theta)$$

$$\omega^2 = \omega_0^2 + 2\alpha\theta \qquad \text{式 1-2-31}$$

匀加速直线运动和转动运动比较见表 1-2-2。

表 1-2-2　匀加速的直线运动和转动运动的比较

	直线运动	转动运动
速度 $v = r\omega$	$v = v_0 + at$	$\omega = \omega_0 + at$
位移 $s = r\theta$	$s = v_0 t + \dfrac{1}{2}at^2$	$\theta = \omega_0 t + \dfrac{1}{2}at^2$
加速度 $a = r\alpha$	$v^2 = v_0^2 + 2as$	$\omega^2 = \omega_0^2 + 2\alpha\theta$

6. 切向加速度与法向加速度

图 1-2-5 为一个绕固定轴 O 旋转的刚体,其角加速度 $\alpha = 0$,在旋转过程中任意一点其速度在数值上是相等的,($v_A = v_B$)但是方向是各不相同的(用矢量形式表示为 $\vec{v_A} \neq \vec{v_B}$)。如果角加速度不为零,则线加速度也不为零,一般将加速度矢量分解为两个分量:一个沿物体上该点轨道的切线方向,叫切向加速度,另一个分量则沿着轨道的垂直方向(即法向),叫法向加速度。切向分量的正方向即使物体产生逆时针转动的方向,而法向分量的正方向则指向转动中心。图 1-2-5 中,$t+$ 为切向分量的正方向,$n+$ 为法向分量的正方。

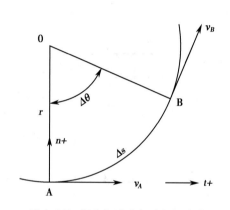

图 1-2-5　切向加速度与法向加速度

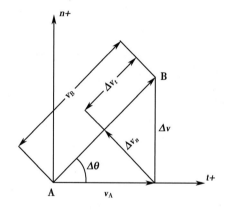

图 1-2-6　转动运动的速度矢量图

图 1-2-6 画出了图 1-2-5 中物体从 A 点旋转到 B 点的速度矢量图,物体的速度从 $\vec{v_A}$ 改变为 $\vec{v_B}$,其速度的改变量用矢量 $\vec{\Delta v}$ 描述,将矢量 $\vec{\Delta v}$ 在切向和法向分解为 $\vec{\Delta v_n}$ 和 $\vec{\Delta v_t}$,用公式表示为:

$$\vec{\Delta v} = \vec{\Delta v_n} + \vec{\Delta v_t} \qquad\qquad \text{式 1-2-32}$$

则加速度的改变量为:

$$\frac{\vec{\Delta v}}{\Delta t} = \frac{\vec{\Delta v_n}}{\Delta t} + \frac{\vec{\Delta v_t}}{\Delta t} \qquad\qquad \text{式 1-2-33}$$

或:

$$\vec{\alpha} = \vec{\alpha_n} + \vec{\alpha_t} \qquad\qquad \text{式 1-2-34}$$

第三节　材　料　力　学

一、基本概念及假设

（一）材料力学的任务

力学是研究物体机械运动规律的科学,力对物体的作用效应涵盖多个方面,包括运动效应、变形及破坏效应等。针对不同的观察对象、作用效应以及研究方法,形成了研究侧重点不同的力学学科。其中,理论力学研究的问题主要是关于力对物体的运动效应、物体平衡和位置的变化,在研究过程中均把物体当作无变形的刚体处理。而现实世界中是不存在受力却不变形的物体的,物体受力后均存在一定程度的变形,针对工程中涉及的变形固体,就需要通过材料力学对其进行研究。

材料力学研究内容主要涉及两个方面,一方面是研究物体在外力作用下出现的应力、变形和能量情况,统称为应力分析。需要注意的是,材料力学所研究的对象仅限于杆、轴、梁等几何特征是纵向尺寸远大于横向尺寸的物体,大多数工程结构的构件、部分假肢矫形器的构件、机器的零部件都可以简化为杆件,以便于对研究对象进行应力分析。另一方面是研究材料的力学行为,即研究材料在外力和温度作用下所表现出的变形性能和失效行为。

假肢矫形器结构或工程结构的基础组成部分都是构件,当假肢矫形器结构或工程结构处于工作状态时,其基本组成单元(构件)都要承受一定的载荷。以最简单的单轴膝关节大腿假肢为例(图 1-3-1a),其使用过程中"支撑连接件"会受到来自身体和地面的力,从而发生变形(图 1-3-1b),受力过大时甚至可能出现折断的情况(图 1-3-1c)。为保证结构在使用过程中的安全,每个构件都需要有足够的能力担负其所应承受的载荷。在工程中,常用以下三个指标来进行衡量,即强度、刚度和稳定性。

（二）材料的强度、刚度和稳定性

1. 强度　强度是指材料或者构件、零部件在确定的外载荷作用下,不发生断裂或过量的塑性变形的能力,也就是构件在载荷作用下抵抗破坏的能力。例如说一个梁结构的强度足够,是指该构件在载荷的作用下不会被破坏。通常情况下,绝不允许选用强度不足的构件,例如大腿假肢构件,在承受身体重量的时候,不能被折断。

2. 刚度　刚度是指材料或构件在确定的载荷作用下抵抗变形的能力。构件的刚度越大,变形越小。虽然机床的主轴有足够

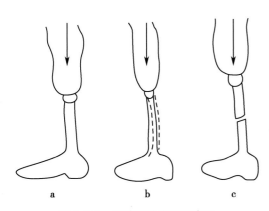

图 1-3-1　假肢构件变形示意图

的强度,但是如果变形过大,仍然会影响工件的加工精度;当齿轮轴发生弯曲变形过大时,会直接导致轴与轴承的间隙过小,使轴上的齿轮啮合不良,引起严重磨损。对于矫形器产品而言,刚度不足引起的变形会直接影响其对身体的支撑。

3. 稳定性　稳定性是指构件在确定的外载荷作用下,保持其原有平衡状态的能力。细长直杆承受压力的能力远低于承受拉力的能力,这主要是因为细长直杆受压后会突然变弯,

从而丧失承载的能力。建筑工地脚手架都是用细长杆铰接而成,不仅要求其具有足够的强度和刚度,而且还要保证有足够的稳定性,要坚决避免在施工过程中,由于局部杆件的不稳定性而导致整个脚手架的倾覆与坍塌。

要使构件安全可靠,必须满足强度、刚度、稳定性三方面的要求。仅从力学角度分析的话,选用高性能材料,增大构件的截面尺寸都能够提升构件的强度、刚度和稳定性,但是这样选择直接提升了构件的制造成本,工程制造中往往要在保证安全可靠的前提下,实现成本的最优控制。材料力学通过分析构件加载后的变形和破坏规律,为构件的合理选择提供计算依据,让设计出来的结构既安全可靠,又经济实惠。

构件的强度、刚度和稳定性与材料的机械性能相关,一般需要通过试验测定得出。许多理论分析结果是在某些假设条件下分析获得,其可靠性还需要试验的验证。因此,实验分析和理论分析均是材料力学解决问题的手段。

（三）变形固体的假定

各种构件一般均由固体材料构成,由于变形固体的性质是非常复杂的,在研究外力作用下构件的强度、刚度和稳定性时,为突出研究的主要因素,会对一些与主要问题关系不大的因素作一些简化和假定,将复杂问题简单化,从而得到抽象理论模型。材料力学中对变形固体的基本假定包括以下几方面:

1. **连续性假定**　认为组成固体的物质毫无空隙地充满了固体的整个几何空间。根据这一假定,物体内的应力、变形、位移等物理量都可以表示为固体上各点坐标的连续函数,从而有利于建立相应的数学模型。

2. **均匀性假定**　认为在固体的体积内,各处的力学性能完全相同。根据这一假定,可以从固体中取出任意微小部分进行研究分析,然后可以将得到的结论应用到整个物体。

3. **各向同性假定**　认为固体在各个方向上的力学性能完全相同,具有此性质的材料称为各向同性材料,铸钢、铸铜和玻璃等可认为是各向同性材料。在各个方向上具有不同性质的材料,称为各向异性材料,如木材、胶合板、纤维制品。在材料力学的一般讨论中,都把固体假设为各向同性。

4. **小变形假定**　在实际工程构件分析过程中,构件在外力作用下产生的变形同其原始尺寸相比,一般是很微小的,这种情况称为小变形。根据这一假定,当考察变形固体的平衡和运动时,就可以略去变形的影响。如果构件的变形过大,超出小变形条件,一般不在材料力学中讨论。在变形过程中,当外力不超过某一限制时,绝大多数材料制成的物体在外力消失后能够恢复到原有的形状和尺寸,我们把物体的这种性质称为弹性。随着外力消失能恢复的变形称为弹性变形。当外力足够大的时候,外力消失后只能部分还原,我们把这种变形称为塑性变形。工作状态下的构件一般要求只能发生弹性变形,而不允许发生塑性变形。

在材料力学中,构件被看作是连续、均匀、各向同性的变形固体,并且被要求满足弹性变形范围内的小变形情况。

（四）应力和应变

1. **内力**　内力是指物体各质点之间的相互作用力。当物体不受外力作用时,其内部各点间依然存在着内力,以保证质点间的位置不变,维持其原有的形状。当物体受到外力作用发生变形时,其内部质点间的距离发生改变,因质点间的引力和斥力发生变化而在物体内部产生的附加力。材料力学研究的内力,就是指在物体受力后发生变形时引起的附加内力。

2. **截面法**　内力是一个很不直观的抽象概念,通常采用截面法求得内力。以在外力作用下处于平衡状态的杆件为例(图 1-3-2),为了得到其任意横截面 t-t 上的内力,可以在 t-t 处用一个假想的截面把杆件分成 I 和 II 两部分。任取其中一部分 I 为脱离体(以左侧部分为例),并将右侧部分 II 对左侧部分 I 的作用以截面上的力进行代替。由于物体性质满足均匀连续假设,所以内力在截面上是连续分布的。

因为杆件原来处于平衡状态,所以从中截取的任一部分在内外力共同作用下必然也处于平衡状态。由此对脱离体 I 列平衡方程,即可求出截面 t-t 上的内力。可以用同样的方法通过对脱离体 II 的分析求得截面 t-t 上的内力。当然我们可以根据牛顿第三定律得知,两部分求得的 t-t 截面上的内力是等值反向的。

我们把这种利用假想截面分开构件,取任一部分为脱离体,根据静力平衡方程求出观测截面上内力的方法,称为截面法。作为构件内力计算基本方法,其过程可概括为三个步骤:

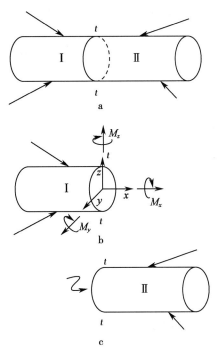

图 1-3-2 截面法求内力

(1)截开:在所求内力截面处选用假想截面将构件截开,将构件分成两部分。

(2)分离:取任一部分作为脱离体,在截面上用内力替代另一部分对其的作用。

(3)平衡求解:对脱离体建立平衡方程,求解截面上的内力。

3. 应力 当我们知道杆件某截面上的内力后,仍无法判断此截面的强度是否满足要求,因为对于同样大小的内力,分布在较大截面和较小截面上的安全性是不同的。这就需要我们知道内力在截面上的分布规律以及在各点处的强弱或密集程度,为了定量地比较杆件内部某一点受力的强弱程度,在此引入应力概念,如图 1-3-3 所示。考察杆件截面上的微小面积 M,假设分布应力在这一面积上的合力为 F_R,则 F_R/M 为这一微小面积上的平均应力,当所取的面积趋于无穷小时,上述平均应力趋于某一极限值,这一极限值称为横截面上一点处的应力。所以,应力实际上是分布内力在截面上某一点处的强弱,又称为集度。

将 F_R 分解为 x、y、z 三个方向上的分量,根据应力定义有:

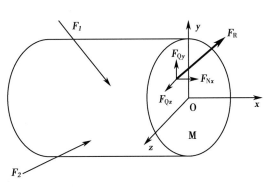

图 1-3-3 应力定义解析

$$\sigma_x = \frac{dF_{Nx}}{dA} \qquad \text{式 1-3-1}$$

$$\tau = \frac{dF_Q}{dA} \qquad \text{式 1-3-2}$$

σ_x 表示垂直于横截面上的内力在某点处产生的应力集度称为正应力,常用 σ 来表示。把表示位于横截面内的内力在某点处产生的应力集度称为切应力,常用 τ 来表示。

如图 1-3-4 所示,围绕受力弹性体中的任意点取一微元体(通常为六面体),一般情况下,微元体的各个面上均有应力作用。在正应力作用下,微元沿着正应力方向和垂直于正应力方向将产生伸长或缩短,这种变形称为线变形。弹性体在各点处线变形程度的量称为正应变,常用 ε 来表示。同样在切应力的作用下,微元将发生剪切变形,剪切变形用微元直角的改变量度量,称为切应变,常用 γ 来表示。

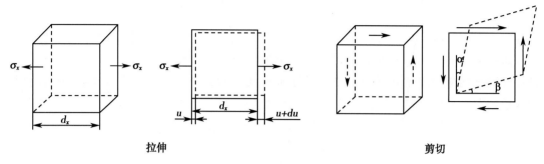

拉伸   剪切

图 1-3-4　正应变与切应变

对于工程中由常用材料制成的杆件,在弹性范围内正应力与正应变、切应力与切应变分别满足下面的线性关系,即虎克定律:

$$\sigma = E\varepsilon \qquad\qquad\qquad 式\ 1\text{-}3\text{-}3$$
$$\tau = G\gamma \qquad\qquad\qquad 式\ 1\text{-}3\text{-}4$$

式中,E 和 G 为与材料有关的常数,分别称为弹性模量和切变模量。

（五）构件的分类

构件的形状多种多样,根据几何形状与各个方向上尺度的差异,材料力学中所研究的构件可简化为杆、板(壳)、体三个大类(图 1-3-5)。

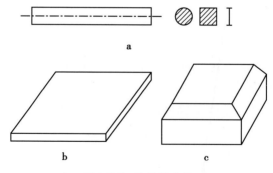

图 1-3-5　构件的分类

1. **杆件**　一个方向的尺度远大于其他两个方向的尺度,这类结构称为杆。横截面形心的连线称为杆件的轴线,轴线为直线的杆件为直杆,轴线为曲线的杆件为曲杆。横截面不变的杆件为等截面杆,横截面沿轴线变化的杆件为变截面杆。工程中的构件一般以等截面直杆为主,例如机床的主轴和建筑施工中的脚手架等,在分析过程中均可简化为等截面直杆。

2. **板(壳)**　一个方向的尺度远小于其他两个方向的尺度,且各处曲率均为零,这类结构称为板。如机床工作台、测量平台、高台跳水中用的弹跳板等。

一个方向的尺度远小于其他两个方向的尺度,且至少有一个方向的曲率不为零,这类结构称为壳。如卫星的抛物面接收天线,一些储气、储油罐的外壳。

3. **体**　三个方向具有相同量级的尺度,这类结构称为体。如房屋结构的基础、工程机械中的轧辊,一些机器的基座等。

材料力学主要以研究弹性杆件为主,且以研究等截面直杆为主。相对复杂的板(壳)和实体构件则要通过高等材料力学和弹性力学等更深层的知识进行分析。

（六）杆件变形的基本形式

杆件在不同外力作用(加载)方式下会呈现不同的变形形式,最基本的变形主要包括轴向拉伸或压缩、剪切、扭转、弯曲四种形式。更复杂的变形形式可以由以上几种基本变形形式进行组合,也称为组合变形。本节的后续内容,将依次讨论杆件在四种基本变形时的受力和变形分析。

二、轴向拉伸与压缩

承受轴向载荷的拉(压)杆在工程应用中非常常见,也大量存在于假肢矫形器结构中。无论是上肢假肢还是下肢假肢,或是矫形器,均可看作由杆件构成的运动机构。虽然杆件的形状各有差异,对其加载的方式也不相同,但是它们在受力方面具有相同特点:即作用于杆件上的外力合力的作用线与杆件的轴线重合。杆件的变形是沿轴线方向的伸长或缩短,如图 1-3-6 所示,都可以归为轴向拉伸或压缩变形的直杆。

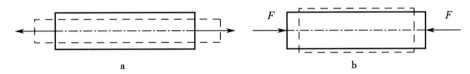

图 1-3-6　轴向拉伸与压缩

（一）轴力与轴力图

对于两端受轴向拉力的直杆,可利用截面法求得其任意截面 m-m 上的内力,如图 1-3-7 所示。根据平衡条件可知:

$$\sum X = 0; N - F = 0; N = F$$

内力作用在杆件轴线上,称为轴力。材料力学中规定,对于内力的符号有严格的统一的规定,原则为杆件产生相同变形效果的内力具有相同的符号。规定拉伸时的轴力(使杆件伸长)为正,压缩时的轴力(使杆件缩短)为负。图 1-3-7 中两部分 m-m 横截面上的内力 N 都是拉力,因此用"+"表示。从图 1-3-7 上直观可以看到,正号轴力背离截面,负号轴力指向截面。

例 1-3-1　等直杆受力情况如图 1-3-8 所示。试求各段横截面上的轴力,并作出杆的轴力图。

解:（1）用截面法分段计算轴力:依次在 Ⅰ,Ⅱ,Ⅲ 段中的任一截面处截开,取左端或右端

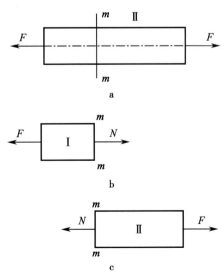

图 1-3-7　受拉伸直杆的内力

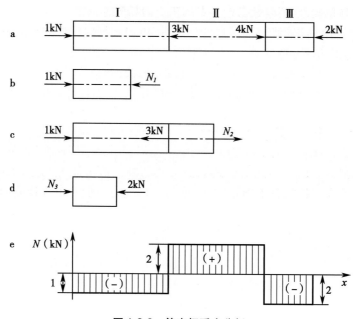

图 1-3-8　等直杆受力分析

为脱离体(取外力较少一段为脱离体以简化计算过程)。根据平衡方程逐段计算轴力,结果如下:

$$N_1 = 1\text{kN}(压力)$$
$$N_2 = 3\text{kN} - 1\text{kN} = 2\text{kN}(拉力)$$
$$N_3 = 2\text{kN}(压力)$$

（2）作轴力图:由计算结果可知,轴力是沿着杆的轴线变化的。为了描述轴力沿杆轴线方向变化的情况,引入轴力图进行表示。以平行于轴线的横坐标表示横截面的位置,以纵坐标表示相应横截面上的轴力值,画出轴力沿杆变化的图。如图 1-3-8e 所示。特别需要注意的是轴力图上应标出轴力值和其正负号,且图上阴影为竖线而非斜线。

（二）受拉杆件横截面上的应力与强度条件

在明确杆件所受轴力后,还无法判断杆件是否会因强度不足而被破坏,因为材料的破坏或者变形与应力直接相关,所以还需要在轴力计算基础上获得横截面上的应力。为获得横截面上的应力,必须研究轴力在横截面上的分布规律。由于材料的变形与受力是直接相关的,变形又是一种可以通过实验观察到的现象,所以通常从变形入手。

取一等直杆件,在杆件表面上距离杆件端口稍远处画出与轴线平行的纵向线和与轴线垂直的横向线,如图 1-3-9 所示。在杆端加轴向拉力,使杆件发生拉伸变形。观察可见两条相邻的横向线仍然垂直于轴线,仅出现了相对的平移,即两横向线间的纵向线伸长相同。我们根据这一杆件变形现象,提出了重要的平面假设:变形前原为平面的横截面,变形后仍然保持为平面且垂直于轴线。我们可以把杆假想成由无数等长的纵向纤维构成,根据平面假设可知,每根纤维所受到的内力值相等,意味着横截面

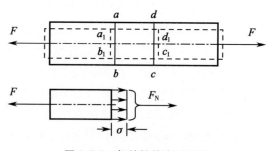

图 1-3-9　杆件拉伸变形规律

上的内力是均匀分布的,因而横截面上各点的正应力相等。

根据应力定义及杆件横截面上的应力分布,可以得到轴向拉伸和压缩杆件横截面上正应力的计算公式:

$$\sigma = \frac{F_N}{A}$$ 式 1-3-5

其中,F_N 为横截面上的轴力;A 为横截面面积。通常规定拉应力为正,压应力为负。此处针对杆件未受压出现弯曲的情况,细长杆受力弯曲的情况将在后面的章节中进行讨论。

承受轴向载荷的杆件在不同部位其截面尺寸和轴力值可能不同,其正应力也就不同。这些应力都是杆件在工作状态中出现的,也称为工作应力。全杆中工作应力的最大值称为最大工作应力。

为了保证杆件的正常工作,不但不能发生强度失效,还需要具有一定的安全阈值。需要将杆件中的最大工作应力限制在允许的范围内。对于拉伸与压缩杆件,杆中的最大正应力:

$$\sigma_{max} = \frac{F_N}{A} \leqslant [\sigma]$$ 式 1-3-6

式 1-3-6 即为拉伸与压缩杆件的强度条件。其中[σ]为许用应力,与杆件材料的力学性能及实际构件对安全阈值的要求有关,由式 1-3-7 确定:

$$[\sigma] = \frac{\sigma^0}{n}$$ 式 1-3-7

其中,σ^0 为材料力学的极限应力,由试验确定;n 为安全因数,对于不同的结构有不同的规定,数值大于 1。

应用强度条件,可以解决杆件三类强度问题:

1. 强度校核 已知杆件的几何尺寸,所受载荷和材料的许用应力,即可通过强度条件判断杆件使用是否安全。满足公式要求即强度安全,不符合则不安全。

2. 截面设计 已知杆件所受载荷及所选材料的许用应力,根据强度条件,计算杆件所需满足的横截面积。

$$A \geqslant \frac{F_N}{[\sigma]}$$ 式 1-3-8

按照杆件性质和用途,设计出合理的界面形状尺寸。

3. 确定杆件所能承受的许用载荷 已知杆件的材料和尺寸,根据公式可确定杆件能承受的最大轴力。

$$F_N \leqslant [\sigma] A$$ 式 1-3-9

根据杆件受力情况,计算其所能承受的外加许用载荷。

（三）受拉杆件的应变

直杆在轴向载荷的作用下,会发生轴向伸长或缩短的变形,称为纵向变形。其横向尺寸出现的增大或减小,称为横向变形。

1. 纵向变形 某一长度为 l,横截面积为 A 的等直杆,在轴向载荷的作用下,长度变为 $l+\Delta l$,其中 Δl 为杆件的伸长量,我们称之为绝对变形。经实验验证,如果所施加的载荷不超过某一限值时,杆件发生弹性形变,当载荷解除后,变形随之消失,杆件恢复原始形状。在这个过程中,杆的伸长量与其所承受的轴向载荷成正比,与杆件长度成正比,与杆件横截面积成反比。具体关系见式 1-3-10。

$$\Delta l = \frac{F_N l}{EA} \qquad\qquad 式 1\text{-}3\text{-}10$$

上式就是描述弹性范围内杆件受轴向载荷时力与变形关系的胡克定律。其中 F_N 为杆横截面上的轴力,当杆件只在两端承受轴向载荷 F_p 时,$F_N = F_p$;E 为杆件的弹性模型,它只反映材料抵抗变形的能力,是衡量材料弹性变形的一个指标。

由式 1-3-10 可以看出,对于长度和受力均相同的杆,EA 越大,杆件的变形越小,反映了杆件抵抗拉伸和压缩变形的能力,我们也把 EA 称为杆件的抗拉(压)刚度。

当杆件有两个以上的外力作用时,根据各段轴力分段计算变形,各段变形的代数和即为杆件的总变形量。

当我们用 Δl 去除以 l 时,可得到杆件的相对伸长量,用以表示杆件轴向的变形程度,用 ε 表示,称为杆件的正应变:

$$\varepsilon = \frac{\Delta l}{l} \qquad\qquad 式 1\text{-}3\text{-}11$$

迭代式 1-3-10 和式 1-3-11,得到胡克定律的另一表达式

$$\sigma = E\varepsilon \qquad\qquad 式 1\text{-}3\text{-}12$$

正应变的表达式只适用于杆件各处均匀变形的情况,如果杆件内存在不均匀变形,则需要分析杆件的局部变形。但是无论变形均匀还是不均匀,正应力和正应变的关系是不变的。

2. 横向变形　杆件承受横向载荷时,除了发生纵向变形外,同时在垂直于杆件的轴线方向也产生变形,称为横向变形,如图 1-3-10 所示。

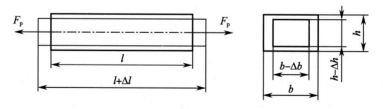

图 1-3-10　受拉杆的变形

实验表明,对于同种材料,在弹性范围内加载,其横向应变 ε' 与纵向应变 ε 的绝对值之比为常数。

$$\left| \frac{\varepsilon'}{\varepsilon} \right| = \mu \qquad\qquad 式 1\text{-}3\text{-}13$$

比值 μ 称为泊松比,是材料的另一个弹性常数,无量纲。由式 1-3-13 可知杆件纵横向正应变的关系:

$$\varepsilon' = -\mu\varepsilon \qquad\qquad 式 1\text{-}3\text{-}14$$

弹性模量和泊松比反映的都是材料的固有性能,通过试验可以测得。

（四）拉伸实验与材料的力学性能参数

　　材料的力学性能，是指材料在外力作用过程中所表现出来的变形，破坏等方面的特征。这些特征是材料自身固有的特性，是强度计算、刚度计算的重要依据。它要由试验的方法来确定。这些试验是在室温下、以缓慢加载的方式进行的，通常称常温静载试验。拉伸试验是测定材料力学性能的基本试验。

　　为研究材料在常温载荷作用下的力学行为，需将试验材料按照国家标准做成标准试样，然后在试验机上进行拉伸试验，就可以得到试验材料在自开始加载到试验破坏全过程的应力-应变曲线。应力-应变曲线的形状表征着材料特定的力学行为，如图 1-3-11 所示，分别为脆性、韧性和塑形金属材料的应力-应变曲线。由上述应力-应变曲线可以得到表征材料力学行为的主要特征性能。

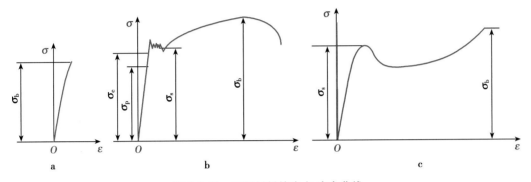

图 1-3-11　不同材料的应力-应变曲线

　　1. 比例极限　应力-应变曲线上弹性区的最高应力值称为比例极限，用 σ_p 表示。它是材料是否服从虎克定律的一个分界点。

　　2. 弹性极限　一般情况下，变形与载荷相伴而产生，当载荷去除时变形随之消失，这种现象称为弹性，相应的变形称为弹性变形，对于弹性变形的应力最大值称为弹性极限，用 σ_e 来表示。应力超过弹性极限时，当载荷去除以后，只有一部分变形随之消失，但仍有一部分变形不会消失，这部分变形为永久变形或塑性变形。

　　3. 屈服应力　在许多材料的应力-应变曲线中，存在着应力-应变曲线的斜率为零的点，该点以后即使无应力增量的情形下也会产生应变增量，这种现象称为屈服。而斜率为零时对应的应力值称为屈服应力或屈服强度，用 σ_s 来表示。

　　根据是否发生明显的屈服现象或明显塑性变形可以把材料分为韧性材料和脆性材料两类。把有明显屈服现象或破断时有明显塑性变形的材料称为韧性材料。各类低碳钢、中碳钢、有色金属等均为韧性材料。把先发生断裂且未出现明显塑性变形的材料称为脆性材料，如陶瓷、铸铁等。对于承载材料而言，脆性是一种危险的性能，由于材料在失效前没有明显塑性变形的预兆，因而容易发生突发性失效从而引起灾难性事故。因此需要重点提高材料的韧性，通过化学成分和工艺过程的改变，对材料的屈服行为加以控制和修正，此过程称为强化。例如在冶炼钢铁时，钢材含硫量过高会导致钢材的热脆性，含磷量过高则导致钢材的冷脆性。

　　4. 强度极限　发生断裂时的应力值即为其强度极限。对于韧性材料，颈缩时的应力值为强度极限。对于屈服后存在拉延行为的韧性材料，试件最后破断时的应力值取为强度极限。对于不同材料的屈服强度和强度极限的具体数值可以通过有关材料手册或设计手册查取。

三、扭转

（一）扭转相关基本概念

扭转变形是杆件的基本变形之一，以扭转变形为主的构件称为轴。工程中受纯扭转的构件为数不多，但以扭转变形为主的构件很多。比如机械中的传动轴、地质钻探用的钻杆、方向盘的操纵杆、用于攻丝的丝锥等，如图 1-3-12 所示。

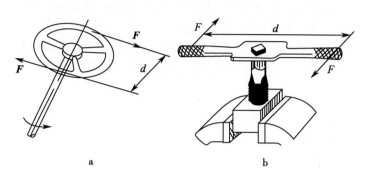

图 1-3-12 扭转形式
a. 方向盘；b. 丝锥

扭转的荷载特征是：杆件受力偶作用，力偶作用于与轴线垂直的平面内，可用双箭头表示力偶，双箭头的方向就是力偶矩矢的方向。如图 1-3-13 所示，力偶矩矢方向可用右手螺旋法则确定，即右手四个手指顺力偶转动的方向，大拇指所指方向即力偶矩矢方向。因此扭转变形的荷载特征也可表达为杆件受矩矢与轴线平行的力偶作用。

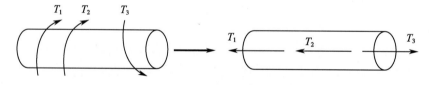

图 1-3-13 扭转载荷右手法则

（二）扭矩及扭矩图的绘制

1. 扭转外力矩的计算   对于由力产生的外力矩 T，可以用外力 F 和做功距离 L 的乘积表示，即：

$$T = FL \qquad\qquad 式 1\text{-}3\text{-}15$$

但是在工程计算中，作用于轴上的外力矩往往不直接给出，通常给出的是轴的转速和传递的功率，例如电动机、发电机、汽轮机等，轴受到的力矩需通过下式计算获得

$$P = T\omega \qquad\qquad 式 1\text{-}3\text{-}16$$

式中 P 是功率，ω 是角速度，以弧度/秒（rad/s）为单位。工程上功率多以千瓦（kW）表示，角速度多以转每分（r/min）表示，所以外力矩计算公式可转化为

$$T = 1\,000P \Big/ \left(\frac{2\pi n}{60}\right) \approx 9\,550\,\frac{P}{n}\,(\mathrm{N \cdot m}) \qquad\qquad 式 1\text{-}3\text{-}17$$

计算外力矩 T 时要注意单位统一。式中 P 是功率,单位为 kW,n 是每分钟的转数。

2. **扭矩图的绘制** 已知作用在轴上的外力偶后,利用截面法可以计算轴的任一横截面上的扭矩。当杆件受一对大小相同,转向相反,矩矢与轴线平行的力偶作用时,如图 1-3-14a,沿杆 m-m 截面截开,左段脱离体受力图如图 1-3-14b 所示,右段脱离体受力图如图 1-3-14c 所示。由受力图知,内力只有一项,即矩矢与轴线重合的力偶,称为扭矩记为 M_T,由平衡方程可计算 M_T 值。

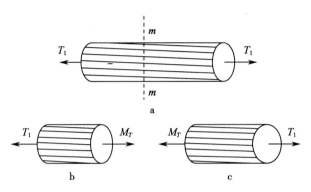

图 1-3-14 扭转内力

扭矩的符号规则:使纵向线变成右手螺旋线的扭矩为正,使纵向线变成左手螺旋线的扭矩为负。根据矩矢与变形的关系,符号规则又可表示为矩矢出截面的扭矩为正,矩矢进截面的扭矩为负。任一横截面"截开",不论是取左脱离体还是取右脱离体计算扭矩,扭矩总是同号同值。左脱离体上的扭矩与右脱离体上的扭矩是作用力与反作用力的关系,同值反向,因此可挑选一个计算较方便的脱离体计算扭矩。

例 1-3-2 计算图 1-3-15a 所示受扭杆件各段的内力。

根据截面法分析各段内力情况如图 1-3-15b 所示。

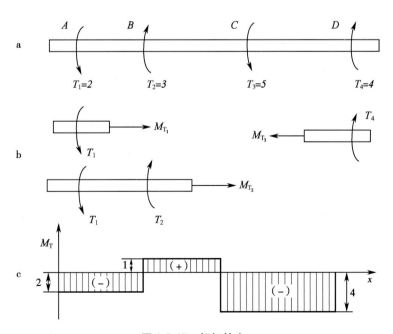

图 1-3-15 杆扭转力

（三）扭矩图

为了一目了然地表示杆件各横截面的扭矩值,工程上用扭矩图表示。画一根与原杆件轴线平行的线,表示杆轴线,作为横坐标,以扭矩 M_T 为纵坐标,向上为正,标上刻度,根据各截面的扭矩值,画在坐标系上,然后画上竖条阴影线,标上"+""-"号,如图 1-3-15c 所示。

（四）扭转相关实用计算

1. 圆轴扭转时的强度设计计算   当作用在杆件上的力是力偶矩时,将会产生扭转变形,即杆件的横截面绕其轴线相互转动,如图 1-3-16 所示。工程上的轴大多数情况下均为圆轴。当圆轴承受绕轴线转动的外扭矩作用时,其横截面上将只有扭矩一个内力分量,在此扭矩作用下,轴受扭后,轴将产生扭转变形,这时圆轴上将会分别产生切应变和切应力,圆轴横截面上的切应力分布如图 1-3-17 所示。

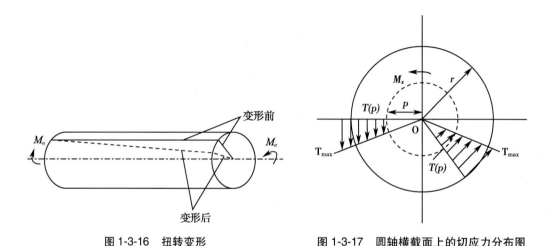

图 1-3-16   扭转变形   图 1-3-17   圆轴横截面上的切应力分布图

根据扭转时的变形几何关系、物理关系和静力学平衡关系得到扭转时距轴线任意距离处的切应力计算公式:

$$\tau(\rho) = \frac{M_x \rho}{I_P}$$

式 1-3-18

式中,M_x 为圆轴横截面上作用的扭矩;ρ 为横截面上所求应力的点到轴线的距离;I_P 为横截面上的极惯性矩,其中为 $I_P = \int \rho^2 \mathrm{d}A$ 为圆截面对其中心的极惯性矩。

由图不难看出,最大切应力发生在距离轴心最远的圆截面的边缘上各点,其最大值为:

$$\tau_{max} = \frac{M_x \rho_{max}}{I_P} = \frac{M_x}{I_P / \rho_{max}} = \frac{M_x}{W_n}$$

式 1-3-19

式中,$W_n = \dfrac{I_P}{\rho_{max}}$,称为圆截面的抗扭截面模量。

圆轴扭转时的强度要求仍然是最大工作切应力 τ_{max} 不超过材料的许用切应力 $[\tau]$,所以强度设计计算公式为:

$$\tau_{max} = \frac{M_x}{W_n} \leqslant [\tau]$$

式 1-3-20

在为圆轴的情况下,可以直接从轴的受力情况或从扭矩图上确定最大扭矩 $M_{T\max}$,则最大切应力就 $\tau_{\max}$ 发生在 $M_{T\max}$ 所在截面的边缘上;在为阶梯轴的情况下,由于扭矩不是常量,这时最大切应力 $\tau_{\max}$ 不一定就发生在 $M_{T\max}$ 所在截面的边缘上,而要综合考虑扭矩和抗扭截面模量两者的变化情况来确定 $\tau_{\max}$。

2. 圆轴扭转时的刚度设计计算　圆轴扭转变形的标志是两个横截面间绕轴线的相对转角,称为扭转角,如图 1-3-18 所示。根据扭转时的物理关系和静力平衡条件,等值圆轴扭转角的计算公式为:

$$\varphi = \frac{M_x l}{GI_P}$$

式 1-3-21

式中,M_x 为圆轴横截面上作用的扭矩;l 为两横截面之间的距离;GI_P 为圆轴的抗扭刚度;G 为材料的切变模量。

上式表明,轴的抗扭刚度越大,则扭转角越小,显然轴的抗扭刚度主要取决于轴的材料、尺寸及其截面形状。对于一些重要的机械设备,在满足强度的条件下,对受扭圆轴的扭转变形也要加以限制,例如机床丝杠的扭转变形就要求很高,以保证机床的加工精度。

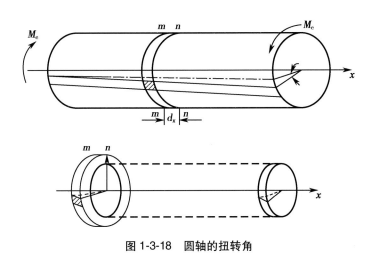

图 1-3-18　圆轴的扭转角

如果把实心轴轴心附近的材料移向边缘,所得到的空心轴可以在保持质量不变的情况下,取得较大的 I_P,即获得较大的刚度。因此在保持 I_P 不变的情况下,则空心轴要比实心轴可以少用材料,重量得到减轻,所以飞机、轮船、汽车的某些轴常采用空心轴。但对于直径较小的细长轴,虽然加工成空心轴可以提高刚度,但因其加工工艺复杂,反而会增加成本,并不经济。

四、弯曲

（一）弯曲相关基本概念

如果一根直杆在通过杆的轴线的一个纵向平面内受到力偶或垂直于轴线的外力作用,杆的轴线就会变成曲线,我们把这种变形称为弯曲变形。弯曲变形在生活中很常见,火车轮轴,桥式起重机的大梁都是弯曲变形的杆件,高大的直塔受到水平方向风的载荷作用也要发生弯曲变形(图 1-3-19)。本节开始提到的假肢受力时也会出现弯曲变形。

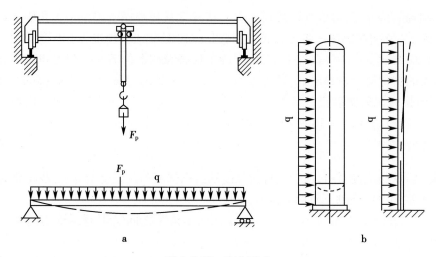

图 1-3-19　弯曲形式

　　产生弯曲变形杆件的受力特点是：所有外力都作用在杆件的纵向平面内且与杆轴垂直；变形特点是：杆的轴线由直线弯曲成曲线。

（二）杆弯曲时正应力的计算

　　平面弯曲时杆件截面上的正应力分布如图 1-3-20 所示，根据弯曲时杆件的变形几何关系、物理关系和静力学关系，得到纯弯曲时杆件的正应力计算公式为：

$$\sigma_x = -\frac{M_z y}{I_z}$$　　　　　　　式 1-3-22

最大应力计算公式位：

$$\sigma_{x\max} = \frac{M_z y_{\max}}{I_z} = \frac{M_z}{W_z}$$　　　　　式 1-3-23

　　式中 M_z 为轴上作用的弯矩；W_z 为横截面对中性轴 z 的抗弯截面系数；I_z 为横截面对中性轴 z 的惯性矩。

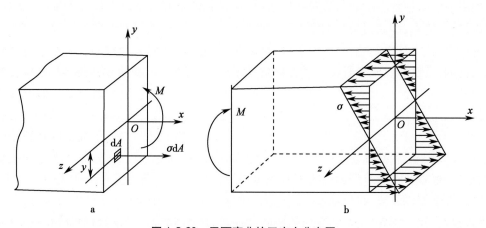

图 1-3-20　平面弯曲的正应力分布图

（三）杆的弯曲强度相关计算

杆在弯曲时,横截面的一部分受拉应力,另一部分受压应力,如图 1-3-20 所示。对于低碳钢等塑性材料,其抗拉和抗压能力相同。为了使得截面上的最大拉应力和最大压应力能够同时达到许用应力,通常将构件做成矩形、圆形、工字形的对称于中性轴的截面。此时,弯曲正应力的强度条件为:

$$\sigma_{max} = \frac{M_z}{W_z} \leq [\sigma] \qquad \text{式 1-3-24}$$

而对于铸铁类脆性材料,鉴于其抗拉强度和抗压强度存在显著差异,工程上常将构件的截面做成 T 字形对中性轴不对称的截面,如图 1-3-21 所示。

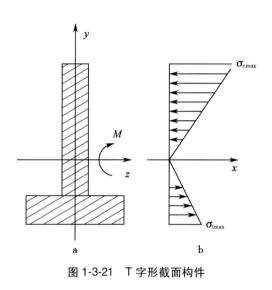

图 1-3-21 T 字形截面构件

构件弯曲时,其横截面上的正应力不是均匀分布的。弯曲正应力的强度条件是以离中性轴最远的各点的应力依据。因此,材料的弯曲许用应力比轴向拉伸或压缩时的许用应力取值应略高。但是一般在正应力强度计算过程中,通常采用轴向拉伸或压缩时的许用应力代替弯曲许用正应力进行计算。

（四）提高弯曲承载能力可采用的措施

提高杆件的承载能力是指使用材料相同的杆件能具有较大的强度和刚度,或者说在载荷的作用下杆的最大应力、最大变形都较小。从梁的最大弯曲正应力公式和弯曲变形基本关系式可看出,梁的最大应力和变形都与弯矩和横截面的几何性质有关。其中最大正应力与最大弯矩直接相关;而最大变形则是弯矩在梁的长度上积分的结果。由于各种钢材的弹性模量 E 基本相同,且优质钢价格较贵,所以提高梁的承载能力主要从减小弯矩、减小跨度和增大截面的惯性矩入手。

五、剪切

（一）剪切相关基本概念

剪切作用工程实际中一般发生在各种各样的连接处,常见的工程构件的连接包括螺栓连接、铆钉连接、销轴连接、键块连接、焊接连接等。在上述连接中的螺栓、铆钉、销轴、键块、焊缝等均称为连接件。以螺栓为例,连接件的受力形式可以描述为:杆件受到一对垂直于杆轴的大小相等、方向相反而作用线相距极近的力的作用,类似于剪刀剪开物体的过程,所以称其为剪切变形(图 1-3-22)。除连接件外,剪板机、钢筋切断机、冲床等机床也是利用剪切变形加工产品的。剪切变形大多发生在连接处(连接件及被连接件上),剪切破坏是很复杂的情况,在此仅介绍工程上实用的处理方法。

（二）剪切相关实用计算

剪切破坏发生于相反力之间的横截面上,称此面为剪切面。为保证机构的正常工作,连接件必须具有足够的强度。现以螺栓连接为例说明剪切强度计算方法。剪切面上的内力可

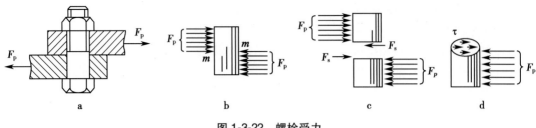

图 1-3-22　螺栓受力

运用截面法计算,如图 1-3-22 和图 1-3-23 所示,取上部螺栓为脱离体,剪切面上内力只有一项,称为剪力,用 F_s 表示。剪切面内附加内力的分布规律是十分复杂的,因此真实的剪切应力的计算相当复杂,工程上为了便于计算、假定剪应力在剪切面内均匀分布,于是将剪力除以剪切面面积 A,得到名义剪应力 τ

$$\tau = \frac{F_s}{A}$$　　　　式 1-3-25

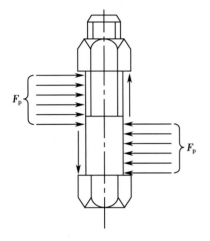

图 1-3-23　螺栓剪力分析

式 1-3-25 计算出的剪应力 τ 是名义剪应力,不是真实的剪应力,因此不能用材料真实的极限剪应力除以安全系数作为许用剪应力 $[\tau]$。工程上使用名义许用剪应力 $[\tau]$,建立剪切强度条件

$$\tau = \frac{Q}{A} \leqslant [\tau]$$　　　　式 1-3-26

名义许用剪应力 $[\tau]$ 是这样确定的:做与实际连接件工作条件相仿的剪切试验,测出破坏荷载 P_b,通过计算得到名义极限剪应力 τ_b,再将 τ_b 除以安全系数 n,得到

$$[\tau] = \frac{\tau_b}{n}$$　　　　式 1-3-27

各种材料的许用剪应力 $[\tau]$ 可以从有关规范查得,对于钢连接件,大量的试验结果统计资料表明,塑性材料的许用剪应力:

$$[\tau] = (0.6 \sim 0.8)[\sigma]$$　　　　式 1-3-28

脆性材料的许用剪应力:

$$[\tau] = (0.8 \sim 1.0)[\sigma]$$　　　　式 1-3-29

（丛　燕　张琳琳　肖天骄）

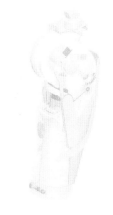

第二章

材料学基础

第一节　材料的基本性能

众所周知,任何器械或产品的开发都离不开材料。假肢矫形领域常用的材料包括金属材料、复合材料、塑料、皮革、木材、石膏等。由于各种材料都有其特点及固定的应用范围,因此,充分了解材料的性能是准确运用材料的一个重要前提。根据不同的使用目的和要求,可以运用材料的力学性能、物理性能、化学性能以及工艺性能等来确定材料的设计和应用,以充分发挥材料的作用,并且不会或较少地影响材料的使用寿命。

一、材料的力学性能

材料的力学性能是指材料在承受各种载荷时抵抗变形和破坏的能力。它关系到工件在使用过程中传递力的能力和使用寿命,也关系到材料加工的难易程度。材料的力学性能取决于材料的化学成分、组织结构、表面和内部缺陷等内在因素;载荷性质、应力状态、温度、环境介质等外在因素也对材料的力学性能产生很大的影响。

当材料受外力作用时,一般会出现弹性变形、塑性变形和断裂三个过程。根据载荷性质的不同(如拉伸、压缩、冲击等),这些过程的发生和发展是不同的。为了研究材料的成分、组织结构和性能之间的关系,做到合理选用材料、正确制订加工工艺和研制开发新材料,必须了解材料力学性能的基本概念。

(一) 材料承受静载荷时的力学性能

所谓静载荷是指对试样缓慢加载。最常用的静载试验有拉伸、硬度、弯曲试验等。利用这些不同类型的试验,可以测得材料各种力学性能指标,如屈服强度、抗拉强度、伸长率、硬度和弯曲强度等。这些性能指标是评定材料和选用材料的主要依据,也是材料研究方面的重要技术指标。

1. **材料的强度**　材料在外力作用下抵抗破坏的能力称为强度。根据加载方式不同,强度指标有许多种,如屈服强度、抗拉强度、抗压强度、抗弯强度、抗剪强度、抗扭强度等。图 2-1-1 为材料在不同加载方式下的变形示例。

2. **材料的硬度**　硬度是衡量材料软硬程度的一种力学性能。其物理意义是材料抵抗局部塑性变形或破裂的能力。硬度试验方法有十几种,按加载方式不同,可分为压入法和刻

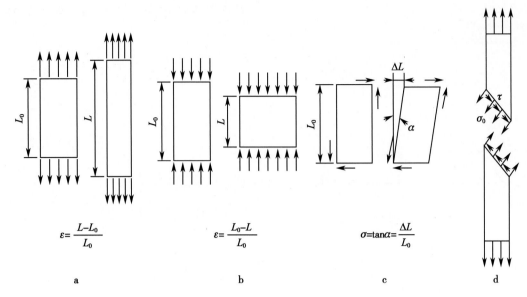

图 2-1-1　材料在不同加载方式作用下的变形示例
a. 拉伸；b. 压缩；c. 剪切；d. 拉伸中的剪切

画法两大类。布氏硬度、洛氏硬度、维氏硬度和显微硬度属于压入法。刻画法包括莫氏硬度和挫刀法等。现在硬度多用压入法测定。根据测量方法不同，常用的硬度指标有布氏硬度、洛氏硬度和维氏硬度等。用各种方法所测得的硬度值不能直接比较，可通过硬度对照表换算。

　　3. 材料的弯曲　弯曲试验在万能试验机上进行，其试样分圆柱和方形两种。加载方式有三点弯曲加载和四点弯曲加载两种，图 2-1-2a 所示为三点弯曲加载，最大弯矩 $M_{max}=\dfrac{FL}{4}$，图 2-1-2b 为四点弯曲加载，L 段为等弯矩，最大弯矩 $M_{max}=\dfrac{FL}{2}$。通过记录载荷 F（或弯矩 M）与试样最大挠度 f_{max} 之间的关系曲线，如图 2-1-3 所示的弯曲图来确定材料在弯曲载荷下的力学性能。

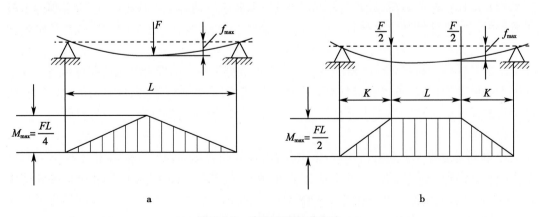

图 2-1-2　弯曲实验加载方式
a. 三点弯曲加载；b. 四点弯曲加载

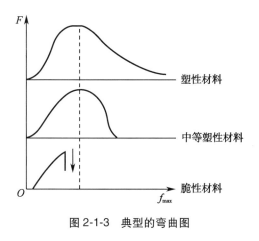

图 2-1-3　典型的弯曲图

试样弯曲时,受拉一侧表面的最大应力 σ_{max} 为:

$$\sigma_{max} = \frac{M_{max}}{W} \qquad \text{式 2-1-1}$$

式中,W 为试样抗弯截面系数,对于直径为 d_0 的圆柱试样,$W = \frac{\pi d_0^3}{32}(m^3)$;对于宽度为 b,高度为 h 的矩形试样,$W = \frac{bh^3}{6}(m^3)$。

对于脆性材料,可根据图 2-1-2 所示的弯曲图计算抗弯强度 σ_{bb}:

$$\sigma_{bb} = \frac{M_b}{W} \qquad \text{式 2-1-2}$$

式中,M_b 为试样断裂时的弯矩,单位为 Nm。

材料的塑性用最大弯曲挠度 f_{max} 表示,f_{max} 值可由百分表或挠度计直接读出。此外,从弯曲-挠度曲线上还可测算弯曲弹性模量 E_b。

4. 材料的断裂　固体材料在力的作用下分成若干部分的现象称为断裂。材料的断裂表面称为断口。用肉眼、放大镜或电子显微镜等手段对材料断口进行宏观及微观的观察分析,称为断口分析。它是了解材料断裂原因、断裂机制以及有关断裂信息的主要方法,断口分析法在调查机件断裂原因以及材料研究中具有十分重要的作用。

由于材料种类不同,引起断裂的条件各异,材料断裂的机制并不相同,为了便于分析研究,人们按照不同的分类方法,把断裂分为下列类型:根据断裂前后材料宏观塑性变形的程度,分为脆性断裂与韧性断裂;根据晶体材料断裂时裂纹扩展的途径,分为穿晶断裂和沿晶(晶界)断裂;根据微观断裂机制,分为解理断裂和剪切断裂等。

(二)　材料承受冲击载荷时的力学性能

冲击载荷是指在短时间内以很大速度作用于零件或工具上的载荷。强度、塑性、硬度等力学性能指标是在静载荷作用下测定的,而许多零件和工具在工作过程中,往往受到冲击载荷的作用,如火箭的发射、飞机的降落、冲床的冲头、锻锤的锤杆、风动工具等,载荷是突然加到构件上的。对于承受冲击载荷作用的零件,除具有足够的静载荷作用下的力学性能指标外,还必须具有足够的抵抗冲击载荷的能力。一般说来,在冲击载荷作用下,材料的塑性下降,脆性增大。为了评定材料承受冲击载荷的能力,揭示材料在冲击载荷下的力学行为,需要进行相应的力学性能试验。

1. 冲击弯曲试验　缺口试样一次冲击弯曲试验(夏比冲击试验)原理如图 2-1-4 所示。试验在摆锤式冲击试验机上进行,将试样水平放置于试验机支座上,缺口位于冲击相背方向。冲击时将质量为 G 的摆锤举至高度 H_1 的位置,使其获得位能 GH_1。释放摆锤冲断试样后,摆锤的剩余能量为 GH_2,则摆锤冲断试样失去的位能为($GH_1 - GH_2$)。此即试样变形和断裂所吸收的功,称为冲击功,以 W_k 表示,单位为 J。冲击试验规范见相应国家标准。

2. 冲击韧性及其意义　冲击韧性 α_k 是试样在一次冲击试验时,缺口处单位截面积

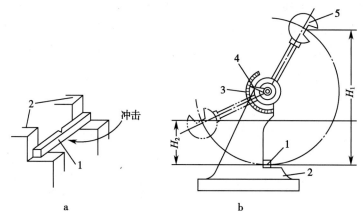

图 2-1-4   夏比冲击试验原理
a. 试样安放;b. 冲击试验过程
1:试样;2:试验机支座;3:分度盘;4:指针;5:摆锤

（m²）上所消耗的冲击功（MJ），其单位为 MJ/m²。冲击韧性可用式 2-1-3 求出：

$$\alpha_k = \frac{W_k}{A_0}$$ 式 2-1-3

式中，W_k 为冲断试样所消耗的冲击功，单位为 MJ；A_0 为试样缺口处横截面积，单位为 m²。

α_k 值越大，表示材料的冲击韧性越好。冲击韧性表示材料抵抗冲击破坏的能力。研究表明，α_k 值不仅与材料的成分及内部组织有关，而且与试验条件有关。同一条件下，同一材料制作的两种试样，其 U 型缺口试样的 α_k 值显著大于 V 型缺口试样，所以两种试样的 α_k 值不能互相比较。

（三）材料的疲劳

许多机械零件都是在循环载荷的作用下工作的，如曲轴、齿轮、弹簧、各种滚动轴承等。循环载荷是指大小、方向都随时间发生周期性变化的载荷。承受循环载荷作用的零件，在工作过程中，常常在工作应力还低于制作材料的屈服点或屈服强度的情况下，仍然会发生断裂，这种现象称为疲劳。疲劳断裂与静载荷作用下的断裂不同，不管是韧性材料还是脆性材料，疲劳断裂都是突然发生的，事先无明显的塑性变形作为预兆，故具有很大的危险性。

依据不同的分类方法，将疲劳断裂分成许多类。按应力状态，分为弯曲疲劳、扭转疲劳、拉压疲劳、接触疲劳和复合疲劳；按应力高低和断裂寿命，分为高周疲劳和低周疲劳。

1. 疲劳曲线   以 σ_{max} 为纵坐标，以疲劳断裂周次 N 为横坐标绘制的曲线，称为疲劳曲线。简写为 σ-N 曲线。实验表明，金属材料所受的最大交变应力 σ_{max} 越大，则断裂前所能承受的应力循环次数 N 越少，如图 2-1-5 所示。当应力循环中的最大应力 σ_{max} 降低到某一数值，材料可以经受无限次应力循环

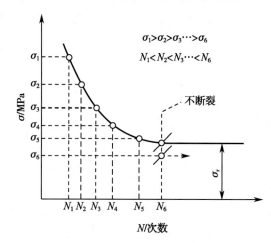

图 2-1-5   疲劳曲线示意图

而不发生疲劳断裂,σ-N 曲线上出现了趋于水平部分。

不同材料的疲劳曲线形状不同,大致可分为两类,一类有水平线,如一般结构钢和球墨铸铁的疲劳曲线。据此,可标定出无限寿命的疲劳强度;另一类无水平线,如有色金属、不锈钢和高强钢的疲劳曲线(图 2-1-6)。

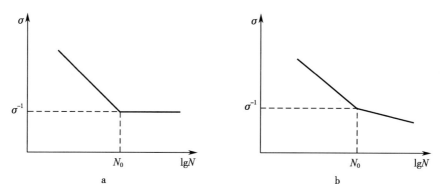

图 2-1-6　两种类型的疲劳曲线
a.钢铁材料;b.部分有色金属(如铝合金等)

2. 疲劳极限　当应力低于某一值时,材料经无限循环周次也不发生断裂,此值称为疲劳极限或疲劳强度。疲劳极限是保证机件疲劳寿命的重要性能指标,是评定材料、制订工艺和疲劳设计的依据。光滑试样的对称疲劳极限用 σ_{-1} 表示,单位 MPa。对于无水平线的疲劳曲线,只能根据材料的使用要求,确定有限寿命下的疲劳极限。例如,钢材的循环基数为 10^7,有色金属和某些超高强度钢的循环基数为 10^8。超过这个基数就认为该材料不再发生疲劳破坏。

试验表明,材料的抗拉强度越大,其疲劳极限也越大。对于中、低强度钢,疲劳强度与抗拉强度间大体呈线性关系,可近似表示成 $\sigma_{-1} = 0.5\sigma_b$。但抗拉强度较高时,这种线性关系要改变,因为强度较高时,材料的塑性和断裂韧性降低,裂纹易于形成和扩展。

二、材料的物理化学性能

(一)材料的物理性能

1. 密度　密度是指在同一温度下,单位体积物质的质量,其单位为 kg/cm^3。当按密度的大小对金属材料进行划分时,将涉及相对密度的概念。所谓相对密度是指某一物质的密度与水的密度之比。当相对密度大于 1 时,材料会沉于水下;当相对密度等于 1 时,材料会悬浮于水中;当相对密度小于 1 时,材料会浮于水面。

金属的轻重划分是以相对密度 4.5 为标准的。相对密度低于 4.5 的金属材料称为轻金属,如铝、镁等及其合金;而相对密度高于 4.5 的金属材料则称为重金属,如铜、铁、铍、锌、锡等及其合金。

对于运动构件,材料的密度越小,消耗的能量越少,效率越高。材料的抗拉强度与密度之比称为比强度。在航空航天领域,选用高比强度的材料就显得尤为重要。元素周期表中原子序数越小的元素,其密度越低。在既要满足力学性能又要满足重量轻的条件下,常采用轻金属中的合金,如铝合金、钛合金等。

2. 熔点　熔点是指材料的熔化温度。一般来说,材料的熔点越高,材料在高温下保持高强度的能力越强。在设计高温条件下工作的构件时,需要考虑材料的熔点。金属中,汞的熔点为-38.8℃,而钨的熔点则高达3 410℃。

3. 热膨胀性 大部分固体材料在加热时都发生膨胀,材料的热膨胀性通常用线膨胀系数表示。它是指温度升高1℃时单位长度材料的伸长量。对于特别精密的仪器,应选择热膨胀系数低的材料,或在恒温条件下使用。在材料热加工过程中更要考虑其热膨胀行为,如果表面和内部热膨胀不一致,就会产生内应力,导致材料变形或开裂。常用金属的热膨胀系数为$5×10^{-6} \sim 25×10^{-6}/℃$

4. 导热性 材料的导热性常用导热率表示。导热率是指在单位温度梯度下,单位时间内通过垂直于热流方向单位截面积的热流量,单位为$W/(m·K)$。

导热系数越大,导热性越好。银、铜、铝导热性都很好,合金材料导热性比纯金属差,合金钢比碳钢差。导热性差的材料在切削时温度升高比较大。材料的导热性越差,在加热和冷却时表面和内部的温差越大,内应力越大,越容易发生变形和开裂。金属中,导热性最好的是银,铜和铝次之。

5. 导电性 材料的导电性与材料的电阻密切相关,常用电阻率表示。金属通常具有较好的导电性,其中最好的是银,铜和铝次之。金属具有正的电阻温度系数,即随温度升高,电阻增大。含有杂质或受到冷变形会导致金属的电阻上升。

6. 磁性 根据材料在磁场中的行为可将其分为三类:使磁场减弱的材料称为抗磁性材料;使磁场略有增强的材料称为顺磁性材料;使磁场强烈增强的材料称为铁磁性材料。铁磁性材料常用于制造变压器、电动机、仪器仪表等,抗磁性材料常用做磁屏蔽或防磁场干扰材料。

(二) 材料的化学性能

1. 耐腐蚀性 腐蚀是指在工作环境中,因各种介质的化学和电化学作用,材料发生变化而被破坏的现象。而耐蚀性则指的是材料在常温下抵抗周围介质侵蚀的能力。根据腐蚀的定义,可将材料的耐蚀性分为两类,即耐化学腐蚀性和耐电化学腐蚀性。其中,耐化学腐蚀性是指材料在常温下抵抗干燥气体及非电解液等介质腐蚀的能力,没有电流产生;而耐电化学腐蚀性是指材料在常温下抵抗电解液腐蚀的能力,有微电流产生。一般来说,非金属材料的耐腐蚀性要高于金属材料。在金属材料中,碳钢、铸铁的耐腐蚀性较差,而不锈钢、铝合金、铜合金、钛及其合金耐腐蚀性较好。

2. 抗氧化性 材料抵抗高温氧化的能力称为抗氧化性。抗氧化的金属材料常在表面形成一层致密的保护性氧化膜,阻碍氧化的进一步扩散。这类材料的氧化一般遵循抛物线规律;而形成多孔疏松或挥发性氧化物材料的氧化则遵循直线规律。耐腐蚀性和抗氧化性统称为材料的化学稳定性。高温下的化学稳定性称为热化学稳定性。在高温下工作的设备或零部件,如锅炉、汽轮机和飞机发动机等应选择热化学稳定性高的材料。

(三) 材料的工艺性能

选择材料时,不仅要考虑其使用性能,还要考虑其工艺性能。如果所选用的材料制备工艺复杂或难以加工,必然带来生产成本提高或材料无法使用的后果。根据材料种类的不同,材料的加工工艺也大不相同。金属材料是机械工业中使用最多的材料,其工艺性能是指金属在制造各种机械零件或工具的过程中,对各种不同加工方法的适应能力,即金属采用某种加工方法制成成品的难易程度。它主要包括铸造性能、锻造性能、焊接性能、切削加工性能等。例如,某种金属材料用铸造成型的方法,容易得到合格的铸件,则该种材料的铸造性能好。工艺性能直接影响零件的制造工艺和质量,是选择金属材料时必须考虑的因素之一。

1. **铸造性能** 金属在铸造成型过程中获得外形准确、内部健全铸件的能力称为铸造性能。铸造性能包括流动性、收缩性和偏析等。流动性是指熔融金属的流动能力,它主要受金属的化学成分和浇注温度的影响。流动性好的金属容易充满铸型,从而获得外形完整、尺寸精确、轮廓清晰的铸件。收缩性是指铸件在凝固和冷却过程中,其体积和尺寸减小的现象。收缩不仅影响铸件的尺寸精度,还会使铸件产生缩孔、疏松、内应力、变形及开裂等缺陷,所以用于铸造的金属其收缩率越小越好。偏析是指铸件凝固后其内部化学成分不均匀的现象。偏析严重时能造成铸件各部分的组织和力学性能相差很大,降低铸件的质量。

2. **锻造性能** 大多数机械构件需要进行锻造成型。金属利用锻压加工方法成型的难易程度称为锻造性能。锻造不仅可使组织更加均匀、致密,也可初步形成与最终形状基本接近的毛坯。锻造性能的好坏主要取决于金属的塑性和变形抗力。塑性越好,变形抗力越小,金属的锻造性能就越好。例如,碳钢在加热的状态下有较好的锻造性能;铸铁则不能进行锻造。

3. **焊接性能** 很多工程构件需要焊接成型。焊接性能是指金属对焊接加工的适应能力,即在限定的施工条件下材料易于被焊接到一起并获得优质焊缝的能力。焊接性能好的金属可以获得没有裂缝、气孔等缺陷的焊缝,焊接质量好,并且焊接接头具有一定的力学性能。钢的含碳量直接影响可焊性,含碳量越低,可焊性越好。

4. **切削加工性能** 切削加工性能是指金属在切削加工时的难易程度。切削加工性能好的金属对使用的刀具磨损小,零件表面粗糙度低。影响切削加工性能的因素主要有金属的化学成分、组织状态、硬度、韧性、导热性、冷变形强化等。一般认为,金属的硬度在 170~260HBS 范围内时,最易切削加工。如铸铁、铜合金、铝合金具有良好的切削加工性能,而高合金钢的切削加工性能较差。通常对金属进行适当的热处理,是改善其切削加工性能的重要途径。

第二节 金 属 材 料

一、铁碳合金

钢铁是现代工业中应用最广泛的金属材料,其基本组元是铁和碳两个元素,故统称为铁碳合金。为了掌握铁碳合金成分、组织及性能之间的关系,以便在生产中合理使用,首先必须了解铁碳相图。

在铁碳合金中,铁与碳相互作用可以形成 Fe_3C、Fe_2C、FeC 等一系列化合物,稳定的化合物可以作为一个独立的组元,因此,整个铁碳相图可以分解为 $Fe-Fe_3C$、Fe_3C-Fe_2C、Fe_2C-FeC、$FeC-C$ 等一系列二元合金相图。

在实际生产中,由于碳的质量分数超过5%的铁碳合金,脆性很大,没有实用价值,所以在铁碳相图中,仅研究 $Fe-Fe_3C$ 部分。通常所说的铁碳相图,实际上是指 $Fe-Fe_3C$ 相图,如图 2-2-1 所示。

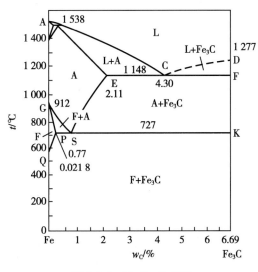

图 2-2-1 $Fe-Fe_3C$ 相图

由于两组元的相互作用不同,使得铁碳合金在固态下的相结构也有固溶体和金属化合物两大类,属于固溶体的有铁素体和奥氏体,属于金属化合物的有渗碳体,它们都是铁碳合金中的基本组成相。

(一) 铁素体

碳溶于 α-Fe 中所形成的间隙固溶体称为铁素体,用符号 F 表示,铁素体仍然保持 α-Fe 的体心立方晶格。由于体心立方晶格的晶格空隙很小,所以 α-Fe 的溶碳能力很低,在 727℃ 时溶碳量最大,可达 0.021 8%。随着温度的下降,溶碳量逐渐减小,在 600℃ 时约为 0.005 7%,室温时几乎等于零。因此,铁素体的性能几乎和纯铁的相同,即强度、硬度低,塑性、韧性好($\sigma_b = 180 \sim 280$MPa,$50 \sim 80$HBS,$\delta = 30\% \sim 50\%$)。铁素体的显微组织与纯铁相同,在显微镜下观察,呈明亮的多边形晶粒组织,如图 2-2-2 所示。

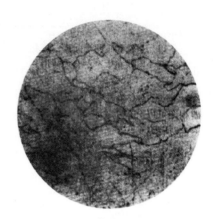

图 2-2-2   铁素体的显微组织

(二) 奥氏体

碳溶于 γ-Fe 中所形成的间隙固溶体称为奥氏体,用符号 A 表示。奥氏体仍然保持 γ-Fe 的面心立方晶格。由于面心立方晶格的晶格空隙比体心立方晶格的大,所以 γ-Fe 的溶碳能力也就大一些。在 1 148℃ 时溶碳量最大,可达 2.11%。随温度下降溶碳量逐渐降低,727℃ 时溶碳量为 0.77%。

奥氏体的力学性能与其溶碳量和晶粒大小有关,一般奥氏体的硬度为 170 ~ 220HBS,伸长率为 40% ~ 50%,因此,奥氏体的硬度较低而塑性较好,易于锻压成型。

奥氏体存在于 727℃ 以上的高温范围内,高温下奥氏体的显微组织也是由多边形晶粒构成的,但一般情况下,晶粒较粗大,晶界较平直,如图 2-2-3 所示。

(三) 渗碳体

渗碳体的分子式为 Fe_3C,渗碳体中碳的质量分数为 6.69%,熔点约为 1 227℃,硬度很高(800HBW),但塑性和韧性几乎为零,脆性很大。渗碳体不发生同素异构转变,却有磁性转变,在 230℃ 以下具有弱的铁磁性。

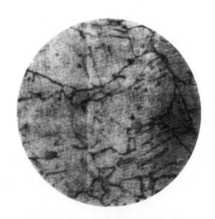

图 2-2-3   奥氏体的显微组织

渗碳体的组织形态很多,在铁碳合金中与其他相共存时,可以呈片状、粒状、网状或板条状。渗碳体是碳钢中的主要强化相,它的数量、形态、大小与分布对钢的性能有很大的影响。渗碳体是一种亚稳定相,在一定条件下可以发生分解,形成石墨。

二、铁碳相图

Fe-Fe$_3$C 相图是指在极其缓慢的冷却条件下,不同成分的铁碳合金的组织状态随温度变化的图解。为了便于分析和掌握 Fe-Fe$_3$C 相图,将图 2-2-1 中的高温转变部分省略,简化后的 Fe-Fe$_3$C 相图,如图 2-2-4 所示。

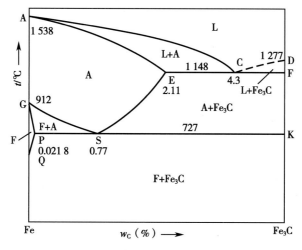

图 2-2-4　简化后的 Fe-Fe₃C 相图

(一) 铁碳相图的分析

1. 相图中各点分析　Fe-Fe₃C 相图中各个特性点的温度、碳的质量分数及含义见表 2-2-1。

表 2-2-1　Fe-Fe₃C 相图中的特性点

特性点	温度/℃	碳的质量分数/%	含　义
A	1 538	0	纯铁的熔点
C	1 148	4.3	共晶点
D	1 227	6.69	渗碳体的熔点
E	1 148	2.11	碳在奥氏体中的最大溶解度
G	912	0	纯铁的同素异构转变温度
P	727	0.021 8	碳在铁素体中的最大溶解度
S	727	0.77	共析点
Q	室温	0.000 8	碳在铁素体中的溶解度

2. 相图中各线分析　AC 线和 DC 线为液相线,铁碳合金在液相线温度以上处于液态,用符号 L 表示。液态合金冷却到 AC 线时开始结晶出奥氏体;冷却到 DC 线时开始结晶出渗碳体,称为一次渗碳体,用符号 Fe₃C₁ 表示。

AE 线为固相线,表示奥氏体结晶终了的温度;ECF 线是共晶线,液态合金冷却到 ECF 线温度(1 148℃)时,将发生共晶转变。由奥氏体和渗碳体组成的共晶体(A+Fe₃C)称为高温莱氏体,用符号 Ld 表示。凡碳的质量分数在 2.11% 以上的铁碳合金冷却到 1 148℃时,都要发生共晶转变,形成高温莱氏体。

ES 线又称 A$_{cm}$ 线,是碳在奥氏体中的溶解度线,随着温度的变化,奥氏体的溶碳量将沿着 ES 线变化。凡是碳的质量分数在 0.77% 以上的铁碳合金,自 1 148℃ 冷却到 727℃ 的过程中,都要从奥氏体中析出渗碳体,称为二次渗碳体,用符号 Fe₃C$_{\mathrm{II}}$ 表示。

GS 线又称 A₃ 线,是奥氏体和铁素体的相互转变线。温度降低时,奥氏体开始向铁素体转变;温度上升时,铁素体向奥氏体转变结束。

GP 线也是奥氏体和铁素体的相互转变线,温度降低时,奥氏体向铁素体的转变结束;温度上升时,铁素体开始向奥氏体转变。

PSK 线又称 A_1 线,是共析转变线。铁碳合金在冷却到该线温度(727℃)时,奥氏体将发生共析转变,即一定成分的固相在一定温度下,同时析出两个不同固相的细密机械混合物的转变。由铁素体和渗碳体组成的共析体($F+Fe_3C$)称为珠光体,用符号 P 表示。其碳的质量分数为 0.77%,力学性能介于铁素体和渗碳体之间。由于莱氏体中的奥氏体在 727℃ 发生共析转变,因此,727℃ 以下的莱氏体则是由珠光体和渗碳体组成的,称为低温莱氏体,用符号 Ld' 表示。

应当指出,共析转变与共晶转变很相似,它们都是在恒温下,由一相转变成两相机械混合物,所不同的是共晶转变从液相发生转变,而共析转变则是从固相发生转变。共析转变的产物称为共析体,由于在固态下原子扩散比较困难,所以共析体比共晶体更细密。

PQ 线是碳在铁素体中的溶解度线。铁碳合金自 727℃ 冷至室温的过程中,要从铁素体中析出渗碳体,称为三次渗碳体,用符号 Fe_3C_{III} 表示。现将 Fe-Fe_3C 相图中的相界线及其含义归纳于表 2-2-2。

表 2-2-2　Fe-Fe_3C 相图中的特性线

特性线	含　义
AC	液相线,液态合金冷却到该线时开始结晶出奥氏体
DC	液相线,液态合金冷却到该线时开始结晶出一次渗碳体
AE	固相线,奥氏体结晶终了线
ECF	共晶线,液态合金冷却到该线时发生共晶转变
ES	碳在奥氏体中的溶解度线,常称 A_{cm} 线
GS	奥氏体转变为铁素体的开始线,常称 A_3 线
GP	奥氏体转变为铁素体的终了线
PSK	共析线,常称 A_1 线,奥氏体冷却到该线时发生共析转变
PQ	碳在铁素体中的溶解度线

3. 相图中各相区分析　Fe-Fe_3C 相图中各相区的相组分见表 2-2-3。

表 2-2-3　Fe-Fe_3C 相图各相区的相组分

相区范围	相组分	相区范围	相组分
ACD 线以上	L	GSPG	A+F
AESGA	A	ESKFE	$A+Fe_3C$
GPQG	F	PSK 线以下	$F+Fe_3C$
AECA	L+A	ECF 线	$L+A+Fe_3C$
DCFD	$L+Fe_3C$	PSK 线	$A+F+Fe_3C$

通过对铁碳相图的分析,结合所学相图的基本知识,能够很容易看出铁碳相图中各区域的组织组分,如图 2-2-5 所示。

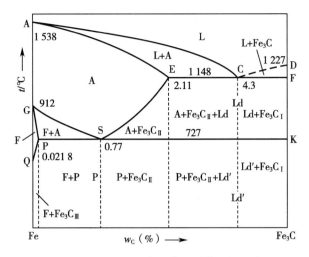

图 2-2-5 Fe-Fe₃C 相图各区域的组织组分

（二）铁碳合金的分类

在 Fe-Fe₃C 相图中，按碳的质量分数和室温平衡组织的不同，铁碳合金可分为工业纯铁、钢和白口铸铁三类，见表 2-2-4。

表 2-2-4 铁碳合金的分类

合金类别	工业纯铁	钢			白口铸铁		
		亚共析钢	共析钢	过共析钢	亚共晶白口铸铁	共晶白口铸铁	过共晶白口铸铁
碳的质量分数/%	≤0.021 8	0.021 8～0.77	0.77	0.77～2.11	2.11～4.3	4.3	4.3～6.69
室温组织	F	F+P	P	P+Fe₃C_Ⅱ	P+Fe₃C_Ⅱ+Ld′	Ld′	Ld′+Fe₃C_Ⅰ

（三）铁碳合金的室温平衡组织、性能随成分变化的规律

随着碳的质量分数增加，铁碳合金的室温平衡组织中，渗碳体的数量增加，且渗碳体的形态、分布发生变化，因此，铁碳合金的力学性能也相应改变。铁碳合金的成分、组织组成、相组成及力学性能之间的变化规律如图 2-2-6 所示。

从图 2-2-5 中可以看出，钢的室温组织以珠光体为基体，白口铸铁的室温组织以低温莱氏体为基体。钢中碳的质量分数为 0.77% 时，室温下具有完全的珠光体组织，离共析成分越远，珠光体组织的相对量越少，而铁素体或二次渗碳体的相对量增多。白口铸铁中碳的质量分数为 4.3% 时，室温下具有完全的低温莱氏体组织，离共晶成分越远，低温莱氏体组织的相对量越少，而珠光体、二次渗碳体或一次渗碳体的相对量增多。

铁碳合金的室温平衡组织是由铁素体和渗碳体两相构成的，随着碳的质量分数的增加，渗碳体的量逐渐增多，而铁素体的量相应地逐渐减少。

铁碳合金的硬度与碳的质量分数大致呈线性关系，受组织形态的影响不大。强度受组织形态的影响较大，当碳的质量分数小于 0.77% 时，强度随铁碳合金中碳的质量分数增加而提高；当碳的质量分数超过 0.9% 时，二次渗碳体沿奥氏体晶界析出并形成完整的网状形态，使强度迅速下降；碳的质量分数超过 2.11% 后，硬脆性很大的渗碳体成为铁碳合金的基体，

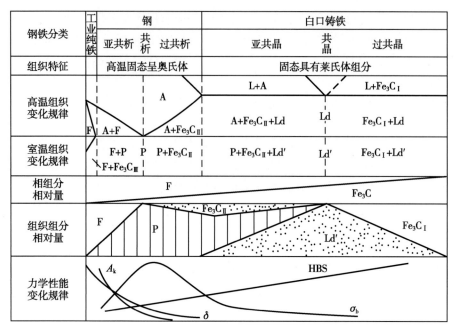

钢铁分类	工业纯铁	钢			白口铸铁		
		亚共析	共析	过共析	亚共晶	共晶	过共晶
组织特征		高温固态呈奥氏体			固态具有莱氏体组分		
高温组织变化规律	F	A+F	A	A+Fe₃C_Ⅱ	L+A A+Fe₃C_Ⅱ+Ld	Ld	L+Fe₃C_Ⅰ Fe₃C_Ⅰ+Ld
室温组织变化规律	F+Fe₃C_Ⅲ	F+P	P	P+Fe₃C_Ⅱ	P+Fe₃C_Ⅱ+Ld'	Ld'	Fe₃C_Ⅰ+Ld'
相组分相对量		F				Fe₃C	
组织组分相对量	F	P		Fe₃C_Ⅱ	Ld'		Fe₃C_Ⅰ
力学性能变化规律		A_k			HBS		
			δ		σ_b		

图 2-2-6   铁碳合金组织、性能与成分的对应关系

强度很低。塑性和韧性随铁碳合金中碳的质量分数增加而迅速下降。

（四）铁碳相图的应用

铁碳相图从客观上反映了钢铁材料的组织随化学成分和温度变化的规律，因此，在工程上为选材及制订铸造、锻造、焊接、热处理等热加工工艺提供了重要的理论依据。

1. 在选材方面的应用　铁碳相图揭示了合金的性能与成分之间的关系，为合理选择材料提供了依据。如各种工程结构需要塑性和韧性好的材料，应选用低碳钢；各种机器零件需要综合力学性能好的材料，应选用中碳钢；各种工具需要高硬度、高耐磨性的材料，应选用高碳钢。白口铸铁硬度高，耐磨性好，但切削加工困难，适合生产耐磨、不受冲击、形状复杂的铸件，如冷轧辊、火车车轮、犁铧等。另外，白口铸铁还可用于生产可锻铸铁。

2. 在制订热加工工艺方面的应用　根据铁碳相图可以找出不同成分的铁碳合金的熔点，从而确定合适的熔化温度和浇注温度。由图 2-2-7 可以看出，钢的熔化温度和浇注温度均比铸铁高，而靠近共晶成分的铁碳合金熔点最低，凝固温度范围最小，因而具有良好的铸造性能。所以共晶成分附近的铁碳合金适宜铸造成型。

从铁碳相图中可以看出，白口铸铁的组织主要是莱氏体，硬度高，脆性大，不适合于压力加工，而钢的高温固态组织为单相奥氏体，强度低，塑性好，易于锻压成型。因此，钢材的锻造或轧制应选择在单相奥氏体的温度范围内进行。一般始锻温度不宜太高，以免钢材氧化严重，甚至发生奥氏

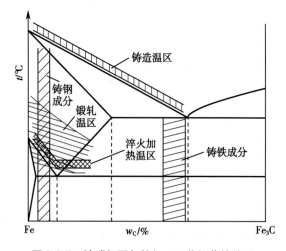

图 2-2-7   铁碳相图与热加工工艺规范的关系

体晶界部分熔化,使工件报废。终锻温度也不能过低,以免钢材塑性变差,导致工件开裂。

焊接时,从焊缝到母材各区域的温度是不同的,根据铁碳相图可知,在不同的温度下会获得不同的组织,冷却后也就可能出现不同组织与性能,这就需要在焊接后采用适当的热处理方法加以改善。

各种热处理工艺与铁碳相图有非常密切的关系。退火、正火、淬火的加热温度选择都是以铁碳相图为理论依据的,这方面内容将在接下来的"金属材料的热处理"中详细讨论。

必须指出,铁碳相图是在平衡(即无限缓慢地加热或冷却)条件下测定的,与实际生产条件下铁碳合金组织的变化规律有一定的差距。而且生产上使用的铁碳合金,除铁、碳两个元素外,还有其他元素存在,这些元素将对铁碳相图产生影响。

三、金属材料的热处理

金属材料的热处理是指将金属材料在固态范围内采用适当的方式进行加热、保温和冷却,以改变其组织,从而获得所需性能的一种工艺方法。

热处理是机械零件及工具制造过程中的必要工序,在机械制造业中占有十分重要的地位。它可以充分发挥钢材的潜力,提高工件的性能和使用寿命,减轻工件重量,节约材料,降低成本。

(一) 热处理的分类

根据热处理的目的、加热和冷却方式的不同,热处理的分类如下:

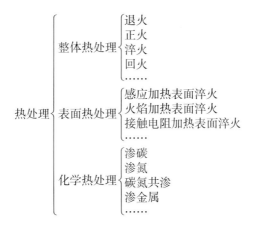

另外,在机械零件或工具、模具等工件的制造过程中,一般要经过各种冷、热加工,而且在各工序之间往往要穿插各种热处理工序。在实际生产中常把热处理分为预备热处理和最终热处理两类。为了消除前道工序造成的某些缺陷,或为随后的切削加工及最终热处理作准备的热处理称为预备热处理;为了使工件满足使用条件下的性能要求而进行的热处理称为最终热处理。

热处理方法很多,但任何一种热处理工艺都是由加热、保温和冷却三个阶段组成的,通常可在温度-时间坐标图中用图形表示,称为热处理工艺曲线,如图2-2-8所示。因此,要了解各

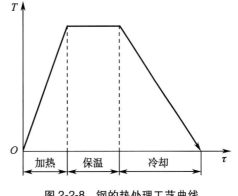

图2-2-8 钢的热处理工艺曲线

种热处理方法对钢的性能的改变情况,必须先了解钢的组织在加热、保温和冷却过程中的变化规律。

(二) 不同冷却速率对钢性能的影响

冷却过程是钢热处理的关键,它对控制钢在冷却后的组织和性能有决定性意义。实践表明,同一种钢在相同的加热条件下获得奥氏体组织,但以不同的冷却条件冷却后,钢的力学性能有明显的差异,见表 2-2-5。

表 2-2-5　45 钢加热到 840℃,以不同方法冷却后的力学性能

冷却方法	抗拉强度/MPa	屈服点/MPa	伸长率/%	断面收缩率/%	硬度/HBS
炉内冷却	530	280	32.5	49.3	160~200
空气中冷却	670~720	340	15~18	45~50	170~240
油中冷却	900	620	18~20	48	40~50
水中冷却	1 100	720	7~8	12~14	51~60

由于连续冷却转变图测定较困难,所以生产中常用等温转变图来分析连续冷却转变的结果。即按连续冷却曲线与等温转变图相交的位置,来估计连续冷却转变后所得到的组织。图 2-2-9 说明了生产中几种不同冷却速度下,过冷奥氏体连续冷却转变的产物与性能。其中冷却速度 v_K 与等温转变图的鼻尖相切,称为马氏体临界冷却速度,是保证过冷奥氏体在连续冷却过程中不发生分解而全部转变为马氏体的最小冷却速度。

(三) 马氏体转变

当奥氏体过冷到 Ms 点以下时即发生马氏体转变,其转变产物为马氏体,用符号 M 表示。马氏体转变是在极快的连续冷却过程中进行的,马氏体中碳的质量分数与原奥氏体中碳的质量分数是相同的,即马氏体是碳在 α-Fe 中的过饱和固溶体。

由于马氏体中过饱和碳原子强制地分布在晶胞某一晶轴的空隙处(图 2-2-10),将 α-Fe 的体心立方晶格歪扭成体心正方晶格,使晶格常数 c 大于 a。c/a 称为马氏体的正方度。马氏体中碳的质量分数越高,正方度越大,由奥氏体转变为马氏体时体积变化越大。

马氏体的强度和硬度主要取决于马氏体中碳的质量分数,如图 2-2-11 所示。随马氏体中碳的质量分数增加,其强度与硬度也随之增加。当碳的质量分数超过 0.6% 时,这种增加的趋势就变得平缓了。造成强度与硬度提高的主要原因是固溶强化。而马氏体的塑性和韧性也与其碳的质量分数有关,一般含碳量越高塑性和韧性越差。

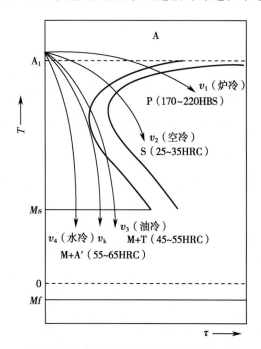

图 2-2-9　等温转变图在连续冷却中的应用

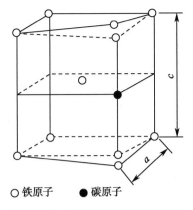

○铁原子　●碳原子

图 2-2-10　马氏体晶体结构示意图

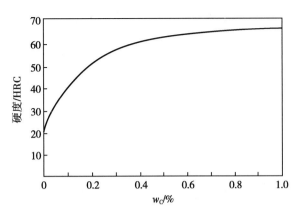

图 2-2-11　碳的质量分数对马氏体硬度的影响

马氏体转变具有如下特点:

1. 马氏体转变是无扩散型相变　马氏体转变是在过冷度极大的条件下进行的;由于转变温度较低,所以奥氏体中的铁、碳原子都不能进行扩散,只能进行晶格的改组,形成碳在 α-Fe 中的过饱和固溶体。

2. 马氏体转变速度极快　马氏体形成时一般不需要孕育期,通常看不到马氏体的长大过程,马氏体数量的增加是依靠不断形成新的马氏体来完成的。

3. 马氏体转变有一定的温度范围　马氏体是在 Ms~Mf 点之间形成的,只有在 Ms~Mf 点之间连续冷却时,才能使马氏体的数量不断增多。Ms 和 Mf 点主要取决于奥氏体的化学成分,与冷却速度无关。

4. 马氏体转变具有不完全性　由于形成马氏体时伴随着体积膨胀,对未转变的过冷奥氏体产生多向压应力,造成少量奥氏体不能转变而被保留下来,称为残留奥氏体,用符号 A′ 表示。残留奥氏体的存在会降低淬火钢的硬度和耐磨性,降低工件的尺寸稳定性,生产上常采用冷处理的方法予以消除。

（四）退火

退火是指将钢加热到适当温度,保持一定时间,然后缓慢冷却的热处理工艺。其目的是消除残余应力,稳定工件尺寸并防止其变形与开裂;降低硬度,提高塑性,改善切削加工性能;细化晶粒,改善组织,为最终热处理作准备。根据钢的化学成分和退火目的的不同,退火方法可分为完全退火、球化退火、等温退火、均匀化退火、去应力退火等。

（五）正火

将钢加热到 Ac₃ 或 Ac_cm 点以上 30~50℃,保持一定时间后在静止的空气中冷却的热处理工艺,称为正火。正火与退火的主要区别在于正火的冷却速度较快,过冷度较大,所以正火后所获得的组织比较细小,组织中珠光体的数量较多,因而强度、硬度及韧性比退火后的高,见表 2-2-6。

表 2-2-6　45 钢退火、正火状态的力学性能比较

状态	抗拉强度/MPa	伸长率/%	冲击韧度/(J·cm⁻²)	硬度/HBS
退火	650~700	15~20	40~60	180
正火	700~800	15~20	50~80	160~220

正火与退火相比,操作简单,生产周期短,能量耗费少,正火后钢的力学性能高,故在可能的条件下,应优先考虑正火处理。正火主要用于以下几个方面:

1. 改善低碳钢的切削加工性能 低碳钢退火后组织中铁素体数量较多,硬度偏低,切削加工时有"黏刀"现象,加工后工件表面粗糙度数值较大。正火能提高低碳钢的硬度,改善切削加工性能。

2. 消除网状二次渗碳体 正火加热时可以使网状二次渗碳体充分溶入奥氏体中,在空气中冷却时,由于过冷度较大,二次渗碳体来不及析出,因而消除了网状二次渗碳体,为球化退火做好了组织准备。

3. 作为重要零件的预备热处理 正火可以消除由于热加工造成的组织缺陷,细化晶粒,改善切削加工性能,减小工件在淬火时的变形与开裂倾向,所以正火常作为重要工件的预备热处理。

4. 作为普通结构零件的最终热处理 正火组织的力学性能较高,能满足普通结构零件的使用性能要求。另外,对于大型或复杂零件,淬火时有开裂的危险,也可用正火来代替淬火、回火处理,而作为这类零件的最终热处理。

各种退火与正火工艺的加热温度范围及工艺曲线如图 2-2-12 所示。

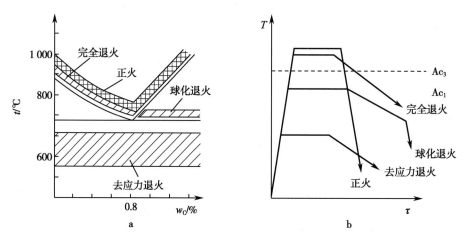

图 2-2-12 各种退火与正火工艺示意图
a. 加热温度范围;b. 热处理工艺曲线

（六）淬火

淬火是指将钢加热到 Ac_3 或 Ac_1 点以上某一温度,保持一定时间,然后以适当速度冷却获得马氏体和/或贝氏体组织的热处理工艺。淬火的目的是为了得到马氏体(或贝氏体)组织,提高钢的强度、硬度及耐磨性,再经适当回火后使工件获得良好使用性能,更好地发挥钢材的潜力。因此,重要的结构零件及各种工具等都要进行淬火处理。

1. 淬火工艺

（1）淬火加热温度的选择:不同的钢其淬火加热温度也不同。亚共析碳钢的淬火加热温度一般为 Ac_3 点以上 30~50℃,在此温度范围内,可获得全部细小的奥氏体晶粒,淬火后得到细小均匀的马氏体组织。若加热温度过高,则会引起奥氏体晶粒粗大,淬火后钢的性能变差,而且温度过高还容易引起钢的氧化与脱碳现象;若加热温度过低,淬火组织中将出现铁素体,使淬火后钢的硬度及耐磨性下降。

共析碳钢和过共析碳钢的淬火加热温度一般为 Ac_1 点以上 30~50℃,此时的组织为奥氏体和粒状渗碳体,淬火后获得细小马氏体和粒状渗碳体组织,能保证达到高硬度和高耐磨性的要求。若加热温度超过 Ac_{cm} 点,将导致渗碳体消失,奥氏体晶粒粗化,淬火后得到粗大片状马氏体,残留奥氏体量增多,硬度及耐磨性下降,脆性增加,而且钢的氧化与脱碳现象严重;若淬火加热温度过低,可能得到非马氏体组织,达不到淬火的要求。

在实际生产中,应综合考虑各种因素,结合具体条件通过试验来确定合适的淬火加热温度。

(2)淬火介质:为保证奥氏体向马氏体转变以获得全部马氏体组织,淬火冷却速度应大于临界冷却速度 v_K,但冷却速度过大可导致淬火内应力增大,容易引起工件的变形与开裂。因此,理想的淬火冷却速度如图 2-2-13 所示。

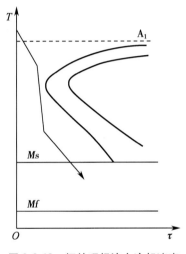

图 2-2-13 钢的理想淬火冷却速度

目前,生产中常用的淬火介质主要有水、油、盐浴、盐或碱的水溶液等。其中水的冷却能力较强,淬火时易使工件发生变形或开裂,适合作为形状简单或奥氏体稳定性较小的碳钢工件的淬火介质;油的冷却能力较弱,有利于减少工件的变形或开裂倾向,适合作为奥氏体稳定性较高的合金钢的淬火介质。

(3)冷处理:冷处理是指工件淬火冷却到室温后,继续在低于室温的介质中冷却的工艺方法。其目的是减少或消除残留奥氏体,稳定工件尺寸,提高硬度及耐磨性。

2. 钢的淬透性与淬硬性 淬透性是评定钢淬火质量的一个重要参数,它对于钢材的选用及热处理工艺的制订具有重要意义。淬透性是指在规定条件下决定钢材淬硬深度和硬度分布的特性,即钢在淬火时获得马氏体组织的能力,获得马氏体组织能力强的,其淬透性好,这主要取决于钢的临界冷却速度 v_K。因此,凡是能增加过冷奥氏体稳定性的因素,或凡是使钢的等温转变图位置右移,减小临界冷却速度 v_K 的因素,都是提高淬透性的因素。

淬透性一般用淬火时所能得到的淬透层深度(或淬硬层深度)来表示。淬火时,工件截面上各处的冷却速度是不同的,表面的冷却速度最大,越到中心冷却速度越小。如果工件表面及中心的冷却速度都大于钢的临界冷却速度 v_K,则淬火后沿工件的整个截面均能获得马氏体组织,即钢被淬透了;如果中心的冷却速度小于钢的临界冷却速度 v_K,则工件的表层获得马氏体组织,而芯部得到非马氏体组织,即钢未被淬透,如图 2-2-14 所示。其中工件表层马氏体区的深度即为淬透层深度(或淬硬层深度)。

淬硬性是指钢在理想条件下进行淬火硬化时所能达到最高硬度的能力。钢的淬硬性主要取决于马氏体中碳的质量分数,马氏体中碳的质量分数越高,钢的淬硬性越好,淬火后钢的硬度值越高。淬透性与淬硬性是两个完全不同的概念,淬透性好的钢,淬硬性不一定高。

(七)回火

回火是指工件淬硬后,再加热到 Ac_1 点以下某一温度,保持一定时间,然后冷却到室温的热处理工艺。回火是紧接淬火的一道热处理工序,其目的是获得工件所需组织,以改善性能;消除残留奥氏体,稳定工件尺寸;消除淬火内应力,防止工件变形与开裂。

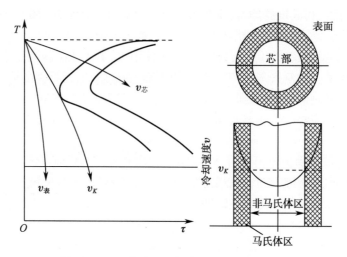

图 2-2-14 工件淬透层与淬火冷却速度的关系

1. 淬火钢在回火时组织和性能的变化 淬火钢中的马氏体和残留奥氏体都是不稳定组织,它们在回火过程中都会向稳定的铁素体和渗碳体两相组织转变,其回火过程一般可分为以下四个阶段:

(1) 马氏体分解:淬火钢在 100℃ 以下回火时,其组织和性能基本保持不变。当回火温度超过 100℃ 以后,马氏体开始分解,马氏体中过饱和碳原子以一种极细小的碳化物形式析出,使马氏体中碳的质量分数降低,过饱和程度下降,正方度减小。但由于这一阶段温度较低,马氏体中仅析出了一部分过饱和碳原子,所以它仍是碳在 α-Fe 中的过饱和固溶体。所析出的细小碳化物均匀地分布在马氏体基体上。这种过饱和 α 固溶体和细小碳化物所组成的混合组织称为回火马氏体。由于回火马氏体中的碳化物极为细小,呈弥散分布,且仅固溶体仍是过饱和状态,所以在回火第一阶段淬火钢的硬度并不降低。但由于碳化物的析出,使晶格畸变程度降低,淬火内应力有所减小。

(2) 残留奥氏体的转变:当回火温度在 200~300℃ 范围内时,残留奥氏体发生转变。残留奥氏体的转变与过冷奥氏体等温转变时的性质相同,所以在这一温度区间残留奥氏体转变为下贝氏体。由于回火第一阶段马氏体的分解尚未结束,所以在回火第二阶段,残留奥氏体转变为下贝氏体的同时,马氏体继续分解。虽然马氏体的继续分解会使淬火钢的硬度下降,但由于残留奥氏体转变为下贝氏体,提高了硬度,淬火钢的整体硬度并没有明显的降低,淬火内应力却进一步减小了。

(3) 碳化物的转变:回火温度在 250~400℃ 范围内时,由于原子的活动能力增强,碳原子继续从过饱和的 α 固溶体中析出,同时,所析出的细小碳化物也逐渐转变为细小颗粒状渗碳体。经第三阶段回火后,钢的组织是由铁素体和细小颗粒状渗碳体组成的,称为回火托氏体。此时淬火钢的硬度降低,淬火内应力基本消除。

(4) 渗碳体的聚集长大与铁素体再结晶:当回火温度在 400℃ 以上时,渗碳体颗粒将聚集长大。渗碳体颗粒的聚集长大是通过小颗粒渗碳体不断溶入铁素体中,而铁素体中的碳原子借助于扩散不断地向大颗粒渗碳体上沉积来实现的。回火温度越高,渗碳体颗粒越粗大,钢的强度、硬度越低。回火第三阶段结束后,钢的组织虽然已是铁素体和颗粒状渗碳体,但铁素体仍然保持着原来马氏体的片状或板条状形态,当回火温度升高到 500~600℃ 范围内时,铁素体逐渐发生再结晶,失去原来片状或板条状形态,而成为多边形晶粒。此时钢的组织为铁素体基体上分布颗粒状渗碳体,这种组织称为回火索氏体。淬火钢在回火过程中,由于组织发生了变化,钢的性能也随之发生改变。一般随回火温度升高,强度、硬度降低,而塑性、韧性升高,如图 2-2-15 所示。

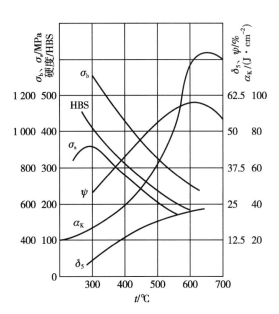

图 2-2-15 40 钢力学性能与回火温度的关系

2. 回火方法及其应用 回火是最终热处理,回火温度是决定钢的组织和性能的主要因素。回火温度可根据工件的力学性能要求来选择。按回火温度的不同,回火可分为以下三种:

（1）低温回火:低温回火的温度范围是 250℃ 以下,所得组织为回火马氏体。目的是使工件保持淬火组织的高硬度和高耐磨性,降低淬火内应力和脆性。低温回火后的硬度一般为 58~64HRC,主要用于各种切削刀具、量具、冷冲模具、滚动轴承以及渗碳件等。

（2）中温回火:中温回火的温度范围是 350~588℃ ,所得组织为回火托氏体。目的是使工件获得高的弹性极限、屈服强度和韧性。中温回火后的硬度一般为 35~50HRC,主要用于各种弹簧及模具的热处理。

（3）高温回火:高温回火的温度范围是 500~650℃ ,所得组织为回火索氏体。习惯上将淬火与高温回火相结合的热处理方法称为调质处理。其目的是获得强度、硬度、塑性与韧性都好的综合力学性能。高温回火后的硬度一般为 200~300HBS,主要用于重要零件的热处理,如汽车、拖拉机、机床中的连杆、螺栓、齿轮及轴类零件等。

应当指出,钢经调质后和正火后的硬度是相近的,但重要的结构零件一般都进行调质处理而不采用正火。这主要是由于调质后的组织为回火索氏体,其中的渗碳体呈颗粒状;而正火后的组织为索氏体,渗碳体呈片状。因此,调质处理后,工件不仅强度高,而且塑性和韧性也显著超过了正火状态,见表 2-2-7。

表 2-2-7 45 钢经调质和正火后的性能比较

状态	抗拉强度/MPa	伸长率 δ_s/%	冲击韧度/(J·cm^{-2})	硬度/HBS
调质	750~850	20~25	80~120	210~250
正火	700~800	15~20	50~80	160~220

调质处理一般可作为最终热处理,但由于调质处理后钢的硬度不高,适于切削加工,并能获得较低的表面粗糙度值,所以也可以作为表面淬火和化学热处理的预备热处理。

（八）表面淬火与化学热处理

实际生产中有许多零件,如齿轮、凸轮、曲轴等是在弯曲、扭转等循环载荷、冲击载荷以及摩擦条件下工作的。这时零件表面所承受的应力比芯部要高,而且表面还要不断被磨损,因此,这种零件的表面必须得到强化。表面淬火与化学热处理即可满足要求。

1. 表面淬火   表面淬火是指仅对工件表层进行淬火的工艺,是一种不改变钢的表层化学成分,只改变表层组织与性能的局部热处理方法。它是通过快速加热使工件表层奥氏体化,在热量未传到中心之前,立即予以快速冷却,结果使工件的表层获得了硬而耐磨的马氏体组织,芯部仍保持着原来塑性、韧性较好的退火、正火或调质状态的组织。目前,生产中常用的有感应加热表面淬火和火焰加热表面淬火两种方法。

(1) 感应加热表面淬火:感应加热表面淬火是指利用电磁感应原理产生感应电流,使工件表面、局部或整体加热并进行快速冷却的淬火工艺,如图 2-2-16 所示。当一定频率的电流通过空心铜管制成的感应器时,在感应器的内部及周围便产生一个交变磁场,于是,在工件内部产生了同频率的感应电流,由于工件内的感应电流自成回路,因此称为涡流。涡流在工件内的分布是不均匀的,表面电流密度大,芯部电流密度小,通过感应器的电流频率越高,涡流就越集中于工件的表面,这种现象称为集肤效应。依靠感应电流的热效应,可将工件表层迅速加热到淬火温度,而此时芯部温度还很低,淬火介质通过感应器内侧的小孔及时喷射到工件上,形成淬硬层。

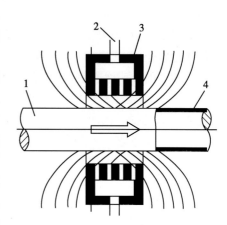

图 2-2-16   感应加热表面淬火示意图
1:工件;2:进水口;3:感应器;4:淬硬层

感应加热表面淬火的特点是加热速度极快、加热时间极短;感应加热表面淬火后,工件表层残存压应力,提高了工件的疲劳强度,而且工件变形小,不易氧化和脱碳;生产率高,易实现机械化和自动化,适于成批生产。

感应加热表面淬火后应进行低温回火,但回火温度应比普通低温回火的温度低,其目的是消除淬火内应力。生产中有时采用自回火法,即当工件淬火冷却到 200℃ 时,停止喷射冷却介质,利用工件中的余热对淬火表面"自行"加热,达到回火的目的。

(2) 火焰加热表面淬火:火焰加热表面淬火是一种以高温火焰为热源对工件表层进行快速加热,随即快速冷却的淬火工艺,如图 2-2-17 所示。

火焰加热表面淬火的淬硬层深度一般为 2～6mm,适用于中碳钢、中碳合金钢及铸铁制成的大型工件。其特点是方法简便,不需要特殊设备,适于单件或小批量生产。但加热温度不易控制,工件表面易过热,淬火质量不稳定。

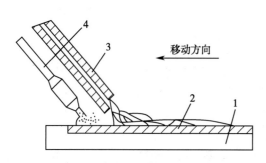

图 2-2-17   火焰加热表面淬火示意图
1:工件;2:淬硬层;3:喷水管;4:火焰喷嘴

2. 化学热处理   将工件置于一定温度的活性介质中保温,使一种或几种元素渗入其表层,以改变工件表层的化学成分和组织,达到所要求的性能,这种热处理工艺称为化学热处理。

化学热处理不仅使工件表层的组织产生了改变,化学成分也发生了变化,而且渗层可按工件的外表轮廓均匀分布,不受工件形状的限制。化学热处理的作用有两个方面,强化工件表面和保护工件表面。强化工件表面是指通过化学热处理来提高其表层的某些力学性能,如表面硬度、耐磨性、疲劳强度等;保护工件表面是指通过化学热处理来提高其表层的某些物理、化学性能,如耐腐蚀性、抗氧化性等。化学热处理的基本过程由分解、吸收和扩散三个阶段组成,即渗入介质在一定温度下发生化学反应,分解出渗入元素的活性原子,活性原子被工件表面吸附,通过原子扩散形成一定深度的渗层。化学热处理的方法有许多种,生产上常用的有渗碳、渗氮、碳氮共渗等。

(1) 渗碳:渗碳是指为了提高工件表层碳的质量分数并在其中形成一定的碳浓度梯度,将工件在渗碳介质中加热并保温,使碳原子渗入其表层的化学热处理工艺。

渗碳所用的介质通常称为渗碳剂,根据渗碳剂物理状态不同,渗碳可分为固体渗碳、液体渗碳和气体渗碳三种。气体渗碳法的渗碳过程容易控制,渗碳质量好,生产率高,易实现机械化和自动化,所以生产中广泛应用。

渗碳的目的是为了使工件表面获得高硬度、高耐磨性和高的疲劳强度,芯部具有一定的强度和良好的韧性,因此,渗碳零件一般用碳的质量分数在 0.10% ~ 0.25% 范围内的低碳钢或低碳合金钢制造,如 15、20、20Cr、20CrMnTi 钢等。

工件渗碳后,其表层碳的质量分数可达 0.85% ~ 1.05%,且从表层到芯部碳的质量分数逐渐减少,芯部仍保持原来低碳钢碳的质量分数。在缓慢冷却的条件下,表层为过共析钢组织,往里是共析钢组织、亚共析钢组织,中心为原始组织。

渗碳只是改变了工件表层的化学成分,要使渗碳件达到表面具有高硬度、高耐磨性,芯部具有一定强度和良好韧性的使用要求,还必须进行淬火和低温回火处理。渗碳件经渗碳、淬火和低温回火后,其表层组织为回火马氏体、粒状渗碳体和少量残留奥氏体,硬度可达 58~64HRC;芯部组织为铁素体和珠光体(某些低碳合金钢的芯部组织为低碳回火马氏体和铁素体),具有较高的韧性和一定的强度。

(2) 渗氮:渗氮是指在一定温度下(一般在 Ac_1 点以下)使活性氮原子渗入工件表面的化学热处理工艺。生产上常用的渗氮方法有气体渗氮、液体渗氮、离子渗氮等,其中气体渗氮应用比较广泛。

气体渗氮通常是在井式电阻炉内进行。将工件置于渗氮罐中加热,不断向罐中通入气体渗氮介质氨气(NH_3),在 550~570℃ 保温。氨气在加热和保温过程中分解产生活性氮原子,活性氮原子被工件表面吸附,通过扩散形成一定深度的渗氮层。一般渗氮层深度为 0.40~0.60mm,渗氮时间为 40~70 小时。

工件经渗氮后其表面形成一层极硬的合金氮化物,如 CrN、MoN、AlN 等。硬度可达 1 000~1 200HV,且渗氮层具有较高的热硬性。由于渗氮层体积膨胀,造成工件表面残存压应力,使疲劳强度提高。渗氮层的致密性和化学稳定性很高,因此渗氮工件具有良好的耐腐蚀性。同时,由于渗氮温度低,渗氮后不再进行其他热处理,所以工件变形小。

渗氮主要用于要求耐磨和精度要求较高的零件,如精密齿轮、磨床主轴、高速柴油机的曲轴、阀门等。

(3) 碳氮共渗:在奥氏体状态下同时将碳、氮原子渗入工件表层,并以渗碳为主的化学热处理工艺,称为碳氮共渗。共渗层的力学性能兼有渗碳层和渗氮层的优点,具有高的耐磨性、耐腐蚀性和疲劳强度。碳氮共渗的速度明显大于单独渗碳或渗氮的速度,因而可缩短生产周期。气体碳氮共渗广泛用于汽车和机床中的齿轮、涡轮及轴类零件等。

以渗氮为主的氮碳共渗,也称为软氮化。其特点是加热温度低,共渗时间短,工件变形小,不受钢种限制,渗层韧性好但硬度较低。软氮化一般用于模具、量具及高速工具钢刀具等。

四、碳素钢与合金钢

钢是以铁、碳为主要成分的合金,其碳的质量分数一般小于 2.11%,按化学成分可以分为碳素钢(简称为碳钢)与合金钢两大类。碳钢是由生铁冶炼而获得的合金,除铁、碳两个主要成分外,还含有锰、硅、硫、磷等杂质元素。碳钢具有一定的力学性能和良好的工艺性能,价格便宜,在工业生产中有广泛的应用。但随着现代工业和科学技术的迅速发展,碳钢已不能完全满足生产的需要,于是便出现了合金钢。与碳钢相比,合金钢的性能有显著的提高,用途更加广泛。

(一) 钢的分类

由于钢的种类繁多,为了便于生产、管理、选用与研究,必须对钢材加以适当的分类与编号。

1. 按用途分类

(1) 结构钢:包括建筑及工程用结构钢和机械制造用结构钢两类。建筑及工程用结构钢是指用于建筑、桥梁、船舶、锅炉或其他工程上制造金属结构的钢,如碳素结构钢、低合金高强度结构钢等;机械制造用结构钢是指用于制造机械设备中结构零件的钢,包括渗碳钢、调质钢、弹簧钢、滚动轴承钢等。

(2) 工具钢:工具钢是指用于制造各种工具的钢,按工具用途不同,可分为刃具钢、模具钢和量具钢。

(3) 特殊性能钢:特殊性能钢是指用特殊方法生产、具有特殊物理、化学性能或力学性能的钢,如不锈钢、耐热钢、耐磨钢、磁钢、超高强度钢等。

2. 按化学成分分类

(1) 碳素钢:碳素钢是指碳的质量分数小于 2.11%,并含有少量锰、硅、硫、磷等杂质元素的铁碳合金。按碳的质量分数可分为低碳钢($\omega_C < 0.25\%$)、中碳钢($\omega_C = 0.25\% \sim 0.6\%$)、高碳钢($\omega_C > 0.6\%$)。

(2) 合金钢:合金钢是指在碳钢的基础上,为了改善钢的性能,在冶炼时有目的地加入一些元素(称为合金元素)而获得的多元合金。按合金元素总的质量分数可分为低合金钢($\omega_{Me} < 5\%$)、中合金钢($\omega_{Me} = 5\% \sim 10\%$)、高合金钢($\omega_{Me} > 10\%$)。另外,根据钢中主要合金元素种类不同,还可将合金钢分为锰钢、铬钢、铬镍钢、铬锰钛钢等。

3. 按质量分类   根据钢中有害杂质硫、磷的质量分数多少可分为普通质量钢($\omega_S = 0.035\% \sim 0.050\%, \omega_P = 0.035\% \sim 0.045\%$)、优质钢($\omega_S \leq 0.035\%, \omega_P \leq 0.035\%$)、高级优质钢($\omega_S = 0.020\% \sim 0.030\%, \omega_P = 0.025\% \sim 0.030\%$)、特级优质钢($\omega_S \leq 0.015\%, \omega_P \leq 0.025\%$)。

(二) 钢的编号

钢牌号的命名采用汉语拼音字母、化学元素符号和阿拉伯数字结合的表示方法。稀土元素用 RE 表示。

1. 普通碳素结构钢   普通碳素结构钢的牌号由"屈"字汉语拼音的字首 Q、屈服点数值、质量等级符号(A、B、C、D)和脱氧方法符号(F、b、Z、TZ)四个部分按顺序组成,F、b、Z、TZ

依次表示沸腾钢、半镇静钢、镇静钢、特殊镇静钢,一般 Z 和 TZ 在牌号表示中可省略。例如,Q235-A·F 表示屈服点为 235MPa、A 级质量的沸腾钢。

2. 优质碳素结构钢 优质碳素结构钢的牌号用两位数字表示,两位数字表示钢中平均碳的质量分数的万分之几。例如,45 表示平均碳的质量分数为 0.45% 的优质碳素结构钢。优质碳素结构钢按锰的质量分数不同,分为普通锰(ω_{Mn} = 0.25% ~ 0.80%)和较高锰(ω_{Mn} = 0.70% ~ 1.20%)两组,较高锰的优质碳素结构钢在两位数字后面再加符号 Mn,如 65Mn。如果是沸腾钢则在两位数字后面加符号 F,如 08F。专用优质碳素结构钢在牌号尾部加用途符号,如锅炉用钢表示为 20g。

3. 碳素工具钢 碳素工具钢的牌号由"碳"字汉语拼音的字首 T 与数字组成,数字表示钢中平均碳的质量分数的千分之几。例如,T8 表示平均碳的质量分数为 0.8% 的优质碳素工具钢。如果是高级优质钢则在数字后面加符号 A,如 T8A。较高锰(ω_{Mn} = 0.40% ~ 0.60%)的碳素工具钢则在数字后面加符号 Mn,如 T8Mn、T8MnA。

4. 铸造碳钢 铸造碳钢的牌号由"铸""钢"二字汉语拼音的字首 ZG 与两组数字组成,第一组数字表示屈服点的数值(单位为 MPa),第二组数字表示抗拉强度(单位为 MPa)。例如,ZG200-400 表示最低屈服点为 200MPa,最低抗拉强度为 400MPa 的铸造碳钢。

5. 低合金高强度结构钢 低合金高强度结构钢的牌号由"屈"字汉语拼音的字首 Q、屈服点数值、质量等级符号(A、B、C、D、E)和脱氧方法符号(F、b、Z、TZ),四个部分按顺序组成。例如,Q390A 表示屈服点为 390MPa、A 级质量的低合金高强度结构钢。一般 Z 和 TZ 在牌号表示中可省略。

6. 合金结构钢与合金弹簧钢 合金结构钢与合金弹簧钢的牌号由两位数字、元素符号与数字组成,前面两位数字表示钢中平均碳的质量分数的万分之几,元素符号表示钢中所含合金元素,元素符号后面的数字则表示该元素平均质量分数的百分之几。合金元素的平均质量分数<1.5% 时,一般只标明元素符号而不标含量;当平均质量分数≥1.5%、≥2.5%、≥3.5%…时,则在合金元素符号后面分别用数字 2、3、4…表示其平均质量分数。例如,40Cr 表示平均碳的质量分数为 0.4%,平均铬的质量分数小于 1.5% 的合金结构钢。如果是高级优质钢则在牌号的后面加符号 A,如 38CrMoA。

7. 滚动轴承钢 滚动轴承钢的牌号由"滚"字汉语拼音的字首 G、元素符号 Cr 和数字组成,数字表示钢中平均铬的质量分数的千分之几。例如,GCr15 表示平均铬的质量分数为 1.5% 的滚动轴承钢。在滚动轴承钢的牌号中不表示碳的质量分数。若含有其他合金元素时,这些合金元素的表示方法与合金结构钢的相同,如 GCr15SiMn。由于滚动轴承钢都是高级优质钢,所以在牌号后面就不用再加符号 A 了。

8. 合金工具钢 合金工具钢的牌号也是由数字、元素符号与数字组成的,前面的数字表示平均碳的质量分数的千分之几,但当碳的质量分数≥1% 时,则不予标出。合金元素及其质量分数的表示方法与合金结构钢的相同。例如,9SiCr 表示平均碳的质量分数为 0.9%、平均硅、铬的质量分数均<1.5% 的合金工具钢。

对于高速工具钢,无论其碳的质量分数多少,在牌号中均不予表示,如 W18Cr4V。合金工具钢与高速工具钢都是高级优质钢,在牌号后面也不必再标符号 A。

9. 不锈钢与耐热钢 不锈钢与耐热钢的牌号表示方法与合金工具钢的基本相同,只是当碳的质量分数≤0.08% 及 0.03% 时,在牌号前分别冠以"0"及"00",例如 0Cr21Ni5Ti、00Cr30Mo2 等。

（三）钢中元素对其性能的影响

钢中的组成元素（包括常存杂质）主要有碳、锰、硅、硫、磷及非金属夹杂物等，这些元素的存在对钢的性能有一定的影响。

1. **碳** 钢的性能与含碳量有直接关系。随着含碳量的增加，硬度逐渐增加，塑性不断下降。当合金的基体为渗碳体时，塑性趋于零。合金的冲击韧性随着脆性渗碳体的增多将急剧下降。另外，碳对焊接性有着不良影响。含碳愈高，它的熔点愈低；反过来含碳愈低熔点愈高。

2. **锰** 锰是炼钢生铁和脱氧剂锰铁带入钢中的杂质元素。锰的脱氧能力很好，能还原钢中的氧化铁，提高钢的产量。锰能提高钢的强度和硬度，并使钢材在热轧后冷却时得到片层较细、强度较高的珠光体。锰还能与硫形成 MnS，以消除硫的有害作用。工业用钢一般都含有一定数量的锰，它能消除或减弱钢因硫所引起的热脆性，从而改善钢的热加工性能。锰也强烈增加钢的淬透性。但是，当含锰量大于 0.5%，且含碳较高时，水淬容易发生裂纹，主要是由于锰会促使晶粒长大的原因。锰钢可做火车轮、钢轨、道岔等。总体来讲，锰是钢中的有益元素。

3. **硅** 硅是由炼钢生铁和脱氧剂硅铁带入钢中的杂质元素。硅能较好地消除氧化铁对钢的不良影响。硅也能提高钢的强度、硬度和弹性、弹性极限和耐磨性。硅的导热性较差，脱碳倾向比较严重。所以加热时必须注意升温速度不宜太快，如果加热速度太快，对以后的热处理结束时的机械性能、使用寿命都有影响，需要有一定保温时间。由于导热性差，钢内外温差较大，容易有开裂危险。硅对钢的回火稳定性和抗氧化性有很大好处，因此，硅在钢中也是有益元素。

4. **硫** 硫是由生铁及燃料带入到钢中的杂质。固态下硫在铁中的溶解度极小，一般是以 FeS 形式存在于钢中。由于 FeS 塑性很差，故硫的质量分数较多的钢脆性较大；FeS 与 Fe 能形成低熔点（985℃）的共晶体，分布于奥氏体晶界上，当钢加热到约 1 200℃ 进行热加工时，晶界上的共晶体熔化；使钢材在热加工过程中沿晶界开裂，这种现象称为热脆。为了消除硫的有害作用，必须增加钢中锰的质量分数，化合物 MnS 的熔点高（1 620℃），并呈颗粒状分布，高温下具有一定的塑性，可避免热脆现象的产生。

硫化物是非金属夹杂物，它的存在会降低钢的力学性能，并在轧制过程中形成热加工纤维组织。

通常情况下，硫是有害杂质，在钢中的质量分数必须严格控制。但锰、硫的质量分数较多的钢，能形成较多的 MnS 颗粒，在切削过程中起断屑作用，可改善钢的切削加工性能。

5. **磷** 磷主要来源于生铁。一般情况下，钢中的磷能全部溶入铁素体中，有强烈的固溶强化现象，使钢的强度、硬度有所升高，但塑性、韧性显著降低，这种脆化现象在低温时更为严重，故称为冷脆。

磷能提高韧脆转变温度，这对于在高寒地带或其他低温条件下工作的结构件有严重的危害性。另外，磷的存在容易引起偏析现象，使钢在热轧后出现带状组织。因此，磷也是一种有害杂质，在钢中的质量分数也要严格限制。但磷的质量分数较多时，使钢的脆性增大，在炮弹用钢及改善切削加工性能方面是有利的。

6. **钨** 钨在钢中的用途主要是增加钢的回火稳定性。它在钢中增加红硬性和热强性，提高耐磨性。钨可提高钢的临界温度，必须采用较高的加热温度和较长保温时间，不然达不到所期待的效果。钨能阻止钢的晶粒长大,可细化晶粒。钨的塑性低,导热性差。

7. 铬　铬是合金钢的元素,加入钢中能显著改善钢的抗氧化作用,增加钢的抗腐蚀能力。铬能显著增加钢的淬透性,增加钢的回火脆性倾向。当纯铁和钢中有一定的含铬量时,能提高其强度、硬度以及耐磨性。

8. 钒　钒是合金钢元素,它在钢中的作用为细化钢组织和晶粒,提高钢的强度、韧性、耐磨性。但是含钒量过高会使钢的锻造性变坏。当钒在高温溶入奥氏体时,会增加钢的淬透性,增加淬火钢的回火稳定性。含钒钢在热处理时一般需要较高加热温度和较长的保温时间。

9. 钼　钼是合金钢元素。它在钢中的作用为提高淬透性、热强性,防止回火脆性。钼可提高钢的临界点,含钼钢在热处理时温度偏高一些。

10. 镍　镍是合金钢元素。镍和碳不形成碳化物,它是形成和稳定奥氏体的主要元素。镍由于降低临界转变温度和钢中各元素的扩散速度,因而可提高钢的淬透性。

11. 非金属夹杂物　在炼钢过程中,少量炉渣、耐火材料、冶炼过程中的一些反应物都可能进入钢中,形成非金属夹杂物,如氧化物、硫化物、硅酸盐及氮化物等。它们的存在会降低钢的性能,特别是降低钢的塑性、韧性和疲劳极限,严重时还会使钢在热加工与热处理过程中产生裂纹,或在使用时发生突然断裂。非金属夹杂物也会促使钢在热加工过程中形成流线和带状组织,造成钢材性能具有方向性。因此,对于重要用途的钢(如滚动轴承钢)要检查非金属夹杂物的数量、大小、形状与分布情况。

(四)结构钢

工业上,凡用于制造各种工程结构及各种机械零件的钢都称为结构钢。工程结构用结构钢主要用于各种工程结构和建筑结构,它们大多是碳素结构钢和低合金高强度结构钢,冶炼工艺简单,价格较便宜,使用时一般不进行热处理;机械零件用结构钢大多是优质结构钢和高级优质结构钢,包括优质碳素结构钢、合金结构钢、合金弹簧钢及滚动轴承钢等,使用时一般都要进行热处理。

1. 工程结构用结构钢

(1)碳素结构钢:碳素结构钢中的杂质和非金属夹杂物较多,但由于冶炼容易,工艺性能好,价格便宜,能满足一般工程结构和普通零件的性能要求,因而应用普遍。碳素结构钢通常轧制成钢板或各种型材供应使用,有时根据需要可在使用前对其进行热加工或热处理。这类钢的牌号、力学性能及用途举例见表2-2-8。

表2-2-8　碳素结构钢的牌号、力学性能及用途

牌号	质量等级	脱氧方法	σ_s/MPa	σ_b/MPa	δ_5/%	特点及用途举例
Q195	—	F、b、Z	195	315~430	33	具有一定的强度、硬度和良好的塑性,用于制造受力不大的零件,如螺钉、螺母、垫圈等,也可用于冲压件、焊接件及建筑结构件
Q215	A、B		215	335~450	31	
Q235	A、B	F、b、Z	235	375~500	26	
	C、D	Z、TZ				
Q255	A、B	Z	255	410~550	24	具有较高的强度,用于制造承受中等载荷作用的零件,如农机具零件、销钉、小型轴类零件等
Q275	—		275	490~630	20	

　　碳素结构钢一般以热轧空冷状态供应,其中 Q195 和 Q275 钢在出厂时同时保证力学性能和化学成分,且不分质量等级。Q215、Q235 和 Q255 钢,当质量等级为 A、B 时,只保证力学性能,化学成分可根据用户的要求予以调整;Q235 钢的质量等级为 C、D 时,则同时保证力学性能和化学成分。Q195 钢为低碳钢,强度、硬度较低,塑性好。一般用于制造铁钉、铁丝及各种薄板,如黑铁皮、白铁皮和马口铁等,有时也用于制造冲压件和焊接结构件。Q275 钢为中碳钢,强度较高。一般可代替 30 钢和 40 钢用于制造较重要的零件,以降低成本。

　　A 级质量的 Q215、Q235 和 Q255 钢,一般用于制造不需要热加工或热处理的工程结构件及普通零件;B 级质量的用于制造较重要的机器零件及船用钢板。

　　(2) 低合金高强度结构钢:低合金高强度结构钢是在碳素结构钢的基础上加入少量合金元素形成的,产品既保证力学性能,又保证化学成分,以适应工程上承载能力强、自重轻的要求。低合金高强度结构钢中碳的质量分数一般在 0.16% ~ 0.20% 范围内。所含合金元素主要有锰、硅、钒、钛、铌、磷、铜等,其作用是强化铁素体、细化晶粒。因此,同碳素结构钢相比,低合金高强度结构钢具有较高的强度,良好的塑性、韧性和焊接性能,有一定的耐腐蚀性。

　　低合金高强度结构钢大多是在热轧退火或正火状态下使用,其中 Q345 钢使用最广泛。我国的南京长江大桥、内燃机车、万吨巨轮、压力容器及汽车大梁等工程结构中都大量使用了 Q345 钢。常用低合金高强度结构钢的牌号、力学性能及用途举例见表 2-2-9。

表 2-2-9　低合金高强度结构钢的牌号、力学性能及用途

牌号	σ_s/MPa	σ_b/MPa	δ_5/%	特点及用途举例
Q295	295	390 ~ 570	23	具有良好的塑性、韧性和加工成型性能,用于制造低压锅炉、容器、油罐、桥梁、车辆及金属结构等
Q345	345	470 ~ 630	21	具有良好的综合力学性能和焊接性能,用于制造船舶、桥梁、车辆、大型容器、大型钢结构等
Q390	390	490 ~ 650	19	具有良好的综合力学性能和焊接性能,冲击韧度较高,用于制造建筑结构、船舶、化工容器、电站设备等
Q420	420	520 ~ 680	18	具有良好的综合力学性能和焊接性能,加工成型性能和低温韧性好,用于制造桥梁、高压容器、电站设备、大型船舶及其他大型焊接结构件等
Q460	460	550 ~ 720	17	

　　(3) 低合金耐候钢:耐候钢是指耐大气腐蚀的钢,它是在低碳钢的基础上加入少量铜、磷、铬、镍、钼、钛、钒等合金元素形成的,在钢材的表面能形成一层保护膜,以提高其耐腐蚀性。目前,我国使用的耐候钢又分为焊接结构用耐候钢和高耐候性结构钢两类。焊接结构用耐候钢具有良好的焊接性能,适于桥梁、建筑及其他要求耐候性的工程结构;高耐候性结构钢的耐候性好,适于车辆、建筑、塔架和其他要求高耐候性的工程结构。常用低合金耐候钢的牌号和力学性能见表 2-2-10 和表 2-2-11。

　　(4) 低合金专业用钢:为了适应某些专业的特殊需要,在低合金高强度结构钢的基础上,通过调整化学成分和工艺方法,形成了一些低合金专业用钢,如汽车用低合金钢、低合金钢筋钢、铁道用低合金钢、矿用低合金钢等。低合金专业用钢的牌号与合金结构钢牌号的表示方法相同,但增加了表示用途的符号。常用结构钢中表示用途的符号见表 2-2-12。

表 2-2-10 焊接结构用耐候钢的牌号和力学性能

牌号	σ_s/MPa	σ_b/MPa	δ_5/%
Q235NH	235	360~490	25
Q295NH	295	420~560	24
Q355NH	355	490~630	22
Q460NH	460	550~710	22

表 2-2-11 高耐候性结构钢的牌号和力学性能

牌号	状态	σ_s/MPa	σ_b/MPa	δ_5/%
Q345GNHL	热轧	345	480	22
Q295GNHL		295	430	24
Q295GNH		295	390	24
Q345GNHL	冷轧	320	450	26
Q295GNHL		260	390	27
Q295GNH		260	390	27

表 2-2-12 常用结构钢中表示用途的符号

名称	汉字	符号	位置
易切削结构钢	易	Y	牌号头
压力容器用钢	容	R	牌号尾
耐候钢	耐候	NH	牌号尾
焊接用钢	焊	H	牌号头
钢轨钢	轨	U	牌号头
桥梁用钢	桥	q	牌号尾
铆螺钢	铆螺	ML	牌号头
锅炉用钢	锅	g	牌号尾
汽车大梁用钢	梁	L	牌号尾
矿用钢	矿	K	牌号尾

2. 机械零件用结构钢

（1）优质碳素结构钢：优质碳素结构钢在出厂时，既保证力学性能，又保证化学成分，杂质与非金属夹杂物的数量少，一般都在热处理后使用。

08、10 钢碳的质量分数低，塑性好，焊接性能好，主要是制作薄板，用于制造冷冲压件和焊接件，属于冷冲压钢。

15、20、25 钢属于渗碳钢，强度较低，但塑性、韧性较高，冷冲压性能和焊接性能良好，可以制造各种受力不大但要求高韧性的零件，如螺钉、垫圈、活塞销等，也可用于制造冷冲压件和焊接件。这类钢经渗碳、淬火和低温回火后，表面硬度可达 60HRC 以上，具有很高的耐磨性,而芯部则具有良好的强度和韧性,可用于制造表面要求高硬度、高耐磨性并承受冲击载荷作用的零件,如齿轮、小轴等。

30~55 钢属于调质钢,经淬火和高温回火后,具有较高的综合力学性能。主要用于制造要求高强度、高塑性、高韧性的重要零件,如齿轮、轴类零件等。其中 45 钢在机械制造中应用最广泛。

60~85 钢属于弹簧钢,经淬火和中温回火后,具有较高的弹性极限、疲劳极限和韧性。主要用于制造尺寸较小的弹簧、弹性零件或耐磨零件。

较高锰的优质碳素结构钢,其性能和用途与对应的普通锰优质碳素结构钢相同,但淬透性较高。

（2）合金结构钢:合金结构钢是在优质碳素结构钢的基础上加入合金元素形成的,主要用于制造重要的机械零件。按其用途和热处理特点可分为合金渗碳钢、合金调质钢和合金弹簧钢等。

1）合金渗碳钢:合金渗碳钢主要用于制造性能要求较高或截面尺寸较大,且在循环载荷、冲击载荷及摩擦条件下工作的零件,如汽车中的变速齿轮、内燃机中的凸轮等。碳素渗碳钢由于淬透性较差,仅能在表层获得高硬度,而芯部得不到强化,故只适用于制造受力较小的渗碳零件。凡是要求表面具有高硬度和高耐磨性,芯部具有较高强度和足够韧性的零件,均应采用合金渗碳钢制造。

合金渗碳钢中碳的质量分数一般在 0.10%～0.25% 范围内,以保证芯部有足够的韧性。加入铬、锰、镍、硼等合金元素以提高钢的淬透性,并在保持良好韧性的条件下提高其强度;加入钼、钨、钒、钛等合金元素以细化晶粒、提高渗碳层的耐磨性。

渗碳钢按其淬透性可分为低淬透性、中淬透性和高淬透性三类。常用渗碳钢的牌号、热处理、力学性能及用途举例见表 2-2-13。对于低、中淬透性渗碳钢,一般以正火作为预备热

表 2-2-13　常用渗碳钢的牌号、热处理、力学性能及用途

类别	牌号	热处理/℃				力学性能					用途举例
		渗碳	第一次淬火	第二次淬火	回火	$\sigma_s/$ MPa	$\sigma_b/$ MPa	$\delta_5/$ %	$\psi/$ %	$A_{ku}/$ J	
低淬透性	15	930	890 空	785 水	200	225	375	27	55	—	活塞销等
	20Mn2		850 水油	—		590	785	10	40	47	代替 20Cr
	20Cr		880	800 水油		540	835	10	40	47	小齿轮、小轴、凸轮、活塞销等
	20MnV		800 水油	—		590	785	10	40	55	锅炉、高压容器等,可代替 20Cr
中淬透性	20CrMn		850 油			735	930	10	45	47	齿轮、轴、摩擦轮、蜗杆等
	20CrMnTi		880 油	870 油		835	1 080	10	45	55	汽车、拖拉机变速箱齿轮等
	20MnVB		860 油	—		885	1 080	10	45	55	
高淬透性	20Cr2Ni4		880 油	780 油		1 080	1 180	10	45	63	大型齿轮和轴等
	18Cr2Ni4WA		950 空	850 空		835	1 180	10	45	78	

处理,来改善其切削加工性能;而高淬透性渗碳钢,一般在锻造后空冷,再经 650℃的高温回火,以形成回火索氏体来改善切削加工性能。渗碳钢的最终热处理通常是渗碳、淬火和低温(180~200℃)回火,表面硬度可达 58~64HRC。

2)合金调质钢:合金调质钢主要用于制造受力复杂的重要零件,如机床的主轴、柴油机的连杆等。这些零件均在多种载荷作用下工作,既要求有很高的强度,又要求有很好的塑性和韧性,即具有良好的综合力学性能。

合金调质钢中碳的质量分数一般在 0.25%~0.50%范围内,碳的质量分数过低,强度与硬度不足;碳的质量分数过高,则韧性不足。加入锰、硅、铬、镍、硼等合金元素以提高钢的淬透性,并强化铁素体、改善韧性;加入钼、钨、钒、钛等合金元素以细化晶粒、提高耐回火性并进一步改善钢的性能。

碳素调质钢的综合力学性能比合金调质钢低,只适于制造截面尺寸不大、强度要求不高的零件。调质钢通常也按淬透性大小分为低淬透性、中淬透性和高淬透性三类。对于碳及合金元素质量分数较低的调质钢,一般以正火或退火作为预备热处理,来改善组织和切削加工性能;而合金元素质量分数较高的调质钢,则采用空冷淬火和高温回火作为预备热处理,来改善切削加工性能。调质钢的最终热处理一般是调质处理,有特殊要求时,还可再进行表面淬火或渗氮处理。

3)合金弹簧钢:弹簧在工作时依靠其产生大量的弹性变形,在各种机械中起缓和冲击、吸收振动和储存能量的作用。因此,制造弹簧的材料应具有高的弹性极限和疲劳极限、高的屈强比及一定的塑性与韧性。弹簧钢主要用于制造各种弹簧或弹性元件,如汽车的板弹簧、螺旋弹簧、钟表的发条等。

碳素弹簧钢中碳的质量分数一般在 0.6%~0.9%范围内,而合金弹簧钢中碳的质量分数一般在 0.45%~0.7%范围内,以保证得到高的弹性极限和疲劳极限。加入锰、硅、铬等合金元素以提高钢的淬透性、屈强比、耐回火性及强化铁素体;加入钼、钨、钒等合金元素以细化晶粒,防止过热并进一步改善钢的性能。

(3)滚动轴承钢:滚动轴承钢主要用于制造各种滚动轴承的内外套圈及滚动体,也可用于制造各种工具和耐磨零件。

滚动轴承在工作时,其内外套圈和滚动体受循环载荷作用,同时在滚动体和套圈之间还会产生强烈的摩擦。因此,滚动轴承钢应具有高的抗压强度、疲劳极限、硬度、耐磨性及一定的韧性。

应用最广的滚动轴承钢是高碳铬钢,其碳的质量分数在 0.95%~1.15%范围内,属于过共析钢,以保证高强度和高硬度,并能形成足够数量的合金碳化物以提高其耐磨性。合金元素铬的质量分数一般在 0.40%~1.65%范围内,其目的是提高淬透性,并在热处理后形成细小均匀分布的合金渗碳体($Fe、Cr)_3C$,以提高钢的硬度、疲劳极限和耐磨性。在制造大型滚动轴承时,为了进一步提高淬透性,还可加入硅、锰等合金元素。

滚动轴承钢对硫、磷等杂质元素的质量分数限制极高,一般规定硫的质量分数应在 0.020%以下;磷的质量分数在 0.027%以下。故滚动轴承钢是一种高级优质钢,但在牌号后不加符号 A。

(五)工具钢

制造各种刃具、模具、量具的钢称为工具钢,相应地称为刃具钢、模具钢、量具钢。

工具钢与结构钢的主要区别在于,工具钢(除热作模具钢外)大多属于过共析钢;所含合金元素除提高淬透性外,主要是为了提高钢的硬度和耐磨性,故常采用碳化物形成元素;工具钢的最终热处理一般多采用淬火和低温回火,以保证高硬度与高耐磨性。另外,由于工具钢中碳的质量分数较高,性能较脆,为了改善其塑性和减少淬火变形、开裂倾向,工具钢的质量要求比结构钢更严。

1. **刃具钢**　刃具在工作时,要受到复杂切削力的作用,刃部与切屑之间产生强烈摩擦,使刃部温度升高并磨损,切削量越大,刃部的温度越高,严重时会使刃部硬度降低,导致丧失切削功能。同时,刃具在工作时还要受到冲击与振动。因此,要求刃具钢应具有高的硬度、耐磨性、热硬性及足够的强度与韧性,其中热硬性是指钢在高温下保持高硬度的能力。

制造刃具的刃具钢有碳素工具钢、低合金刃具钢和高速工具钢三类。

（1）碳素工具钢:碳素工具钢是碳的质量分数在 0.65% ~ 1.35% 范围内的优质或高级优质高碳钢。碳的质量分数高可以保证碳素工具钢在淬火后有足够高的硬度。但会使钢的脆性增大,淬透性下降且淬火开裂倾向增加。因此,对杂质元素的质量分数限制较严,一般 $\omega_{Si} \leq 0.35\%$, $\omega_{Mn} \leq 0.40\%$ （较高锰的碳素工具钢除外）。在优质碳素工具钢中 $\omega_S \leq 0.030\%$, $\omega_P \leq 0.035\%$;而在高级优质碳素工具钢中 $\omega_S \leq 0.020\%$, $\omega_P \leq 0.030\%$ 。

表 2-2-14 列出了常用碳素工具钢的牌号及用途。可以看出,各类碳素工具钢淬火后的硬度相近,但随碳的质量分数增加,钢中未溶渗碳体数量增多,耐磨性提高,而韧性降低;高级优质的比相应的优质碳素工具钢有较小的淬火开裂倾向,适于制造形状稍复杂的刃具。

表 2-2-14　常用碳素工具钢的牌号及用途

牌号	硬度(退火状态)/HRS	硬度(淬火状态)/HRC	用途举例
T7 T7A	187	800~820℃水 62	用于制造承受冲击,要求韧性较好,硬度适当的工具,如扁铲、手钳、大锤、旋具、木工工具等
T8 T8A	187	780~800℃水 62	用于制造承受冲击,要求硬度较高的工具,如冲头、压缩空气工具、木工工具等
T8Mn T8MnA	187	780~800℃水 62	T8Mn 和 T8MnA 淬透性较好,可用于制造截面尺寸较大的工具
T9 T9A	192	760~780℃水 62	用于制造硬度要求高,韧性适中的工具,如冲头、木工工具、凿岩工具等
T10 T10A	197	760~780℃水 62	用于制造不受剧烈冲击,硬度和耐磨性要求高的工具、如车刀、刨刀、冲头、丝锥、钻头、手锯条、小型冷冲模具等
T11 T11A	207	760~780℃水 62	用于制造不受剧烈冲击,硬度和耐磨性要求高的工具、如车刀、刨刀、冲头、丝锥、钻头、手锯条、小型冷冲模具等
T12 T12A	207	760~780℃水 62	用于制造不受冲击,要求高硬度和高耐磨性的工具,如锉刀、刮刀、精车刀、丝锥、量具等
T13 T13A	217	760~780℃水 62	T13 和 T13A 可用于制造耐磨性要求更高的工具,如刮刀、剃刀等

碳素工具钢的预备热处理为球化退火,目的是改善切削加工性能,并为淬火作准备;最终热处理是淬火和低温回火,组织为回火马氏体、粒状碳化物及少量残留奥氏体,硬度可达 60~65HRC。

（2）低合金刃具钢：低合金刃具钢是在碳素工具钢的基础上加入少量合金元素形成的，主要用于制造切削量不大但形状复杂的刃具，也可用于制造冷作模具或量具。

低合金刃具钢中碳的质量分数在 0.75%～1.45% 范围内，以保证钢在淬火后具有高硬度，并能形成适当数量的合金碳化物，以增加耐磨性。加入的合金元素主要有铬、锰、硅、钨、钒等，其作用是提高淬透性、耐回火性，细化晶粒，提高硬度、耐磨性及热硬性。常用低合金刃具钢的牌号、热处理及用途举例见表 2-2-15。

表 2-2-15　常用低合金刃具钢的牌号、热处理及用途

牌号	热处理及热处理后的硬度				用途举例
	淬火/℃	硬度/HRC	回火/℃	硬度/HRC	
Cr2	830～860 油	62	130～150	62～65	用于制造车刀、插刀、铰刀、冷轧辊、样板、量规等
9SiCr	820～860 油	62	180～200	60～62	用于制造耐磨性要求高、切削不剧烈的刀具，如板牙、丝锥、钻头、铰刀、齿轮铣刀、拉刀等，还可用于制造冷冲模具、冷轧辊等
CrWMn	800～830 油	62	140～160	62～65	用于制造要求淬火变形小、形状复杂的刀具，如拉刀、长丝锥等，还可用于制造量规、冷冲模具、精密丝杠等
9Mn2V	780～810 油	62	150～200	60～62	用于制造小型冷作模具及要求变形小、耐磨性高的量具、样板、精密丝杠、磨床主轴等，也可用于制造丝锥、板牙、铰刀等
8MnSi	800～820 油	60	180～200	58～60	一般用于制造木工工具或其他工具，如凿子、锯条等

低合金刃具钢的热处理与碳素工具钢的基本相同，预备热处理为球化退火，最终热处理为淬火和低温回火。

（3）高速工具钢：高速工具钢是一种热硬性、耐磨性很高的高合金工具钢，其热硬性可达 600%，切削时能长期保持刃口锋利，故俗称"锋钢"。

高速工具钢中碳的质量分数一般在 0.70%～1.65% 范围内，加入的合金元素主要有钨、钼、铬、钒等，合金元素的质量分数在 10% 以上。碳的质量分数高是为了保证形成足够数量的合金碳化物，以提高钢的硬度和耐磨性；钨、钼是提高耐回火性、耐磨性和热硬性的主要元素；铬能明显提高淬透性，使高速工具钢在空冷条件下也能形成马氏体组织；钒能细化晶粒，并提高钢的硬度、耐磨性及热硬性。

高速工具钢只有经过适当的热处理才能获得良好的组织与性能。图 2-2-18 是高

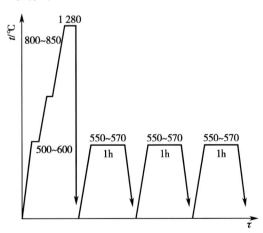

图 2-2-18　W18Cr4V 钢的热处理工艺曲线

速工具钢的热处理工艺曲线。高速工具钢属于高合金钢,塑性差,导热性差,为了减小热应力,防止变形与开裂,在淬火加热时必须进行预热(800~850℃),对截面尺寸较大、形状复杂的刃具可进行两次预热(500~600℃,800~850℃)。高速工具钢中的钨、钼、铬、钒等碳化物形成元素,只有在1 200℃以上才能大量溶入奥氏体中,发挥有益作用,所以高速工具钢的淬火加热温度很高,一般为1 220~1 280℃。淬火冷却一般采用油冷或在盐浴中进行马氏体分级淬火。淬火后的组织为马氏体、粒状碳化物和残留奥氏体,残留奥氏体的数量可达20%~25%。

为了消除淬火内应力,减少残留奥氏体的数量,稳定组织,达到所要求的性能,高速工具钢淬火后必须及时进行回火。回火温度一般在560℃左右,此时,可从马氏体中析出特殊碳化物,产生二次硬化,使钢的硬度显著提高,甚至超过了淬火后的硬度。由于残留奥氏体的数量较多,一次回火难以全部消除,只有经过三次回火,残留奥氏体才减至最低量,同时钢的强度和塑性最好,淬火内应力消除最彻底。高速工具钢正常淬火、回火后的组织为极细的回火马氏体、粒状碳化物和少量残留奥氏体,硬度可达63~66HRC。

为进一步提高高速工具钢刃具的切削性能和使用寿命,可在淬火、回火后再进行某些化学热处理,如渗氮、硫氮共渗等。

常用高速工具钢的牌号、热处理及性能见表2-2-16。其中W18Cr4v钢的热硬性较高,过热敏感性较小,磨削性能好,但热塑性较差,热加工废品率较高,故适于制造一般的切削刃具,不适合制造薄刃刃具;W6MoSCr4V2钢中的碳化物细小均匀,热塑性好,便于压力加工,并且热处理后的韧性与耐磨性较高,但热硬性稍差,加热时易脱碳与过热,故适于制造耐磨性与韧性需要较好配合的刃具,更适宜制造通过扭制、轧制等热加工成型的薄刃刃具,如齿轮铣刀、插齿刀、麻花钻等;高生产率型高速工具钢是用于制造加工高硬度、高强度金属的刃具材料,它是在通用型高速工具钢的基础上加入5%~10%的钴,形成的含钴高速工具钢,如W18Cr4V2Co8,硬度可达68~70HRC,热硬性可达670℃,但脆性大,价格贵,一般用于制造特殊刃具。我国根据资源情况,形成了一种价格便宜、性能与含钴高速工具钢相近的高生产率型高速工具钢,即W6Mo5C14V2A1。

表 2-2-16　常用高速工具钢的牌号、热处理及性能

类别	牌号	热处理及热处理后的硬度				
		退火	硬度/HBS	淬火与回火		
				淬火/℃	回火/℃	硬度/HRC
通用型	W18Cr4V	850~870	255	1 270~1 285	550~570	63
	CW6Mo5Cr4V2	840~860	255	1 190~1 210	540~560	65
	W6Mo5Cr4V2	840~860	255	1 210~1 230	540~560	63
	W9Mo3Cr4V	840~880	255	1 210~1 230	540~560	64
高生产率型	W6Mo5Cr4V3	840~860	255	1 190~1 210	540~560	64
	W18Cr4V2Co8	850~870	285	1 270~1 290	540~560	≥63
	W6Mo5Cr4V2A1	840~860	269	1 230~1 240	540~560	≥65

2. 模具钢　根据工作条件的不同,模具钢又分为冷作模具钢和热作模具钢两类。

(1)冷作模具钢:冷作模具钢主要用于制造使金属在冷态下成型的模具,如冲裁模、弯

曲模、拉伸模、冷挤压模等。冷作模具工作时，金属要在模具中产生塑性变形，因而受到很大压力、摩擦或冲击，其正常的失效形式一般是磨损过度，有时也可能因脆断、崩刃而提前报废。因此，冷作模具钢应具有高硬度、高耐磨性及足够的强度与韧性，同时要求具有高的淬透性和低的淬火变形倾向。

对于形状简单、尺寸较小、工作载荷不大的冷作模具可用碳素工具钢制造，如 T8A、T10A、T12A 等；而形状较复杂、尺寸较大，工作载荷较重，精度要求较高的冷作模具一般用低合金刃具钢来制造，如 9Mn2v、9SiCr、CrWMn、Ct2 等；对于工作载荷重、耐磨性要求高、淬火变形要求小的冷作模具一般用 Cr12 型合金工具钢制造，如 Cr12、Cr12MoV 等。

Cr12 型合金工具钢中碳的质量分数一般在 1.45%～2.30% 范围内，铬的质量分数在 11%～13% 范围内。这类钢经淬火、回火后的组织为回火马氏体、大量粒状合金碳化物及少量残留奥氏体，因而具有很高的强度、硬度和耐磨性。由于淬火加热时奥氏体中溶入了大量的铬，使 Cr12 型合金工具钢具有良好的淬透性，但淬火后残留奥氏体的量较多，减小了淬火变形，故属于微变形钢。常用 Cr12 型合金工具钢的牌号、热处理及用途举例见表 2-2-17。

表 2-2-17　常用 Cr12 型合金工具钢的牌号、热处理及用途

牌号	热处理及热处理后的硬度					用途举例
	退火	硬度/HBS	淬火与回火			
			淬火/℃	回火/℃	硬度/HRC	
Cr12	850～870	217～269	950～1 000 油	200	62～64	用于制造小型硅钢片冲裁模、精冲模、小型拉伸模、钢管冷拔模等
Cr12MoV	850～870	207～255	950～1 000 油	200	58～62	用于制造重载冲裁模、穿孔冲头、拉伸模、弯曲模、滚丝模、冷挤压模、冷镦模等
Cr12Mo1V1	850～870	255	1 030～1 100 空气	200	58～62	用于制造加工不锈钢、耐热钢的拉伸模等

Cr12 型合金工具钢与高速工具钢相似，属于莱氏体钢，铸态下有网状共晶碳化物存在。在制造模具时，特别是精度要求高、形状复杂的模具，必须通过合理的锻造以消除碳化物分布不均匀性。锻造后应缓慢冷却，然后再进行等温球化退火处理。

生产上提高 Cr12 型合金工具钢硬度的方法有两种：一种是采用较低的淬火温度和进行低温回火，可获得高硬度和高耐磨性，且淬火变形小，大多数 Cr12 型合金工具钢制造的冷作模具均用此法；另一种是采用较高的淬火温度和进行多次回火，通过二次硬化达到高硬度、高耐磨性的目的，这种方法可以获得较高的热硬性，适于制造在 400～500℃ 条件下工作的模具或还需进行低温气体氮碳共渗的模具。

另外，滚动轴承钢、高速工具钢、高碳中铬型工具钢及基体钢也可用于制造冷作模具。

（2）热作模具钢：热作模具钢主要用于制造使金属在热态下成型的模具。使加热的固态金属在压力下成型的模具称为热锻模具（包括热挤压模具）；使液态金属在压力下成型的模具称为压铸模具。热作模具在工作时，与高温金属周期性接触，反复受热和冷却，在模具

的型腔表面容易产生网状裂纹,这种现象称为热疲劳。对于热锻模具和热挤压模具,还要受到强烈的磨损与冲击。因此,热作模具钢应具有足够的高温强度和韧性、足够的耐磨性、一定的硬度、良好的耐热疲劳性能及高的淬透性,还应具有良好的导热性与抗氧化性。

热作模具一般采用中碳合金工具钢制造,其碳的质量分数为 0.3%～0.6%,以保证获得较高的强度与韧性。加入的合金元素主要有铬、镍、锰、硅等,其目的是提高淬透性,强化铁素体,改善韧性,提高耐回火性和耐热疲劳性能。常用热作模具钢的牌号、热处理及用途举例见表 2-2-18。

表 2-2-18　常用热作模具钢的牌号、热处理及用途

牌号	热处理及热处理后的硬度					用途举例
	退火	硬度/HBS	淬火与回火			
			淬火/℃	回火/℃	硬度/HRC	
5CrMnMo	760～780	197～241	820～850	460～490	42～47	用于制造中小型形状简单的锤锻模、切边模等
5CrNiMo	760～780	197～241	830～860	450～500	43～45	用于制造大型或形状复杂的锤锻模、热挤压模等
3Cr2W8V	840～860	207～255	1 075～1 125	560～580	44～48	用于制造热挤压模、压铸模等
5Cr4Mo3SiMnVAl	860	229	1 090～1 120	580～600	53～55	用于制造压力机热压冲头及凹模等,也可用于冷作模具
4Cr5MoSiMoV	850～870	197～241	870～930	550	44～49	用于制造大型锤锻模及热挤压模等,可以代替5CrNiMo
4Cr5MoSiV 4Cr5MoSiV1	860～890	229	1 000～1 100	550	56～58	用于制造小型热锻模、热挤压模、高速精锻模、压力机模具等

3. **量具钢**　量具钢是指用于制造游标卡尺、千分尺、塞规、量块等测量工件尺寸的工具用钢。量具在使用过程中,经常与工件接触,受到磨损与碰撞。因此,量具钢应具有高硬度、高耐磨性、高的尺寸稳定性及良好的磨削加工性能,形状复杂的量具还要求淬火变形小。

制造量具没有专用钢材。一般形状简单、尺寸较小、精度要求不高的量具可用碳素工具钢或渗碳钢制造;高精度、形状复杂的量具可用微变形合金工具钢制造;精密量具可用滚动轴承钢制造;要求耐腐蚀的量具可用不锈钢制造。常见的量具用钢与热处理见表 2-2-19。

量具钢的热处理与刃具钢基本相同,预备热处理为球化退火,最终热处理为淬火和低温回火。为了获得高硬度与高耐磨性,其回火温度还可低些。对于高精度的量具,为保证其尺

寸稳定性,可在淬火后立即进行冷处理(-80～-70℃),然后再进行低温(150～160℃)回火;低温回火后还需进行时效处理(120～130℃,保温 24～36 小时),以消除残余应力,进一步稳定组织;并在精磨后再进行一次时效处理(120℃,保温 2～3 小时),以消除磨削应力。

表 2-2-19 量具用钢与热处理

量具名称	材料	热处理
平样板、卡规、大型量具	15、20、20Cr	渗碳,淬火+低温回火
	50、55、60、65	调质,表面淬火+低温回火
要求耐腐蚀性的量具	3Cr13、4Cr13	淬火+低温回火
一般量规、量块及卡尺	T10A、T12A、9SiCr	淬火+低温回火
高精度量规、块规及形杂的样板状复	GCr15、CrWMn、9Mn2V	淬火+低温回火

另外,量具淬火时一般不采用贝氏体等温淬火或马氏体分级淬火,淬火加热温度也尽可能低一些,以免增加残留奥氏体量,降低尺寸稳定性。

(六) 特殊性能钢

特殊性能钢是指具有特殊物理、化学性能的钢。这类钢的化学成分、显微组织和热处理都与一般钢不同,常用的有不锈钢、耐热钢和耐磨钢等,这里重点介绍不锈钢。

在腐蚀性介质中具有抵抗腐蚀能力的钢,一般称为不锈钢。

1. 金属的腐蚀 金属表面受周围介质作用而引起损坏的过程称为金属的腐蚀或锈蚀。腐蚀通常分为电化学腐蚀和化学腐蚀两种类型。金属在电解质溶液中的腐蚀,称为电化学腐蚀,如金属在酸、碱、盐的水溶液及海水中的腐蚀,在潮湿空气中的腐蚀等;而金属与周围介质发生化学反应所形成的腐蚀称为化学腐蚀,如金属与干燥空气接触,其表面生成氧化物、硫化物、氯化物等造成的腐蚀。

大部分金属的腐蚀都属于电化学腐蚀。电化学腐蚀实际上是电池作用,如图 2-2-19 所示。铁和铜在电解质 H_2SO_4 溶液中形成了一个电池。其中铁的电极电位低,易失去电子,故铁板上的电子向铜板移动形成电流。铁原子失去电子后变成正离子而进入溶液,于是铁板不断被溶解破坏。

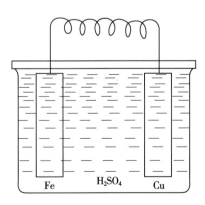

图 2-2-19 Fe-Cu 电池示意图

在同一金属材料中,不同的相或组织电极电位不同,当有电解质溶液存在时,也会形成微电池,从而产生电化学腐蚀。例如,碳钢是由铁素体和渗碳体两相组成的,铁素体的电极电位低,渗碳体的电极电位高,在潮湿的空气中,钢表面蒙上一层电解质溶液膜,形成微电池,因而铁素体被腐蚀。

根据金属腐蚀的机制,提高钢耐腐蚀性的途径主要有①在钢中加入铬、镍、硅等合金元素,以提高其基体相的电极电位,阻止基体的腐蚀;②在钢中加入大量扩大或缩小奥氏体相区的合金元素,使钢在室温下呈单相奥氏体或单相铁素体组织,以阻止微电池的形成,提高钢的耐腐蚀性;③在钢中加入大量铬,使其表面形成一层致密的氧化膜,隔绝与周围介质的接触,提高耐腐蚀能力。

2. 常用不锈钢　生产上常用的不锈钢,按其组织状态可分为马氏体不锈钢、铁素体不锈钢和奥氏体不锈钢三类,其牌号、热处理、力学性能及用途举例见表 2-2-20。

表 2-2-20　常用不锈钢的牌号、热处理、力学性能及用途

类别	牌号	热处理方法	力学性能				用途举例
			$\sigma_b/$ MPa	$\delta_5/$ %	$\psi/$ %	HBS	
奥氏体型	1Cr18Ni9	固溶处理:1 010~1 150℃ 快冷	520	40	60	187	用于制造建筑用装饰部件、酸槽、管道等
	0Cr18Ni9		520	40	60	187	用于制造食品及原子能工业用设备等
	1Cr18Ni9Ti	固溶处理:920~1 150℃ 快冷	520	40	50	187	用于制造医疗器械、耐酸容器、设备衬里及输送管道等
铁素体型	1Cr17	退火:780~850℃ 空冷或缓冷	450	22	50	183	用于制造重油燃烧部件、家用电器部件及建筑内装饰品等
	1Cr17Mo		450	22	60	183	用于汽车外装饰材料等
	00Cr30Mo2	退火:900~1 050℃ 快冷	450	20	45	228	用于制造有机酸设备、苛性碱设备等
马氏体型	1Cr13	淬火:950~1 000℃ 油冷 回火:700~750℃ 快冷	540	25	55	159	用于制造汽轮机叶片、内燃机车水泵轴、阀门、刀具等
	2Cr13	淬火:920~980℃ 油冷 回火:600~750℃ 快冷	637	20	50	192	用于制造汽轮机叶片等
	3Cr13		735	12	40	217	用于制造阀门、阀座、喷嘴、刀具等
	7Cr13	淬火:1 010~1 070℃ 油冷 回火:100~180℃ 快冷	—	—	—	54HRC	用于制造刀具、量具、轴承、手术刀片等
	3Cr13Mo	淬火:1 025~1 075℃ 油冷 回火:200~300℃ 油、水、空冷	—	—	—	50HRC	用于制造阀门轴承、热油泵轴、医疗器械零件等

　　(1) 马氏体不锈钢:马氏体不锈钢中碳的质量分数一般在 0.1%~0.4% 范围内,铬的质量分数在 11.50%~14.00% 范围内,属于铬不锈钢,通常称为 Cr13 型不锈钢。因淬火后能得到马氏体,故又称马氏体不锈钢。其中 1Cr13 和 2Cr13 钢碳的质量分数较低,塑性、韧性好,并有良好的抵抗大气、海水、蒸气等介质腐蚀的能力,适于制造在腐蚀条件下受冲击载荷作用的结构零件,如汽轮机叶片、水压机阀等,这两种钢的最终热处理一般为调质处理;而3Cr13 和 7Cr13 钢碳的质量分数较高,经淬火和低温回火后,其硬度可达 50HBC,适于制造医疗手术工具、量具、弹簧及滚动轴承等。

　　(2) 铁素体不锈钢:铁素体不锈钢中碳的质量分数一般在 0.12% 以下,铬的质量分数在12%~30% 范围内,也属于铬不锈钢。这类钢具有单相铁素体组织,其耐腐蚀性、塑性及焊接

性能均高于马氏体不锈钢,有较强的抗氧化能力,但强度较低。主要用于制造化学工业中要求耐腐蚀的零件。

(3)奥氏体不锈钢:奥氏体不锈钢中铬的质量分数在17%~19%范围内,镍的质量分数在8%~11%范围内,属于铬镍不锈钢,通常称为18—8型不锈钢。这类钢碳的质量分数低,铬、镍的质量分数高,经热处理后,呈单相奥氏体组织,无磁性,其塑性、韧性和耐腐蚀性均高于马氏体不锈钢,有较高的化学稳定性,焊接性能良好。主要用于制造在强腐蚀性介质中工作的零件,经冷变形强化后也可用作某些结构材料。

3. 耐磨钢 耐磨钢主要指在冲击载荷下发生加工硬化的高锰钢,它主要应用于在使用过程中经受强烈冲击和严重磨损的零件,如坦克车履带、破碎机颚板、铁路分道叉等。

(1)化学成分:高锰钢碳的质量分数为1.0%~1.3%,锰的质量分数为11.0%~14.0%,其他杂质(如S、P、Si等)要限制在一定范围之内。这种钢机械加工比较困难,基本上都是铸造成型的,其牌号为ZGMn13。

Mn是扩大铁碳相图中A区的元素,当钢中锰的质量分数超过12%时,A_3点便急剧下降,使钢在室温下保持着奥氏体组织。实验证明,只有当碳的质量分数在1.0%~1.3%,锰的质量分数在11%~14%时得到奥氏体组织,锰钢才有优良的性能。锰的质量分数过低,会使钢的耐磨性降低,强度、韧性达不到要求;而锰的质量分数过高,又会造成钢的韧性下降,铸造时易发生缩孔,热处理时易产生裂纹。

(2)热处理特点:高锰钢铸件一般在1 290~1 350℃温度下浇注,在随后的冷却过程中,碳化物沿奥氏体晶界析出,使钢呈现脆性。为了使高锰钢获得单相奥氏体组织,必须进行"水韧处理"。

"水韧处理"就是将铸造后的高锰钢加热到1 000~1 100℃,并保持一定时间,使碳化物完全溶入奥氏体中,然后在水中冷却。由于冷速很快,碳化物来不及析出,使钢得到单相奥氏体组织,此时钢的硬度很低(180~220HBS)而韧性很好。

高锰钢在水韧处理后虽然硬度不高,但在受强烈冲击变形时,产生显著的加工硬化,变形度越大,硬度上升越明显。这是由于高锰钢的奥氏体有很强的加工硬化能力,而且变形还能促使奥氏体向马氏体转变,因而耐磨性显著提高。而中心部分因未有明显的变形而仍为原始组织,这是高锰钢的一个重要特点。所以,高锰钢产生高耐磨性的重要条件是承受大的冲击力,否则是不耐磨的。高锰钢经水韧处理后,绝不能再加热到250~300℃以上,否则,碳化物又会重新沿奥氏体晶界析出,使钢变脆。因此,高锰钢水韧处理后不再回火。

高锰钢广泛应用于既要求耐磨又要求耐冲击的一些零件,如用于铁路上的辙岔、辙尖、转辙器及小半径转弯处的轨条等。高锰钢还大量用于挖掘机、各式碎石机的颚板、衬板,坦克的履带板、主动轮、从动轮和履带支承滚轮等。由于高锰钢是非磁性的,也可用于要求耐磨损又抗磁化的零件,如吸料器的电磁铁罩等。

五、铝及铝合金

前面介绍的金属材料都是铁或以铁为主而形成的合金,通常将其称为铁金属。除铁金属以外的其他金属统称为非铁金属。非铁金属的种类很多,按其特点可分为轻金属(铝、镁等)、重金属(铜、铅等)、稀有金属(钨、钼等)、贵金属(金、银、铂)和放射性金属(镭、铀等)。由于非铁金属具有某些特殊的物理、化学性能,因此已经成为现代工业中不可缺少的重要工程材料,广泛地用于机械制造、航空、航海、化工、电器等部门。但非铁金属的冶炼比较困难,成本比较高,所以其产量和使用量不如铁金属多。

生产上常用的非铁金属有:铝及铝合金、铜及铜合金、滑动轴承合金等。其中,铝及铝合金是非铁金属中应用最广的一类金属材料,其产量仅次于钢铁材料,广泛用于电气、车辆、化工、航空等部门。

根据国家标准《变形铝及铝合金牌号表示方法》中的规定,我国铝及变形铝合金牌号采用国际四位数字体系牌号和四位字符体系牌号两种命名方法。化学成分已在国际牌号注册组织中注册命名的铝及铝合金,直接采用四位数字体系牌号;国际牌号注册组织中未命名的,则按四位字符体系牌号命名。两种牌号命名方法的区别仅在第二位。牌号第一位数字表示铝及变形铝合金的组别,见表 2-2-21;牌号第二位数字(国际四位数字体系)或字母(四位字符体系,除字母 C、I、N、Q、P、Z 外)表示原始纯铝或铝合金的改型情况,数字 0 或字母 A表示原始合金,如果是 1~9 或 B~Y 中的一个,则表示对原始合金的改型情况;最后两位数字用以标识同一组中不同的铝合金,对于纯铝则表示铝的最低质量分数中小数点后面的两位数。

表 2-2-21 铝及铝合金的组别表示方法

牌号	组别
1×××	纯铝(铝含量大于 99.00%)
2×××	以铜为主要合金元素的铝合金
3×××	以锰为主要合金元素的铝合金
4×××	以硅为主要合金元素的铝合金
5×××	以镁为主要合金元素的铝合金
6×××	以镁和硅为主要合金元素的铝合金
7×××	以锌为主要合金元素的铝合金
8×××	以其他元素为主要合金元素的铝合金
9×××	备用合金组

我国非铁金属产品的牌号或代号表示方法比较复杂,目前正逐步向国际标准化组织规定的方法靠拢。在新旧牌号命名方法的过渡时期,国内原国家标准中使用的牌号仍可继续使用。

（一）铝

铝的质量分数不低于 99.00% 时为纯铝。纯铝是一种银白色金属,具有面心立方晶格,无同素异构转变,塑性好($\delta = 50\%$,$\psi = 80\%$),强度低($\sigma_b = 80 \sim 100\text{MPa}$),适于压力加工。纯铝的熔点为 660℃,密度为 2.7g/cm³。

铝和氧的亲和力较强,容易在其表面形成一层致密的 Al_2O_3 薄膜,能有效地防止金属的继续氧化,所以纯铝在大气中具有良好的耐腐蚀性。

纯铝的导电性、导热性好,仅次于银、铜、金。室温下铝的导电能力约为铜的 62%,但按单位质量的导电能力计算,则为铜的 200%。

纯铝不能用热处理的方法予以强化,冷变形是提高其强度的唯一手段。经冷变形强化后,纯铝的强度可以提高到 150~200MPa,而断面收缩率则下降到 50%~60%。

根据纯铝的特点,纯铝主要用于配制各种铝合金,代替铜制作电线或电缆,以及制作要求质轻、导热、耐大气腐蚀而强度不高的器具。

工业纯铝中的杂质为铁和硅,杂质的质量分数越多,铝的导电性、耐腐蚀性和塑性越低。常用工业纯铝的牌号、化学成分及用途举例见表 2-2-22。

表 2-2-22 工业纯铝的牌号、化学成分及用途

牌号	化学成分 ω_i/%		用 途 举 例	旧牌号
	铝	杂质总量		
1070	99.70	0.30	电容、电子管隔离罩、电缆、导电体、装饰品等	L1
1060	99.60	0.40		L2
1050	99.50	0.50		L3
1035	99.35	0.65		L4
1200	99.00	1.00	电缆保护套管、仪表零件、垫片、装饰品等	L5

(二)铝合金的分类及热处理

1. 分类 二元铝合金相图一般为共晶相图,如图 2-2-20 所示。其中 D 点是合金元素在铝中的最大溶解度,DF 线是合金元素在铝中的溶解度随温度变化曲线。根据铝合金的化学成分和工艺性能,可将铝合金分为变形铝合金和铸造铝合金两类。合金元素的质量分数低于 D 点成分的铝合金,当加热到 DF 线温度以上时,能形成单相 α 固溶体组织,具有较高的塑性,适于压力加工,因此称为变形铝合金。合金元素的质量分数超过 D 点成分的铝合金,在室温下具有共晶组织,适于铸造成型,因此称为铸造铝合金。F 点成分左边的变形铝合金,由于其固溶体的成分不随温度变化,不能进行热处理强化,故又称为不能热处理强化的铝合金。F 点成分右边的变形铝合金,由于其固溶体的成分可以随温度改变而变化,能用热处理的方法予以强化,故又称为能热处理强化的铝合金。

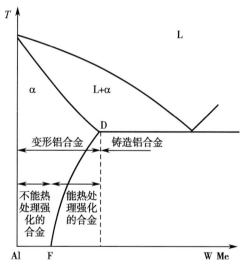

图 2-2-20 铝合金相图

2. 热处理 铝合金的热处理机制与钢不同,当铝合金加热到 α 相区,经保温获得单相 α 固溶体后,在水中快速冷却,其强度和硬度并没有明显升高,而塑性却有所改善,这种热处理称为固溶处理。由于固溶处理后获得的过饱和 α 固溶体是不稳定的,如果在室温下放置一定的时间,这种过饱和 α 固溶体将逐渐向稳定状态转变,使强度和硬度明显升高,塑性下降。例如,ω_{Cu} = 4% 的铝合金,在退火状态下,σ_b = 180~220MPa,δ = 18%。经固溶处理后,σ_b = 240~250MPa,δ = 20%~22%。室温下经 4~5 天的放置,σ_b = 420MPa,δ = 18%。

固溶处理后铝合金的力学性能随时间而发生显著变化的现象,称为时效或时效强化。

在室温下进行的时效称为自然时效;在加热条件下进行的时效称为人工时效。图 2-2-21 为 ω_{Cu}=4% 的铝合金经固溶处理后,其强度随时间变化的自然时效曲线,可见,时效强化的过程是逐渐进行的。在自然时效的最初一段时间内,强度变化不大,这段时间称为孕育期。在孕育期内对固溶处理后的铝合金可进行冷加工。

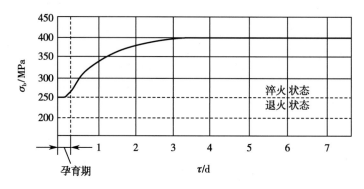

图 2-2-21　ω_{Cu}=4% 的铝合金自然时效曲线

铝合金的时效强化过程,实质上是固溶处理后所获得的过饱和固溶体分解并形成强化相的过程,这一过程必须通过原子扩散才能进行,因此,铝合金的时效强化效果与时间及温度有密切关系。ω_{Cu}=4% 的铝合金在不同温度下的人工时效曲线如图 2-2-22 所示。人工时效时的温度越高,时效的强化过程越快,强化效果减弱。如果时效温度在室温以下(图中 −50℃),原子扩散不易进行,则时效过程的进行极为缓慢,铝合金的力学性能几乎没有变化。如果人工时效时的时间过长(或温度过高),反而会使合金软化,这种现象称为过时效。

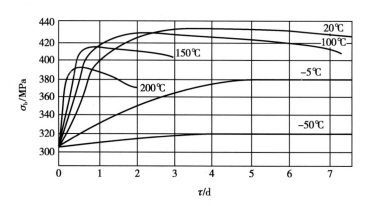

图 2-2-22　ω_{Cu}=4% 的铝合金在不同温度下的时效曲线

(三) 常用变形铝合金

变形铝合金按其主要性能特点可分为防锈铝、硬铝、超硬铝和锻铝。一般都由冶金厂加工成各种规格的型材(板、带、管、线等)供应给用户。

在原国家标准中规定,变形铝合金的代号用"L+代号+数字"表示,L 是"铝"字汉语拼音的字首;代号表示变形铝合金的类别,F 代表防锈铝,Y 代表硬铝,C 代表超硬铝,D 代表锻铝;数字表示合金的顺序号。例如,LF21 表示 21 号防锈铝。

常用变形铝合金的牌号、力学性能及用途举例见表 2-2-23。

表 2-2-23　常用变形铝合金的牌号、力学性能及用途

类别	牌号	状态	抗拉强度/MPa	伸长率/%	用途举例	旧牌号
防锈铝	5A02	退火	≤245	12	油箱、油管、液压容器、饮料罐、焊接件、冷冲压件、防锈蒙皮等	LF2
	3A21	退火	≤185	16		LF21
硬铝	2A11	退火	≤245	12	螺栓、铆钉、空气螺旋桨叶片等	LY11
	2A12	淬火+自然时效	390~440	10	飞机上骨架零件、翼梁、铆钉、蒙皮等	LY12
超硬铝	7A04	退火	≤245	10	飞机大梁、桁条、加强框、起落架等	LC4
锻铝	2A50	淬火+人工时效	353	12	压气机叶轮及叶片、内燃机活塞、在高温下工作的复杂锻件等	LD5
	2A70	淬火+人工时效	353	8		LD7

1. **防锈铝**　防锈铝主要是指 Al-Mn 系、Al-Mg 系合金。属于不能热处理强化的变形铝合金,只能通过冷压力加工来提高其强度。这类铝合金具有良好的耐腐蚀性,并具有一定的强度和良好的塑性,主要用于制造各种高耐腐蚀性的薄板容器、防锈蒙皮及受力小、质轻、耐腐蚀的结构件。因此,在飞机、车辆、制冷装置及日用器具中应用很广。

2. **硬铝**　硬铝主要是指 Al-Cu-Mg 系合金。这类铝合金经固溶和时效处理后能获得很高的强度,但硬铝的耐腐蚀性比纯铝差,更不耐海水的腐蚀,所以硬铝板材的表面常包覆一层纯铝,以提高其耐腐蚀性。主要用于制造中等强度的结构零件,如铆钉、螺栓及航空工业中的结构件。另外,在仪器制造中也有广泛的应用。

3. **超硬铝**　超硬铝主要是指 Al-Cu-Mg-Zn 系合金。这类铝合金是在硬铝的基础上再加入锌而形成的,经固溶和时效处理后,其强度超过了硬铝,是室温条件下强度最高的一类铝合金,但耐腐蚀性较差。超硬铝主要用于制造飞机上受力较大的结构件,如飞机大梁、桁架、起落架、螺旋桨叶片等。

4. **锻铝**　锻铝主要是指 Al-Cu-Mg-Si 系合金。这类铝合金的力学性能与硬铝相近。由于其热塑性较好,适于采用压力加工方法成型,所以可用于制造航空及仪表工业中形状复杂的零件。

（四）铸造铝合金

铸造铝合金同变形铝合金相比,合金元素的质量分数较高,具有良好的铸造性能,可进行各种成型铸造,生产形状复杂的零件。但塑性和韧性较差,不宜进行压力加工。按铸造铝合金中所加合金元素的不同,可分为 Al-Si 系、Al-Cu 系、Al-Mg 系、Al-Zn 系等四类铸造铝合金。

铸造铝合金的代号用"铸铝"二字汉语拼音的字首 ZL 与三位数字表示,第一位数字表示铸造铝合金的类别,1 代表 Al-Si 系;2 代表 Al-Cu 系;3 代表 Al-Mg 系;4 代表 Al-Zn 系;第二位与第三位数字表示合金的顺序号。例如,ZL102 表示 2 号 Al-Si 系铸造铝合金。铸造铝合金的牌号由铝和主要合金元素符号及其表示平均质量分数的数字组成,并在牌号的前面冠以"铸"字汉语拼音的字首 Z。例如,ZAlSi12 表示 ω_{Si} = 12%的铸造铝合金。

常用铸造铝合金的牌号、代号、力学性能及用途举例见表2-2-24。

表 2-2-24   常用铸造铝合金的牌号、代号、力学性能及用途

牌号	代号	状态	抗拉强度/MPa	伸长率/%	硬度/HBS	用途举例
ZAlSi7Mg	ZL101	金属型铸造固溶+不完全人工时效	205	2	60	形状复杂的零件,如飞机及仪表零件、抽水机壳体等
ZAlSi12	ZL102	金属型铸造、铸态	155	2	50	工作温度在200℃以下的高气密性和低载荷零件,仪表、水泵壳体等
ZAlSi12Cu2Mg1	ZL108	金属型铸造、固溶+完全人工时效	255	–	90	要求高温强度及低膨胀系数的内燃机活塞、耐热件等
ZAlCu5Mn	ZL201	砂型铸造、固溶+自然时效	295	8	70	175~300℃以下工作的零气缸头、活件,如内燃机塞等
ZAlMg10	ZL301	砂型铸造、固溶+自然时效	280	10	60	在大气或海水中工作的零件,承受大振动载荷、工作温度低于200℃的零件,如氨用泵体、船用配件等
ZAlZn11Si7	ZLA01	金属型铸造、人工时效	245	1.5	90	工作温度低于200℃形状复杂的汽车、飞机零件,仪器零件及日用品等

1. 铝硅合金　ZAlSi12是典型的铸造用铝硅合金,在 Al-Si 二元合金相图上,ZAlSi12 位于共晶点成分附近,所以其铸态组织为共晶体,如图 2-2-23 所示,粗大的针状硅晶体分布在 α 固溶体基体上,力学性能较差(σ_b = 130~140MPa,δ = 1%~2%)。为此,可在浇注前向合金液中加入 2%~3%的变质剂,进行变质处理。常用的变质剂为钠盐,可改善硅晶体的结晶条件,使之成为细小的颗粒状组织,同时,变质剂还能使相图中的共晶点向右下方移动,如图 2-2-24 所示。变质处理后的组织为亚共晶组织,如图 2-2-25 所示。其中白亮色组织为先共晶 α 固溶体,暗黑色基体为细粒状共晶体。变质处理后力学性能得到了改善(σ_b = 180MPa,δ = 8%)。

铝硅系铸造铝合金可用于制造质轻、耐腐蚀、形状复杂及有一定力学性能要求的零件,如气缸体、活塞、风扇叶片、仪表外壳等。

2. 铝铜合金　铝铜系铸造铝合金强度较高,加入镍、锰可提高其耐热性能,用于制造高强度或高温条件下工作的零件,如内燃机气缸、活塞等。

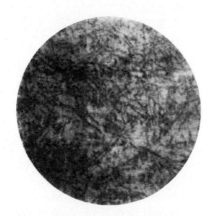

图 2-2-23　ZAlSi12 合金变质前的显微组织

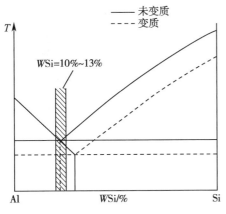

图 2-2-24 变质剂对 Al-Si 合金相图的影响

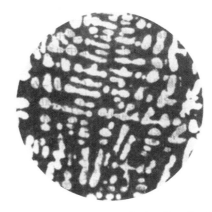

图 2-2-25 ZAlSi12 合金变质后的显微组织

ZAlCu5Mn 是典型的铸造用铝铜合金。

3. **铝镁合金** 铝镁系铸造铝合金具有良好的耐腐蚀性,适于制造在腐蚀介质条件下工作的零件,如泵体、船舰配件或在海水中工作的构件等。ZAlMg10 是典型的铸造用铝镁合金。

4. **铝锌合金** 铝锌系铸造铝合金具有较高的强度,价格便宜,适于制造医疗器械、仪表零件、飞机零件和日用品等。ZAlZn11Si7 是典型的铸造用铝锌合金。

六、钛及钛合金

钛及钛合金是 20 世纪 50 年代出现的一种新型结构材料,由于钛具有密度小、强度高、耐高温、耐腐蚀、资源丰富等特点,因此钛已成为航空、航天、化工、医疗卫生和国防等部门广泛使用的材料。

(一)钛

纯钛是银白色的金属,熔点为 1 677℃,密度为 4.508g/cm³,热膨胀系数小。纯钛塑性好,强度低,容易加工成型,可制成细丝或薄片。钛与氧、氮的亲和力较大,容易与氧、氮结合而形成一层致密的氧化物、氮化物薄膜,其稳定性很高。因此,钛具有良好的耐腐蚀性。在海水和水蒸气中的耐腐蚀能力比铝合金、不锈钢及镍合金还高。表 2-2-25 是钛和其他各种结构金属的性能比较。

表 2-2-25 钛和其他各种结构金属的性能比较

比较项目名称	钛	铝	镁	铁	镍	铜
在地球表层的分布/%	0.61	8.07	2.08	5.05	0.018	0.01
密度/(kg·m⁻³)	4 500	2 700	1 740	7 860	8 800	8 900
熔化温度/℃	1 660	660	650	1 535	1 455	1 083
沸腾温度/℃	3 530	2 500	1 100	2 750	2 732	2 580
线膨胀系数 α/(1/10℃)	9	24	25	12	14	16
热导率[Btu/(cm·℃)]	16.76	217.88	145.65	83.8	59.49	385.48
拉伸强度极限/MPa	343	98	98	196	323	245
比强度	8	4	6	2.5	4	3
延伸率 δ/%	40	40	50	40	40	50
布氏硬度/MPa	1 030	230	230	580	780	420
标准弹性模量 M/MPa	110 250	69 580	42 140	196 000	195 020	127 400

钛具有同素异构转变现象,在882℃以下为密排六方晶格,称为α-Ti,在882℃以上为体心立方晶格,称为β-Ti。

工业纯钛的牌号用"TA+顺序号"表示,如TA2表示2号工业纯钛。一般顺序号越大,杂质的质量分数越多。工业纯钛的牌号、力学性能及用途举例见表2-2-26。

表 2-2-26   工业纯钛的牌号、力学性能及用途

牌号	抗拉强度/MPa	伸长率/%	断面收缩率/%	用 途 举 例
TA1	343	25	50	在350℃以下工作的受力较小的零件、冲压件、气阀、飞机骨架、发动机部件、柴油机活塞及连杆、耐海水腐蚀的阀门及管道、化工用热交换器及搅拌器等
TA2	441	20	40	
TA3	539	15	35	

(二)钛合金

为了提高钛的强度和耐热性能,常加入铝、锆、钼、钒、锰、铬、铁等合金元素,以得到不同类型的钛合金。目前世界钛合金加工材年产量已达4万余吨,钛合金牌号近30种。使用最广泛的钛合金是Ti-6Al-4V(TC4),Ti-5Al-2.5Sn(TA7)和工业纯钛(TA1、TA2和TA3)。钛合金的研制始于宇航结构材料开发,主要用于航空,造船,耐蚀化工设备,机械零件,随后转入医学应用。

钛合金按其使用时组织状态的不同,可分为α型钛合金、β型钛合金和(α+β)型钛合金三种。其中,α型钛合金的相变点较高,因而在室温或较高温度下均为单相α固溶体组织,组织较稳定,不能热处理强化,硬度较低,焊接性能良好,在高温(500~600℃)下有很高的强度;β型钛合金有良好的塑性,在540℃以下具有较高的强度,但合金密度大,生产工艺复杂;(α+β)型钛合金的强度、塑性和耐热性能较好,可以热处理强化,应用范围较广。

钛合金的牌号用"T+合金类别代号+顺序号"表示,T是"钛"字汉语拼音的字首,合金类别代号分别用A、B、C来表示α型、β型、(α+β)型钛合金。例如,TA5表示5号α型钛合金;TC10表示10号(α+β)型钛合金。制用钛合金的牌号、力学性能及用途举例见表2-2-27。

表 2-2-27   钛合金的牌号、力学性能及用途

牌号	状态	抗拉强度/MPa	伸长率/%	用 途 举 例
TA5	退火	686	15	用途与工业纯钛相近
TA6	退火	686	10	工作温度低于500℃的零件,如飞机骨架及蒙皮、压气机壳体、叶片、焊接件和模锻件等
TA7		785	10	
TB2	淬火+时效	1 373	7	工作温度低于350℃的零件,如飞机构件、压气机叶片及轮盘等
TC1	退火	588	15	工作温度低于400℃的冲压件和焊接件等
TC2		686	12	工作温度低于500℃的焊接件和模锻件等
TC4		902	10	工作温度低于400℃的零件,如容器、泵、坦克履带、舰艇耐压壳体、低温部件及锻件等
TC10		1 059	12	工作温度低于450℃的零件,如飞机零件及起落架、武器构件、导弹发动机外壳等

钛合金按用途可分为耐热合金、高强合金、耐蚀合金(钛-钼,钛-钯合金等)、低温合金以及特殊功能合金(钛-铁贮氢材料和钛-镍记忆合金)等。

与其他金属材料相比,钛合金有下列优点:①比强度(抗拉强度/密度)高,抗拉强度可达 $100\sim140kgf/mm^2$,而密度为 $4.5g/cm^3$,仅为钢的 60%。②中温强度好,使用温度比铝合金高几百摄氏度,在中等温度下仍能保持所要求的强度,可在 $450\sim500℃$ 的温度下长期工作。③耐蚀性好,在大气中钛表面立即形成一层均匀致密的氧化膜,有抵抗多种介质侵蚀的能力。通常钛在氧化性和中性介质中具有良好的耐蚀性,在海水、湿氯气和氯化物溶液中的耐蚀性能更为优异。但在还原性介质,如盐酸等溶液中,钛的耐蚀性能较差。④低温性能好,间隙元素极低的钛合金,如 TA7,在 $-253℃$ 下还能保持一定的塑性。⑤弹性模量低,热导率小,无铁磁性。由于上述特点,钛合金成为制作关节、连接件的理想材料。目前国际上假肢高档产品的金属构件大量采用钛合金制造,是假肢实现高性能的重要材料。

七、镁合金

镁是最轻的金属结构材料,其密度小($1.74g/cm^3$),仅为铝的 2/3,钢的 1/4。由它制成的镁合金具有下述特点:

(一)高强度、高刚性

镁合金的比重虽然比塑料重,但是,单位重量的强度和弹性率比塑料高,所以,在同样的强度零部件的情况下,镁合金的零部件能做得比塑料的薄而且轻。另外,由于镁合金的比强度也比铝合金和铁高,因此,在不减少零部件的强度下,可减轻铝或铁的零部件的重量。

(二)传热性好

虽然镁合金的导热系数不及铝合金,但是,比塑料高出数十倍,因此,镁合金用于电器产品上,可有效地将内部的热散发到外面。

(三)电磁波屏蔽性好

镁合金的电磁波屏蔽性能比在塑料上电镀屏蔽膜的效果好,因此,使用镁合金可省去电磁波屏蔽膜的电镀工序。

(四)机械加工性能好

镁合金比其他金属的切削阻力小,在机械加工时,可以较快的速度加工。

耐凹陷性好镁合金与其他金属相比抗变形力大,由冲撞而引起的凹陷小于其他金属。

(五)对振动和冲击的吸收性高

由于镁合金对振动能量的吸收性能好,使用在驱动和传动的部件上可减少振动,从而使其在许多应用中具有降低振动和噪声的能力。另外,冲击能量吸收性能好,比铝合金具有更好的延伸率的镁合金,受到冲击后,能吸收冲击能量而不会产生断裂。

(六)抗蠕变性能好

镁随着时间和温度的变化在尺寸上蠕变少。

由于上述特点,镁合金被誉为 21 世纪绿色工程金属结构材料,在航空航天、汽车制造、电子通信等领域都得到了应用。在生物医学领域,镁合金已用于制造下肢假肢的人工膝关节。

镁合金的分类一般按三种方式,包括化学成分、成型工艺和是否含变质剂锆。其中,根据化学成分,以五个主要合金元素 Mn、Al、Zn、Zr 和稀土为基础,组成合金系:Mg-Mn,Mg-Al-

Mn、Mg-Al-Zn-Mn、Mg-Zr、Mg-Zn-Zr、Mg-Re-Zr、Mg-Ag-Re-Zr、Mg-Y-Re-Zr;根据成型工艺,镁合金可分为铸造镁合金和变形镁合金两大类。两者在成分、组织性能上存在很大的差异,铸造镁合金多用压铸工艺生产,其特点是生产效率高、精度高、铸件表面质量好、铸态组织优良、可生产薄壁及复杂形状的构件。变形镁合金指可用挤压、轧制、锻造和冲压等塑性成型方法加工的镁合金。与铸造镁合金相比,变形镁合金具有更高的强度、更好的塑性和更多样式的规格;锆对镁合金具有强烈的细化晶粒作用,根据是否含变质剂锆,镁合金可划分为无锆镁合金和含锆镁合金两类。

第三节   高分子材料

一、概述

高分子材料也称为聚合物材料,是以高分子化合物为基体,在配有其他添加剂所构成的材料。高分子材料发展迅猛,应用广泛,它已成为工业、农业、国防和科技等领域的重要材料,在生产和生活中发挥着巨大的作用。

(一)高分子的定义

通常定义相对分子量大于 10 000 的分子叫高分子,实际上有的 7 000~8 000 分子量的也是高分子。与"高分子"对应的英文单词有两个:macromolecule 和 high polymer,前者译为"大分子",后者译为"高的聚合物"或"高级聚合物",简称"高聚物",汉语称其为"高分子",也就是"高聚物大分子"的简称。

大多数情况下,我们研究的"高分子"是 high polymer,按照 IUPAC(国际纯粹化学和应用化学协会)命名委员的规定,这个词指的是组成单元相互多次重复连接而成的物质,而且分子量要足够大。有些分子有重复单元但分子量不够大(如三聚甲醛)或者分子量足够大但不好找重复单元(如胰岛素)都不归于"高分子"这个学科。

(二)高分子材料的分类

高分子材料的分类方法和标准有多种,主要的分类方法有按材料来源、主链结构和用途三种。

1. 按材料来源分类   高分子材料按来源可以分为天然高分子材料、改性天然高分子材料和合成高分子材料。

(1)天然高分子材料:天然高分子材料是生命起源和进化的基础,人类利用天然高分子材料主要是作为生活资料和生产资料,并掌握了其加工技术。天然高分子材料一般是由生物体制造的,如天然橡胶、纤维素、淀粉、甲壳素、蚕丝等。

(2)改性高分子材料:改性高分子材料是由天然高分子材料经过人工改性,主要是化学方法改性,获得新的高分子材料,如把纤维素用化学反应的方法,改性获得硝基纤维素、醋酸纤维素、羧甲基纤维素、再生纤维素,还有改性的淀粉等。

(3)合成高分子材料:合成高分子材料是指从结构和分子量都已知的小分子原料出发,通过一定的化学反应和聚合方法合成的聚合物。如:聚乙烯、聚丙烯、聚氯乙烯、涤纶、丁苯橡胶、顺丁橡胶等。

(4)改性合成高分子材料:改性合成高分子材料的本质是从小分子单体合成的聚合物,再经化学反应方法加以改性,好似分两步获得的高分子材料。如把聚醋酸乙烯醇解,获得聚乙烯醇,再用化学反应使原有的合成高分子变成一种新的高分子材料。如氯化聚乙烯、氯化聚氯乙烯、强酸性阳离子交换树脂和 ABS 树脂等。

2. 按照高分子化合物的主链结构分类 高分子化合物的主链结构可分为碳链聚合物、杂链聚合物和元素有机聚合物。

(1)碳链聚合物:碳链聚合物是指高分子化合物的主链完全由碳原子组成。绝大部分烯类和二烯类聚合物都属于这一类。常见的有聚乙烯、聚丙烯、聚氯乙烯、聚苯乙烯、聚丁二烯等。

(2)杂链聚合物:杂链聚合物是指大分子主链中除了碳原子外,还有氧、氮、硫等杂原子。常见的有聚醚、聚酯、聚酰胺、聚硫橡胶等。

(3)元素有机聚合物:元素有机聚合物是指大分子主链中没有碳原子,主要由硅、硼、铝、氧、氮、硫、磷等原子组成。典型的例子是有机硅橡胶。

3. 按材料用途分类 按用途高分子材料可分为塑料、橡胶、纤维、黏合剂、涂料、聚合物基复合材料、功能高分子材料等。这种分类方法是人们现在经常使用的,也是真正把高分子材料从材料角度进行分类的一种分类方法。

(1)塑料:塑料主要是以合成树脂为基础,再加入填料、增塑剂等辅助剂制得的。按照是否具有受热反复加工性,可将塑料分为热塑性塑料和热固性塑料。按照塑料的使用范围,又可以分为通用塑料和工程塑料。通用塑料的产量大、用途广、价格低,但是性能一般,主要用于非结构材料,如聚乙烯、聚丙烯、聚氯乙烯等。工程塑料具有较高的力学性能,能够经受较宽的温度变化范围和比较苛刻的环境条件,并且在此条件下能够长期使用,可作为结构材料。

(2)橡胶:橡胶是一类线型柔性高分子聚合物。其分子链的柔性使橡胶在外力作用下可产生较大形变,外力消失后能迅速恢复原状。橡胶按其来源可分为天然橡胶和合成橡胶两大类,合成橡胶按照用途又分为通用合成橡胶和特种合成橡胶两类。

(3)纤维:纤维是指长度比直径大很多倍且具有一定韧性的纤细物质。纤维可分为天然纤维和化学纤维,天然纤维比如棉花、羊毛、麻、蚕丝等;化学纤维又分为人造纤维和合成纤维。人造纤维是以天然聚合物为原料,经过化学处理和机械加工而得的纤维,主要有黏胶纤维、铜铵纤维和乙酸酯纤维等;合成纤维是由合成的聚合物制得,它的种类很多,主要有聚酯纤维(涤纶)、聚酰胺纤维(聚酰胺)、聚丙烯腈纤维(腈纶)三大类。

(4)黏合剂:又称胶黏剂,是将各种材料紧密结合在一起的物质。黏合剂一般是由多组分体系,除主要成分外,还有许多辅助成分,如固化剂、促进剂、硫化剂、增塑剂、填料、溶剂、稀释剂、偶联剂、防老剂等。黏合剂按主要成分可以分为有机和无机两大类,有机黏合剂又分为天然和合成两类。

(5)涂料:涂料是指涂覆在物体表面而形成的具有保护作用和装饰作用的膜层材料。涂料也是多组分体系,主要组分有成膜物质、颜料和溶剂,此外还有催干剂、防腐剂、增塑剂等添加剂。

(6)聚合物基复合材料:复合材料是由两种或两种以上物理和化学性质不同的材料组成的,并具有复合效应的多相固体材料。复合材料一般有基体材料和分散材料组成,基体材料为连续相;分散材料可以使一种或是多种,多为粒料、纤维、片状材料或它们的组合。聚合物基复合材料是以高分子聚合物为基体,添加各种增强材料制得的一种复合材料,其具有比强度高和比模量高、耐疲劳性和减震性能好、过载安全性能优异、耐高温、可设计性强等特点。

（7）功能高分子材料：功能高分子材料是指在材料原有力学性能、绝缘性能和热性能基础上，还具有物理功能（如：电、磁、光、声、热等）、化学功能（如：催化、分离、吸附等）、生物功能（如：抗凝血、药物、组织替代等）等的高分子材料。功能高分子材料的功能多样性丰富了高分子材料的研究内容，扩大了高分子材料的应用领域。

（三）高分子材料的成型加工

高分子材料的加工不是单纯的物理过程，而是决定高分子材料最终结构和性质的重要环节。除黏合剂和涂料无需加工外，橡胶、塑料和纤维等通常需要相应的成型方法加工成制品。一般塑料制品常用的成型方法有挤出、注射、压延、吹塑、模压等。也可以采用喷涂、浸渍、黏结和沸腾床等离子喷涂等方法将高分子材料覆盖在金属或非金属基体上，还可以采用车、磨、刨、铣、锉、钻以及抛光等方法来进行二次加工。其中最主要及最常用的加工方法是挤出成型、注射成型、压制成型和吹塑成型四种方法。

1. 挤出成型 挤出成型也称为挤塑，是塑料加工工业中最早出现的成型方法之一，也是目前高分子材料加工领域应用最多、最广泛且最重要的方法之一，它是在螺杆的挤压作用下，受热熔融的物料被推动通过挤出机的口模成为具有恒定截面连续的制品的成型方法。

挤出成型工艺适应性很宽，几乎所有的高分子材料均可加工。挤出成型的塑料制品有薄膜、管材、板材、单丝、电线电缆包层、棒材、异型截面型材、中空制品以及纸和金属的涂层制品等。此外，挤出成型还可用于粉料造粒、塑料着色、树脂掺和等。

挤出过程中，从原料到产品需要经历三个阶段：第一阶段是塑化，就是经过加热或加入溶剂使固体物料变成黏性流体；第二阶段是成型，就是在压力的作用下使黏性流体经过口模而得到连续的型材；第三阶段是定型，就是用冷却或溶剂脱除的方法使型材由塑性状态变为固体状态。

按照塑料塑化的方法不同，挤出工艺可分为干法和湿法两种。干法也称为熔融法，其塑化是靠加热将塑料变为熔融体，塑化和加压可在同一设备内进行，其定型处理仅为简单的冷却。湿法也称为溶剂法，其塑化则是用溶剂将塑料充分软化，塑化和加压必须分成两个独立的过程，操作比较复杂，实际应用较少，主要用于硝酸纤维和少数醋酸纤维素的挤出成型。绝大多数聚合物的挤出成型都采用的是干法。

挤出成型设备由两大部分组成，一是主机，即挤出机，它负责将物料熔融、压缩、并挤出。主机具有通用性，同一台主机配合不同的辅机可生产多种制品；二是辅机，包括机头、口模、冷却系统、牵引系统、卷曲系统、切割系统等。辅机用来将熔融物料挤出成型、定型、冷却、加工成具体的制品。

挤出成型工艺的主机主要是螺杆型挤出机，按照螺杆的数目分为单螺杆、双螺杆和多螺杆挤出机。螺杆型挤出机主要由五部分构成：传动装置、加料装置、料筒、螺杆和机头，如图2-3-1所示。

（1）传动装置：传动装置是挤出机的动力来源，是带动螺杆传动的装置，通常由电动机、减速箱和轴承等组成，另外还有良好的润滑装置、过载保护装置、快速制动装置等。传动装置一般采用交流整流子电动机、直流电动机等装置，以达到无级变速，一般螺杆转速为 $10\sim100\mathrm{r/min}$。

（2）加料装置：供给挤出机的物料多采用粒料，也可采用带状料或粉料。装料设备通常

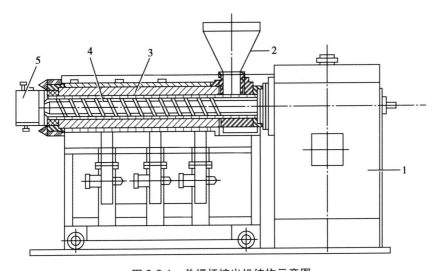

图 2-3-1 单螺杆挤出机结构示意图
1:传动装置;2:加料装置;3:料筒;4:螺杆;5:机头

使用锥形加料斗,料斗底部有截断装置,侧面有视孔和计量装置,料斗上方有盖,防止灰尘、杂物的落入。有的料斗还带有真空装置、加热装置和搅拌器。

（3）料筒:料筒又称机筒,是挤出机的主要部件之一,塑料的塑化和加压都在其中进行。料筒内部的压力可达 30~50MPa,温度在 150~300℃,因此料筒一般要选用耐温、耐压、强度高、坚固耐磨、耐腐蚀的合金钢或内衬合金钢的复合钢管制成。料筒的外部设有分区加热和冷却装置,而且还附有热电偶和自动仪表等。料筒冷却系统的主要作用是防止物料过热或者是在停车时使之快速冷却,以免物料降解。料筒的长度一般为其直径的 15~30 倍,并且应与螺杆良好配合,以确保物料在料筒内壁和螺杆的共同作用下被充分粉碎、软化、熔融、塑化、排气和压实,有的料筒刻有各种沟槽以增大与物料间的摩擦力。

（4）螺杆:螺杆是挤出机最关键的部件,被称为是挤出机的心脏。通常是用耐热耐腐蚀高强度的合金钢制成,其作用是输送、塑化固体物料并输送熔体,它直接关系到挤出机的应用范围、生产效率和能耗等。通过螺杆的转动,料筒内的物料才能发生移动。表示螺杆结构特征的基本参数有直径、压缩比、长径比、螺旋角、螺距、螺槽深度等,一般螺杆的结构如图 2-3-2 所示。

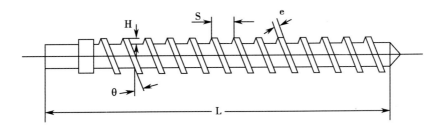

图 2-3-2 螺杆结构示意图
H:螺槽深度;θ:螺旋角;L:螺杆长度;e:螺棱宽度;S:螺距

为了能对不同品种的塑料产生较强的输送、挤压、混合和塑化作用,螺杆可采取多种结构形式,主要有渐变型和突变型两种。近几年,又发展了各种新型螺杆,如分离型螺杆、屏障型螺杆、分流型螺杆等。

（5）机头：机头是挤出成型机的成型部件，由机头体和机颈组成，它是料筒和口模之间的过渡部分，其长度和形状随所用塑料的种类、制品的形状、加热方法及挤压速度而定。

2.　**注射成型**　注射成型也称为注射模塑或注塑成型，是高分子材料成型加工中的一种重要方法，绝大多数的热塑性塑料都可用此方法来成型。近年来，此种成型工艺也成功地用于某些热固性塑料的生产。由于注射成型能一次成型制得外形复杂、尺寸精确或带有金属嵌件的制品，而且可以制得满足各种使用要求的塑料制品，因此得到了广泛的应用，成为目前塑料加工设备生产中增长最快，规格、品种、生产数量最多的机种之一。

注射成型的工艺原理是将粒状或粉状的塑料加入注射机的料筒内，在加热和机械剪切力的作用下塑化成具有良好流动性的熔体，然后利用柱塞或螺杆对熔融的物料施加压力，将高温物料通过螺杆前端的喷嘴和模具的浇道系统注射进闭合好的低温模腔中，待冷却固化后开模，得到塑料制品。所以注射成型的过程一般可分为加料、物料熔融、注射、制品冷却和脱模五个步骤。当注射工艺条件确定后，上述五个步骤可以采用集成电路、数字程序控制或群控等实现半自动或全自动操作。

注塑机按照工程塑料在料筒中熔融塑化的方式来分，常用的有柱塞式和螺杆式两种，最有代表性的是移动螺杆式注塑机（图 2-3-3）。

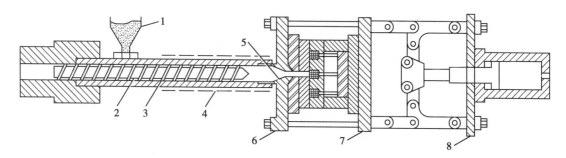

图 2-3-3　移动螺杆式注射机结构示意图
1:料斗;2:螺杆;3:料筒;4:加热器;5:喷嘴;6:前固定板;7:移动模板;8:后固定板

注塑机按外形特征可分为立式、卧式、角式、旋转式和偏心式等多种，目前以卧式注塑机最为常用（图 2-3-4）。

注射机主要由合模系统、注射系统和液压控制系统三部分组成。

（1）合模系统：合模系统主要由前后固定板、活动模板、拉杆、油缸、顶出系统等组成。它的作用是保证模具的闭合锁紧、开启、顶出制品，并在该装置内完成注射、保压、冷却定型等工艺步骤。

（2）注射系统：注射系统是注塑机最核心的部分，主要由塑化装置（螺杆、料筒和喷嘴）、计量装置、传动装置和油缸等组成。它的主要作用是利用螺杆和外加热料筒将塑料原料熔融塑化，在一定温度和压力下，将定量的熔融物料注入模具的型腔中。

（3）液压系统：液压控制系统主要作用是保证注射机按照工艺过程的要求和程序准确无误的工作，它实际上包括液压系统和电器控制系统两个部分。液压系统为注射机的各种执行机构提供压力和速度的回路;电器控制系统控制着注射机的各种程序及其动作，调节和控制时间、位置、压力、速度和温度。

注射过程不是连续的，而是间歇的周期过程，主要过程如图 2-3-5 所示。

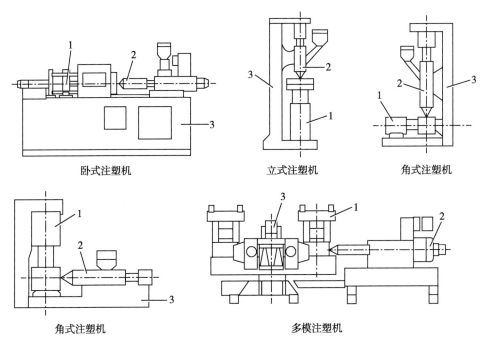

图 2-3-4 注塑机类型图
1:合模装置;2:注射装置;3:机架

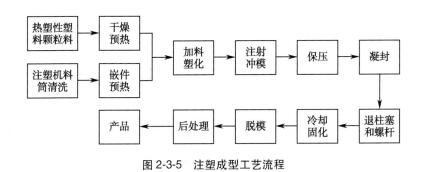

图 2-3-5 注塑成型工艺流程

3. 压制成型 压制成型按照物料的性能、形状以及加工工艺的特征可以分为模压成型和层压成型。

(1) 模压成型:模压成型又称压缩模塑,是模塑料在闭合模腔内借助加压、加热条件而成型的方法。主要用于热固性塑料(酚醛塑料、氨基塑料、不饱和聚酯塑料等)和部分热塑性塑料(氟塑料、超高分子量聚乙烯、聚酰亚胺等)。

模压成型用的主要设备是压机和塑模,压机有机械式和液压式两种,以液压式最为常见。液压机是应用帕斯卡定律进行工作的压力机械,由小柱塞泵、工作油缸、上压板和管路构成的一个密闭系统,如图 2-3-6 所示。

模压成型主要由预压、预热和模压三个过程。①预压:为改善制品质量和提高模塑效率等,将粉料或纤维状模塑料预先压成一定形状的操作;②预热:为改善模塑料的加工性能和缩短成型周期等,把模塑料在成型前先行加热的操作;③模压:在模具内加入所需要的塑料,闭模、排气,在模塑温度和压力下保持一段时间,然后脱模清模的操作。

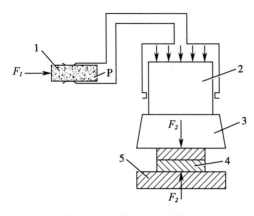

图 2-3-6　液压机工作原理

1:小柱塞;2:活塞;3:上压板;4:模具;5:工作台

模压成型的优点是可以模压较大平面的制品,其缺点是生产周期长,效率低。模压成型的详细工艺过程如图 2-3-7 所示。

(2)层压成型:层压成型技术发展较早,比较成熟,它是以片状或纤维状材料作为填料,在加热、加压条件下把相同或不同材料的两层或多层材料结合成为一个整体的工艺。成型前填料必须浸有或涂有树脂。常用的树脂有环氧树脂、酚醛树脂、不饱和聚酯树脂、氨基树脂等;常用的填料有棉布、玻璃布、纸张、玻璃毡或合成纤维及其织物等。

层压成型过程主要包括填料的浸胶、浸胶材料的干燥和层压等几个步骤。在浸胶过程中,要求填料浸渍有足够量的胶液,一般为 25% ~ 46%,浸渍时填料必须为树脂浸透,避免进入空气。浸渍的方法除了可用直接浸渍法外,还可采用喷射法、刮胶法等。浸好胶液的填料,经过干燥后,再按照不同的使用要求叠加在一起,最后通过加热、加压制成压层材料。

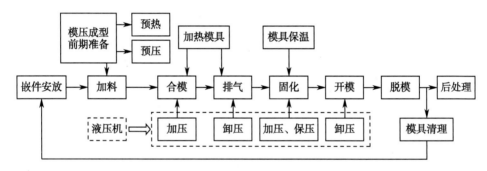

图 2-3-7　模压成型工艺流程图

层压成型工艺是复合材料的一种开口模压成型方法,主要制得的层压塑料往往是板状、管状、棒状或其他简单形状的制品,它可按照所用填料种类的不同,分为纸基、布基、玻璃基和石棉基等层压塑料。该工艺主要特点是制品质量高,工艺过程稳定,模具投资少;其缺点是只能生产平板、曲板等。

4. 吹塑成型　吹塑成型是一种生产中空制品的成型方法,属于二次成型技术,且发展迅速,其产品如各种塑料瓶、儿童玩具、水壶以及储存酸和碱的大型容器等。还有吹塑薄膜、吹塑薄片等成型方法。

吹塑成型是指利用原料通过挤出或注射成型得到的管状型坯,趁热将型坯置于各种形状的模具中,然后借助气体压力使闭合的模具中的热型坯吹胀成为中空制品的一种方法。比较优良的中空吹塑材料有聚乙烯、聚氯乙烯、聚丙烯、聚苯乙烯、热塑性树脂、聚酰胺树脂等,其中以聚乙烯应用得最多。

(1)中空吹塑的主要方法

1)注射吹塑成型:先利用注射成型法将塑料制成有底型坯,接着再将型坯移到吹塑模中吹制成中空制品,如图 2-3-8 所示。

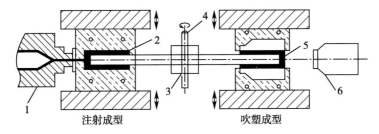

图 2-3-8 注射吹塑工艺过程
1:注射机;2:吹气型芯;3:旋转机构;4:压缩空气入口;5:型坯;6:成品吹塑瓶

2)挤出吹塑成型:先用挤出法将塑料制成无底型坯,再将型坯移动到吹塑模中吹制成中空制品,如图 2-3-9 所示。

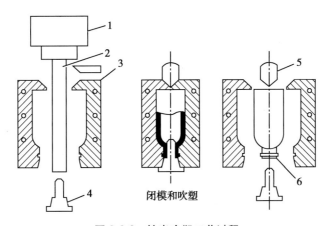

图 2-3-9 挤出吹塑工艺过程
1:挤出机;2:挤出管坯;3:吹塑模具;4:吹气夹子;5:尾料;6:成品吹塑瓶

3)拉伸吹塑成型:先将型坯进行纵向拉伸,然后用压缩空气进行吹胀达到横向拉伸。

(2)中空吹塑的主要特征:①气密性要好。气密性是指阻止氧气、二氧化碳、氮气以及水蒸气等向容器内外透散的特性。②耐环境应力开裂性要好。作为容器,当与表面活性剂溶液接触时,在应力作用下,应具有防止龟裂的能力。因此,一般应选用相对分子质量较大的材料。③抗冲击性要好。为了保护容器内装的物品,一般制品应具有从 1m 以上高度落下而不碎不裂的抗冲击性。

二、假肢常用高分子材料

(一)聚甲基丙烯酸甲酯

聚甲基丙烯酸甲酯(polymethyl methacrylate,PMMA)俗称有机玻璃,具有高度的透光性、良好的耐候性、绝缘性和尺寸稳定性,可用于航空、汽车等配件,还可以用作光导纤维以及各种光学仪器、灯具、医用、军用、建筑用玻璃,是迄今为止合成透明材料中质地最优异,价格又比较适宜的品种。在假肢制作领域,主要用于制作假肢的接受腔。

1. 聚甲基丙烯酸甲酯的结构 聚甲基丙烯酸甲酯为无定形聚合物,其分子结构如图 2-3-10 所示。

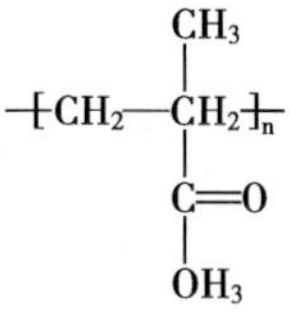

图 2-3-10 聚甲基丙烯酸甲酯结构式

聚甲基丙烯酸甲酯相对密度为 $1.17\sim1.20g/cm^3$，折射率为 $1.482\sim1.521$，吸湿度在 0.5% 以下，玻璃化温度约为 105℃，流动温度约为 160℃，热分解温度约为 270℃，具有高透明度、低价格、易于机械加工等优点。

2. 聚甲基丙烯酸甲酯的性能 聚甲基丙烯酸甲酯除具备优良的透光性外，还具有优良的力学、电学等性能，具体性能如下：

（1）光学性能：聚甲基丙烯酸甲酯是目前最优良的高分子透明材料，可见光透过率达到 92%，比玻璃的透光度高，并且可以透过大部分紫外线和红外线。

（2）力学性能：聚甲基丙烯酸甲酯具有较高的力学性能，有优良的拉伸强度和弯曲强度，但冲击强度不高，随着负荷加大、时间增长，可导致应力开裂现象。另外其表面硬度较低，表面易损伤。

（3）电学性能：聚甲基丙烯酸甲酯虽有侧甲酯基的存在，但是极性不太大，所以它仍具有良好的电绝缘性能。此外，它的介电常数较大，可用于高频绝缘材料。

（4）热性能：聚甲基丙烯酸甲酯的耐热性能不高，使用温度在 60~80℃，其氧指数为 17.3%，属易燃材料，离火后能继续燃烧，热导率为 $0.19W/(m\cdot K)$，在高分子材料中属中等水平。

（5）耐化学药品性能：由于侧甲酯基的存在使得聚甲基丙烯酸甲酯的耐溶剂性能一般，可耐碱、无机酸、水溶无机盐、油脂和脂肪烃，不溶于水、甲醇和甘油等。但吸收醇类可溶胀，能溶于自身单体、氯仿、乙酸、乙酸乙酯、丙酮等有机溶剂。

（6）加工性能：聚甲基丙烯酸甲酯由于含有极性的侧酯基，因此吸湿性较大，吸水率一般为 0.3 左右，所以加工前须经过干燥处理，使其含水量在 0.02% 以下；聚甲基丙烯酸甲酯熔体黏度较高，冷却速率又较快，制品容易产生内应力；聚甲基丙烯酸甲酯收缩率及其变化范围都较小，一般为 0.5%~0.8%，且切削性能优良，有利于成型出尺寸精度较高的塑件。

（二）聚氨酯材料

聚氨酯（polyurethane，PU）是指分子结构中含有许多重复的氨基甲酸酯基团（图 2-3-11）的一类聚合物，全称为聚氨基甲酸酯。

聚氨酯材料是目前国际上性能最好的保温材料，由异氰酸酯（单体）与羟基化合物聚合而成。由于含强极性的氨基甲酸酯基，不溶于非极性基团，具有良好的耐油性、韧性、耐磨性、耐老化性和黏合性。用不同原料可制得适应较宽温度范围（$-50\sim150$℃）的材料，高温下不耐水解，亦不耐碱性介质。

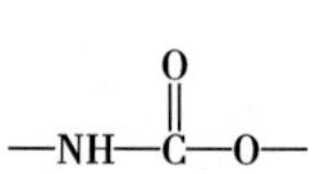

图 2-3-11 氨基甲酸酯基团结构式

聚氨酯根据其组成的不同，可制成线型分子的热塑性聚氨酯，主要用于弹性体、涂料、胶黏剂、合成革等；也可以制成体型分子的热固性聚氨酯，主要用于制造各种软质、半硬质和硬质泡沫塑料。在假肢制作方面用到的聚氨酯是半硬质泡沫塑料，主要用于制作假肢内衬套。

聚氨酯用途广泛，聚氨酯弹性体用作滚筒、传送带、软管、汽车零件、鞋底、合成皮革、电线电缆和医用人工脏器等；软质泡沫体用于车辆、居室、服装的衬垫，硬质泡沫体用作隔热、吸音、包装、绝缘以及低发泡合成木材，涂料用于高级车辆、家具、木和金属防护、水池水坝和建筑防渗漏材料，以及织物涂层等。胶黏剂对金属、玻璃、陶瓷、皮革、纤维等都有良好的黏着力。此外聚氨酯还可制成乳液、磁性材料等。

半硬质的聚氨酯泡沫塑料的主要原料有甲苯二异氰酯（TDI）或二苯基甲烷二异氰酸酯

（MDI）。半硬质聚氨酯有普通型和结皮型另种,结皮型半硬质聚氨酯泡沫塑料在发泡时可形成 0.5~3mm 厚的表皮,密度为 0.55~0.88g/cm³,有优良的耐磨性,是较好的隔热、吸声、减震材料。由于其优良的减震、缓冲性能和良好的抗压缩负荷性能及变形复原性能,所以在假肢制作方面应用广泛。

（三）聚乙烯醇

聚乙烯醇(polyvinyl alcohol,PVA)是一种用途广泛的水溶性高分子聚合物,是重要的化工原料。其分子结构图 2-3-12 所示。

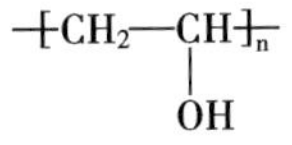

1. 聚乙烯醇的主要性质

$$-\!\!\left[CH_2\!-\!CH\right]_n$$
$$|$$
$$OH$$

图 2-3-12　聚乙烯醇结构式

（1）物理性质:聚乙烯醇原料是一种高分子聚合物,无臭、无毒,外观为白色或微黄色絮状、片状或粉末状固体。聚乙烯醇的熔点难于直接测定,因为它在空气中的分解温度低于熔融温度。用间接法测得聚乙烯醇的熔点在 230℃ 左右,其玻璃化温度约 80℃,且可以溶解于 80~90℃ 水中。

（2）化学性质:聚乙烯醇主链大分子上有大量仲羟基,在化学性质方面有许多与纤维素相似之处。聚乙烯醇可与多种酸、酸酐、酰氯等作用,生成相应聚乙烯醇酯。但其反应能力低于一般低分子醇类。聚乙烯醇的醚化反应较酯化反应容易进行。醚化反应后,聚乙烯醇分子间作用力有所减弱,制品的强度、软化点和亲水性等都有所降低。

（3）其他性质:①具有很好的机械性能,其强度高、模量高;②耐酸碱性、抗化学药品性强;③耐光性好,在长时间的日照下,纤维强度损失率低;④耐腐蚀性优良,纤维埋入地下长时间不发霉、不腐烂、不虫蛀;⑤纤维具有良好的分散性,纤维不粘连、水中分散性好;⑥纤维与水泥、塑料等的亲和性好,黏合强度高;⑦对人体和环境无毒无害。

2. 聚乙烯醇的主要用途　聚乙烯醇用途广泛,在纸张行业主要用于纸品黏合剂、再湿黏合剂、纸品表面上胶、纸品内部上胶、纸品颜料涂层等;木材加工行业主要用于胶合板、人造板、木材的黏合剂;在建筑行业可用做水泥、灰浆添加剂、成型板黏合剂和涂料等。另外在印刷业和纺织业也有广泛的用途。

聚乙烯醇其中一大用途是制作成薄膜,PVA 薄膜是以聚乙烯醇为主体,加入改性剂等助剂,经过特殊工艺加工,可以完全降解的绿色环保功能性材料。其最大的优点是水溶性,最大的缺点是耐水性差,之所以耐水性差,是由于其分子中带有亲水性的羟基(—OH)。如果能将羟基适当封闭,接上耐水性基团,就可提高 PVA 薄膜的耐水性。

聚乙烯醇薄膜按照溶解特性分为以下几类:常温溶薄膜(溶解温度 25℃)、中温溶薄膜(溶解温度 65℃)、高温溶薄膜(溶解温度 85℃)和特种薄膜(根据具体用途设计配方和工艺)。PVA 薄膜有许多独特的优点是一般聚丙烯、聚氯乙烯等无法相比的,它具有不带静电、透光性能好、透明度高、光泽好、透氧系数低、皮膜强韧等特性。所以广泛应用于日用品、医药和玩具外包装和内衬等,另外还应用于无线电元器件、光学仪器和汽车玻璃贴膜等领域。在假肢制作过程中用到的 PVA 薄膜主要在接受腔制作过程中,用其形成密闭空间,其最大的优点是水溶焊接,操作简单。

（四）硅胶材料

有机硅高分子是分子结构中含有元素硅,且硅原子上连接有机基的聚合物。在我国,习惯将硅烷单体及聚硅氧烷统称为有机硅,并把聚硅氧烷液体称为硅油,聚硅氧烷橡胶称为硅橡胶,聚硅氧烷树脂称为硅树脂。有机硅化合物及由其制得的有机硅材料品种众多,性能优异,在航空航天、电子电器、化工、机械、建筑、医疗卫生方面应用广泛。

聚硅氧烷是一类以重复的 Si—O 键为主链,硅原子上直接连接有机基的聚合物,其通式为 $[R_nSiO_{4-n/2}]_m$,聚硅氧烷的主要用途是制取硅油、硅橡胶和硅树脂,还有改进有机树脂及橡胶的性能、作为化妆品主剂和助剂、药物、医疗等作用。其中,硅橡胶是由硅氧烷与其他有机硅单体共聚的聚合物,分子主链由硅原子和氧原子交替组成,分子结构式如图 2-3-13 所示。

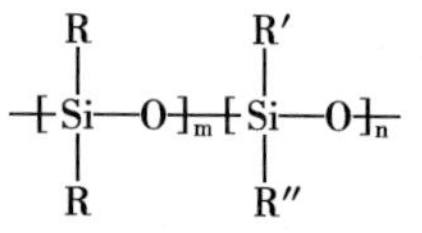

图 2-3-13　硅橡胶结构式

硅橡胶按其硫化机制分为三大类:有机过氧化物引发自由基交联型(又称热硫化型)、缩聚反应型(也称室温硫化型)和加成反应型三大类。其中双组分室温硫化硅橡胶是由生胶的羟基在催化剂(有机锡盐,如二丁基二月桂酸锡或辛酸亚锡)作用下与交联剂(烷氧基硅烷、如正硅酸乙酯或其他水解物)的烷氧基缩合反应而成。

双组分室温硫化硅橡胶通常是将生胶、填料与交联剂混为一个组分,生胶、填料与催化剂混为另一组分,使用时将两个组分经过计量进行混合。双组分硅橡胶的硫化时间主要取决于催化剂用量,用量越多,硫化速率越快;此外,环境温度越高,硫化速度也越快;硫化时无内应力,不收缩,不膨胀;硫化时缩合反应在内部和表面同时进行,不存在厚制品深部硫化困难的问题。它对其他材料无黏接性,如果与其他材料黏接时,需采用表面处理剂作底涂。

硅橡胶是一种分子链兼具有无机和有机性质的高分子弹性体,具有优异的耐高、低温性能,工作温度范围广(-100~350℃);优异的耐热氧化、耐老化性能;极好的疏水性和电绝缘性;较低的表面张力和表面能,使其具有特殊的表面性能和生理惰性以及高透气性,适用于生物医学材料。其中在假肢领域主要用于残肢和假肢接受腔之间的硅胶残肢套。另外还有假手、义眼和假颌等,具有外观漂亮、逼真、细节表现清晰等特点。

硅胶残肢套主要具有以下性质:

(1) 舒适性:因为其质地柔软,可为骨突、敏感部位提供缓冲减震作用,帮助残肢全面接触和固定形状。

(2) 保护性:因其具有弹性并能释放硅油,在与残肢接触过程中可改善血液循环,可控制或减少残肢水肿、肿胀的发生。因其摩擦系数大,可减少皮肤的相对移动,对新增或敏感的皮肤疮疤起到重要的保护作用。

(3) 稳定性:有机硅材料对人体皮肤有吸附作用,可增加人体和假肢的附着力,有效防止假肢脱落,巧妙解决了假肢悬吊难的问题,保证患者穿着假肢行走时的稳定性。

三、矫形器常用高分子材料

(一) 聚丙烯

聚丙烯(polypropylene,PP)是由丙烯聚合而制得的一种热塑性树脂。目前已成为发展速度最快的塑料品种,其产量仅次于聚乙烯和聚氯乙烯,居第三位。

1. 聚丙烯的结构　聚丙烯为线型结构,其分子式如图 2-3-14 所示。

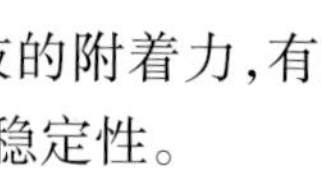

聚丙烯按大分子链上甲基排列位置分为等规聚丙烯(IPP)、无规聚丙烯(APP)和间规聚丙烯(SPP)三种。甲基排列在分子主链的同一侧称为等规聚丙烯,若甲基无秩序的排列在分子主链的两侧称

图 2-3-14　聚丙烯结构式

无规聚丙烯,当甲基交替排列在分子主链的两侧称间规聚丙烯。三种聚丙烯的结构如图 2-3-15 所示。

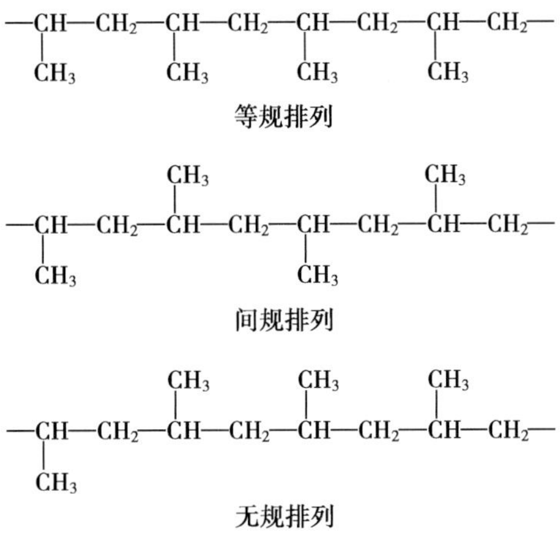

由于侧甲基空间排列方式不同,其性能也就有所不同。等规聚丙烯的结构规整性好,具有高度的结晶性、熔点高、硬度和刚度大、力学性能好等特点。目前应用的主要为等规聚丙烯,用量可占 90% 以上;无规聚丙烯为无定型材料,是生产等规聚丙烯的副产物,强度很低,但用于改性载体效果很好;间规聚丙烯的性能介于前两者之间,结晶能力较差,硬度与刚度小,但冲击性能较好。

图 2-3-15 聚丙烯排列结构类型

2. **聚丙烯的性能** 聚丙烯树脂为白色蜡状固体,密度很低,具有较好加工性能和耐热性能,综合性能优良。聚丙烯的一般性能如表 2-3-1 所示。

表 2-3-1 聚丙烯的一般性能

性能	数据	性能	数据
相对密度/($g \cdot cm^{-3}$)	0.89~0.91	缺口冲击强度/($kJ \cdot m^{-2}$)	0.5~10
吸水率/%	0.01	热变形温度(1.82MPa)/℃	102
成型收缩率/%	1~2.5	脆化温度/℃	-8~8
拉伸强度/MPa	29	热导率/[$W/(m \cdot K)$]	2.24
断裂伸长率/%	200~700	介电常数×10^6/Hz	2.15
弯曲强度/MPa	50~58.8	氧指数/%	18

(1)力学性能:聚丙烯的力学性能与聚乙烯相比,其强度、刚度和硬度都比较高,光泽性也好。聚丙烯的冲击强度对温度的依赖性很大,其冲击强度较低,特别是低温冲击强度低,聚丙烯的冲击强度还与相对分子质量、结晶度、结晶尺寸等因素有关。

(2)电性能:聚丙烯是一种非极性的聚合物,具有优异的电绝缘性能,不吸水,基本不受环境湿度及电场频率改变的影响,且具有优良的高频热性,是优异的介电材料和电绝缘材料。

(3)热性能:聚丙烯具有良好的耐热性,可在 100℃ 以上使用,轻载下可达 120℃,在无外部压力的条件下,制品可加热到 150℃ 也不变形。聚丙烯的耐沸水、耐蒸汽性良好,是很好的绝热保温材料。

(4)耐化学药品性:聚丙烯是非极性结晶型的烷烃类聚合物,具有很高的耐化学腐蚀性。对大多数化学药品比较稳定,在室温下不溶于任何溶剂,但可在部分溶剂中发生溶胀。聚丙烯还具有很好的耐环境应力开裂性,但芳香烃、氯代烃会使其溶胀,高温时更显著。

(5)环境性能:聚丙烯的耐候性差,对紫外线很敏感。在加工和使用过程中,易受到光、热和氧的作用发生降解和老化。因此在聚丙烯生产必须加入抗氧化剂和光稳定剂。

(6)加工性能:聚丙烯的吸水率很低,在水中浸泡 1 天,吸水率仅为 0.01%~0.03%,因此成型加工前不需要对粒料进行干燥处理;聚丙烯成型收缩率比较大,一般在 1%~25% 的范围内,且有较明显的后收缩性;聚丙烯一次成型性优良,几乎所有的成型加工方法都可适用,其中最常采用的是注射成型与挤出成型方法。

（7）其他性能:聚丙烯极易燃烧,氧指数仅为 17.4,需加入大量的阻燃剂才有阻燃效果。聚丙烯氧气透过率较大,可用表面涂覆盖隔层或多层共挤改善。聚丙烯透明性较差,可加入成核剂来提高其透明性。聚丙烯表面极性低,耐化学基药品性能好,但印刷、黏结等二次加工性差,可采用表面处理接枝及共混等方法加以改善。

3. 聚丙烯的用途　聚丙烯由于优良的电绝缘性和耐化学腐蚀性、力学性能和耐热性在通用热塑性塑料中最高、耐疲劳性好、价格在所有树脂中最低等优点,应用非常广泛。

一般的日用品以聚丙烯为主,如餐具、厨房用品、盆、桶等;增韧或增强聚丙烯可以制成很多汽车部件,如方向盘、仪表盘、风扇叶片等,还可以制成多数电器的外壳和洗衣机内筒等;通过挤出成型技术生产的纤维和丝可制成各种绳索、编织袋、包装袋、渔网、防雨布、地毯、人造草皮、滤布以及装饰布等;挤出成型技术生产的薄膜可制成食品包装、周转箱等;挤出制品还有各类管材和片材等;普通的聚丙烯通过共聚、共混、交联和接枝等改性技术,可以大大改善聚丙烯明显的缺陷,部分性能可以和工程塑料媲美,扩大了其使用范围。

（二）聚乙烯

聚乙烯(polyethylene,PE)是以乙烯单体为原料经催化剂催化聚合而得的聚合物。聚乙烯的合成原料为石油,乙烯单体是通过石油裂解面得到的。最早出现的高压法合成的低密度聚乙烯(lowdensity polyethylene,LDPE)是英国帝国化学公司在 1933 年发明的。1953 年德国化学家齐格勒用低压合成了高密度聚乙烯(high density polyethylene,HDPE)。此后,聚乙烯家族不断有新品种问世,如超高相对分子质量聚乙烯、交联聚乙烯和线型低密度聚乙烯(linear low density polyethylene,LLDPE)等。其中,线型低密度聚乙烯是在 20 世纪 70 年代出现的较新品种。这些品种具有各自不同的结构,在性能和应用方面具有明显差别。表 2-3-2是三种聚乙烯结构性能比较。

表 2-3-2　三种聚乙烯结构性能比较

性　　能	LDPE	LLDPE	HDPE
相对密度/$(g \cdot cm^{-3})$	0.91~0.93	0.92~0.935	0.94~0.97
短链支化度/1 000 个碳原子	10~30	10~30	<10
长链支化度/1 000 个碳原子	约30	0	0
分子量	10~50	5~20	10~150
拉伸强度/MPa	6.90~13.79	20.68~27.58	24.13~31.03
断裂伸长率/%	>650	>800	>500
结晶温度/℃	108	122	130
最高使用温度/℃	80~95	90~105	110~130

1. 聚乙烯的结构　聚乙烯为线型聚合物,结构式如图 2-3-16 所示。

聚乙烯具有同烷烃相似的结构,属于高分子长链脂肪烃,由于碳碳键是柔性键,且是线性长链,因此聚乙烯是柔性很好的热塑性聚合物。由于分子对称且无极性基团存在,因此分子间作用力比较小。聚乙烯分子链的空间排列呈平面锯齿形,其键角为 109.3°,齿距为 2.534×10^{-10} m。由于分子链具有良好的柔顺性与规整性,使得聚乙烯的分子链可以反复折叠并整齐堆砌排列形成结晶。

$$-[CH_2-CH_2]_n-$$

图 2-3-16　聚乙烯
结构式

2. **聚乙烯的性能**　聚乙烯无臭、无味、无毒,外观呈乳白色的蜡状固体。其密度随聚合方法不同而异,约在 $0.91 \sim 0.97 g/cm^3$ 之间。聚乙烯块状料是半透明或不透明状,薄膜是透明的,透明性随结晶度的提高而下降。聚乙烯膜的透水率低但透气性能好,比较适合用于防潮包装。聚乙烯易燃,其氧指数值仅为 17.4% ,是最易燃烧的塑料品种之一。聚乙烯燃烧时低烟,伴有少量熔融物滴落和石蜡气味。

(1)力学性能:聚乙烯属于一种典型的软而韧的聚合物材料,其力学性能一般。聚乙烯拉伸强度比较低,表面硬度也不高,抗蠕变性差,只有抗冲击性能比较好。聚乙烯的力学性能受密度、结晶度和相对分子质量的影响大,随着这几种指标的提高,其力学性能增大。

(2)热性能:聚乙烯的耐热性不高,其热变形温度在塑料材料中是很低的,所以,聚乙烯制品使用温度不高,低密度聚乙烯的使用温约在 $80℃$ 左右,而高密度聚乙烯在无载荷的情况下,长期使用温度也不超过 $121℃$,但其热变形温度会随相对分子质量和结晶度的提高而改善。聚乙烯的耐低温型很好,脆化温度可达 $-50℃$ 以下,随相对分子质量的增大,最低可达到 $-140℃$ 。

(3)耐化学药品性:聚乙烯属于烷烃类惰性聚合物,具有良好的化学稳定性。在常温下没有溶剂可溶解聚乙烯;聚乙烯在常温下不受稀硫酸和稀硝酸的侵蚀,盐酸、氢氟酸、磷酸、甲酸、乙酸、氨及胺类、过氧化气、氢氧化钠、氢氧化钾等对聚乙烯均无化学作用;但它不耐强氧化剂,如发烟硫酸、浓硫酸和铬酸等,与脂肪烃、芳香烃、卤代烃等长期接触会溶胀或龟裂;温度超过 $60℃$ 后,可少量溶于甲苯、乙酸戊酯、三氯乙烯、矿物油及石蜡中;温度超过 $100℃$ 后,可溶于四氢化萘。

(4)电性能:由于聚乙烯无极性,而且吸湿性很低(吸湿率 $<0.01\%$),因此电性能十分优异。聚乙烯是少数耐电晕性好的塑料品种之一,介电强度又高,因此可用作高压绝缘材料。

3. **聚乙烯的应用**　聚乙烯是一种质量轻、无毒、具有优良的耐化学腐蚀性、优良的电绝缘性以及耐低温性的热塑性聚合物,而且易于加工成型,因此应用广泛。可用于各类容器,如日用容器、医用药瓶、汽车油箱和化学品储罐等;制成管材类,如天然气管、煤气管、排水管等;薄膜类,如食品包装、购物袋、垃圾袋、地膜、棚膜等,还有牛奶、果汁饮料和冰淇淋等纸盒的涂覆类;单丝类,如渔网、建筑用安全网、民用纱窗网等;另外,各类电线的绝缘层、光缆和电力电缆的绝缘夹套等也有应用。超高分子量聚乙烯因为其良好的自润滑性、耐磨性和化学稳定性,可用于农业、矿业、化工、汽车等耐磨和自润滑部件,如导轨、泵、轴承、阀、密封圈等,另外可用于人体内部的器官、关节等器件。

(三)低温热塑板材

低温热塑板材是经过一系列物理和化学处理的一种特殊合成的高分子材料,具有操作简单、塑性好、记忆性好、重量轻、强度高、可自黏、完全透射、二次加工和环保等诸多优点,主要用于骨科外固定、矫形器、支具的制作。

低温热塑板材分为记忆性板材(P板)和可塑性板材(K板)。记忆性板材有记忆性、贴服性好和软化后透明等特点,适用于制作上肢矫形器;可塑性板材主要的特点是强度较高,适用于四肢及腰背部位需较高强度的矫形器制作。

低温热塑板材最大的特点是操作简单,首先根据患者部位下料,将材料放入 $65 \sim 70℃$ 的温水中,约 $1 \sim 3$ 分钟材料软化后,取出,擦干表面的水,直接在肢体上塑形 $3 \sim 5$ 分钟,材料硬化后塑形结束。低温热塑板材的软化和硬化时间与材料的厚度、网孔密度和环境温度有关。

(四)EVA 材料

乙烯-乙酸乙烯酯共聚物(ethylene-vinyl acetate,EVA)是乙烯和乙酸乙烯酯(VA)的无规共聚物,其分子结构如图 2-3-17 所示。

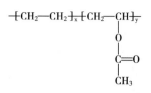

图 2-3-17　乙烯-乙酸乙烯酯共聚物结构式

1. EVA 的主要性能

（1）一般性能：EVA 重量较轻，相对密度为 $0.92\sim0.98g/cm^3$，无臭无味，不含重金属和邻苯二甲酸盐，不会产生增塑剂释出危险，高透明，柔软，应用范围十分广阔。

EVA 中醋酸乙烯含量一般在 $5\%\sim40\%$，与聚乙烯相比，EVA 由于在分子链中引入了醋酸乙烯单体，从而降低了高结晶度，提高了柔韧性、抗冲击性、填料相溶性和热密封性能，被广泛应用于发泡鞋料、功能性棚膜、包装膜、热熔胶、电线电缆及玩具等领域。一般来说，EVA 的性能主要取决于 VA 的含量，当 VA 含量增加时，它的回弹性、柔韧性、黏合性、透明性、溶解性、耐应力开裂性和冲击性能都会提高；当 VA 含量降低时，它刚性、耐磨性及电绝缘性都会增加。一般来说，VA 含量在 $10\%\sim20\%$ 范围内为塑料材料，而含量超过 30% 为弹性材料。

（2）热性能：EVA 具有超强的耐低温性能，催化温度在 $-60℃$，适用于结冰或极寒环境。热分解温度为 $230\sim250℃$，可燃，有刺激性气味，但无毒，不对环境造成污染。

（3）耐化学药品性：EVA 能耐海水、油脂、酸、碱等化学品腐蚀，但由于 EVA 分子中存在着极性的 VA 侧链，因而也就提高了 EVA 的在溶剂中的溶解度，如可溶于芳烃或氯代烃中，从而使耐化学药品性变差，但提高了 EVA 与其他材料的黏接性和黏接强度。

（4）加工性能：EVA 材料多为颗粒料，特殊品可为粉状；吸湿性低，加工不用预干燥；加工时有乙酸酯的气味放出，但无毒；制品为半透明或淡乳白色；易着色；EVA 可用多种成型方法加工，可注塑、挤塑、吹塑、压延、滚塑、真空热成型、发泡、涂覆、热封、焊接等成型加工。

（5）其他性能：EVA 回弹性和抗张力高，韧性高，具有良好的防震、缓冲性能；保温隔热性能优良，保温防寒及低温性能优异，可耐严寒和暴晒；密闭泡孔，隔音效果好。

2. EVA 的主要用途

EVA 树脂用途很广，一般情况下，乙酸乙烯含量在 5% 以下的 EVA，其主要产品是薄膜、电线电缆、LDPE 改性剂、胶黏剂等；乙酸乙烯含量在 $5\%\sim10\%$ 的 EVA 产品为弹性薄膜等；乙酸乙烯含量在 $20\%\sim28\%$ 的 EVA，主要用于热熔黏合剂和涂层制品；乙酸乙烯含量在 $5\%\sim45\%$，主要产品为薄膜（包括农用薄膜）和片材，注塑、模塑制品，发泡制品，热熔黏合剂等。

（五）胶黏剂

胶黏剂是通过黏附作用使被黏物相互结合在一起的物质，又称黏合剂。胶黏链接与焊接、铆接、钉接、缝合等连接方法相比有以下特点：可以黏合不同材料、可以黏合异型、复杂结构和大型薄板的结构部件、黏合件外形平滑美观、黏合是面黏接，不易产生应力集中。

1. 组成　胶黏剂一般是聚合物为主体的多组分体系，主要成分为基料，起到胶黏作用。另外还有许多辅助成分，可对主要成分起到一定的改性或提高品质的作用，具体组成和作用有①黏料：又叫主料、基料，胶黏剂中起到黏附作用；②固化剂：使黏料固化成型；③促进剂：又叫催化剂，可加速固化剂的固化反应；④填料：改善黏料机械性能或其他性能；⑤稀释剂：一种溶剂，起到溶解主料以及调节黏度的作用；⑥增塑剂及增韧剂：改进黏合剂的脆性、抗冲击性和伸长率；⑦其他助剂：耐氧剂、防光剂、防霉剂等，增加胶黏的其他性能。

2. 分类　从理论上讲分子量不是很大的高分子都可以作胶黏剂，按照胶黏剂的基料来源可以分为无机胶黏剂和有机胶黏剂。无机胶黏剂有较好的耐热性但是受冲击容易脆裂，所以用量较少。有机胶黏剂包括天然胶黏剂和合成胶黏剂两大类。天然胶黏剂来源丰富，价格低廉，毒性低，如鱼胶、骨胶、淀粉和松香等，但耐水、耐微生物等性能较差。合成胶黏剂具有良好的电绝缘性、隔热性、抗震性、耐腐蚀性、耐微生物性等，而且种类品种多，可根据不同的要求配制,使用方便,用量大,约占总量的 70%。

按照黏接处受力的要求可分为结构型胶黏剂和非结构型胶黏剂,结构型胶黏剂用于能承受载荷或受力结构件的黏接,黏合接头具有较高的黏接强度。如用于汽车、飞机上的结构部件的连接。一般热固性胶黏剂和合金型胶黏剂适合于做结构型胶黏剂。非结构型胶黏剂用于不受力或受力不大的各种应用场合,通常为橡胶型胶黏剂和热塑性胶黏剂,常以压敏、密封剂和热熔胶的形式使用。

3. **假肢、矫形器制作常用胶黏剂** 在制作假肢、矫形器过程中用到的胶黏剂主要是丙烯酸酯类胶黏剂,其中以 α-氰基丙烯酸酯胶黏剂为主。α-氰基丙烯酸酯黏合剂是由 α-氰基丙烯酸酯单体加入增塑剂、稳定剂、增稠剂等配制而成,胶接速度快,俗称快干胶。因为 α-氰基丙烯酸酯单体十分活泼,很容易在弱碱和水的催化下进行阴离子聚合,并且反应速率很快,所以胶黏层很脆,必须加入其他组分。如加入稳定剂二氧化硫、增稠剂 PMMA、增塑剂邻苯二甲酸二甲酸和磷酸三甲酚、阻聚剂对苯二酚等。市售的"501"胶和"502"胶就是这类黏合剂。

α-氰基丙烯酸酯胶黏剂具有透明性好、固化速率快、使用方便、气密性好的优点,在−80~80℃冷热冲击下强度不变。广泛应用于黏接金属、玻璃、宝石、有机玻璃、橡皮和硬质塑料等,缺点是不耐水、性脆、耐温性差、有气味等。

四、假肢和矫形器常用其他材料

（一）碳纤维复合材料

1. **概述** 复合材料定义为是由两种或多种不同性质的材料,通过物理或化学的方法,组成具有新性能的材料,该材料的特定性能优于每个单独组分的性能。

复合材料有四要素:基体材料、增强材料、成型技术和界面相。

复合材料以性能分类可分为常用复合材料(以颗粒增强体、短纤维和玻璃纤维为增强体)和先进复合材料(以碳纤维、芳纶、碳化硅纤维等高性能联系纤维为增强体)。复合材料从使用角度分为结构复合材料(力学性能为主)和功能复合材料(除力学性能外的物理化学性质,如电、热、光、声、生物医用、仿生、智能等)。

碳纤维复合材料是指碳纤维与树脂、金属、陶瓷等基体复合制成的结构材料。碳纤维是由>90%碳元素组成的纤维增强体,主要分为聚丙烯腈基、沥青基和黏胶基碳纤维。聚丙烯腈基碳纤维具有高强度,沥青基碳纤维具有高模量,黏胶基碳纤维则具有相对低的力学性能和低价格。

2. **主要特征** 碳纤维的轴向强度和模量高,无蠕变,耐疲劳性好;比热及导电性介于非金属和金属之间,热膨胀系数小;出色的耐热性(可以耐受 2 000℃以上的高温);耐腐蚀与辐射性能优异,纤维的密度低,X 射线透过性好。但其耐冲击性较差,容易损伤,在强酸作用下发生氧化,与金属复合时会发生金属碳化、渗碳及电化学腐蚀现象。因此,碳纤维在使用前须进行表面处理。

3. **主要应用** 碳纤维是 50 年代初应火箭、宇航及航空等尖端科学技术的需要而产生的,现在还广泛应用于体育器械、纺织、化工机械及医学领域。随着尖端技术对新材料技术性能的要求日益苛刻,促使科技工作者不断努力提高。80 年代初期,高性能及超高性能的碳纤维相继出现,这在技术上是又一次飞跃,同时也标志着碳纤维的研究和生产已进入一个高级阶段。1994—2002 年,随着从短纤碳纤维到长纤碳纤维的学术研究,使用碳纤维制作发热材料的技术和产品也逐渐进入军用和民用领域。

高性能、轻质化和低成本是碳纤维复合材料应用的推动力。碳纤维复合材料广泛用于民用、军用、建筑、化工、工业、航天以及超级跑车领域。碳纤维可加工成织物、毡、席、带、纸及其他材料,碳纤维增强的复合材料可用作飞机结构材料、电磁屏蔽除电材料、人工韧带等身体代用材料以及用于制造火箭外壳、机动船、工业机器人、汽车板簧和驱动轴等。

(二) 电流变液

1. 概述　电流变液(electrorheological fluids,ER)是一种由介电微粒与绝缘液体混合而成的复杂流体。电流变液的本质就是电场导致的固体颗粒的极化。在外电场作用下,电流变液中的固体颗粒首先在两极板间排成链,当电场强度大大高于某临界值时,链之间相互作用而聚集成柱,从而由液相进入固相。当电场除去后,固体又很快变回液体,因此电流变液也被称为智能材料。

2. 组成　电流变液一般由基础液、固体粒子和添加剂组成。基础液可采用煤油、矿物油、植物油、硅油等经理化处理的物体构成,要具有绝缘性能好,耐高压,低黏度,在无电场作用下具有良好流动性这些性质;固体粒子是一种由纳米至微米尺度大小的具有较高的相对介电常数和较强极性的微细物体组成。固体微粒材料可以采用多种材料制成,常用的有无机材料(如硅胶、硅铝酸盐、复合金属氧化物、复合金属氢氧化物)、高分子材料(如高分子半导体粒子)和复合型 ER 材料(可以是不同的无机材料的复合、不同的高分子材料的复合、无机材料和高分子材料的复合)。

添加剂常用水、酸、碱、盐类物体和表面活性剂组成,其作用是增强悬浮液的稳定性和电流变效应。

3. 主要应用　由于电流变液的流变性能可由外加电场控制,而且响应速度很快,可广泛用于机械传动、减振隔振、液压阀、机器人和智能执行机构等机械领域。其良好的调控特性可以大大简化机械结构,提高系统的控制性能,降低成本,完成一些传统机械结构很难实现的功能。它在航空航天、生产自动化、武器控制、机器人工程、噪声防治、汽车工程、船舶工程、液压工程、农业机械、体育用品和体育机械等领域的应用前景广阔。

(三) 3D 打印材料

1. 概述　3D 打印(three dimensional printing,3DP)是一个通俗的名词概念,其过程就像是盖房子,把成型材料一层一层堆积起来逐渐形成有一定形状的三维物体,这就是离散-叠加成型原理。概括地讲,3D 打印是一种以数字模型文件为基础,运用粉末状金属或塑料等可黏合材料,通过逐层打印的方式来构造物体的技术。

(1) 3D 打印成型原理:3D 打印成型的基本原理是把一个通过设计或者扫描等方式得到的 3D 数字化模型按照某一方向或坐标轴切成多个 2D 剖面,然后一层一层打印出来并按原来的位置以此堆积起来,形成一个实体模型。

第一步:获得三维 CAD 模型。通过三维建模设计或者扫描实际生活中的物体得到可以用于打印的三围模型。常用的 3D 建模软件有 Cinema 4D、ZBrush、Poser、Maya、Softimage XSL、AutoCAD、VariCAD 等。

第二步:CAD 模型数据处理。把要打印的 STL 格式的 CAD 模型导入到打印控制软件中,打印机控制软件会对该 CAD 模型进行切片分层,获得一系列离散的切片,并对每层二维切片进行数据处理以便进行打印控制。

第三步:打印。把每个切片的数据信息传递给打印机的控制系统,控制系统用成型材料将这些切片规律地、精确地、迅速地打印出来,逐层堆积而形成三维的原型,同时以各种方式将各层截面黏合起来,而制造出一个实体。

第四步:成型件后处理。制作完成实体后还需要进行固化、修补、打磨、抛光和表面硬化处理等,有的还需要剥离支撑材料和去除废料等工序,这些工序统称为后处理。经过后处理便可得到最终需要的模型零件。

(2) 3D打印成型工艺:3D打印工艺有多种,一般按照成型方法分类,可分为:基于紫外光和光敏树脂固化的成型技术、采用薄片材料切割叠加的成型技术、采用高功率激光器加热材料的成型技术和采用材料挤出成型技术等。

1)光固化成型(SLA):光固化成型技术是通过激光、紫外光等特种光束对某点或面的液态光固化材料照射扫描,使液态材料形成一定厚度的固化形成二维图形,逐层扫描后最终形成三维构件。光固化成型工艺分为自由液面式和约束液面式两类。

光固化成型工艺是最早出现的3D打印成型工艺,成熟度高,其优势在于原型件精度高,质量稳定,成型速度快,产品生产周期短,无需切削工具和模具,可以加工结构外形复杂的原型和模具等优点。但光固化成型工艺也存在缺点,如SLA系统造价昂贵,使用和维护成本过高,对工作环境要求苛刻,另外成型件多为树脂类材料,成品的强度、刚度、耐热性有限,不利于长时间保存。

2)叠层实体制造(LOM):叠层实体制造工艺是根据零件分层几何信息切割箔材、PVC薄膜、纸等材料,将所获得的层片黏结成三维实体的工艺过程。

LOM工艺的主要优点是工作可靠、模型支撑性好、成本低、效率高。只需在片材上切割出零件截面的轮廓,而不用扫描整个截面。因此成型厚壁零件的速度较快,易于制造大型零件。工艺过程不存在明显的材料变形。工件外框与截面轮廓之间的多余材料在加工中起到了支撑作用,所以LOM工艺无需加支撑。但缺点是成型材料浪费严重,表面材料差,前后处理费事费力,且不易制造中空结构件。

3)选择性激光烧结(SLS):选择性激光烧结是一项分层加工制造技术,成型时需将三维数据转化为一系列离散的切片,每个切片描述了确定高度的零件横截面。在成型每一层时,预先在工作台上铺一层粉末材料,然后让激光在计算机控制下按照截面轮廓信息对实心部分粉末进行烧结,被烧结部分便黏结在一起形成了一个完整的片层,一层完成后再进行下一层的加工,新一层与上一层被牢牢地烧结在一起。全部烧结完成后,去除多余粉末,便得到烧结成型的零件。

SLS工艺的主要特点有可使用的材料种类多,从高分子材料粉末到金属粉末、陶瓷粉末、英石粉末等加热时能够熔化的材料均可采用SLS工艺;制造工艺简单;材料利用率高,基本无材料浪费;应用广泛等。但是成型的精度较难把握,精度主要取决于所用材料的种类、粒径、产品的几何形状及其复杂程度等。

4)熔融沉积制造(FDM):熔融沉积制造是一种快速3D打印工艺,该工艺是将丝状的热熔性材料加热融化,同时三维喷头在计算机的控制下,根据截面轮廓信息将材料选择性地涂覆在工作台上,快速冷却后形成一层截面。一层成型完成后,机器工作台下降一个高度再成型下一层,如此反复直至形成整个实体原型。

FDM工艺的主要成型材料以铸造石蜡、尼龙、ABS树脂、PLA塑料等热塑性材料为主,可实现塑料零件无注塑成型制造。FDM工艺有使用简单、维护成本低、速度快、无污染、成型件强度高、成型精度高等特点。

2. 3D打印材料 3D打印材料是3D打印技术发展的重要物质基础,在某种程度上,材料的发展决定着3D打印能否有更广泛的应用。目前,3D打印材料主要包括工程塑料、光敏树脂、橡胶类材料、金属材料和陶瓷材料等。除此之外,彩色石膏材料、人造骨粉、细胞生物原料以及砂糖等食品材料也在3D打印领域得到了应用。3D打印所用的这些原材料都是专门针对3D打印设备和工艺而研发的,与普通的塑料、石膏、树脂等有所区别,其形态一般有粉末状、丝状、层片状、液体状等。

另外,3D 打印材料与 3D 打印技术相辅相成,可以说技术决定材料的性质,也可以说材料的性质决定使用哪种打印技术。表 2-3-3 为技术类型和相应材料对应表。

表 2-3-3 3D 成型工艺与材料对应表

成型工艺	材料形态	基本材料
光固化成型(SLA)	液态	液态光敏树脂
叠层实体制造(LOM)	固态片材	纸、金属膜、塑料薄膜
选择性激光烧结(SLS)	固态粉末	热塑性塑料、金属粉末、陶瓷粉末
熔融沉积制造(FDM)	固态丝材	热塑性塑料,共晶系统金属、可食用材料
选择性激光熔化成型(SLM)	固态粉末	钛合金,钴铬合金,不锈钢,铝

(1)金属基材料及其应用:金属基材料主要应用于选择性激光烧结(SLS)和选择性激光熔化成型(SLM)技术,材料形态为固态粉末,主要包括不锈钢粉末、还原铁粉、铜粉、锌粉、铝粉、钛合金、钴铬合金等。

金属基材料主要分为两大类,一类是用聚合物作黏结剂的金属粉末,包括有机聚合物包覆金属粉末材料制得的覆膜金属粉末和金属与有机聚合物的混合粉末。这类金属粉末在激光烧结过程中,金属颗粒被有机聚合物黏结在一起,形成零件初坯,初坯经过高温脱除有机聚合物、渗铜等后处理,可制得密实的金属零件和金属模具。另一类是不含有机黏合剂的金属粉末,这类金属粉末可用大功率的激光器直接烧结成致密的功能性金属零件和模具。

(2)非金属基打印材料及其应用:非金属基打印材料主要集中在光敏树脂、热塑性塑料、纸质片材和高分子粉末等,材料广泛,成型技术主要集中在光固化成型(SLA)、熔融沉积制造(FDM)、选择性激光烧结(SLS)和叠层实体制造(LOM)等。

1)光敏树脂:光敏树脂主要应用于光固化成型(SLA)工艺中,光固化的物质基础是以预聚物为主要组成物,辅以活性稀释剂或称之为活性单体的物质、光引发剂和添加剂(稳定剂、填料、颜料和改性剂等)等。

光敏树脂体系中的预聚物也称为低聚物或齐聚物,是不饱和树脂,一般含有 C═C 双键、环氧基团等,是光固化树脂的主体。预聚物的性能基本上决定了固化后成型材料的主要性能,并且赋予固化物物理化学性能。

常见的几种光敏树脂有 Somos Next 材料、Somos WaterShed XC11122 材料、Somos 19120 材料和环氧树脂等,与一般的光敏树脂相比,其主要有固化速度快、黏度低、固化收缩小、溶胀小、固化程度高、湿态强度高等特点。

2)热塑性塑料:热塑性塑料主要集中在熔融沉积制造(FDM)工艺中使用,当达到熔点左右的温度后,材料产生离散体之间的链接,通过一定的组分的搭配,获得一定的流动性,以保证在成型过程中产生较小的内应力,从而减小零件的变形程度。

作为 FDM 工艺使用的材料应满足以下要求:具有一定的弯曲强度、压缩强度和拉伸前度;收缩率越小越好;较低的黏性;有足够的黏结强度等。

主要的热塑性材料有:ABS、PLA、石蜡、尼龙、聚碳酸酯(PC)和聚苯砜(PPSU)等。其中 ABS 塑料具有耐低温性、抗冲击性、低蠕变性、优异的尺寸稳定性以及易加工等特性,且还具有表面硬度高、耐化学性能好、优良的物理机械性能、耐磨、易染色和易加工等特性。因此 ABS 塑料成为一种独立的塑料品种,也成为 FDM 工艺最重要的材料之一。

3)纸质片材:叠层实体制造(LOM)工艺常用的原材料是纸材、金属箔、塑料薄膜、陶瓷薄膜和复合材料片材等,目前 LOM 基体材料主要是纸材。这种纸材是由纸质基底和涂覆的黏合剂、改性添加剂组成,成本较低。

对于纸材的主要要求有:形状为卷筒纸,便于工业化连续加工;厚度要根据制品的精度及成型时间综合确定;均匀性、力学性能和纤维的阻止结构要好等。

4) 高分子粉末材料:高分子粉末材料主要用于 SLS 成型工艺,主要包括聚碳酸酯(PC)、聚苯乙烯粉末(PS)、ABS、尼龙(PA)、蜡料等。应用于精密铸造金属零件的材料时,使用的金属高分子基体材料要求在中、低温易于流动或者易于热分散。高分子材料具有较低的成型温度,烧结所需的激光功率小,且其表面能低,熔融黏度较高,没有金属粉末烧结时较难克服的"球化"效应,因此,高分子粉末是目前应用最多也是应用最成功的 SLS 材料。

5) 其他材料:陶瓷粉末也是 3D 打印技术中常用的材料,其中陶瓷粉末材料用在 SLS 和 3DP 成型工艺中。另外还有陶瓷片材、石膏粉末和覆膜砂粉末等。

3. 前景展望　3D 打印技术不仅正在改变物品制造的方法,而且还对人们的生产和生活的各方面产生了强烈的冲击,引起一系列的变革。3D 打印的发展正日新月异,其研发重点也各有侧重,其未来发展方向包括:①3D 打印机走向普及过程,体积小型化、桌面化和个人化,方便人们的使用;②目前 3D 打印系统和 CAD 系统之间,普遍采用 STL 文件格式作为过渡进行通信,所以软件的集成化和智能化是发展方面之一;③利用当今的互联网科技实现网络化打印和立体传真功能;④随着材料科技的逐步发展,也带动了 3D 打印材料的多元化和功能化;⑤3D 打印技术将从单纯的非功能性零件逐步走向功能性零件制造。

3D 打印技术是目前全球最受关注的新兴科技之一,在工业设计、装备制造、航空航天、电子电器、生物医学等领域都有广泛应用。基于网络的数字化三维技术把社会的各种优势资源汇集到一起,对于整个制造业创新设计、产品功能优化分析、产品设计理念和模式创新,都具有必然的支撑作用,将为制造业带来根本性的变革。在第三次工业革命浪潮中,3D 打印技术将成为重塑社会关系的核心手段之一。

(四) 生物功能(医用)高分子材料

1. 概述　生物功能高分子材料就是指可以构成医疗装置或部件,用于诊断治疗或代替人体的组织和器官的医用高分子材料。医用高分子材料按照用途可分为硬组织(骨、齿)相容性的高分子材料、软组织(肌肉、皮肤、血管)相容性的高分子材料、血液相容性的高分子材料和高分子药物。

医用高分子材料大致可分为机体外使用与机体内使用两大类。机体外用的材料主要是制备医疗用品,如输液袋、输液管、注射器等。由于这些高分子材料成本低、使用方便,现已大量使用。机体内用材料又可分为外科用和内科用两类。外科方面有人工器官、医用黏合剂、整形材料等。内科用的主要是高分子药物。所谓高分子药物,就是具有药效的低分子与高分子载体相结合的药物,它具有长效、稳定的特点。

按性质医用高分子材料可分为非降解型和可生物降解型两类。对于前者,要求其在生物环境中能长期保持稳定,不发生降解、交联或物理磨损等,并具有良好的物理机械性能。该类材料主要用于人体软组织和硬组织修复体、人工器官、人造血管、接触镜、膜材、黏接剂和管腔制品等方面。非降解型医用高分子材料主要包括聚乙烯、聚丙烯、聚丙烯酸酯、芳香聚酯、聚硅氧烷、聚甲醛等。而可降解型高分子主要包括胶原、线性脂肪族聚酯、甲壳素、纤维素、聚氨基酸、聚乙烯醇、聚己内酯等。它们可在生物环境作用下发生结构破坏和性能蜕变,其降解产物能通过正常的新陈代谢或被机体吸收利用或被排出体外,主要用于药物释放和送达载体及非永久性植入装置。

2. 主要特征

（1）生物相容性：生物功能高分子材料最大的特性是生物相容性。生物相容性是生物医用材料在特定环境中与生物体之间的相互作用或反应，包括人工材料与硬组织的相容性、与软组织的相容性和与血液的相容性。较好的形容性不会引起炎症或其他排异反应，或者所引起的宿主反应应该能够控制在一定可以接受的范围之内，同时材料反应不至于使得材料本身发生破坏。

（2）力学相容性：对于植入性医用高分子材料，要求其弹性形变和植入部位组织的弹性形变相匹配。另外，在使用期限内，材料要具有一定的尺寸稳定性。还有材料的耐磨性、耐疲劳度、强度、模量等性能要达到要求。比如，用超高分子量聚乙烯材料做人工关节时，具有模量高、耐疲劳强度好、耐磨性好等特点。

（3）化学惰性：人体是一个相当复杂的环境，血液呈微碱性，胃液呈酸性，且体液与血液中含有大量的钾、钠、镁离子，还有多种生物酶、蛋白质、类脂质和类固醇等。这样的人体环境易引起聚合物的降解、交联、氧化、解聚等反应，使得材料的强度降低。所以，生物医用高分子材料必须具有一定的化学惰性，与生物体接触时不发生反应。

3. 主要应用

（1）抗凝血高分子材料：高分子表面的血液相容性指高分子材料与血液接触时不发生凝血或溶血。如人工血管、人工心脏、人工肾等医用高分子材料是同血液循环直接相关的，必然与血液接触，所以要求所用材料必须具有优异的抗凝血性。抗凝血高分子材料主要有三类：①具有微相分离结构的高分子材料，如由软段和硬段组成的聚氨酯嵌段共聚物；②高分子材料表面接枝改性；③高分子材料肝素化，肝素是一种硫酸化的多糖类物质，是天然的抗凝血剂，把肝素固定在高分子材料表面就能具有较好的抗凝血性能。

（2）生物可降解的医用高分子材料：生物可降解的医用高分子材料指能在生物体内生理环境中逐步降解或溶解并被机体吸收代谢的高分子材料。由于植入体内的材料主要接触组织和体液，因此水解（包括酸、碱和酶的催化作用）和酶解是造成降解的主要原因。常用的可生物降解高分子材料有聚羟基乙酸（PGA 或称为聚乙交酯）、聚乳酸（PLA 或称为聚丙交酯）、聚羟基丁酸酯（PHB）、聚己内酯（PCL）、聚酸酐、聚磷腈、聚氨基酸和聚氧化乙烯。

（3）组织器官替代的高分子材料：皮肤、肌肉、韧带、软骨和血管都是软组织，主要由胶原组成。胶原是哺乳动物体内结缔组织的主要成分，构成人体约 30% 的蛋白质，共有 16 种类型，最丰富的是 I 型胶原。在肌腱和韧带中存在的是 I 型胶原，在透明软骨中存在的是 II 型胶原。骨和齿都是硬组织。骨是由 40% 的有机物质和 60% 的磷酸钙、碳酸钙等无机物质所组成。其中在有机物质中，90%~96% 是胶原，其余是钙磷灰石和羟基磷灰石 $[Ca_{10}(PO_4)(OH)_2]$ 等矿物质。所有的组织结构都异常复杂。高分子材料作为软组织和硬组织替代材料是组织工程的重要任务。组织或器官替代的高分子材料需要从材料方面考虑的因素有力学性能、表面性能、孔度、降解速率和加工成型性。需要从生物和医学方面考虑的因素有生物活性和生物相容性、如何与血管连接、营养、生长因子、细胞黏合性和免疫性。

（4）释放控制的高分子药物：药物服用后通过与机体的相互作用而产生疗效。以口服药为例，药物服用经黏膜或肠道吸收进入血液，然后经肝脏代谢，再由血液输送到体内需药的部位。要使药物具有疗效，必须使血液的药物浓度高于临界有效浓度，而过量服用药物又会中毒，因此血液的药物浓度又要低于临界中毒浓度。为使血药浓度变化均匀，发展了释放控制的高分子药物，包括生物降解性高分子（聚羟基乙酸、聚乳酸）和亲水性高分子（聚乙二醇）作为药物载体（微胶囊化）和将药物接枝到高分子链上，通过相结合的基团性质来调节药物释放速率。

（崔海波　付　鹏）

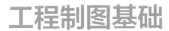

第三章

工程制图基础

第一节 制图的基本知识

机械制图是研究用投影法绘制和阅读机械图样及解决空间几何问题的理论和方法的课程。在工程技术上,为了准确表达工程对象的形状、大小、相对位置及技术要求,通常需要将其按一定的投影方法和有关技术规定表达在图纸上,这样就得到了工程图样,简称图样。机械图样是工程图样中应用最多的一种。

在现代工业生产中,各种机器、工具、车辆、船舶、电子仪器的设计、制造以及各种工程建筑的设计、施工都要以图样为依据。设计者需要通过图样表达设计对象;制造者需要通过图样了解设计要求,依照图样制造设计对象;使用者需要通过图样了解设计、制造对象的结构及性能。因此,图样是表达设计意图、交流技术思想与指导生产的重要工具,是工业生产中的重要技术文件,是工程界共同的技术语言。

在机械工程中常用的机械图样有零件图和装配图。任何机器或机构都是由许多零件和部件组成的,部件又是由若干个零件组成的。表达机器的总装配图(总图),表达部件的部件装配图和表达零件的零件图,统称为机械图样。

绘制及阅读机械图样所需的知识主要包括两大部分内容。首先是画法几何相关内容。这部分的内容解决的问题是如何将特定空间立体通过投影法(主要是正投影法)表现在平面的图纸上;其次是机械制图国家标准。制图国标所起的作用是统一图形的绘制及表达方法。

图样是工程技术界的共同语言,为了便于指导生产和进行技术交流,国家标准对图样上的有关内容作出了统一的规定,每个从事技术工作的人员都必须掌握并遵守。

学习工程制图,应首先了解国标规定的图幅、比例、字体、图线、尺寸注法等内容。

一、图幅

绘制技术图样时,应优先采用表3-1-1中图纸幅面尺寸所规定的图纸基本幅面。必要时也可以采用加长幅面,这些幅面的尺寸是由基本幅面的短边成整数倍增加之后得到的,如图3-1-1所示。图3-1-1中粗实线所示为基本幅面(第一选择);细实线所示为图纸加长幅面时的优先选择(第二选择);虚线所示为图纸加长幅面时的次优选择。

表 3-1-1   图纸幅面尺寸

幅面代号	尺寸（B×L）
A0	841×1 189
A1	594×841
A2	420×594
A3	297×420
A4	210×297

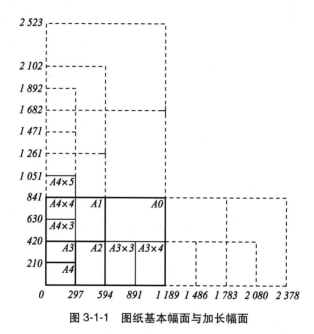

图 3-1-1   图纸基本幅面与加长幅面

二、图框及标题栏

（一）图框

国标规定,在图纸上可用细实线画出表示图幅大小的图纸边界,再用粗实线画出限定绘图区域的线框,这种线框称为图框,其格式分为留装订边和不留装订边两种。但同一产品的图样只能采用一种格式。

留装订边的图纸,其图框格式如图 3-1-2 所示,图中的尺寸 a、c 及 e 按表 3-1-2 的规定选取。

表 3-1-2   基本幅面的周边尺寸

幅面代号	A0	A1	A2	A3	A4
B×L	841×1 189	594×841	420×594	297×420	210×297
e	20			10	
c	10			5	
a	25				

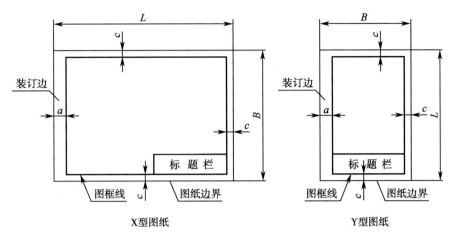

图 3-1-2 留装订边的图框格式

不留装订边的图纸,其图框格式如图 3-1-3 所示,图中的尺寸 e 同样按表 3-1-2 的规定选取。

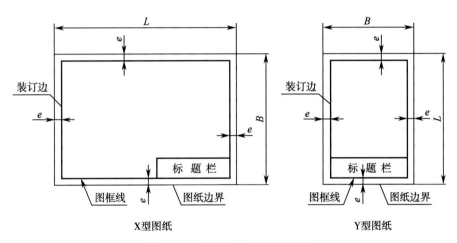

图 3-1-3 不留装订边的图框格式

（二）标题栏

标题栏中的内容主要是图纸名称、比例、材质、设计者、设计单位、图号等最基本的信息,因此就像每本书都有封面和目录一样,绘图时,必须在每张图纸的右下角画出标题栏。

当标题栏的长边置于水平方向并与图纸的长边平行时,构成 X 型图纸;当标题栏的长边与图纸的长边垂直时,构成 Y 型图纸。在上述情况下看图的方向与看标题栏的方向一致。

对于标题栏的格式,已做了统一规定,如图 3-1-4 所示。

三、比例

图中图形与其实物相应要素的线性尺寸之比称为比例。

绘制图样时,一般可从表 3-1-3 国标规定的优先比例中选择采用,必要时可根据国标选用其他合适的比例。

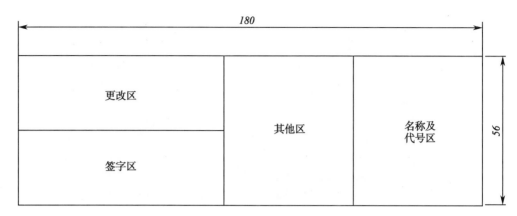

标题栏的布局

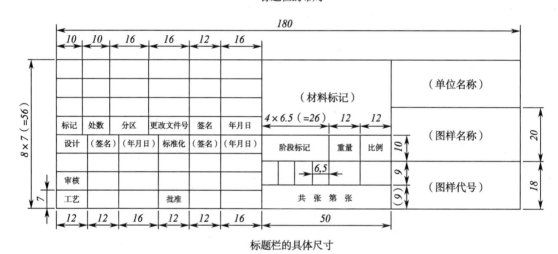

标题栏的具体尺寸

图 3-1-4   标题栏的格式及各部分尺寸

表 3-1-3   国标规定的优先比例

种类	比　例
原值比例(比值为 1 的比例)	$1:1$
放大比例(比值>1 的比例)	$5:1$ $2:1$ $5\times10^n:1$ $2\times10^n:1$ $1\times10^n:1$
缩小比例(比值<1 的比例)	$1:2$ $1:5$ $1:10$ $1:2\times10^n$ $1:5\times10^n$ $1:10\times10^n$

注:n 为正整数

为了能从图样上得到实物大小的真实概念,应尽量采用原值比例绘图。绘制大而简单的机件可采用缩小比例,绘制小而复杂的机件可采用放大比例。但无论采用缩小或放大比例绘图,图中所标注的尺寸均为机件的实际尺寸,如图 3-1-5 所示。

对于同一张图样上的各个图形,原则上应采用相同的比例绘制,并在标题栏"比例"一栏中进行填写。比例符号以":"表示,如 1:1 或 1:2 等。当某个图形需采用不同比例绘制时,可按照国标规定,对其进行特别标注。

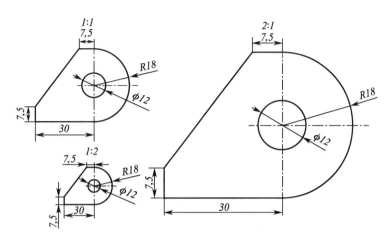

图 3-1-5　以不同比例绘制的同一零件

四、图线

（一）线宽和线型

图线分为粗线、中粗线、细线三类，图线的宽度 b，应从 1.4mm、1.0mm、0.7mm、0.5mm、0.35mm、0.25mm、0.18mm、0.13mm 线宽系列中选取。图线宽度不应小于 0.1mm，每个图样应根据复杂程度与比例大小，先选定基本线宽 b，再选用表 3-1-4 线宽组中相应的线宽组。

表 3-1-4　线宽组

线宽比	线宽组			
b	1.4	1.0	0.7	0.5
$0.7b$	1.0	0.7	0.5	0.35
$0.5b$	0.7	0.5	0.35	0.25
$0.25b$	0.35	0.25	0.18	0.13

为避免复制的困难，应尽量避免采用 0.18mm 以下的图线宽度；同一张图纸内，相同比例的各图样应选用相同的线宽组。

国标规定了绘制图样所使用图线的形式及用途，常用的几种如表 3-1-5 所示。其应用示例如图 3-1-6 所示。

（二）图线绘制的注意事项

如图 3-1-7 所示，图线绘制时需要注意以下事项：

（1）相互平行的图线，其间隙不宜小于其中的粗线宽度，且不宜小于 0.7mm。

（2）虚线、单点长画线或双点长画线的线段长度和间隔宜各自相等。

（3）单点长画线或双点长画线，当在较小图形中绘制有困难时，可用实线代替。

（4）单点长画线或双点长画线的两端不应是点，应是线段，且应超出图形外 2~5mm。单（双）点长画线与单（双）点长画线交接或点画线与其他图线交接时，应是线段交接。

（5）虚线与虚线交接或虚线与其他图线交接时，应是线段交接。虚线为实线的延长线时,不得与实线连接,应留有空隙。

（6）图线不得与文字、数字或符号重叠、混淆,不可避免时,应首先保证文字等的清晰。

五、字体

在图样中除了表达实物形状的图形外,还应有必要的文字、数字、字母,以说明实物的大小、技术要求等。文字的字高应从如下系列中选用:3.5mm、5mm、7mm、10mm、14mm、20mm。

如需书写更大的字,其高度应按$\sqrt{2}$的比值递增。

（一）汉字

图样上的汉字应采用长仿宋字,字号不能小于3.5mm。

表 3-1-5　常用线型及其用途

名称	线型	线宽	一般用途
细实线	————	d/2	（1）尺寸线及尺寸起止线、尺寸线 （2）剖面线及重合断面的轮廓线 （3）投影线 （4）指引线、基准线和辅助线 （5）短中心线 （6）标示平面的对角线 （7）范围线及分界线 （8）不连续同一表面连线,成规律分布的相同要素连线 （9）重复要素的表示线,螺纹的牙底线,齿轮的齿根线 （10）过渡线 （11）成规律分布的相同要素连线
波浪线	∿∿∿	d/2	（1）断裂处的边界线 （2）视图与剖视图的分界线
双折线	─╲╱─	d/2	（1）断裂处的边界线 （2）视图与剖视图的分界线
粗实线	━━━	d	（1）可见棱边和可见轮廓线 （2）相贯线 （3）剖切符号用线 （4）螺纹牙顶线及螺纹长度终止线 （5）齿顶圆（线）
细虚线	– – – –	d/2	不可见棱边线和不可见轮廓线
粗虚线	▬ ▬ ▬	d	允许表面处理的表示线
细点画线	—·—·—	d/2	（1）轴线和对称中心线 （2）剖切线 （3）孔系分布的中心线 （4）齿轮的分度圆（线）
粗点画线	▬·▬·▬	d	限定范围的表示线
细双点画线	—··—··—	d/2	（1）相邻辅助零件的轮廓线 （2）可动零件的极限位置轮廓线 （3）剖切面之前的结构轮廓线 （4）轨迹线

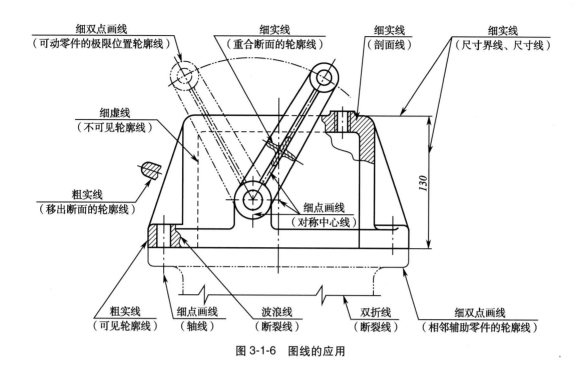

图 3-1-6　图线的应用

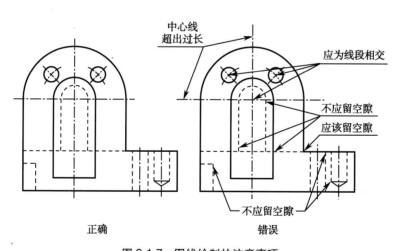

图 3-1-7　图线绘制的注意事项

　　图纸上所需书写的文字、数字或符号等,均应字体工整、笔划清楚、间隔均匀、排列整齐;标点符号应清楚正确。

　　书写长仿宋体的要领是:横平竖直、起落有锋、填满方格、结构均匀。

（二）字母和数字

　　在图样中字母和数字按笔画宽度情况分 A 型和 B 型两种。A 型字体的笔画宽度为字高的 1/14;B 型字体的笔画宽度为字高 1/10。但在同一张图样上,只允许选用一种形式的字体。

　　字母和数字可写成斜体或直体。斜体字的字头向右倾斜,与水平基准线成 75°。在图样上一般采用斜体字。如图 3-1-8 所示。

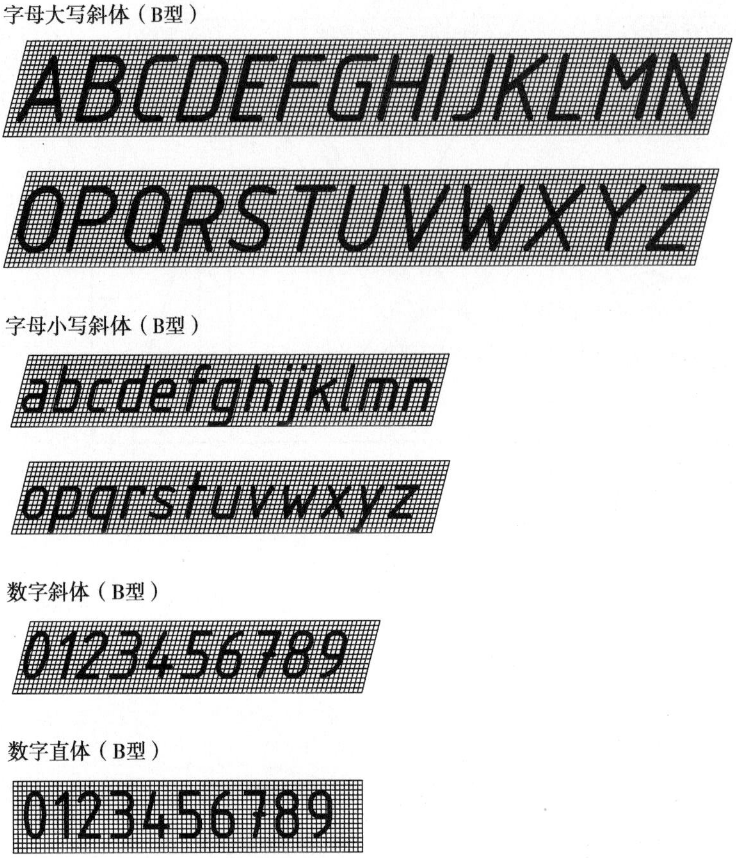

字母大写斜体（B型）

ABCDEFGHIJKLMN

OPQRSTUVWXYZ

字母小写斜体（B型）

abcdefghijklmn

opqrstuvwxyz

数字斜体（B型）

0123456789

数字直体（B型）

0123456789

图 3-1-8   字母和数字示例

第二节   投影法与点、线、面的投影

一、投影法的分类与特点

（一）投影法基本概念及术语

就像日常生活中阳光照射物体时,墙壁上或地面上会出现物体的影子类似。如图 3-2-1 所示,平面 P 是得到投影的面,称为投影面,点 S 称为投射中心。如在点 S 与平面 P 之间有一空间点 A,则该点在平面 P 上的投影为点 S 与点 A 连线的延长线与投影面 P 的交点 a,Sa 称为投射线。由上述可知:

投影法就是投射线通过物体,向选定的面投射,并在该面上得到图形的方法。投射中心就是所有投射线的起点。投影（投影图）是根据投影法所得到的图形。投射线是发自投射中心且通过被表示物体上各点的直线。投影面是投影法中得到投影的面。

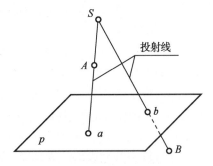

图 3-2-1   投影法的概念

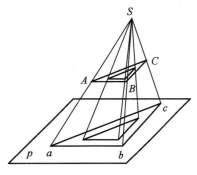

（二）投影法的分类

1. **中心投影法**　中心投影法是投射线汇交于一点的投影法（图3-2-2）。这种投影法所得到物体的投影的大小随投射中心、投影面、物体之间的距离变化而变化，所以它不适用于绘制机械图样。但是，根据中心投影法绘制的直观图立体感较强，适用于绘制建筑物的透视图。

2. **平行投影法**　平行投影法是投射线相互平行的投影法（投射中心位于无限远处）。

图 3-2-2　中心投影法

平行投影法又分为斜投影法和正投影法。斜投影法是投射线与投影面相倾斜的平行投影法。根据斜投影法所得到的图形，称为斜投影（斜投影图）（图3-2-3a）。正投影法是投射线与投影面相垂直的平行投影法。根据正投影法所得到的图形称为正投影（正投影图）（图3-2-3b）。

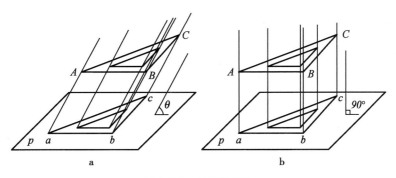

图 3-2-3　平行投影法
a. 斜投影法；b. 正投影法

（三）三面投影体系与多面正投影

1. **三面投影体系的建立**　通常情况下，只用一个投影无法完整、清晰地表达物体的形状和结构，如图3-2-4所示，三个物体在同一个方向投影完全相同，但是三个物体的空间结构却不相同，因此一个投影不能确定物体的形状，必须建立一个投影体系，将物体同时向几个投影面投影，用多个投影图来表达物体的形状。

这个投影体系通常由三个平面构成，即水平投影面（H）、正立投影面（V）和侧立投影面（W），它们互相垂直相交，交线称为投影轴，水平投影面和正立投影面的交线用 Ox 轴表示，水平投影面和侧立投影面的交线用 Oy 轴表示，正立投影面与侧立投影面的交线用 Oz 轴表示，如图3-2-5所示。

通常把平行于水平面的投影面称为水平投影面，用字母 H 表示。形体从上向下在水平投影面上的投影为水平投影，反映形体的长度和宽度；位于观察者正对面的投影面称为正立投影面，用字母 V 表示。形体从前向后的正投影为正立面投影，形体的正立面投影反映了形体的长度和高度。在水平投影面和正立投影面的右侧有一个侧立投影面，用字母 W 表示。形体在侧立投影面的投影称为侧面投影，反映形体的宽度和高度。

2. **三面投影图的展开**　作形体投影图时，按正投影法从前向后投影，得到正面投影；从上向下投影，得到水平投影；从左向右投影，得到侧面投影。之后，将水平投影面绕 Ox 轴向

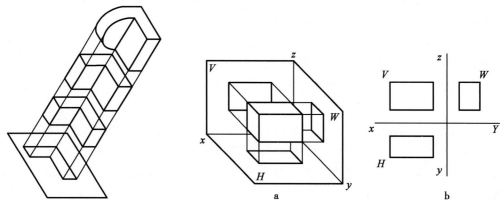

图 3-2-4 一个投影无法确定物
体的形状

图 3-2-5 三面投影体系及物体的三面正投影

下旋转 90°，与正立投影面在一个平面内，将侧立投影面绕 Oz 轴向后旋转 90°，也使其与正立投影面在一个平面内，三个投影面在一个平面内的方法，称为三面投影图的展开，如图 3-2-5 所示。

二、点的投影及特性

在三面投影体系中规定空间点用大写字母表示，如 A、B、C 等；水平投影用相应的小写字母表示，如 a、b、c 等；正面投影用相应的小写字母加一撇表示，如 a'、b'、c' 等；侧面投影用相应的小写字母加两撇表示，如 a''、b''、c'' 等。

（一）点的三面投影及其规律

建立三投影面体系，用正投影法，将空间点 A 分别向三个投影面投影，得到 A 点的水平投影 a，正面投影 a' 和侧面投影 a''，过 A 点的三面投影，向投影轴作垂线，和投影轴交于 a_x、a_y 和 a_z 将 A 点的三面投影图展开，去掉边框线，形成点 A 的三面投影图，如图 3-2-6 所示。点的三面投影规律如下：

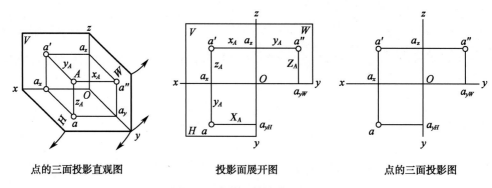

点的三面投影直观图　　　　投影面展开图　　　　点的三面投影图

图 3-2-6 点的三面投影及展开图

第一，点的投影连线垂直投影轴线。点的正面投影和水平投影的连线垂直于 Ox 轴，即 $a'a \perp Ox$；点的正面投影和侧面投影的连线垂直于 Oz 轴，即 $a'a'' \perp Oz$；同时 $aa_{y_H} \perp Oy$，$a_{y_W}a'' \perp Oy$。

第二,点的投影到投影轴的距离,反映空间点到另一个投影面的距离,即 $a_z a' = Aa'' = aa_{y_H} = x_A$;$aa_X = Aa' = a_z a'' = y_A$;$a_Z O = Aa = a'' a_{y_W} = z_A$。

第三,作图时可以用圆弧或 45° 线反映投影之间的关系。

点的投影规律是形体的投影规律"长对正、高平齐、宽相等"的理论依据,根据这个规律,可以解决已知点的两面投影,求第三面投影。

(二) 点的坐标与其空间位置之间的关系

在三面投影体系中,点的空间位置可由该点到三个投影面的距离来确定。如果把三面投影体系看作直角坐标系,把投影面 H 面、V 面、W 面看作表面,投影轴 Ox、Oy、Oz 轴为直角坐标轴。点的空间位置可由直角坐标值表示,点到三投影面的距离也可以用坐标值来表示。其中 x 坐标值表示点到侧立投影面的距离,y 坐标值表示点到正立投影面的距离,z 坐标值表示点到水平投影面的距离,如图 3-2-7 所示。

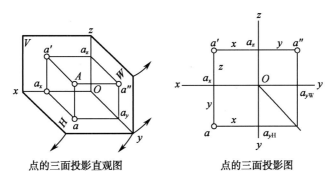

点的三面投影直观图　　　　点的三面投影图

图 3-2-7　点的坐标与其空间位置之间的关系

三、直线的投影及特性

直线的投影一般情况下仍为直线,特殊情况下为点。由几何性质可知,直线是由直线上任意两个点的位置来确定的。因此,求直线的投影,只要作出直线上两个点的投影,再将同一投影面上两个点的投影连接起来,即直线的投影。

在三投影面体系中,直线对投影面的相对位置可以分为三种:投影面平行线、投影面垂直线、投影面倾斜线。直线倾斜,与水平投影面的倾角用 α 表示,与正立投影面的倾角用 β 表示,与侧立投影面的倾角用 γ 表示。

(一) 投影面平行线及其投影特性

平行于一个投影面而倾斜于另两个投影面的直线称为投影面平行线,包括以下三种情况:

1. **水平线**　平行于水平投影面 H,倾斜于正立投影面 V 和侧立投影面 W 的直线。
2. **正平线**　平行于正立投影面 V,倾斜于水平投影面 H 和侧立投影面 W 的直线。
3. **侧平线**　平行于侧立投影面 W,倾斜于水平投影面 H 和正立投影面 V 的直线。

投影面平行线的投影特征是:所平行的投影面上的投影反映直线的实长,投影与投影轴的夹角,也反映了直线对另外两个投影面的夹角;另外两个投影面上的投影都是直线,比实长要短。投影面平行线的投影特征见表 3-2-1。

表 3-2-1   投影面平行线的投影及特性

名称	立体图	投影图	投影特性
水平线 (∥H)	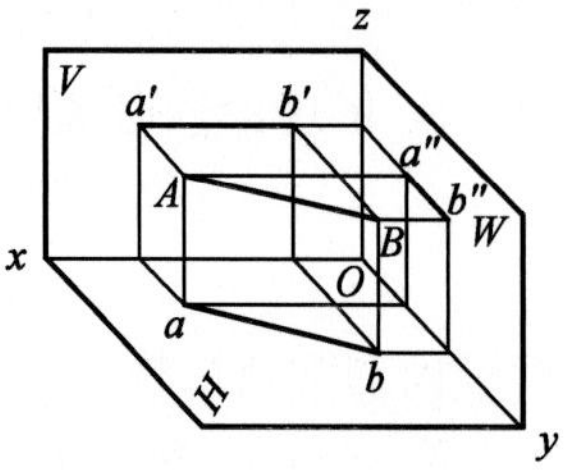	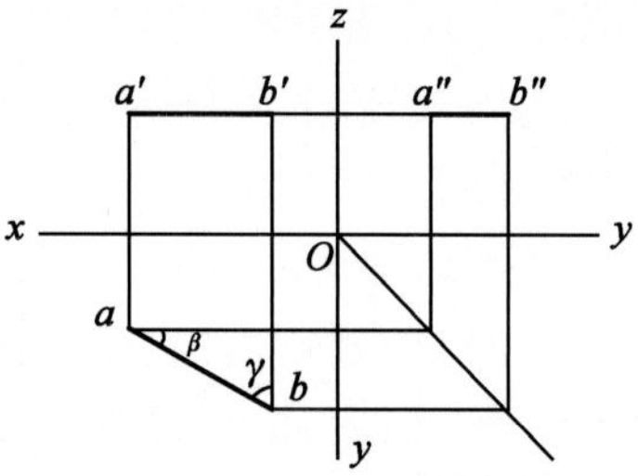	(1) 水平投影反映实长，与 x 轴夹角为 β，与 y 轴夹角为 γ (2) 正面投影平行于 x 轴，侧面投影平行于 y 轴
正平线 (∥V)	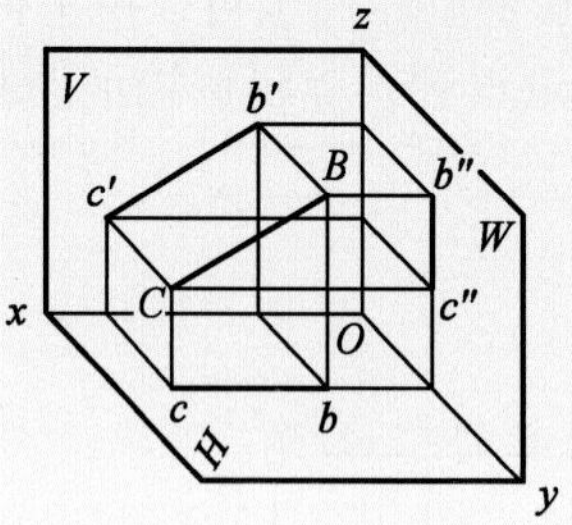	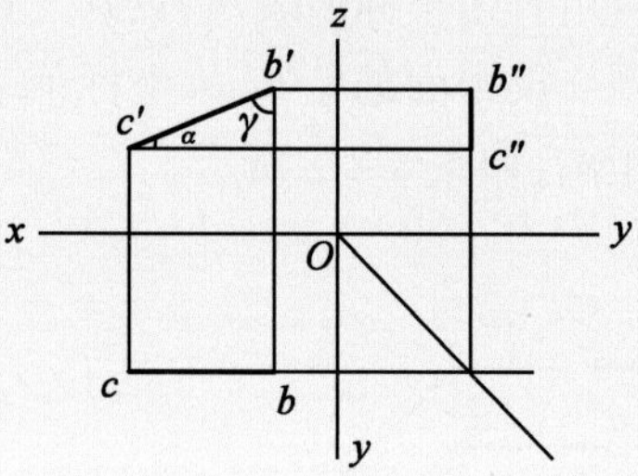	(1) 正面投影反映实长，与 x 轴夹角为 α，与 z 轴夹角为 γ (2) 水平投影平行于 x 轴，侧面投影平行于 z 轴
侧平线 (∥W)	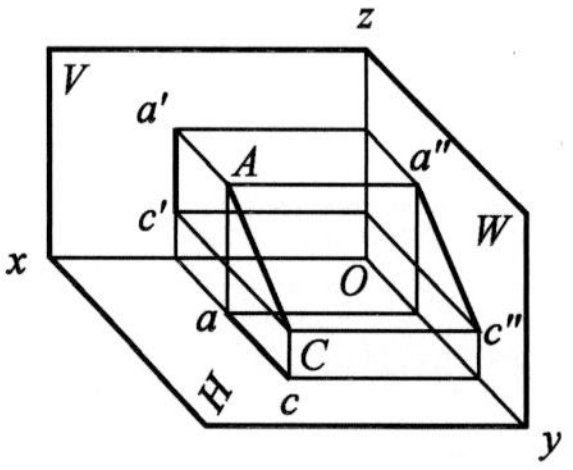	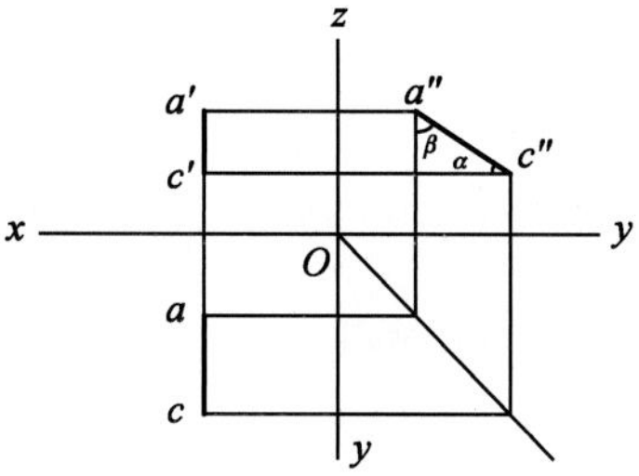	(1) 侧面投影反映实长，与 y 轴夹角为 α，与 z 轴夹角为 β (2) 水平投影平行于 y 轴，正面投影平行于 z 轴

（二）投影面垂直线及其投影特性

垂直于一个投影面，并与另外两个投影面平行的直线称为投影面垂直线。包括以下三种情况：

1. **铅垂线**   垂直于水平投影面 H，平行于正立投影面 V 和侧立投影面 W 的直线。
2. **正垂线**   垂直于正立投影面 V，平行于水平投影面 H 和侧立投影面 W 的直线。
3. **侧垂线**   垂直于侧立投影面 W，平行于水平投影面 H 和正立投影面 V 的直线。

投影面垂直线的投影特征是：在所垂直的投影面上积聚成一个点，另外两个投影面上的投影平行于投影轴，且反映实长。投影面垂直线的投影特征见表 3-2-2。

表 3-2-2   投影面垂直线的投影及特性

名称	立体图	投影图	投影特性
铅垂线 (⊥H)	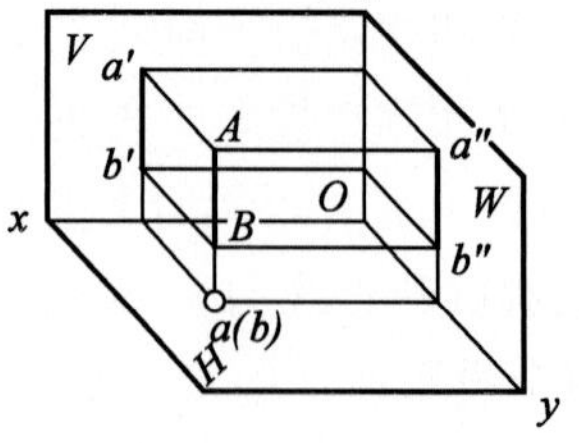	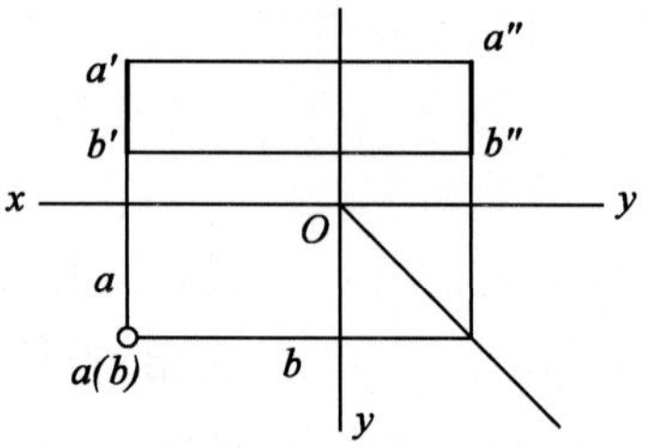	(1) 水平投影积聚为一点 (2) 正面投影和侧面投影都平行于 z 轴，并反映实长

续表

名称	立体图	投影图	投影特性
正垂线 （⊥V）	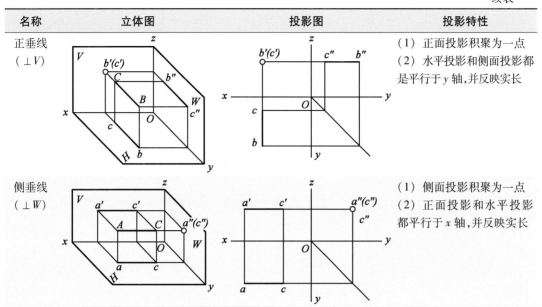		（1）正面投影积聚为一点 （2）水平投影和侧面投影都是平行于 y 轴，并反映实长
侧垂线 （⊥W）			（1）侧面投影积聚为一点 （2）正面投影和水平投影都平行于 x 轴，并反映实长

（三）一般位置直线及其投影特性

与三投影面都倾斜的直线称为一般位置直线。一般位置直线的投影既不反映实长，也不反映对投影面的倾角，如图 3-2-8 所示。

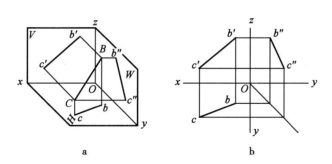

图 3-2-8　一般位置直线的投影特性
a. 直观图；b. 投影图

四、平面的投影及特性

（一）平面的表示方法

由几何可知，不在同一直线上的三点可以确定一平面，因此，做出三点的投影，也就表示了该平面的投影。又因三个点可以转化为其他形式，所以可以用图 3-2-9 所示任一组几何元素的投影表示平面的投影。

1. 不在同一直线上的三个点，如图 3-2-9a 所示。

2. 一直线和不在该直线上的一点，如图 3-2-9b 所示。

3. 相交两直线，如图 3-2-9c 所示。

4. 平行两直线，如图 3-2-9d 所示。

5. 任意平面图形（如三角形、多边形和圆等），如图 3-2-9e 所示。

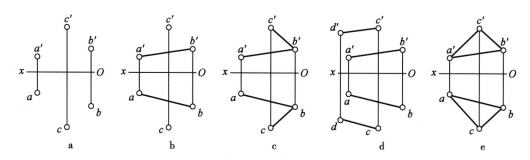

图 3-2-9 用几何元素表示平面的方法

　　根据平面相对投影面的位置不同,平面可分为三类:①投影面垂直面;②投影面平行面;③一般位置平面。其中前两类为特殊位置平面。

（二）投影面垂直面的投影方法及特性

　　垂直于一个投影面,而与另外两个投影面均倾斜的平面称为投影面垂直面,包括以下三种:

　　1. **铅垂面** 垂直于水平投影面 H 而倾斜于正立投影面 V、侧立投影面 W。

　　2. **正垂面** 垂直于正立投影面 V 而倾斜于水平投影面 H、侧立投影面 W。

　　3. **侧垂面** 垂直于侧立投影面 W 而倾斜于正立投影面 V、水平投影面 H。

　　投影面垂直面的投影特征见表 3-2-3。

表 3-2-3 投影面垂直面的投影及特性

名称	立体图	投影图	投影特性
铅垂面 （⊥H）			（1）水平投影积聚为一条直线;且反映平面的倾角 β、γ （2）正面投影和侧面投影均为类似形
正垂面 （⊥V）			（1）正面投影积聚为一条直线;且反映平面的倾角 α、γ （2）水平投影和侧面投影均为类似形

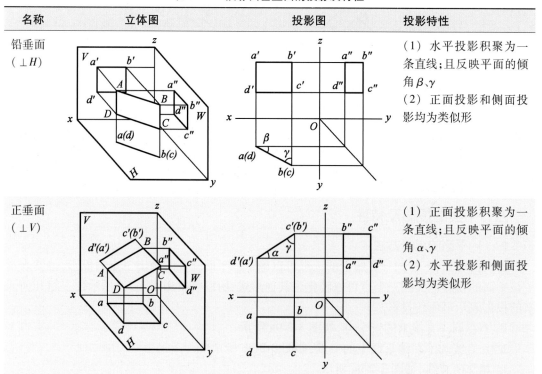

续表

名称	立体图	投影图	投影特性
侧垂面 （⊥W）	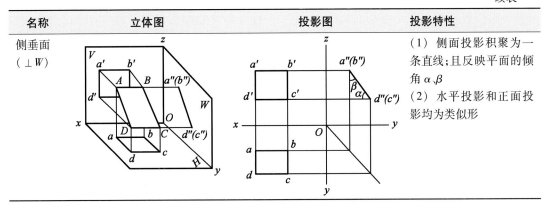		（1）侧面投影积聚为一条直线；且反映平面的倾角 α、β （2）水平投影和正面投影均为类似形

（三）投影面平行面的投影方法及特性

平行于一个投影面，而垂直于另外两个投影面的平面称为投影面平行面，包括以下三种：

1. **正平面** 平行于正立投影面 V，垂直于水平投影面 H 和侧立投影面 W。
2. **水平面** 平行于水平投影面 H，垂直于正立投影面 V 和侧立投影面 W。
3. **侧平面** 平行于侧立投影面 W，垂直于正立投影面 V 和水平投影面 H。

投影面平行面的投影特征见表 3-2-4。

表 3-2-4 投影面平行面的投影及特性

名称	立体图	投影图	投影特性
正平面 （//H）	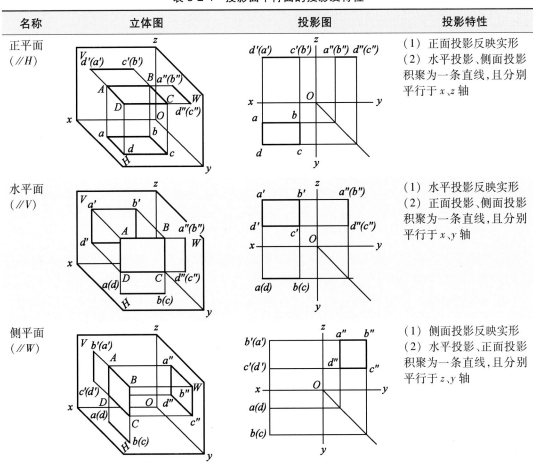		（1）正面投影反映实形 （2）水平投影、侧面投影积聚为一条直线，且分别平行于 x、z 轴
水平面 （//V）			（1）水平投影反映实形 （2）正面投影、侧面投影积聚为一条直线，且分别平行于 x、y 轴
侧平面 （//W）			（1）侧面投影反映实形 （2）水平投影、正面投影积聚为一条直线，且分别平行于 z、y 轴

（四）一般位置平面的投影及特性

一般位置平面与三个投影面都倾斜，在三个投影面上的投影都不反映实形而是类似形，如图 3-2-10 所示。

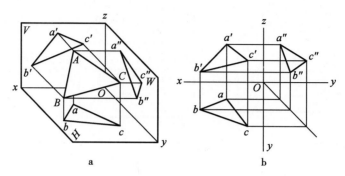

图 3-2-10   一般位置平面的直观图（a）及投影图（b）

（五）平面上的直线和点

1. 平面上的直线   直线在平面上的条件是：直线必通过平面上两点；或必通过平面上一点，且平行于平面上的任一直线。

如图 3-2-11 左侧两幅图所示，AB、AC 为两相交直线，点 M 在直线 AB 上，点 N 在直线 AC 上，则直线 MN 必在 AB 与 AC 两相交直线所决定的平面 P 上。

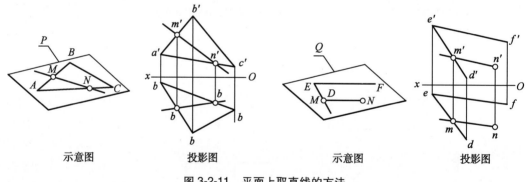

示意图   投影图   示意图   投影图

图 3-2-11   平面上取直线的方法

又如图 3-2-11 右侧两幅图所示，DE 与 EF 两相交直线决定一平面 Q，在 DE 上取一点 M，过点 M 作 $MN/\!/EF$，则 MN 必定在 Q 平面上。

2. 平面上的点   点在平面上的条件是：如果点在平面的某一直线上，则此点必在该平面上。

如图 3-2-12 所示，两相交直线 AB 和 BC 决定一平面，点 D 在直线 AB 上，点 E 在直线 BC 上，因此，点 D 及点 E 都在 AB 和 BC 决定的平面上。

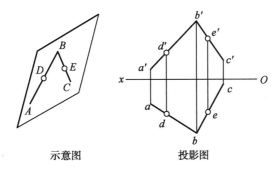

示意图　　　　　　　投影图

图 3-2-12　点在平面内的条件

第三节　基本体的投影及其表面取点的方法

立体由其表面(平面或曲面)所围成。工程上常见的立体可分为平面立体和曲面立体两类。表面都为平面的立体称为平面立体,主要有棱柱、棱锥。表面为曲面或曲面与平面的立体称为曲面立体。最常见的曲面立体是回转体,主要有圆柱、圆锥、圆球。

本节研究上述两类立体的图示法以及在立体表面上取点、取线问题。另外本书从本节开始投影图都不再画投影轴。

日常生活和生产中常见零件的形状是多种多样的,但经过几何抽象的分析,一般都可以看作由单一立体或若干立体堆叠、挖切而成。因此,学习基本立体的投影是图示各种零件形体的基础。另外,在立体表面上取点、线是解决立体表面交线和复杂形体投影的基础。

一、平面立体的投影

由于平面立体的表面是由若干个多边形平面所围成,因此绘制平面立体的投影可归结为绘制它的各表面的投影。平面立体各表面的交线称为棱线。平面立体的各表面是由棱线所围成的,而每条棱线可由其两端点确定,因此,绘制平面立体的投影又可归结为绘制各棱线及各顶点的投影。作图时,应判别其可见性,把可见棱线的投影画成粗实线,不可见棱线的投影画成细虚线。

(一)棱柱的投影及表面取点

1. **棱柱形状分析**　如图 3-3-1 所示为一正放(立体的表面、对称平面、回转轴线对投影面处于平行或垂直的位置)的正六棱柱直观图及投影图。正六棱柱由顶面、底面和六个侧棱

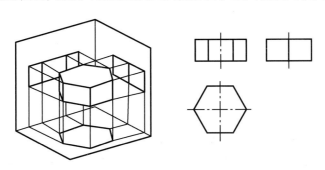

图 3-3-1　棱柱的投影

面围成。顶面、底面分别由六条底棱线围成(正六边形);每个侧棱面又由两条侧棱线和两条底棱线围成(矩形)。

2. 棱柱投影分析

(1)正六棱柱的顶面、底面都为水平面,其水平投影反映顶面、底面的实形,且互相重合;正面投影和侧面投影都积聚为平行于相应投影轴的直线。

(2)六个侧棱面中前后两个棱面为正平面,其正面投影重合,且反映实形;水平投影和侧面投影都积聚成平行于相应投影轴的直线。其余四个侧棱面都为铅垂面,其水平投影分别积聚成倾斜直线;正面投影和侧面投影都为类似形(矩形),且两对称的侧棱面的投影分别对应重合。由于六个侧棱面的水平投影均有积聚性,故与顶面、底面边线(底棱线)的水平投影重合。

(3)顶、底面各有六条棱线,其中前、后两条为侧垂线,其余四条为水平线;而六条侧棱线均为铅垂线。

3. 棱柱投影的绘图步骤   绘制正放棱柱(如正六棱柱)的投影图时,一般先画出对称中心线、对称线,再画出棱柱水平投影(如正六边形);然后根据投影关系画出它的正面投影和侧面投影。应注意:当棱线投影与对称线重合时应画成粗实线。

4. 棱柱表面上取点的作图方法和步骤   由于直棱柱的表面都处于特殊位置,其投影都有积聚性,所以棱柱表面取点可利用积聚投影直接作图。

如图 3-3-2a 所示,已知正六棱柱表面上点 A、B 的正面投影 a'、(b'),点 C 的水平投影 c,要求作出各点的其余两面投影。

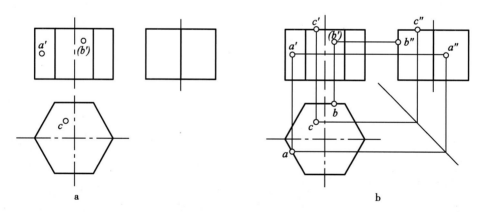

图 3-3-2   棱柱表面取点

分析:首先判断点的位置。点 A 的正面投影 a' 可见,则点 A 在六棱柱左前方的铅垂棱面上;点 B 的正面投影 (b') 不可见,则点 B 在六棱柱后面的正平棱面上;点 C 的水平投影 c 可见,则点 C 在六棱柱的顶面上。然后利用点所在的平面的积聚投影直接作图。注意判别点的投影的可见性,如果点所在的表面的投影可见,则点的投影可见,反之为不可见。

作图:如图 3-3-2b 所示。

(1)求点 A 的投影:A 点所在棱面的 H 面投影积聚成一斜线,a 在此斜线上。所以先由 a' 向下作投影连线,与棱面的积聚投影交于 a,再根据投影规律,求出 a'',a'' 为可见。

(2)同理:求点 B、C 的投影,并判别其投影的可见性。

（二）棱锥的投影及表面取点

1. 棱锥形状分析 图 3-3-3 所示为一正放的正三棱锥直观图及投影图。正三棱锥由底面和三个侧棱面围成。底面又由三条底棱线围成（正三角形），三个侧棱面分别由两条侧棱线和一条底棱线围成（三个实形大小相等的等腰三角形）。

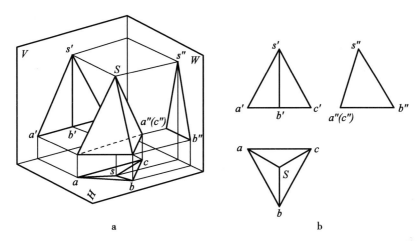

图 3-3-3　棱锥的投影

2. 棱锥投影分析

（1）正三棱锥的底面 △ABC 为水平面，其水平投影 △abc 反映实形，正面投影和侧面投影均积聚为平行于相应投影轴的直线 a'b'c' 和 a"b"c"。

（2）三个侧棱面中的左右两个侧棱面 △SAB 和 △SBC 为一般位置平面，其三面投影均不反映实形，且侧面投影重合。

（3）后侧棱面 △SAC 为侧垂面（因含侧垂线 AC），其侧面投影积聚成斜向直线，正面投影 △s'a'c' 和水平投影 △sac 均不反映真形；且正面投影 △s'a'c' 与 △s'a'b'、△s'b'c' 重合。

（4）三个侧棱面 △SAB、△SBC、△SCA 的水平投影 △sab、△sbc、△sca 与底面 △ABC 的水平投影重合。

（5）底面的三条底棱线中有两条是水平线 AB 和 BC，一条是侧垂线 AC；而三条侧棱线中，有两条是一般位置直线 SA 和 SC，一条是侧平线 SB，它们的三面投影如图 3-3-3 所示。

3. 棱锥投影的绘图步骤 画正放的正三棱锥的投影图时，一般可先画出底面的水平投影（正三角形）和底面的另两个投影（都积聚为直线）；再画出锥顶的三个投影；然后将锥顶和底面三个顶点的同面投影连接起来，即得正三棱锥的三面投影。也可先画出正三棱锥（底面和三个侧棱面）的一个投影（如水平投影），再依照投影关系画出另两个投影。

4. 棱锥表面上取点的作图方法和步骤 当棱锥表面的投影没有积聚性时，表面取点需作辅助线。

如图 3-3-4a 所示，已知棱锥表面上点 M 的水平投影 m 和点 N 的正面投影 n'，求其他两面投影。

经分析可知：由点 M 的水平投影 m 的位置可判断 M 点在三棱锥的后棱面上，该棱面为侧垂面，所以可利用积聚性直接求作。由点 N 的正面投影 n' 的位置可判断 N 点在左前棱面上，该棱面为一般位置平面，求 N 点的投影需作辅助线。

作图过程如图 3-3-4b 所示：

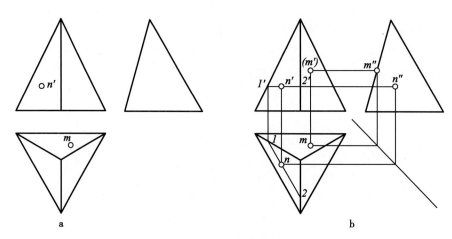

图 3-3-4 棱锥表面取点

（1）求点 M 的投影：由 m 利用 $45°$ 线作出 m''，再由 m、m'' 作出 m'，不可见，标记为 (m')。

（2）求点 N 的投影：选择作图方便的辅助线，在左前棱面内过点 N 作一条平行于底边的水平线 I、II。于是先在 V 面投影中过 n' 作水平线 $1'2'$，作出其水平投影 12，由 n' 向下作投影连线，与 12 交得 n 再根据投影规律作出 n''，n、n'、n'' 均可见。

二、曲面立体的投影

工程上常见的曲面立体是回转体。回转体是由回转面或回转面与平面所围成的立体。回转面是由母线（直线或曲线）绕某一轴线旋转而形成的。最常见的回转体有圆柱、圆锥、圆球。

画回转体的投影图时，沿投射方向应画出回转面的转向轮廓线在该投影面上的投影及相应的回转轴线的投影（其中两个投影为直线、一个投影积聚成点，用对称中心线的交点表示。根据机械制图规定，轴线、对称中心线都用细点画线画出，且要超出图形的轮廓线 3~5mm）。

（一）圆柱体的投影及表面取点

1. 圆柱体的形状及投影分析　圆柱由圆柱面和顶面、底面所围成，它的投影图就由圆柱面、顶面和底面的投影所组成。作圆柱的投影时，常将圆柱的轴线垂直于投影面放置，轴线铅垂位置圆柱的投影图如图 3-3-5 所示。

圆柱三面投影图的投影特征：一个投影是圆，另两个投影是大小相同的矩形线框。

2. 圆柱体投影的绘图步骤　这里应强调指出：绘制回转体投影图时，必须画出轴线和对称中心线，均用细点画线表示。画轴线处于特殊位置（投影面垂直线）时的圆柱体三面投影图时，一般先画出轴线和对称线；然后画出圆柱面有积聚性的投影（为圆）；再根据投影关系画出另外两个投影（为矩形）。

3. 圆柱体表面取点的作图方法和步骤　由于圆柱各表面的投影都有积聚性，其面上的点可以利用积聚投影作出，不必作辅助线。

如图 3-3-6a 所示，已知圆柱体表面上点 M 的正面投影 m' 和点 N 的侧面投影 (n'')，求其他两面投影。

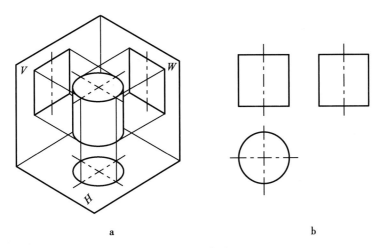

图 3-3-5　圆柱体的投影

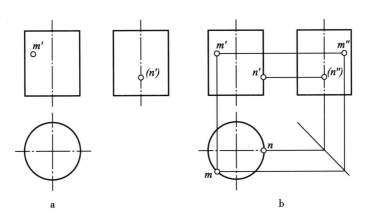

图 3-3-6　圆柱体表面取点的方法

　　经分析可知:由 m' 可判断点 M 在左前方 1/4 圆柱面上,其 H 面投影在圆柱面的积聚投影圆周上;由(n'')可判断点 N 位于圆柱面的最右素线上,可利用直线上取点作图。

　　作图过程如图 3-3-6b 所示:

　　(1) 作点 M 的投影:由 m' 向下作投影连线,与圆周交得再根据投影规律作出 m'',m'' 为可见。

　　(2) 作点 N 的投影:点 N 位于最右素线上,可直接作出 n、n'。

(二)圆锥体的投影及表面取点

　　1. 圆锥体的形状及投影分析　圆锥由圆锥面和底面所围成,它的投影图就是由圆锥面和底面的投影所组成。作圆锥的投影时,常将圆锥的轴线垂直于投影面放置,图 3-3-7 所示是轴线铅垂位置圆锥的投影图。圆锥三面投影图的投影特征:一个投影是圆,另两个投影是大小相同的三角形线框。

　　2. 圆锥体投影的绘图步骤　画轴线处于特殊位置投影面垂直线的圆锥三面投影图时,一般先画出轴线和对称中心线(用细点画线表示然后画出圆锥反映为圆的投影);再根据投影关系画出圆锥的另两个投影(为同样大小的等腰三角形)。

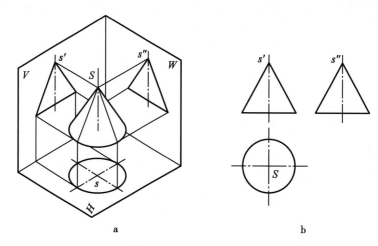

图 3-3-7   圆锥体的投影

3. 圆锥体表面取点的作图方法和步骤   由于圆锥面的三面投影都没有积聚性,所以圆锥面上取点需要作辅助线,常应用素线法和纬圆法。

如图 3-3-8a 所示,已知圆锥表面上点 M 的正面投影求另两个投影。

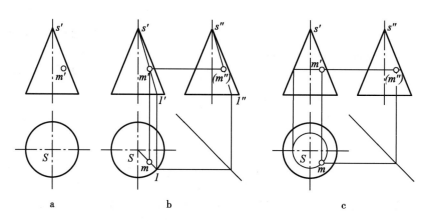

图 3-3-8   圆锥体表面取点

经分析可知:由 m' 的位置可判断点 M 位于右前 1/4 圆锥面上,可应用圆锥面上的素线或纬圆作辅助线求解。

作图过程如图 3-3-8b 所示:

方法一:素线法。圆锥面上任意一点和锥顶连接即为一条素线。连接 s'm' 延长后交底圆于 1' 点位于素线 S1 上,作出 s1、s"1",然后由 m' 求出 m、m",m" 不可见,标记为(m"),如图 3-3-8b 所示。

方法二:纬圆法。圆锥面上任一点都在和轴线垂直的纬圆上。本例中纬圆都是水平圆,纬圆的水平投影是圆锥底圆的同心圆,正面投影和侧面投影积聚成水平线。在正面投影中过 m' 在圆锥面的轮廓线之间作一段水平线,长度即为纬圆的直径。然后作出该纬圆的 H 面投影,m 在此圆周上,再由 m 求出 m",如图 3-3-8c 所示。

(三) 球体的投影及表面取点

1. 球体的形状及投影分析   球是球面围成的回转体,它的投影图就是球面的投影图,三个投影均无积聚性。球三面投影图的投影特征：三个投影是大小相同的圆，如图 3-3-9 所示。

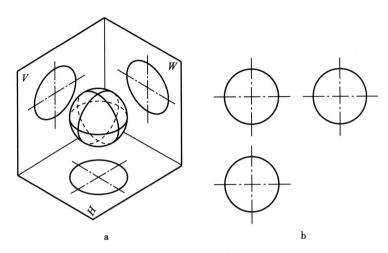

图 3-3-9 球的投影

2. **球体投影的绘图步骤** 画圆球的三面投影图时，可先画出确定球心的三个投影位置的三组对称中心线；再以球心的三个投影为圆心分别画出三个与圆球直径相等的圆。

3. **球体表面取点的作图方法和步骤** 球面取点用纬圆法。通过球心的直线都可看作球的轴线，为了作图方便，通常选用投影面垂直线作为轴线，使纬圆都能平行于投影面。

如图 3-3-10 所示已知球面上点 A 的正面投影 a′，求另两个投影，如图 3-3-10a 所示。

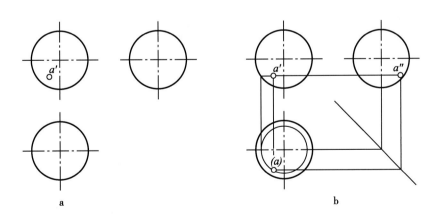

图 3-3-10 圆球表面取点

经分析可知：由 a′ 可判断点 A 在左、前、下 1/4 球面上。在此选用铅垂轴线作图，则纬圆都是水平圆。

作图过程如图 3-3-10b 所示：过 a′ 在球的正面投影轮廓线之间作一段水平线，长度为纬圆的直径。根据投影规律作出纬圆的 H、W 面投影。点在纬圆上，由 a′ 用三等关系求出 a、a″，其中 a 不可见，加括号表示为 (a)。

三、截交线与相贯线的投影

前面研究了基本体投影图的绘制与阅读。在生产实际中物体的形状通常是较为复杂的组合体，表面常会产生一些交线，这些交线按其形成分为截交线和相贯线两种，平面截切立体所产生的表面交线称为截交线，两立体相交所产生的表面交线称为相贯线。本部分主要介绍这些交线的画法和识读。以便后续在此基础上研究组合体的绘制与识读。

（一）平面截切几何体的投影

如图 3-3-11 所示，用来截切立体的平面称截平面，截平面与立体表面产生的交线称为截交线，截交线的顶点称为截交点，由截交线围成的平面图形称为截断面，立体被平面截切后的剩余部分称为截断体。

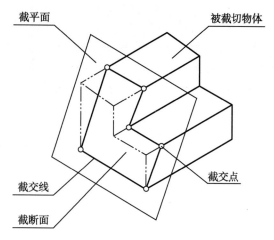

图 3-3-11　截交线的概念

截平面截切不同的立体或截平面与立体的相对位置不同，所产生的截交线形状也不相同。但无论是什么形状，截交线都具有以下性质：

表面性：截交线都位于立体的表面上。

共有性：截交线是截平面与立体表面的共有线。截交线上的每一点都是截平面与立体表面的共有点，这些共有点的连线就是截交线。

封闭性：因为立体是由它的各表面围合而成的封闭空间，所以截交线是封闭的平面图形。

截交线的性质是其作图的重要依据，掌握截交线的画法是解决截切问题的关键。

1. 平面截切平面体截交线的绘制　平面体表面都是平面，被截平面所截而形成的截交线都是直线段，断面应是平面多边形。截交线上的截交点是平面体上参与截交的棱线（或底面边线）与截平面的交点，对单一截平面而言，有几个截交点断面即为几边形，如图 3-3-12a 所示。

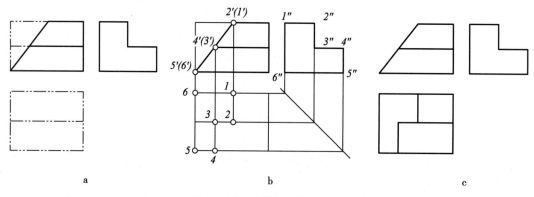

图 3-3-12　棱柱截交线的绘制

平面体截交线的作图方法为：先作出截交点，然后依次连成截交线。

平面体截交线的作图具体步骤如下：

（1）空间及投影分析：通过投影图，确定平面体的形状和截平面的数量，分析各截平面与投影面的相对位置，确定各截交线的空间位置；分析各截平面与平面体的相对位置，确定截交点的数量，从而判断出各断面的边数，想象其空间形状。

（2）求作截交线：按照平面体截交线的作图方法，用平面体表面取点的方法求出各截交点，依次连出截交线。连线时应注意判断其可见性。

（3）补全截断体的投影。

例 3-3-1　如图 3-3-12a 所示，"L"形棱柱被正垂面截切，作出其截交线的投影。

经分析可知：本例为用单一平面截切平面体。"L"形棱柱被正垂面截切，截切了体上六条棱线，截交线为六边形，立体图如图 3-3-11 所示。由于截交线属于正垂的截平面，所以其正面投影与截平面的积聚投影重合，侧面投影与棱柱的侧面投影六边形重合，均为已知。水平投影应为类似六边形，需要求作。

作图过程如图 3-3-12b 所示：

（1）求作截交点：首先利用积聚性在正面投影上标出各截交点（1'）、2'、（3'）、4'、5'、（6'），再在侧面投影中对应标出 1"、2"、3"、4"、5"、6"，然后根据投影规律，求出截交点的水平投影 1、2、3、4、5、6，如图 3-3-12b 所示。

（2）判别可见性并连线：依次连接各点，即得截交线水平投影。

（3）检查加深：擦去棱柱上被切掉的线条，加深截断体的投影，如图 3-3-12c 所示。

2. 平面截切曲面体截交线的绘制　曲面体被平面截切，截交线由平面曲线或直线组成。曲面体截交线的形状取决于曲面体的形状及截平面与曲面体的相对位置。

（1）曲面体截交线投影的作图方法：分以下两种情况。

1）截交线为直线或平行于投影面的圆时，可由已知条件根据投影规律直接作图。

2）截交线为椭圆、抛物线、双曲线等非圆曲线或不平行于投影面的圆时，需求出线上一系列的点，然后连成光滑曲线。

为了使所求的截交线形状准确，在求作非圆曲线截交线的投影时，应首先求出截交线上的特殊位置点，再求作若干一般位置点（也称中间点）。特殊点包括截交线对称轴上的顶点、截交线与曲面体轮廓素线的交点、截交线上的极限位置点（最高、最低、最左、最右、最前、最后点）等。一般点是在特殊点连点较稀疏处或曲线曲率变化较大处适当选取的点。

（2）求曲面体截交线的一般步骤

1）空间及投影分析：通过投影图，确定曲面体的形状和截平面的数量，分析各截平面与投影面的相对位置，确定各截交线的空间位置；分析各截平面与曲面体的相对位置，判断出截交线的形状。

2）求作截交线：按照曲面体截交线的求作方法，用曲面体表面取点的方法求出各点，依次连出截交线，连线时应注意判断其可见性。

3）补全截断体的投影。

例 3-3-2　如图 3-3-13 所示，圆柱被正垂面截切，求作截交线的投影。

经分析可知：圆柱被倾斜于轴线的正垂面截切，截交线为椭圆。截交线的正面投影与截平面的积聚投影重合，又圆柱面的侧面投影积聚成圆周，所以截交线的侧面投影与圆周重合。截交线的水平投影仍是椭圆，作图时需求作椭圆上一系列的点，之后圆滑连线。

作图过程如图 3-3-13b 所示：

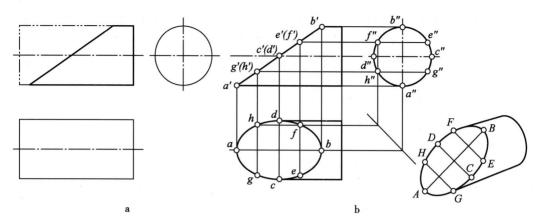

图 3-3-13   圆柱体被正垂面截切

（1）求特殊位置点：该椭圆截交线上有四个特殊位置点 A、B、C、D，这四个特殊点是椭圆长短轴端点（长轴 AB 为正平线，短轴 CD 为过 AB 中点的正垂线），也是截平面与圆柱前后左右四条轮廓素线的交点，同时又是截交线上极限位置的点。在正面投影上标出 a′、b′、c′、(d′)，再对应在侧面投影上标出 a″、b″、c″、(d″)然后根据投影规律求出水平投影 a、b、c、(d)。

（2）求一般位置点：一般位置点可适当选取，为了作图方便，本题选取对称点 E、F 和 G、H。首先在正面投影上标出 e、(f)、g、(h)，然后根据圆柱面上取点的方法，先求出侧面投影 e″、f″、g″、h″再求出水平投影 e、f、g、h。

（3）依次光滑连接各点，得截交线的水平投影。

（4）判断可见性，擦去被切掉的线条，加深截断体的轮廓线。由正面投影可知，圆柱的最前、最后素线在 C 点之左的部分被切掉，所以在水平投影中该两条素线只加深 C、D 点之右的部分。

注意：当正垂面与水平投影面的倾角为 45°时，截交线椭圆的水平投影为一圆，直径和圆柱直径相等。

例 3-3-3   如图 3-3-14 所示圆锥被正垂面截切，求作截交线的投影。

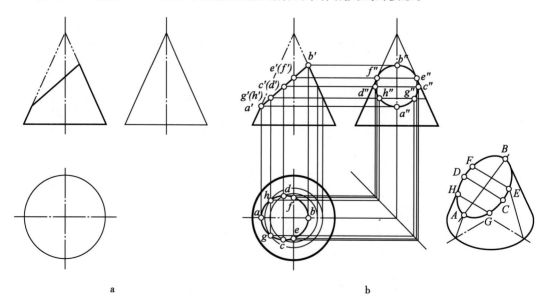

图 3-3-14   圆锥体被正垂面截切

经分析可知：圆锥被正垂面切断所有素线，截交线为椭圆。该椭圆截交线上有六个特殊点 A、B、C、D、E、F 其中点 A、B 是椭圆长轴端点（AB 为正平线），又是截交线的最高、最低点，位于圆锥面最左、最右素线上；点 C、D 是椭圆短轴端点（CD 为正垂线），又是截交线的最前、最后点，其正面投影位于截交线积聚投影的中点；点 E、F 位于圆锥面最前、最后素线上。该椭圆的正面投影与截平面的积聚投影重合，为已知条件；椭圆的水平、侧面投影均为椭圆，需作图。

作图过程如图 3-3-14b 所示：

（1）求特殊位置点：首先在正面投影上确定六个特殊点的位置，直接利用点在线上的投影特性，求出圆锥四条轮廓素线与截平面的交点 A、B、E、F 的水平投影和侧面投影；用纬圆法求出点 C、D 的水平投影和侧面投影。

（2）求一般位置点：选取一般位置点 G、H，用纬圆法求出其水平投影及侧面投影。

（3）依次光滑连接各点，作出截交线的水平投影和侧面投影。

（4）加深截断体图线，完成作图。注意在侧面投影中圆锥的最前、最后素线只 e''、f'' 点以下的部分。

3. 常见回转体被截切后的截交线形状　在回转体中圆柱体和圆锥体被截切的情况很常见，因此掌握它们被不同方位的截平面截切之后所得截交线的形状是非常有必要的，具体见表 3-3-1 与表 3-3-2。

（二）几何体相贯线的投影

两立体相交称为两立体相贯，这样的立体称为相贯体，其表面交线称为相贯线。

1. 相贯线的性质　根据两立体表面形状、相对位置的不同，相贯线的形状也各不相同。

（1）表面性：相贯线都位于立体的表面上。

（2）共有性：相贯线是两立体表面的共有线，也是两立体的分界线，相贯线上的每一点都是两立体表面的共有点。

（3）封闭性：由于立体都有一定的范围，所以相贯线一般是封闭的。

相贯线的性质是其作图的重要依据，掌握相贯线的画法是解决相贯问题的关键。

表 3-3-1　圆柱体的截交线

截平面位置	垂直于轴线	平行于轴线	倾斜于轴线
截交线的空间形状	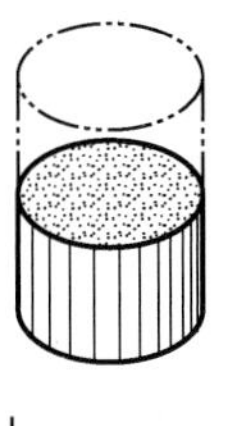	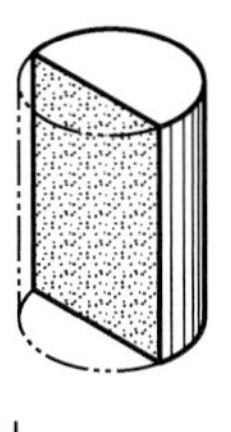	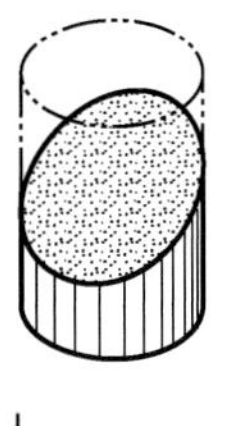
投影图	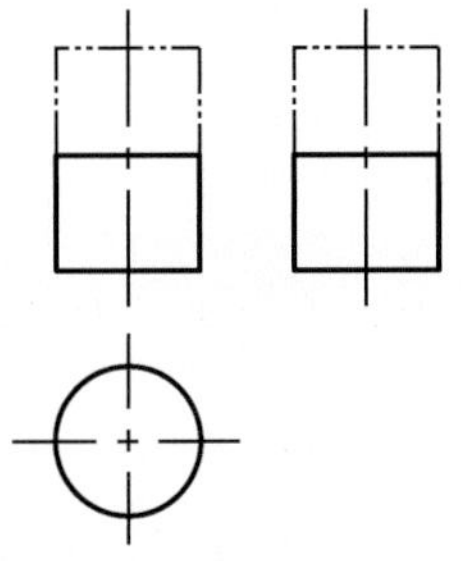	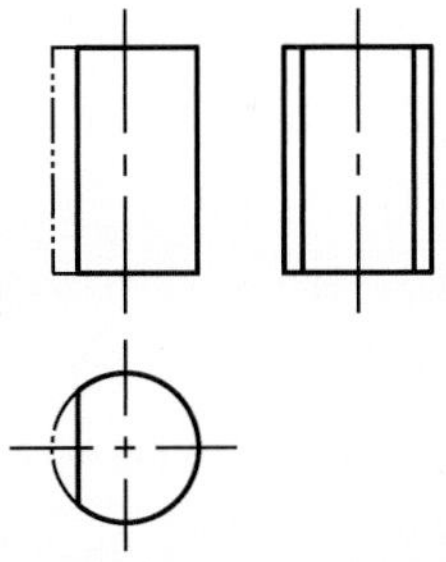	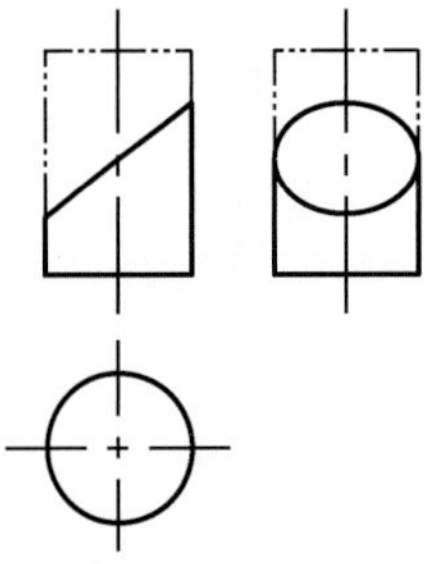

表 3-3-2　圆锥体的截交线

截平面位置	垂直于轴线	倾斜于轴线并与所有素线相交	平行于圆锥面上一条素线	平行于圆锥面上两条素线	截平面通过锥顶
截交线的空间形状	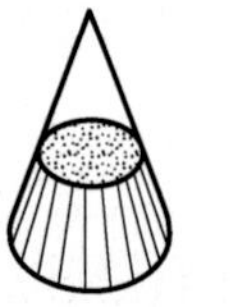	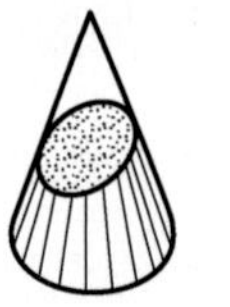	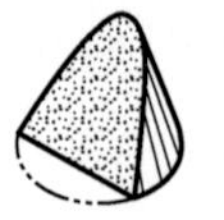	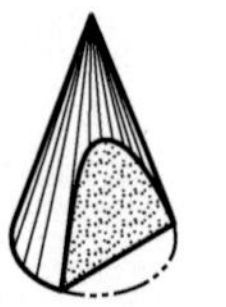	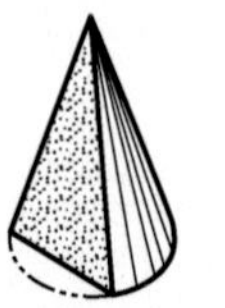
投影图	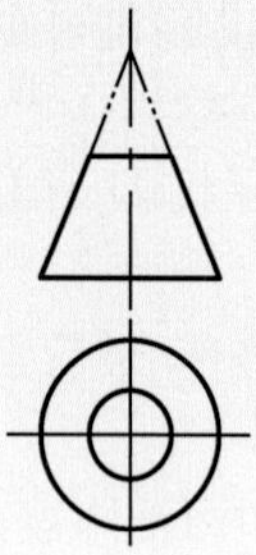	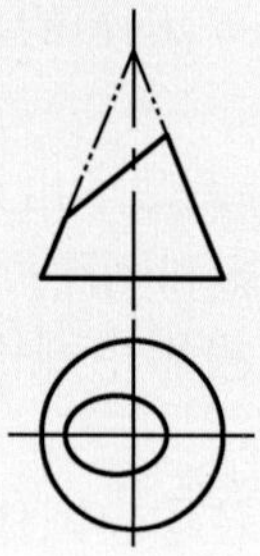	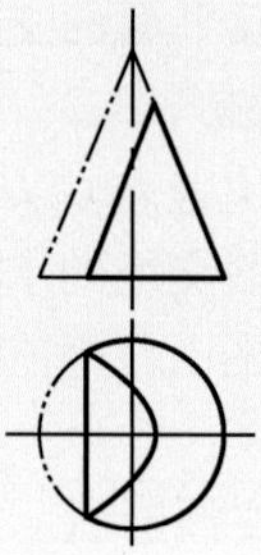	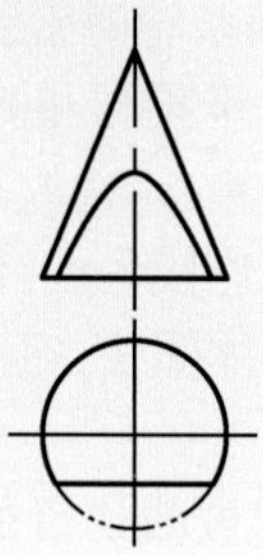	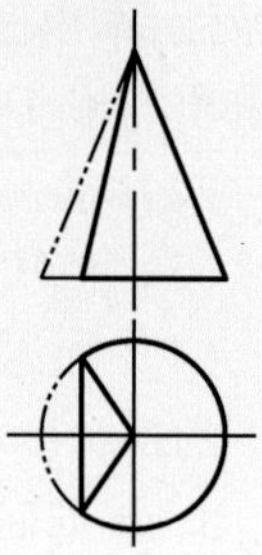

2. 两平面体相贯线的绘制　平面体与平面体相交所产生的相贯线一般为封闭的空间折线,如图 3-4-5c 所示。特殊情况下可以不封闭。

两平面立体相贯,每段相贯线均为直线段,相贯线的转折点均为一个平面体上的棱线与另一个平面体表面的交点。因此,求两平面立体相贯线的方法,可以归结为求参与相交的棱线与另一立体表面的交点,然后依次连接各点即得相贯线。

两平面体相贯线作图具体步骤如下:

（1）空间及投影分析:读懂投影图,分析两立体的相对位置,确定共产生几组相贯线和每组相贯线上转折点的个数。

（2）求相贯线:先利用平面体表面取点的方法,求两立体上参与相交的棱线与另一立体表面的交点,再连接各点即得相贯线。注意判别可见性。

（3）补全相贯体的投影:相贯体是一个整体,对每一个参与相贯的立体轮廓线只应画到相贯线为止。

例 3-3-4　图 3-3-15 所示为两个四棱柱相贯,补画相贯线的正面投影并作出相贯体的侧面投影。

经分析可知:由图 3-3-15a 可知,一个侧垂四棱柱从左向右贯穿铅垂四棱柱,整个相贯体前后、左右对称。相贯线分为左右对称的两组,每一组上的转折点为六个,分别是两个四棱柱上参与相交的棱线与另一立体表面的交点,立体图如图 3-3-15c 所示。铅垂四棱柱各棱面的水平投影有积聚性,因此相贯线的水平投影已知,由水平投影可求作正面投影和侧面投影。

作图过程如图 3-3-15b 所示:

（1）补画相贯体的侧面投影:侧垂四棱柱各棱面的侧面投影有积聚性,相贯线的侧面投影与之重合。

（2）求相贯线上的转折点:两组相贯线左右对称,求作左边一组,右边一组根据对称性作图即可。利用积聚投影在水平投影上标注各转折点 1、(2)、3、(4)、5、(6),在侧面投影上标注 1″、2″、3″、4″、5″、6″,由投影关系作出各点的正面投影 1′、2′、(3′)、(4′)、5′、6′。

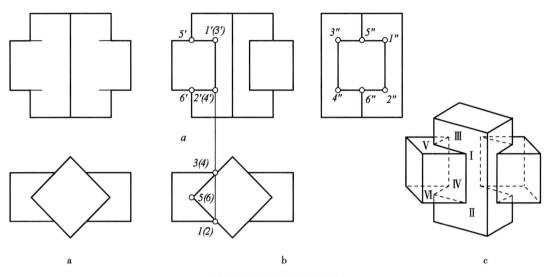

图 3-3-15　两四棱柱相贯

（3）连出相贯线：正面投影中前半组相贯线与后半组相贯线投影重合。连线时只有位于同一表面的两点才能相连，只有两个可见表面交得的相贯线才可见。

（4）补全相贯体的投影：凡参与相交的棱线只画到与另一立体的交点为止。

3. 两曲面体相贯线的绘制　曲面立体相交所产生的相贯线一般为封闭的空间曲线，如图 3-3-16 所示，特殊情况下有可能为封闭的平面曲线（例如回转体轴线重合时相贯的情况）。

由于曲面体相贯的相贯线为空间曲线，因此必须寻找数量合适的相关线上的一系列的点的三面投影，之后在三个投影面内分别圆滑连接上述点的投影得到相贯线的近似投影。这些点包括特殊位置点和一般位置点，特殊位置点一般用三等关系来确定，一般位置点一般用辅助平面法来确定。

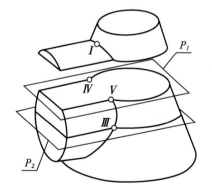

图 3-3-16　圆柱体与圆台正交的直观图

两平面体相贯线作图具体步骤如下：

（1）空间及投影分析：读懂投影图，分析两立体的相对位置，确定相贯线的大致形状。

（2）求相贯线：首先确定相贯线上有哪些特殊位置点，并利用三等关系作其三面投影；其次根据特殊位置点的疏密情况，合理选择一般位置点的数目和位置，利用辅助平面法或表面取点法确定这些点的三面投影，用圆滑曲线连接各点即得相贯线。

（3）注意判别可见性：补全相贯体的投影。

例 3-3-5　作如图 3-3-17a 所示轴线正交的圆柱与圆台表面相贯线的投影图。

经分析可知：圆柱与圆锥台的轴线垂直相交，相贯线为一封闭的空间曲线。由于圆柱轴线是侧垂线，则圆柱的侧面投影是有积聚性的圆，所以相贯线的侧面投影与此圆重合，需要做的是相贯线的正面投影和水平投影。由于圆柱和圆台的正交轴线所确定的正平面是这两个相贯体的公共的前、后对称面，所以，相贯线也前、后对称，可见的前半个相贯线的正面投

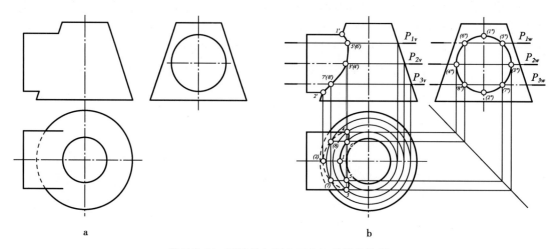

图 3-3-17　圆柱体与圆台正交相贯线的绘制

影与不可见的后半个相贯线的正面投影重合,所以只需画出前者。由于圆锥台轴线垂直水平面,所以采用水平面作为辅助平面。

作图过程如图 3-3-17b 所示:

(1) 作特殊点:相贯线的最高点 J 和最低点分别位于水平横放圆柱和圆锥台的正视转向轮廓线上,所以在正面投影中可以直接作出 1′、2′,由 1′、2′可作得侧面投影(1″)和(2″)水平投影 1、(2),相贯线的最前点Ⅲ 和最后点Ⅳ,分别位于水平横放圆柱最前和最后两条俯视转向轮廓线上,其侧面投影(3″)、(4″)可直接作出,水平投影 3、4 可过圆柱轴线作水平面 P₂作出,即 P₂与圆柱和圆锥台的截交线在水平投影上的交点,由 3、3″和 4、(4″)可作得互相重合的正面投影(3′)和 4′。

(2) 作一般点:在已作出的相贯线上的点的较稀疏处,作辅助水平面 P₁。水平面 P₁ 与圆锥台的截交线为圆,与圆柱的截交线为两平行直线。两截交线的交点 Ⅴ 、Ⅵ 即为相贯线上的点,作出两截交线的水平投影,则它们的交点 5、6 即为相贯线上点 Ⅴ 、Ⅵ 的水平投影。其侧面投影(5″)(6″)积聚在 P_{1W} 上,正面投影 5′、(6′)积聚在 P_{1V} 上。同样再作辅助水平面 P_3,又可作出相贯线上Ⅶ 、Ⅷ 两点的侧面投影(7″)(8″)和水平投影(7)(8),根据三等关系可作得正面投影 7′、(8′)。

(3) 判别可见性:水平投影中在下半个圆柱面上的相贯线是不可见的,最前点Ⅲ 和最后点Ⅳ 两点是相贯线水平投影的可见与不可见的分界点。正面投影中相贯线前、后部分的投影重合,即可见与不可见的投影互相重合。

(4) 连曲线:参照各点侧面投影的顺序,将各点的同面投影连成光滑的曲线。

(5) 整理外形轮廓线。

四、组合体的形成与投影

形状复杂的立体可以看成是由较多的基本体按一定方式组合而成,称为组合体。组合体是立体由抽象几何体向实际工程物体的过渡,是投影理论与制图实践内容的一个桥梁。本部分中主要学习组合体的形成及其三视图的看图方法,为专业图样的绘制和阅读奠定基础。

1. **组合体及其组合方式**　工程物体一般较为复杂,为了便于认识、把握它的形状,常把复杂物体看成是由多个基本体(如棱柱、棱锥、圆柱、圆锥、球等)按照一定的方式构造而成。由多个基本体经过叠加、切割等方式组合而成的物体,称为组合体。

根据组合方式的不同,组合体可分为叠加型、切割型和综合型三种类型,如图 3-3-18 所示。

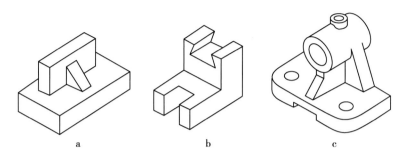

图 3-3-18　组合体的组合方式

a. 叠加型组合体,可以把它看成由底板、竖板和肋板三部分组成;b. 切割型组合体,可看成由一个长方体经过三次切割而成,最先切掉了较大的一个长方体形成"L"型锥形,然后在上部切出了一个燕尾槽,最后在下部切出了一个长方体的槽;c. 组合体为综合型,综合型是指既有叠加又有切割的组合形式。该物体可看做由一块薄四棱柱叠加一块侧板和一块肋板,之后叠加一个横放圆柱体,最后叠加一个竖放小圆柱体构成组合体锥形,然后底部四棱柱倒角、打孔且在底部挖槽,横放圆柱体掏空,竖直小圆柱体也掏空而成

在许多情况下,叠加型和切割型并无严格的界限,同一组合体既可按叠加方式分析,也可按切割方式去理解。如图 3-3-19a 所示物体,该物体可理解为叠加型,由一个梯形四棱柱和一个小三棱柱叠加而成,如图 3-3-19b 所示;也可理解为切割型,由一个长方体在左端前后对称地各切掉一个三棱柱,如图 3-3-19c 所示。因此,组合体的组合方式应根据具体情况而定,以便于作图和理解为原则。

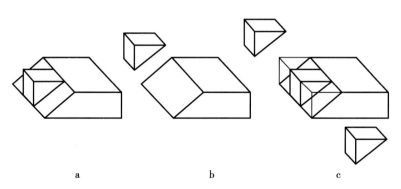

图 3-3-19　同一物体的不同理解

2. **形体分析法**　形体分析法是观察物体、认识物体的一种思维方法。形体分析法的运用可以达到化繁为简、化难为易的目的。运用形体分析法把复杂的组合体分解成若干简单的基本体,然后再分析各基本体的形状、相对位置及表面连接关系,从而解决组合体的画图、读图和尺寸标注等问题。

例如图 3-3-20 左侧几何体,在进行画图、读图和尺寸标注时可以看作由一个长方体坯料挖去大四棱柱、圆柱体和小四棱柱形成。

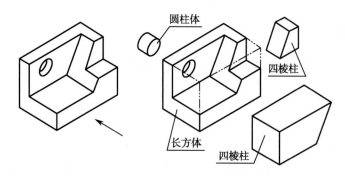

图 3-3-20   形体分析法观察和分析组合体

3. 组合体看图方法示例   从体出发，在一个视图上分线框表示组成组合体的各基本形体的投影的线框与其他视图上的线框对投影，对投影时，要一个视图上的一个线框与另两个视图上的各一个线框"框框对应"，分别想出各基本形体的形状，最后，按各基本形体之间的相对位置综合起来，想象出这个组合体的形状。

用形体分析法将组合体的某个视图（一般先取主视图，也可先取其他视图）分成若干个代表基本形体或其简单的组合的投影的线框，按三个视图的投影关系（长对正、高平齐、宽相等）逐个找出其他视图上与其对应的线框，对照前面所讲的基本形体的三投影，一一分别识辨出所代表的各基本形体的形状及其对投影面的和相互之间的相对位置，最后，综合起来想象出组合体的整体形状。

以图 3-3-21 中组合体为例，说明用形体分析法读图的方法和步骤。

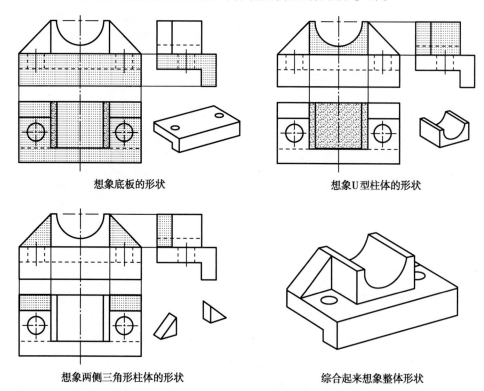

想象底板的形状

想象U型柱体的形状

想象两侧三角形柱体的形状

综合起来想象整体形状

图 3-3-21   组合体三视图的识读

第一步:分线框,对投影

如图 3-3-21 所示,将主视图分成矩形、U 型槽、两个三角形几个部分。

第二步:识形体,辨位置

对照前面所讲的基本形体的三投影,按四先四后(先读大体、后读细节,先读外面、后读里面,先读堆叠、后读挖切,先读圆形、后读多边形)的顺序,分别对图 3-3-21 所示的三对"框框对应"的黑粗线框进行分析,从而识别出每个相互对应的三个黑粗线框所代表的底板、U型柱体、两个三棱柱等四个基本形体的形状及其对投影面的相对位置。

第三步:合起来,想整体

综合上面已辨清的三部分各自的形状及其对投影面的相对位置后,尤为重要的还要弄清这三个基本形体彼此之间的相对位置,最后,综合起来想象出这个支承架的整体形状,如图 3-3-21 所示。

第四节　零件图的绘制与识读

一、零件的表达方法

(一) 视图的表达方法

根据 GB/T4458.1—2002《机械制图 图样画法 视图》和 GB/T17451—1998《技术制图 图样画法 视图》规定,用多面正投影法所绘制出物体的图形称为视图。视图一般分为基本视图、向视图、局部视图和斜视图。视图主要用来表达机件的外部结构形状,一般只用粗实线画出机件的可见轮廓,必要时才用细虚线画出其不可见轮廓。

1. **基本视图**　为了清晰地表达机件的上、下、左、右、前、后的结构形状,国家标准规定采用正六面体的 6 个面为基本投影面;将所表达的机件至于其中,分别向 6 个基本投影面投射所得的视图称为基本视图。6 个基本视图的名称及其投射方向规定如下:

主视图——从前向后投射所得的视图;俯视图——从上向下投射所得的视图;

左视图——从左向右投射所得的视图;右视图——从右向左投射所得的视图;

仰视图——从下向上投射所得的视图;后视图——从后向前投射所得的视图。

6 个基本投影面的展开方法如图 3-4-1 所示,展开后 6 个视图的配置关系如图 3-4-2 所示。

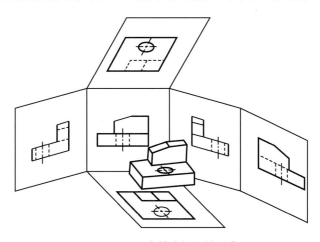

图 3-4-1　6 个基本视图的形成

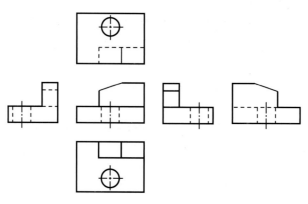

图 3-4-2   6 个视图的配置关系

使用基本视图应该注意的是：

（1）在同一张图样内，6 个基本视图按图 3-4-2 所示配置关系配置视图时，一律不标注视图名称。

（2）6 个基本视图的投影关系，仍遵守"三等"规律，即主、俯、仰、后视图"长对正"，主、左、右、后视图"高平齐"，左、右、俯、仰视图"宽相等"。

（3）6 个基本视图与机件前后表面的对应关系，仍然是左、右、俯、仰视图靠近主视图的一边表示机件的后面，而远离主视图的一边表示机件的前面。

（4）表达机件的外部结构形状，一般只画机件的可见部分，必要时才画出其不可见部分。

（5）在清晰、完整地表达机件形状的前提下确定视图数量的多少，不必 6 个视图都画，选择的视图数量表达清楚该机件即可，但其中必定有一个主视图。主视图应当反映机件的主要结构形状特征，一般是选择机件的工作位置或者加工位置作主视图。

2. **向视图**   可以自由配置的视图。

如图 3-4-3 所示，向视图绘图时，为了便于布置图形可将某个视图不按图 3-4-2 所示的位置配置，在该视图的上方标出"×"（"×"为大写英文字母，如 A），在相应视图的附近用箭头指明投射方向，并标注相同的字母。

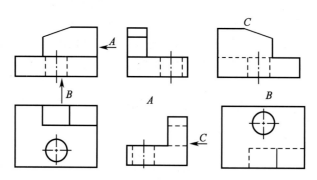

图 3-4-3   向视图及其标注

3. **局部视图**   是将机件的某一部分向基本投影面投射所得的视图。

局部视图是一个不完整的基本视图，当机件在某个方向仅有部分结构形状需要表示，而又没有必要画出整个基本视图时，可采用局部视图，使表达更为简练，如图 3-4-4 所示。

局部视图的画法及配置规定如下：

（1）局部视图的断裂处边界线用波浪线或双折线表示：如图 3-4-4 中的 A 向视图。只有当所表示的局部结构是完整的，且外轮廓线又成封闭时，波浪线或双折线可省略，如图 3-4-4 中的 B 向视图。

（2）局部视图可按基本视图的形式配置：可省略标注，如图 3-4-5 中的俯视图，也可以按向视图的形式配置并标注，如图 3-4-5 中的 B 向视图。

（3）用局部视图表达对称机件时：可将对称机件的视图只画 1/2 或 1/4，并应在对称中心线的两端画出两条与其垂直的平行细实线，如图 3-4-6 所示，可节省绘图时间和图幅。

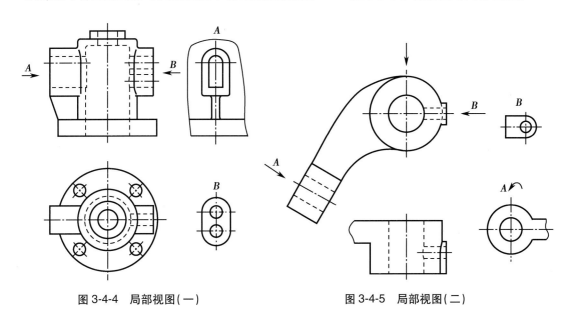

图 3-4-4　局部视图（一）　　　　　　　图 3-4-5　局部视图（二）

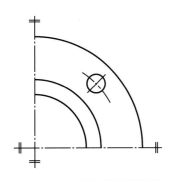

图 3-4-6　对称机件局部视图

4. 斜视图　是物体向不平行于基本投影面的平面投射所得的视图，用于表达机件上倾斜结构的真实形状。

当机件的表面与基本投影面成倾斜位置时，在基本投影面上的视图既不能反映表面的实形，又不便于画图和标注尺寸。为了清晰表达机体的倾斜结构，可用辅助投影面的方法，选择一个与倾斜表面平行且与一个基本投影面垂直的平面作为辅助投影面，并在该投影面上作出反映倾斜部分实形的投影。这种将机件向不平行于任何基本投影面的平面投射所得的视图称为斜视图。如图 3-4-5 中的 A 向视图和图 3-4-7 中的 A 向视图。

使用斜视图时应注意以下几点：

（1）斜视图：一般只表达和基本投影面倾斜部分的局部形状，其余部分不必全部画出，可用波浪线或双折线断开。当所表示的局部结构是完整的，且外轮廓线又成封闭时，波浪线或双折线可省略不画。

（2）斜视图通常按向视图的形式配置并标注：如图 3-4-5 中的和图 3-4-7b 中的"A"。必要时，允许将斜视图旋转配置。旋转符号的箭头指示旋转的方向，表示该视图名称的大写字母应靠近旋转符号箭头端（也可将旋转角度注写在字母之后），如图 3-4-7c 所示。

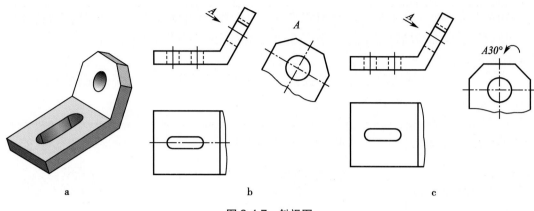

图 3-4-7   斜视图

（二）剖视图的表达方法

机件的内部结构形状,在视图上都用虚线表示,如图 3-4-8b 所示。但是当机件的内部形状较复杂时,在视图上就会出现很多虚线,既不便于看图,又不便于标注尺寸,因此采用剖视图来表达机件的内部结构形状。

1. **剖视图的概念**　根据 GB/T 4458.6—2002《机械制图 图样画法剖视图和断面图》和 GB/T 17452—1998《技术制图 图样画法剖视图和断面图》规定,假想用剖切面剖开机件,移去观察者和剖切面之间的部分,将剩下部分向投影面投射,所得剖开后的图形,并在剖切面与机件接触的断面区域上画上剖面符号(剖面线),这样绘制的视图称为剖视图,简称剖视(图 3-4-8)。

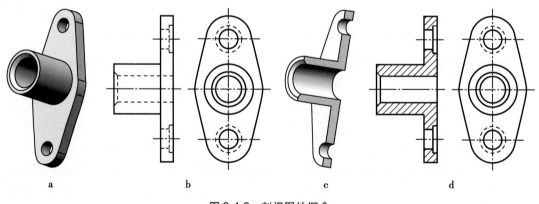

图 3-4-8   剖视图的概念

剖视图主要用来表达机件的内部结构形状。剖切面与机件接触的部分,称为剖面区域。国家标准规定,剖视图上要在剖面区域上画出剖面符号。剖面符号因机件的材料不同而不同,表 3-4-1 列出了常用材料的剖面符号。

其中,金属零件(或不需在剖面区域中表示材料的类别时)的剖面符号(简称"剖面线")应画成间隔相等、方向相同且与水平方向成 45°的细实线,如图 3-4-8d 所示。当画出的剖面线与图形的主要轮廓线或剖面区域的对称线平行时,可将剖面线画成与主要轮廓线或剖面区域的对称线成 30°或 60°的平行线,剖面线的倾斜方向仍与其他图形上剖面线方向相同。注意:同一零件的剖面符号在同一张图纸上应一致。

表 3-4-1　常用材料的剖面符号

金属材料 (已有规定剖面符号者除外)	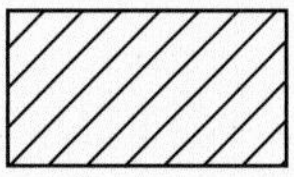	木质胶合板 (不分层数)	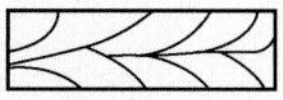
线圈绕组元件	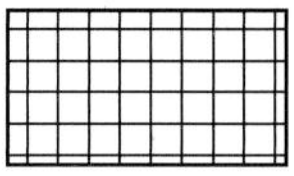	基础周围的泥土	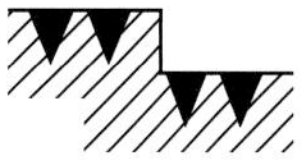
转子、电枢、变压器和电抗器 等的迭钢片	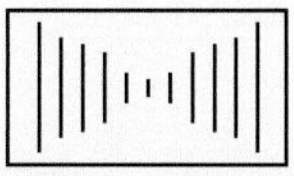	混凝土	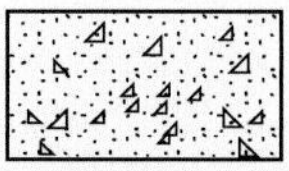
非金属材料 (已有规定剖面符号者除外)	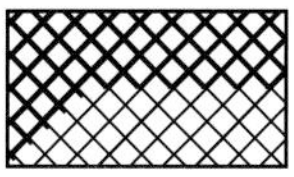	钢筋混凝土	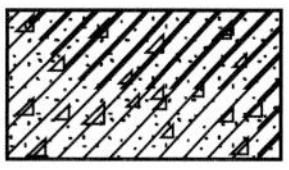

2. 画剖视图的方法及步骤　下面以图 3-4-9a、b 所示机件及剖面为例,说明画剖视图的一般方法和步骤。

(1) 画出机件的主、俯视图:如图 3-4-9c 所示。

(2) 确定剖切平面的位置,画出剖面图形:如图 3-4-9d 所示。剖切平面通过机件的对称平面,确定剖切平面与机件的内外表面的交线得到剖面的图形,画出剖面符号。

(3) 画出剖面后的所有可见部分的投影:如图 3-4-9e 所示。其中台阶面、内四棱柱的棱线和圆柱孔的投影容易漏画,应特别注意。而剖面后的所有不可见部分,如有其他视图已表达清楚,虚线应省略不画。对未表达清楚的形状特征,虚线必须画出,如图 3-4-9f 所示。

(4) 标注剖切位置、投射方向和剖视名称。

表示剖切面位置的线叫剖切线,以细点画线表示,有时也可省略不画。而剖切面的起讫和转折位置用剖切符号(用粗短画线)表示,且尽可能不与图形轮廓相交;投射方向用箭头表示,箭头线与剖切符号垂直。剖切符号尽可能不要与图形的轮廓线相交。在剖视图的上方用大写字母标出剖视图的名称"×-×",并在剖切符号旁注上同样的字母,字母一律水平书写。如果在同一张图上同时有几个剖视图,则其名称应按字母顺序排列,不得重复。

3. 画剖视图应注意的问题

(1) 剖视图:是假想把机件切开而得到的,实际上机件仍是完整的,所以其他视图仍应完整画出,如图 3-4-9 中的俯视图。若机件在几个视图上都用剖视图表示,每次剖切都应按完整的机件进行,即与其他的剖切无关。采用多个剖视图表达机件时,剖面线的方向和间隔应保持一致。

(2) 剖切平面:一般应通过机件的对称平面或轴线,并要平行或垂直于某一投影面。

(3) 画剖视图时:剖切面后面的可见轮廓线必须用粗实线画出。

(4) 在剖视图中,机件后部的不可见轮廓,一般省略不画,只有在其他图形中都尚未表达清楚的结构,才用虚线画出。

4. 剖切面的种类和剖切方法

(1) 单一剖切面:单一剖切面可以是平行于某一基本投影面的平面,如图 3-4-9 所示;也可以是不平行于任何基本投影面的平面(斜剖切面),如图 3-4-10 所示。

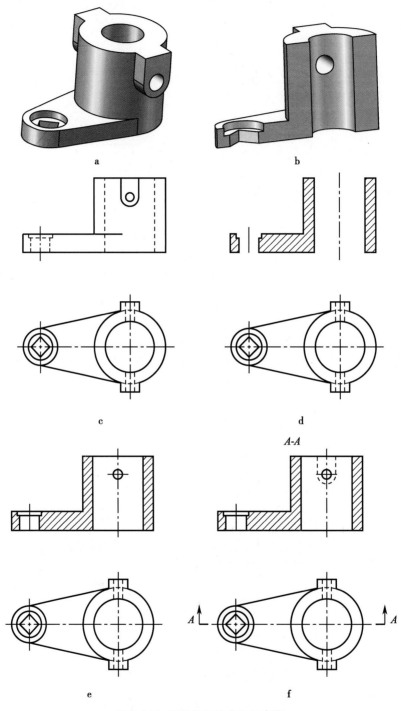

a
b
c
d

A-A

e
f

图 3-4-9   画剖视图的方法和步骤

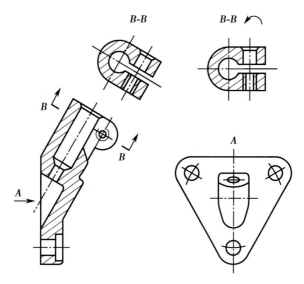

图 3-4-10　斜剖视图的画法

当机件上倾斜部分的内部形状在基本视图上不能反映清楚时,可以用一个与基本投影面倾斜的投影面垂直面剖切,再投射到与剖切平面平行的辅助投影面上,这种剖切方法称为斜剖。图 3-4-10 中 *B-B* 剖视即为用斜剖所得的全剖视图。

采用斜剖时,必须标注剖切符号,注明剖视图名称。

采用斜剖得到的剖视图最好按投影关系配置,必要时可以平移到其他适当地方。在不致引起误解时,也允许将图形旋转,其标注形式如图 3-4-11 中 *B-B* 所示。

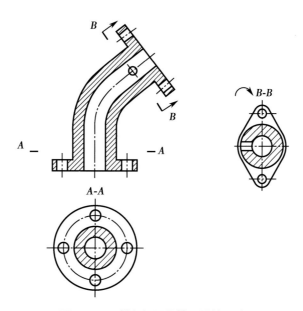

图 3-4-11　斜剖视图旋转配置的画法

单一剖切面还可采用柱面剖切机件,此时剖视图应按展开的形式绘制,如图 3-4-12 所示。

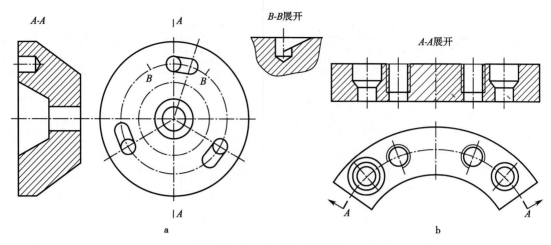

图 3-4-12   单一柱面剖切示例

（2）几个平行的剖切面：用两个或者多个平行的剖切平面剖开机件的方法称为阶梯剖。如图 3-4-13 所示 A-A 剖视即用阶梯剖得到的全剖视图。

采用这种方法画剖视图时，各剖切平面的转折处必须为直角，并且要使表达的内形不相互遮挡，在图形内不应出现不完整的要素。仅当两个要素在图形上具有公共的对称中心线或轴线时，可以各画一半，此时应以对称中心线或轴线为界（图 3-4-14）。

因为这种剖切方法只是假想地剖开机件，所以设想将几个平行的剖切平面平移到同一位置后，再进行投影。此时，不应画出剖切平面转折处的交线（图 3-4-15）。

为清晰起见，各剖切平面的转折处不应重合在图形的实线或虚线上（图 3-4-16）。

（3）几个相交的剖切面：剖切面的交线垂直于某一投影面。用几个相交的剖切面剖开物体后画剖视图，有如下三种情况：

1）两个相交的剖切面剖切机件：这种方法称为旋转剖。旋转剖一般用于有共同的回转轴线的机件，且剖切面交线要和机件共同的回转轴线重合。

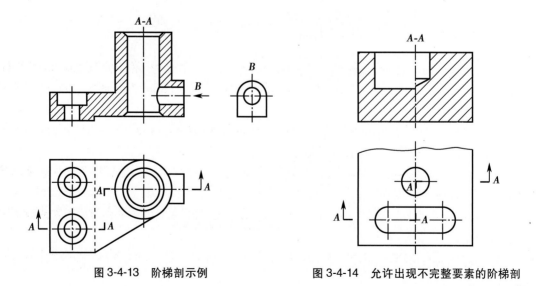

图 3-4-13   阶梯剖示例   图 3-4-14   允许出现不完整要素的阶梯剖

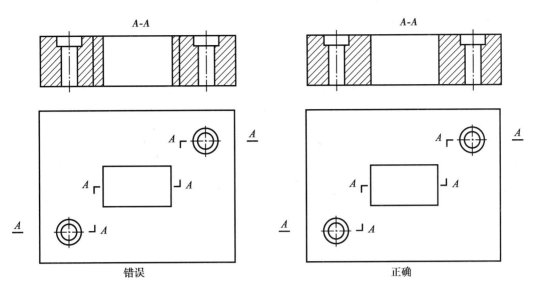

图 3-4-15　阶梯剖画法错误（一）

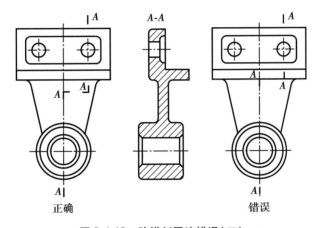

图 3-4-16　阶梯剖画法错误（二）

采用旋转剖作剖视时,先假想按剖切位置剖开机件,然后将被倾斜剖切平面剖开的结构及其有关部分应先绕两剖切平面的交线旋转到与选定的投影面平行后,再进行投射(图 3-4-17、图 3-4-18)。

在剖切平面后的结构仍按原来的位置投影,如图 3-4-18 中的油孔。当剖切后产生不完整要素时,应将此部分按不剖绘制,如图 3-4-19 中的臂。

采用旋转剖时,必须标注剖视图名称和剖切符号,在剖切面的起讫和转折处用相同的字母标出。当转折处地位有限,又不致引起误解时,允许省略字母。

2)连续几个相交的剖切平面进行剖切:此时剖视图应采用展开画法,并在剖视图上方标注"×-×展开"(图 3-4-20)。

3)相交的剖切面与其他剖切面组合(图 3-4-21、图 3-4-22):用组合的剖切面剖开机件的方法称为复合剖。

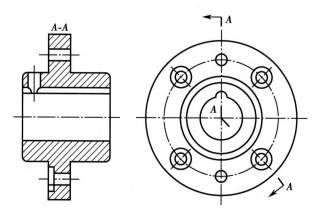

图 3-4-17　旋转剖示例(一)

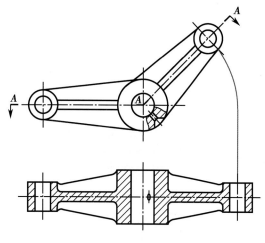

图 3-4-18　旋转剖示例(二)

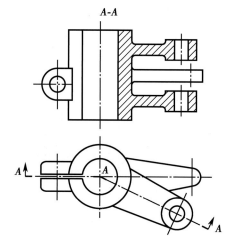

图 3-4-19　旋转剖示例(三)

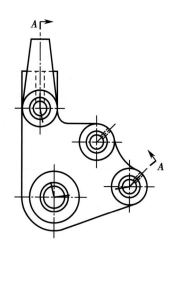
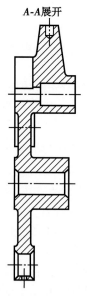

图 3-4-20　旋转剖的展开画法

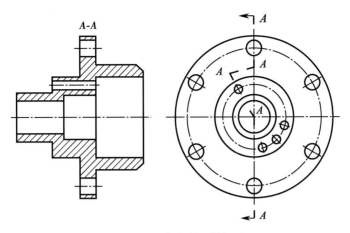

图 3-4-21　复合剖示例(一)

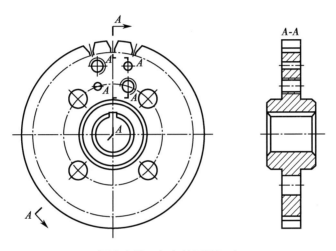

图 3-4-22　复合剖示例(二)

5. 剖视图的分类　国家标准规定,按照剖切面不同程度剖开物体的情况,剖视图可分为全剖视图、半剖视图和局部剖视图三种。

(1)全剖视图:用剖切面完全地剖开物体所得的剖视图称为全剖视图。如图 3-4-10,图 3-4-11 ~ 图 3-4-15 及图 3-4-17 ~ 图 3-4-22 中的 A-A 所示均为全剖视图。

(2)半剖视图:当物体具有对称平面时,向垂直于对称平面的投影面上投射所得的图形,可以对称中心线为界,一半画成剖视图,另一半画成视图,称为半剖视图(图 3-4-23)。

当机件的形状接近于对称,且其不对称部分已另有视图表达清楚时,也允许画成半剖视图,如图 3-4-24 表达的传动齿轮。

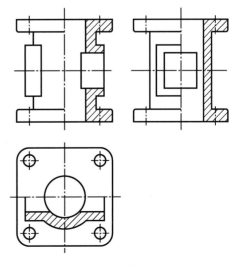

图 3-4-23　半剖视图

由于半剖视图的图形对称,所以在半个剖视图上已表达清楚的内形,其在表达外形的视图上的虚线不再画出。半剖视的标注规则与全剖视相同。

（3）局部剖视图:用剖切面局部地剖开物体所得的剖视图称为局部剖视图（图 3-4-25）。

局部剖视图中剖与不剖部分用波浪线（或双折线）分界,波浪线不应和图样上其他图线重合,也不应超出物体的实体（图 3-4-26）。

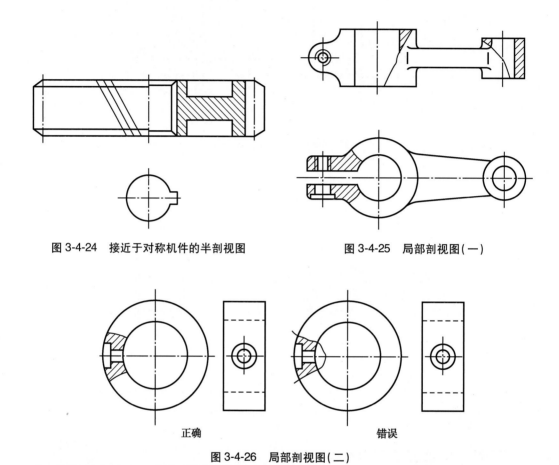

图 3-4-24　接近于对称机件的半剖视图　　图 3-4-25　局部剖视图（一）

正确　　　　　　　　　错误

图 3-4-26　局部剖视图（二）

当被剖结构为回转体时,允许将该结构的轴线作为局部剖视图中剖与不剖的分界线（图3-4-27）。

当需要表达诸如轴、连杆、螺钉等实心零件上的某些孔或槽时,经常使用局部剖视图,如图 3-4-28所示。

当对称物体在对称中心线处有图线而不便于采用半剖视图时,也以使用局部剖视图为宜,如图3-4-29所示。

（4）剖视图的配置及标注

1）剖视图的配置:仍按视图配置的规定。一般按投影关系配置（图 3-4-30、图 3-4-31）;必要时允许配置在其他适当位置,但此时必须进行标注。

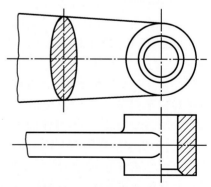

图 3-4-27　轴线替代波浪线

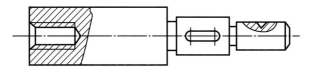

图 3-4-28　局部剖视图表达实心零件上的孔槽

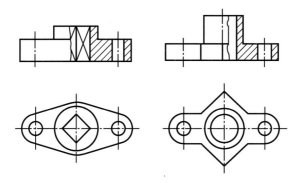

图 3-4-29　局部剖视图代替半剖视图

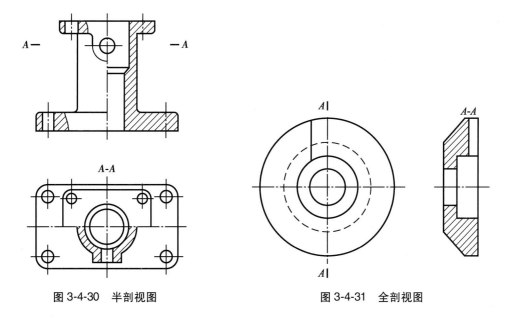

图 3-4-30　半剖视图　　　　　　　　图 3-4-31　全剖视图

2）一般应在剖视图上方标注剖视图的名称（"×-×"×为大写字母）；在相应的视图上用剖切符号表示剖切位置和投射方向，并标注相同字母。

3）剖切符号、剖切线和字母的组合标注如图 3-4-32a 所示；剖切线也可省略不画，如图 3-4-32b 所示。

4）剖切符号为粗短画线，箭头线为细实线，剖切线为细点画线。

5）剖切符号在剖切面的起讫和转折处均应标出，且尽可能不与图形的轮廓线相交。箭头线应与剖切符号垂直。在剖切符号的起讫和转折处应标记相同的字母，但当转折处位置有限且不致引起误解时，允许省略标注（图 3-4-14、图 3-4-18）。不论剖切方向如何，字母总是水平书写。

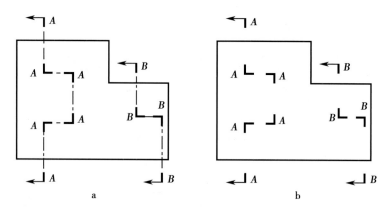

图 3-4-32   剖切符号标注示例

6）当剖视图按投影关系配置，中间又无其他图形隔开时，可省略箭头（图 3-4-31）。

7）当单一剖切平面重合于机件的对称平面或基本对称的平面，并且剖视图是按投影关系配置，中间又无其他图形隔开时，可省略标注（图 3-4-23）。

8）当单一剖切平面的剖切位置明显时，局部剖视图的标注可省略（图 3-4-25）。

（三）断面图

根据 GB/T 17452—1998《技术制图 图样画法 剖视图和断面图》和 GB/T 4458.6—2002《机械制图 图样画法 剖视图和断面图》规定，假想用剖切面将机件的某处切断，仅画出该剖切面与机件接触部分的图形，并画上剖面符号，这种图形称为断面图，简称断面。断面图常用来表示机件的断面形状。

根据断面图在绘制时所配置的位置不同，可分为移出断面和重合断面两种。

1. 移出断面图   配置在视图之外的断面，称为移出断面，如图 3-4-33。

（1）移出断面图的图形：应画在视图之外，轮廓线用粗实线绘制。

移出断面图应配置在剖切符号或剖切线的延长线上（图 3-4-33、图 3-4-34），断面图形对称时也可画在视图中断处（图 3-4-35）。

必要时，移出断面图可配置在其他适当位置；在不致引起误解时，允许将图形旋转配置，此时应在断面图上方注出旋转符号，断面图的名称应注在旋转符号的箭头端（图 3-4-36）。

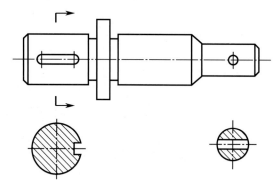

图 3-4-33   移出断面

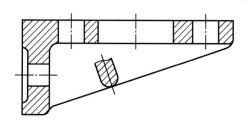

图 3-4-34   配置在剖切符号或剖切线的延长线上移出断面图

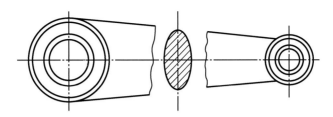

图 3-4-35 配置在视图中断处的移出断面图

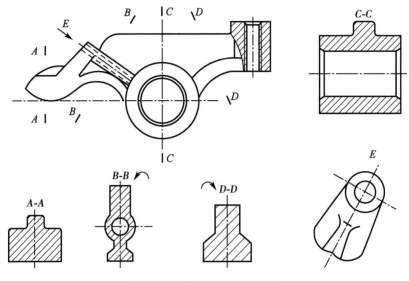

图 3-4-36 移出断面图的标注

（2）由两个或多个相交的剖切平面剖切机件而得到的移出断面,绘制时,图形的中间应断开（图 3-4-37）。

（3）当剖切平面通过回转面形成的孔或凹坑的轴线时,或者通过非圆孔会导致出现完全分离的断面图形时,这些结构应按剖视图绘制（图 3-4-38）。

2. **重合断面图** 在不影响图形清晰的条件下,断面也可以画在视图之内,称为重合断面,如图 3-4-39 和图 3-4-40 所示。

重合断面图的图形应画在视图之内,断面轮廓用细实线绘制。

当视图中的轮廓线与重合断面图的图形重叠时,视图中的轮廓线仍应连接画出,不可间断（图 3-4-40）。

3. **断面图的标注**

（1）一般应在断面图上方标注断面图的名称"×-×"（×为大写拉丁字母）:在相应的视图上用剖切符号表示剖切位置和投射方向,并标注相同字母（图 3-4-41）。

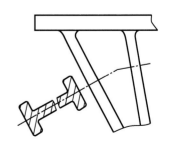

图 3-4-37 用两个相交的剖切平面剖切机件

（2）配置在剖切符号延长线上的不对称移出断面,可省略字母（图 3-4-33 左下图）。

（3）配置在剖切线延长线上的对称移出断面（图 3-4-33 右下图、图 3-4-34）,以及配置在视图中断处的对称移出断面（图 3-4-35）均可省略标注。

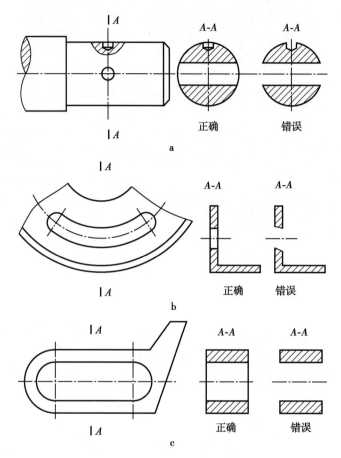

图 3-4-38   移出断面的注意画法

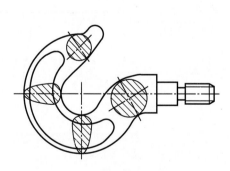

图 3-4-39   重合断面的画法（一）

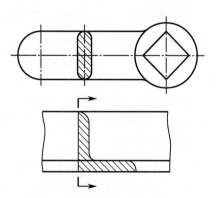

图 3-4-40   重合断面的画法（二）

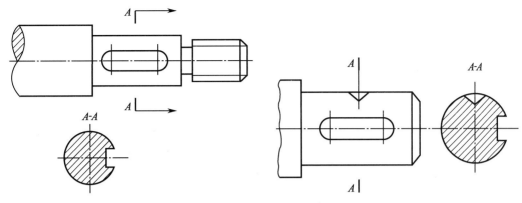

图 3-4-41　断面图的标注示例　　　　图 3-4-42　省略箭头的断面图的标注

（4）不配置在剖切符号延长线上的对称移出断面（图 3-4-36），以及按投影关系配置的不对称移出断面（图 3-4-42），均可省略箭头

（四）规定画法与简化画法

画法应符合 GB/T 17452—1998《技术制图 图样画法剖视图和断面图》和 GB/T 4458.1—2002《机械制图 图样画法剖视图和断面图》的规定。

1. 剖视图和断面图中的规定画法

（1）对于机件的肋、轮辐及薄壁等：如按纵向剖切，这些结构都不画剖面符号，而用粗实线将它与其邻接部分分开（图 3-4-43、图 3-4-44）。

当肋板或轮辐上的部分内形需要表示时，可画成局部剖视图，如图 3-4-45 所示的斜孔。

（2）当零件回转体上均匀分布的肋、轮辐、孔等结构不处于剖切平面上时：可将这些结构旋转到剖切平面上画出，如图 3-4-43 所示小孔的画法和图 3-4-45 所示肋的画法。

（3）在剖视图的剖面区域中可再做一次局部剖视图，两者剖面线应同方向、同间隔，但要互相错开，并用引出线标注局部剖视图的名称（图 3-4-46）。

（4）在引起误会的情况下，剖面符号可省略（图 3-4-47）。

（5）用一系列断面图表示机件上较复杂的曲面时：可只画出断面图轮廓，并可配置在同一个位置上（图 3-4-48）。

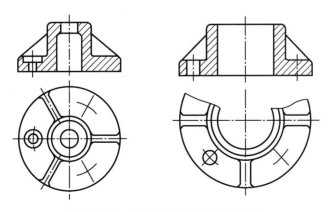

图 3-4-43　剖视图中均布孔的简化画法

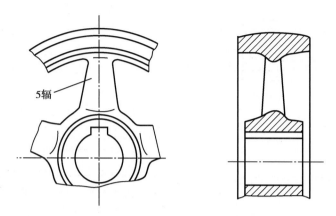

图 3-4-44   剖视图中均布轮辐的简化画法

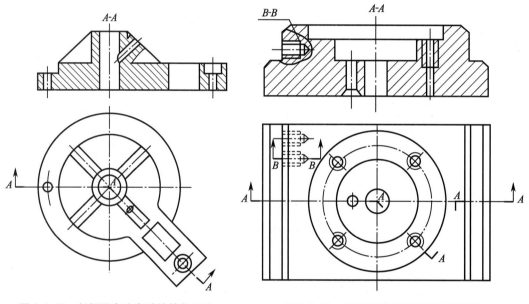

图 3-4-45   剖视图中均布肋的简化画法   图 3-4-46   剖面区域中局部视图的画法

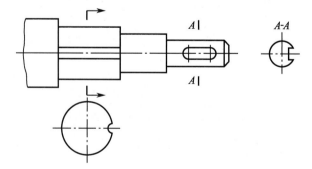

图 3-4-47   省略剖面符号的断面图

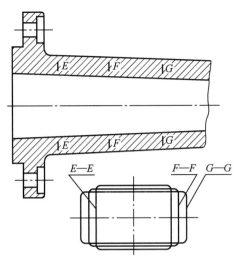

图 3-4-48 机件复杂曲面断面图的画法

2. 局部放大图

（1）局部放大图：可画成视图、剖视图或断面图，与原视图上被放大部分的表达方式无关（图3-4-49）。局部放大图应尽量放置在被放大部位的附近。

（2）绘制局部放大图时：除螺纹牙型、齿轮和链轮的齿形外，应将被放大部分用细实线圈出。若在同一机件上有几处需要放大画出时，用罗马数字标明放大部位的顺序，并在相应的局部放大图的上方标出相应的罗马数字及所用比例（图3-4-49）。若机件上只有一处需要放大时，只需在局部放大图的上方注明所采用的比例（图3-4-50）。

（3）同一机件上不同部位的局部放大图：当其图形相同或对称时，只需画出其中的一个（图3-4-51），并在几个被放大的部位标注同一罗马数字。

（4）必要时可用几个视图表达同一个被放大部位的结构（图3-4-52）。

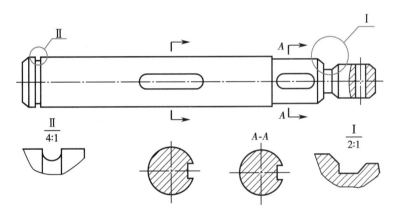

图 3-4-49 局部放大图示例（一）

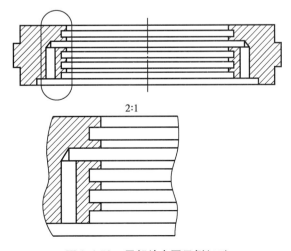

图 3-4-50 局部放大图示例（二）

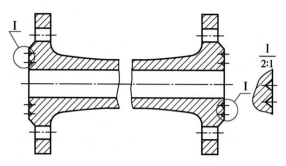

图 3-4-51   局部放大图示例（三）

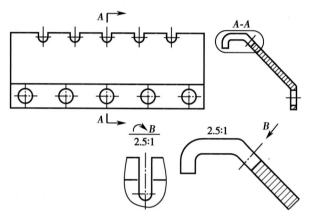

图 3-4-52   局部放大图示例（四）

3. 重复性结构的画法

（1）当机件具有若干相同结构（如齿、槽等）并按一定规律分布时：只需画出几个完整的结构，其余用细实线连接，但必须注明该结构的总数（图 3-4-53、图 3-4-54）。

（2）若干直径相同并按规律分布的孔、管道等，可以仅画出一个或几个，其余只需表明其中心位置（图 3-4-55）。

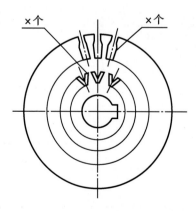

图 3-4-53   均布相同结构的简化画法

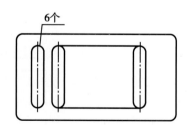

图 3-4-54   均布槽的简化画法

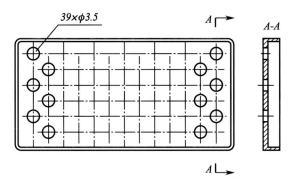

图 3-4-55　按规律分布的孔的简化画法

4. 按圆周分布的孔的画法　圆盘形法兰和类似结构上按圆周均匀分布的孔,可按如图 3-4-56 所示的方式表示。

5. 网状物及滚花表面的画法　网状物、编织物或机件上的滚花部分,可在轮廓线之内示意地画出一部分粗实线网状结构,并加旁注或在技术要求中注明这些结构的具体要求(图 3-4-57)。

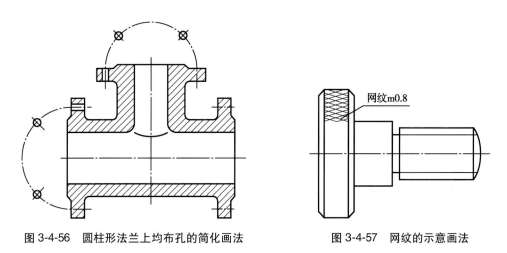

图 3-4-56　圆柱形法兰上均布孔的简化画法　　　　图 3-4-57　网纹的示意画法

6. 断裂的画法　较长的机件(轴、杆、型材、连杆等)沿其长度方向的形状一致或按一定规律变化时,可断开后缩短绘制(图 3-4-58~图 3-4-60)。折断线一般采用波浪线或双折线(均为细实线)。

7. 一些细部结构的画法

(1) 机件上的小平面在图形中不能充分表达时,可用平面符号(相交的两条细实线)表示(图 3-4-61)。

(2) 在不会引起误解时,非圆曲线的过渡线及相贯线允许简化为圆弧或直线(图 3-4-62)。

(3) 零件上个别的孔、槽等结构:可用简化的局部视图表示其轮廓实形(图 3-4-63)。

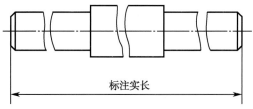

图 3-4-58　较长轴的折断简化画法

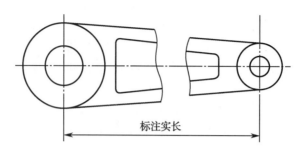

图 3-4-59　较长机件的折断简化画法

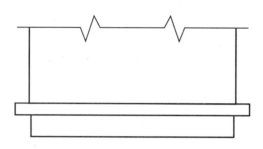

图 3-4-60　较长机件的断开简化画法

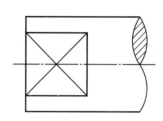

图 3-4-61　机件上小平面的简化画法

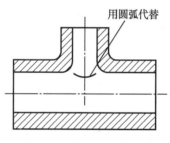

图 3-4-62　相贯线的简化画法

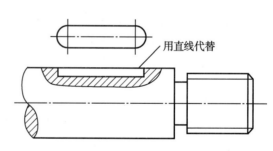

图 3-4-63　轴上键槽的简化画法

8. **假想画法**　在需要表示位于剖切平面之前的结构时,这些结构按假想投影的轮廓线(双点画线)画出(图 3-4-64)。

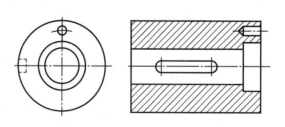

图 3-4-64　轴上槽剖切后的假想画法

（五）零件图概述

零件是组成机器或部件的基本单元。每一台机器或部件都是由许多零件按一定的装配关系和技术要求装配起来的。要生产出合格的机器或部件,必须首先制造出合格的零件。

按照零件的用途以及制造工艺等特点,零件一般可分为轴套类零件、盘盖类零件、叉架类零件和箱体类零件。

1. **零件图的作用和内容**　零件是根据零件图来进行制造和检验的。零件图是用来表示零件结构形状、大小及技术要求的图样,是直接指导制造和检验零件的重要技术文件。机器或部件中,除标准件外,其余零件,一般均应绘制零件图。

一张完整的零件图,一般应具有下列内容:

(1) 一组视图:用以完整、清晰地表达零件的结构和形状。

(2) 全部尺寸:用以正确、完整、清晰、合理地表达零件各部分的大小和各部分之间的相对位置关系。

(3) 技术要求:用以表示或说明零件在加工、检验过程中所需的要求。如尺寸公差、形状和位置公差、表面粗糙度、材料、热处理、硬度及其他要求。技术要求常用符号或文字来表示。

(4) 标题栏:标准的标题栏由更改区、签字区、其他区、名称及代号区组成。一般填写零件的名称、材料标记、阶段标记、重量、比例、图样代号、单位名称以及设计、制图、审核、工艺、标准化、更改、批准等人员的签名和日期等内容,见第一章中相关内容。学校一般用校用简易标题栏。

2. 典型零件的视图表达分析　零件的视图是零件图中的重要内容之一,必须使零件上每一部分的结构形状和位置都表达完整、正确、清晰,并符合设计和制造要求,且便于画图和看图。

一张好的零件图方案,应灵活运用前面学过的视图、剖视、断面以及简化和规定画法等表达方法,选择一组恰当的图形来表达零件的形状和结构。

(1) 主视图的选择:主视图是零件的视图中最重要的视图,选择零件图的主视图时,一般应从主视图的投射方向和零件的摆放位置两方面来考虑。

选择主视图的投射方向,应考虑形体特征原则,即所选择的投射方向所得到的主视图应最能反映零件的形状特征。

当零件主视图的投射方向确定以后,还需确定主视图的位置。所谓主视图的位置,即是零件的摆放位置。一般分别从以下几个原则来考虑:

1) 工作位置原则:所选择的主视图的位置,应尽可能与零件在机械或部件中的工作位置相一致。

2) 加工位置原则:工作位置不易确定或按工作位置画图不方便的零件,主视图一般按零件在机械加工中所处的位置作为主视图的位置。因为,零件图的重要作用之一是用来指导制造零件的,若主视图所表示的零件位置与零件在机床上加工时所处位置一致,则工人加工时看图方便。

3) 形状特征原则:选择反映零件的形状、结构特征及各形体间相互位置关系最明显的方向,作为主视图的投影方向。

关于主视图的选择,应根据具体情况进行分析,从有利于看图出发,在满足形体特征原则的前提下,充分考虑零件的工作位置和加工位置。另外还要适当照顾习惯画法。

(2) 其他视图的选择:对于十分简单的轴、套、球类零件,一般只用一个视图,再加所注的尺寸,就能把其结构形状表达清楚。但是对于一些较复杂的零件,只靠一个主视图是很难把整个零件的结构形状表达完全的。因此,一般在选择好主视图后,还应选择适当数量的其他视图与之配合,才能将零件的结构形状完整清晰地表达出来。一般应优先考虑选用左、俯视图,然后再考虑选用其他视图。

一个零件需要多少视图才能表达清楚,只能根据零件的具体情况分析确定。

考虑的一般原则是:在保证充分表达零件结构形状的前提下,尽可能使零件的视图数目为最少。应使每一个视图都有其表达的重点内容,具有独立存在的意义。

零件应选用哪些视图,完全是根据零件的具体结构形状来确定的。如果视图的数目不足,则不能将零件的结构形状完全表达清楚。这样不仅会使看图困难,而且在制造时容易造成错误,给生产造成损失。反之,如果零件的视图过多,则不仅会增加一些不必要的绘图工作量,而且还会使看图烦琐。

（3）典型零件的视图选择

1）轴套类零件表达分析:轴套类零件大多数表面为圆柱面,其上常有键槽、销孔、退刀槽、螺纹、倒角、倒圆等结构。轴一般用来支撑传动零件和传递运动;套一般是装在轴上,起轴向定位、传动或联结等作用。（图3-4-65）

画图时一般按加工位置将轴线水平横放,并将小直径的一端朝右,键槽朝前。通常选择垂直于轴线的方向作为主视图的投射方向。（图3-4-66）

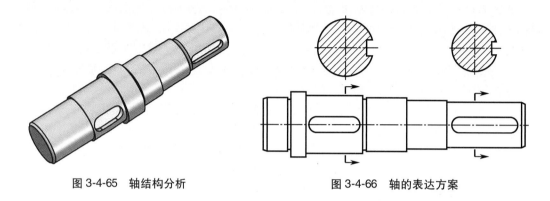

图 3-4-65　轴结构分析   图 3-4-66　轴的表达方案

一般用一个基本视图表达整体结构形状和相对位置,实心轴一般不剖,空心轴往往全剖。另外,常用断面图、局部剖视图、局部放大图等表达方法表示键槽、退刀槽和其他槽、孔等结构。

2）盘盖类零件:盘盖类零件主要起传动、连接、支承、密封等作用,如端盖、阀盖、齿轮、皮带轮等。轮一般用来传递动力和扭矩,盘主要起支撑、轴向定位以及密封等作用。

这类零件主要在车床上加工,选择主视图时一般将轴线水平横放。对于加工时并不以车削为主的箱盖,可按工作位置放置(图3-4-67)。并选择垂直于轴线的方向作为主视图的投射方向。

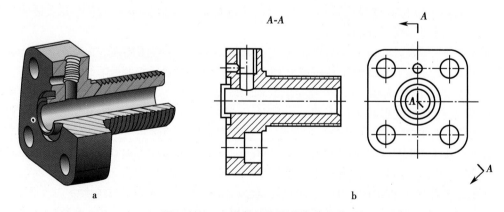

图 3-4-67　阀盖的结构图及表达方案

通常采用两个基本视图,主视图常用剖视图表示孔、槽等内部结构,另一视图(一般为左视图或右视图)补充表示外形轮廓和均布的孔、槽等结构的形状和相对位置。

3）叉架类零件:叉架类零件一般形状比较复杂,大多是铸件或锻件,扭拐部位较多,肋及凸块等也较多。此类零件的加工面往往在不同的机床上加工,故通常以工作位置摆放,常根据结构特征选择主视图投射方向,以表达它的形状特征、主要结构和各组成部分的相互关系。(图3-4-68、图3-4-69)

此类零件至少需要两个基本视图,一般采用局部剖视表达工作部分和安装部分的内部结构。对于连接部分和凸缘等形状不太规则的结构,还会使用移出断面图、局部视图等适当的方法,完整、清晰地表达。

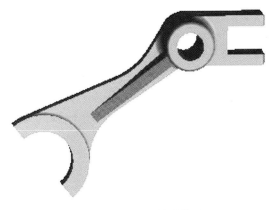

图 3-4-68　叉架的结构图

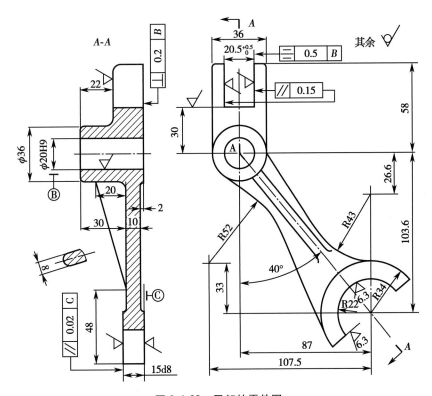

图 3-4-69　叉架的零件图

4）箱体类零件:箱体类零件一般都是部件的主体零件,用来支承和包容其他零件,因此结构比较复杂,一般是铸件。这类零件的特点是:根据其支承和包容其他零件的作用,主体结构大多是中空的壳体,箱壁上一般有轴承孔、凸台和肋等结构。为了安装其他零件,常有螺孔、销孔等结构。为将箱体再安装在机座上,常有安装底板、安装孔等结构。为了防尘,通常要使箱体密封,因此要加箱盖和轴承盖。在与箱盖接触的部分常有均布的螺孔,为不增加壁厚,常在螺孔处向内设计成凸缘。轴承孔靠箱壁外侧常设计有安装轴承盖的法兰凸台。此外为了使箱体内的运动零件得到润滑,箱体内应存有一定量的润滑油,为显示油面的高低,箱壁上还有放置油标、油塞等零件的孔、螺孔、凸台、凹坑等结构。

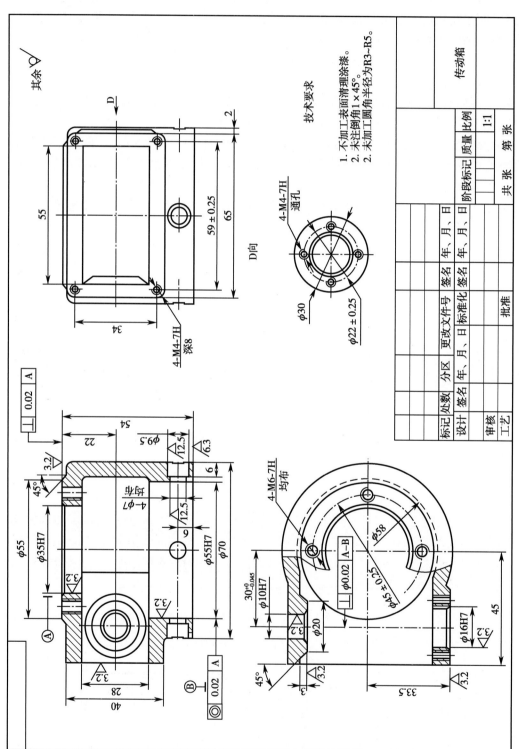

图 3-4-70 传动箱零件图

内外形状复杂,主视图一般应符合形状特征原则并按工作位置放置。基本视图不少于三个。若内外形状具有对称性,应采用半剖视图。若内部外部形状都较复杂且不对称,则可选投影不相遮掩处用局部视图,且保留一定虚线。对局部的内外部结构,可以用斜视图、局部剖视图或断面图来表达。(图 3-4-70)

二、零件图的尺寸标注

图样中的视图只能表示物体的形状,各部分的真实大小及准确相对位置要靠尺寸标注来确定。标注的尺寸也可以配合图形来说明物体的形状。

而零件图上的尺寸是该零件的最后完工尺寸,是加工、检验的重要依据。除了要符合正确(符合标准)、完整、清晰的要求外,还必须使零件的尺寸标注得比较合理,即符合设计、加工、检验和装配的要求。零件图标注的一般原则为:

1. 正确选用尺寸基准及典型零件的尺寸基准和主要尺寸标注　所谓尺寸基准就是标注或度量尺寸的起点,尺寸基准分为设计基准和工艺基准。

设计基准:根据设计要求直接标注出的尺寸称为设计尺寸,标注设计尺寸的起点称为设计基准。设计基准一般选择底板的安装面、重要的支承面、端面、装配结合面、零件的对称面、回转面的轴线等。

工艺基准:零件在加工、测量时使用的基准称为工艺基准。工艺基准往往是一些端面,轴线等。

一般应使工艺基准和设计基准重合,否则应在保证设计要求前提下尽量满足工艺要求。

零件在长、宽、高三个方向上至少各有一个主要尺寸基准。但根据设计、加工、测量的要求,一般在同一方向还要附加一些辅助基准,主要基准与辅助基准之间应有尺寸联系。

2. 典型零件的尺寸基准和主要尺寸标注　标注尺寸时要合理地选择尺寸基准,标注定位、定形尺寸。下面以从动轴、阀盖、箱体及镜头托架为例说明其尺寸基准的选择和尺寸标注。

(1) 从动轴的尺寸基准和主要尺寸标注

1) 径向基准和主要尺寸标注:为了转动平稳与齿轮的正确啮合,从动轴的各段圆柱均要求在同一轴线上,因此其设计基准就是轴线。由于加工时轴的两端用顶尖支承,因此轴线也是工艺基准。工艺基准与设计基准重合,加工后容易达到精度要求。如图 3-4-71 所示,以轴线为基准,分别标注各段圆柱的直径。

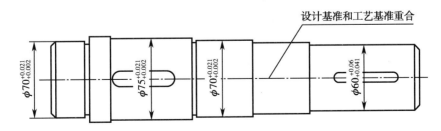

图 3-4-71　从动轴的径向主要尺寸和基准

2) 轴向主要基准和主要尺寸标注:轴的轴向主要基准一般应是较重要的轴肩。从动轴上安装有圆柱齿轮和滚动轴承,为了保证齿轮的正确啮合,一般安装从动齿轮的定位轴肩是轴向尺寸的主要设计基准。重要尺寸尽量从设计基准注起,如图 3-4-72 所示,从轴向主要设计基准开始标注的尺寸 20,确定左端滚动轴承定位轴肩;尺寸 78 确定安装齿轮轴段长度和右端滚动轴承定位轴肩;尺寸 295 确定右端面,并以右端面为辅助测量基准,标注轴的总长尺寸 351。另外标注轴向尺寸 105,确定安装输出齿轮轴段长度;标注尺寸 58,确定安装右滚动轴承的长度,通常这段还应包括轴套的长度。

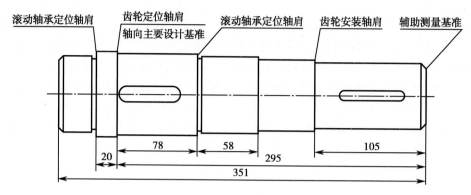

图 3-4-72   从动轴的轴向主要基准和尺寸

（2）阀盖的尺寸基准和主要尺寸标注

1）长度方向的基准和主要尺寸标注:如图 3-4-73 所示,阀盖长度方向上只有连接板左端面有较高的表面粗糙度要求,此面是与阀体连接的接触面,又是内部通孔位置公差的基准面,因此选取此面作为长度方向的主要基准。由此标注尺寸 12,确定螺孔的左右位置;标注尺寸 22,确定连接板的厚度;标注尺寸 2,确定圆柱凸台左端面的位置;并以左端面为辅助测

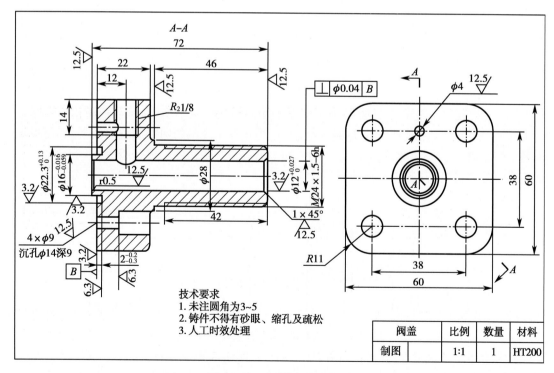

图 3-4-73   阀盖的尺寸分析

量基准,标注总长度尺寸 72。

2) 宽度方向的基准和主要尺寸标注:阀盖前后对称,故以前后对称面为主要基准。由此基准标注尺寸 38,确定 4 个沉孔的前后对称的中心距;标注尺寸 60,表示连接板宽度,同时也是总宽。

3) 高度方向的基准和主要尺寸标注:阀盖上下基本对称,因此高度方向的主要基准为上下基本对称面。由此基准标注尺寸 38,确定 4 个沉孔的上下对称的中心距;标注尺寸 60,表示连接板高度,同时也是总高。

4) 径向尺寸基准:阀盖的主要结构是圆柱体,因此图中的直径尺寸的基准应是它们的轴线,如图中标注的尺寸、以及 M24×1.5~6 小时等。

(3) 箱体的尺寸基准和主要尺寸标注

1) 长度方向的基准和主要尺寸标注:如图 3-4-74 所示,箱体上左边的半圆轴承孔较小,是减速箱的主动轴孔位置,长度方向以过此轴线的对称面为主要基准。由此基准标注尺寸 200±0.036,确定被动轴孔位置,这也是两啮合齿轮的中心距;标注尺寸 140,确定顶面左边缘位置,并以此为辅助基准,标注连接板长度尺寸 560,也是总长尺寸;标注尺寸 82,确定左边的连接用孔位置,并以此为辅助基准确定其他孔的位置,如尺寸 40、172 等。

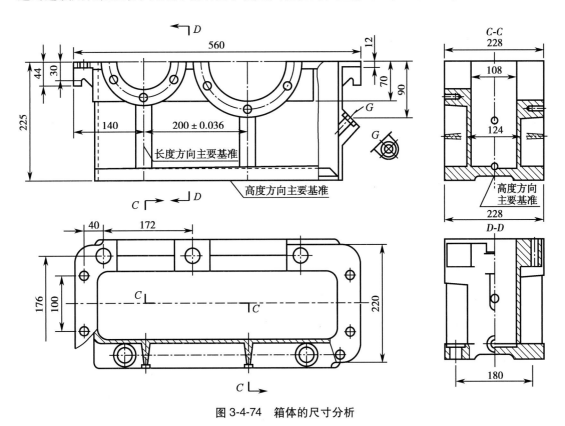

图 3-4-74　箱体的尺寸分析

2) 宽度方向的基准和主要尺寸标注:宽度方向选用前后对称面作为主要基准,由此基准标注尺寸 228,确定箱体上部轴承孔前后凸台间宽度距离,也是总宽尺寸;标注尺寸 124 和 108,确定箱体内外壁宽度;在下部再标注尺寸 228,确定底板宽度;标注尺寸 180,确定安装孔的宽度方向中心距;标注尺寸 176 和 100,确定两种不同尺寸连接孔的宽度方向中心距;标注尺寸 220,确定连接板宽度。

3）高度方向的基准和主要尺寸标注：箱体的底面是安装面,一般这类零件以此作为高度方向的设计和工艺基准。以此基准标注尺寸 225,确定半圆轴承孔中心高,也是总高尺寸；顶面是与箱盖连接的接触面,非常重要,以此为辅助基准,标注有关连接板、吊钩和游标安装位置尺寸,更为方便,如主视图中标注的尺寸 12、70、90、30 和 44 等。

（4）镜头托架的尺寸基准和主要尺寸标注

1）长度和高度方向的基准和主要尺寸标注：如图 3-4-69 所示,轴承孔轴线到相互垂直的安装面间的距离直接影响被支承轴的装配精度,因此必须以此两安装面作为长度和高度方向的主要设计基准,以保证标注装配位置准确,图中由此基准标注尺寸 60 和 90 以确定轴承孔的位置。轴承孔的轴线为长度和高度方向的辅助基准,标注尺寸 21 确定夹紧螺孔 M10-6H 的长度方向位置；标注尺寸 9 确定凸缘高度方向位置。

2）宽度方向的基准和主要尺寸标注：由于镜头托架是前后对称结构,故以宽度方向对称面为基准标注所有宽度尺寸,如左视图上标注的轴承宽度尺寸 50；安装板宽度 82；安装孔中心距 42；以及移出断面图上的宽度尺寸 40 和 8。

3. 标注尺寸的注意事项

（1）基本体和组合体的尺寸标注：可作为零件尺寸标注的基础。

（2）标准件和常用件的尺寸标注：可作为零件尺寸标注的示例。

（3）影响零件工作性能、精度、互换性及装配定位关系的功能尺寸应直接标注。

（4）尺寸不要标成封闭形式：零件上不重要尺寸,可作为尺寸链中的开口环,不注尺寸。必需参考时可注尺寸,但应用"（ ）"括起来。

（5）自然形成的尺寸不标注。

（6）一般情况下,零件应用总体尺寸（总长、总宽、总高）。

（7）对于铸件或冲压件等：加工面与不加工面之间应有一个联系尺寸,其余不加工面间应直接标注尺寸。

（8）标注尺寸时应注意到加工和测量的方便。

4. 零件上常见结构要素的尺寸标注 零件上常见的结构有各种孔、铸造圆角、拔模斜度、倒角、退刀槽以及砂轮越程槽等的尺寸,有固定的标注方法,具体见表 3-4-2 和表 3-4-3。

表 3-4-2 常见孔的尺寸标注

类型		旁注法	普通注法	说明
光孔	一般孔	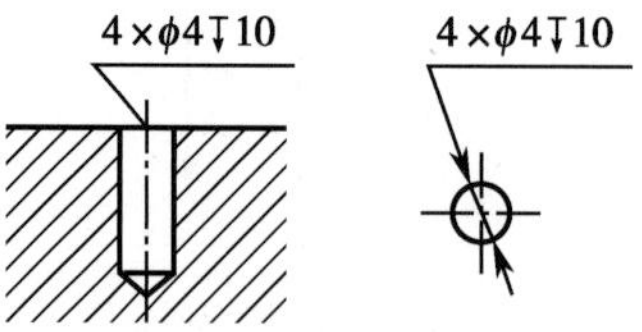	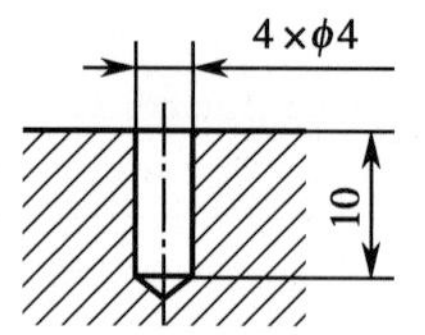	4 孔,直径 $\phi4$,深 10 ⊽:表示深度的符号
	精加工孔	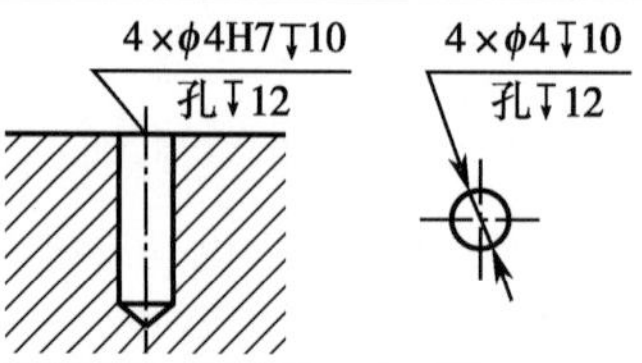	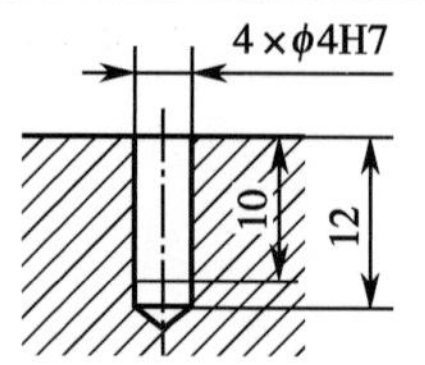	4 孔,钻孔深为 12,再精加工至 H7,深度 10

续表

类型		旁注法	普通注法	说明
沉孔	锥形沉孔	6×φ7 Vφ13×90° / 6×φ7 Vφ13×90°	90° φ13 6×φ7	6 孔,直径 φ7,沉孔锥顶角 90°,大口直径 φ13 V:表示锥形沉孔的符号
	柱形沉孔	4×φ6.4 ⌴φ12↧4.5 / 4×φ6.4 ⌴φ12↧4.5	φ12 4.5 φ6.4	4 孔,直径 φ6.4,柱形沉孔直径 φ12,深 4.5 ⌴:表示柱形沉孔或锪平的符号
	锪平孔	4×φ9 ⌴φ20 / 4×φ9 ⌴φ20	φ20锪平 4×φ9	4 孔,直径 φ9,锪平直径 φ20,锪平深度一般不注,锪去毛面为止
螺纹孔	通孔	3×M6-7H / 3×M6-7H	3×M6-7H	3 螺孔 M6,精度 7H
	不通孔	3×M6-7H↧10 / 3×M6-7H↧10	3×M6-7H	3 螺孔 M6,精度 7H,螺孔深 10
	不通孔	3×M6-7H↧10 孔↧12 / 3×M6-7H↧10 孔↧12	3×M6-7H	3 螺孔 M6,精度 7H,螺孔深 10,钻孔深 12

表 3-4-3   常见工艺结构的尺寸标注

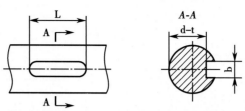

类型		一般标注
光孔	45°倒角	
	30°倒角	
退刀槽		
越程槽		

三、读零件图的一般步骤

读零件图就是根据零件图想象出零件的结构形状,了解零件的尺寸和技术要求等,以便在加工时采取相应的技术措施,从而达到零件图上所规定的各项要求。一般情况下,机器零件都可以看成是由一些基本形体叠加和切割组成的,因此,读零件图除了用组合体的形体分析法和线面分析法外,还要求尽可能地联系生产实际,结合功能分析法和结构分析法来阅读。

1. 读零件图的要求

(1)了解零件的名称、材料和用途。

（2）分析零件图形及尺寸，想象出零件各组成部分的结构形状和相对位置，理解设计者的意图。

（3）看懂技术要求，了解零件的制造方法，研究零件结构的合理性。

2. 读零件图的方法和步骤

（1）读标题栏：从标题栏中了解零件的名称、材料、绘图比例和件数等，联系典型零件的分类特点，初步了解零件在机器或部件中的用途、形体特征形状、制造时的工艺要求，估计出零件的实际大小。对于不熟悉的零件，则需要进一步参考有关技术资料，如产品说明书和装配图，了解零件在机器中的地位和作用。

（2）分析表达方案：首先找出主视图，再看有多少视图、剖视图和断面图等。弄清所采用的表达方法，并运用形体分析法、功能分析法和结构分析法来了解和分析零件各部分的结构形状和作用。

（3）分析尺寸和技术要求：零件图上的尺寸是加工制造零件的重要依据。分析时首先弄清长、宽、高三个方向的尺寸基准；从基准出发，弄清主要尺寸及次要尺寸，找出零件的主要尺寸和主要加工面；根据结构形状，找出定形尺寸、定位尺寸和总体尺寸，检查尺寸标注是否齐全合理。

而零件图中的技术要求是制造零件的一些质量指标，加工过程中必须采取相应的工艺措施予以保证。看图时对于表面粗糙度、尺寸公差、形位公差以及其他技术要求等项目，要逐项仔细分析，以便根据现有加工条件，正确地选择加工方法、制订加工工艺、选择加工设备等。

3. 读图举例 如图 3-4-75 所示是小腿组件中锁紧接头的零件图，可用以下步骤看图：

（1）读标题栏。

（2）分析视图，想象形状。

（3）分析尺寸和技术要求。

（4）综合考虑。

零件的名称是锁紧接头，材料是 LC4（为超硬铝合金，新名称为 7A04）。

从零件图可以看出，该零件的结构较复杂，且曲面较多，主视图采用局部剖视，表达了 4 个 M8 的螺纹孔。右视图采用全剖视图，主要表达其 M6 的螺纹孔、$\phi 6.5$ 的孔以及孔 $\phi 30_0^{+0.021}$ 与铝管的配合要求。左视图和俯视图表达了其两个方向的结构形状，B 向视图表达孔到中心线的距离 21.9。

技术要求方面，要求其表面氧化处理；同时规定了图中未注公差的尺寸精度按 IT12 执行。同时也可以从图中看到零件各部分尺寸公差、表面粗糙度的要求。

图 3-4-76 所示是固定板的零件图，可用以下步骤看图：

（1）读标题栏。

（2）分析视图，想象形状。

（3）分析尺寸和技术要求。

（4）综合考虑。

零件的名称是固定板，材料是 2Cr13。

从零件图可以看出，该零件的结构较简单，属于薄板类零件，主视图采用全剖剖视，表达了各部分的厚度和孔的结构。仰视图和俯视图表达了孔的位置和形状。

技术要求方面，要求零件表面光饰，图中未注明圆角为 R0.5，未注倒角为 45°×1。

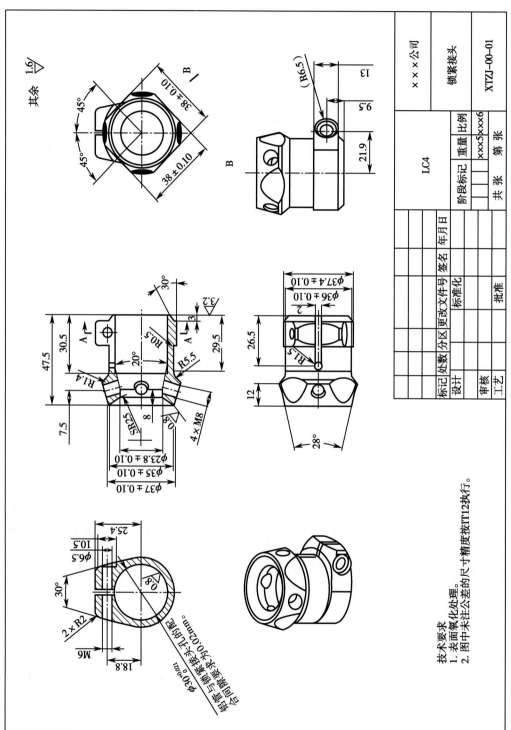

图 3-4-75　锁紧接头零件图

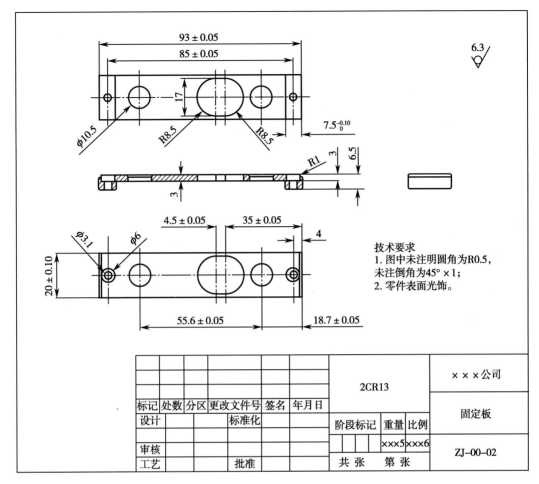

图 3-4-76 固定板零件图

第五节 技术说明的标注

零件图中除了图形和尺寸以外,还应具备加工和检验零件的技术要求。零件图的技术要求包括零件的表面粗糙度、尺寸公差、形状和位置公差,零件的材料与热处理,对零件表面修饰的说明以及对指定加工方法和检验的说明。这些内容可以用符号在图中标注,也可以用文字在标题栏上方标注。

一、表面粗糙度的意义及标注

(一)表面粗糙度的概念

零件表面经加工后,看起来很光滑,若用放大镜观察,则会看到表面有明显高低不平的粗糙痕迹,这种零件加工表面上所存在的较小间距的峰谷组成的微观几何特性称为表面粗糙度。

表面粗糙度反映了零件表面的质量,它对零件的装配、工作精度、疲劳强度、耐磨、抗蚀和外观等都有影响。零件的表面粗糙度应根据零件在机器设备中的功能恰当地选择。

国家标准(GB/T 131-1993《机械制图 表面粗糙度符号、代号及其注法》)对零件表面粗糙度代(符)号作了规定。表面粗糙度是指零件在加工过程中由于不同的加工方法、机床与工具的精度、振动及磨损等因素在加工表面上形成的具有较小间距和较小峰谷的微观不平状况,它属微观几何误差。

零件表面粗糙度的评定有:表面粗糙度高度参数、轮廓算术平均偏差和轮廓最大高度三项参数,使用时优先选用参数。

1. **轮廓算术平均偏差**　如图 3-5-1 所示,在取样长度内,轮廓线上的点到中线的距离的绝对值的算术平均值,用公式表示为:$R_a = \dfrac{1}{l}\int_0^l |Y(x)|\,dx$ 或近似值 $R_a = \dfrac{1}{n}\sum\limits_{i=1}^{n}|Y_i|$

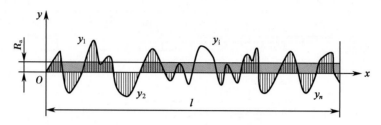

图 3-5-1　表面粗糙度的轮廓算术平均偏差

2. **轮廓最大高度**　在取样长度内轮廓峰顶线与轮廓谷底线之间的距离,如图 3-5-2 所示。它在评定某些不允许出现较大加工痕迹的零件表面时有实用意义。

$$R_Z = Z_P - Z_V$$

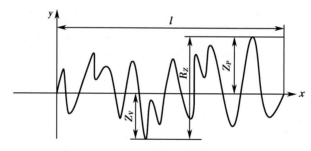

图 3-5-2　轮廓最大高度

（二）表面粗糙度参数值的选用

标注零件表面粗糙度时,一般优先选用 R_a(表 3-5-1)。R_a 值越小,零件上的被加工表面

表 3-5-1　轮廓算术平均偏差的数值

单位:μm

第Ⅰ系列	第Ⅱ系列	第Ⅰ系列	第Ⅱ系列	第Ⅰ系列	第Ⅱ系列	第Ⅰ系列	第Ⅱ系列
0.012	0.008						
0.025	0.010	0.20	0.125	1.6	1.25	12.5	16
0.050	0.016	0.40	0.160	3.2	2.0	25	20
0.100	0.020	0.80	0.25	6.3	2.5	50	32
	0.032		0.32		4.0	100	40
	0.040		0.50		5.0		63
	0.063		0.63		8.0		80
	0.080		1.0		10.0		

注:应优先选用第Ⅰ系列

越光滑,但加工成本也越高。因此,在满足零件工作要求的前提下,应合理选择 R_a 值。表 3-5-2 列出了值与其相应的加工方法、表面特征以及应用实例。一般机械加工中常用的值为:25,12.5,6.3,3.2,1.6,0.8 等,表 3-5-2 中还给出了表面粗糙度的应用举例。

表 3-5-2 常用切削加工表面 R_a 值的相应特征及应用举例

$R_a/\mu m$	表面特征	主要加工方法	应用举例
50	明显可见刀痕	粗车、粗刨、粗铣、钻、粗纹锉刀和粗砂轮加工	一般很少使用
25	可见刀痕		
12.5	微见刀痕	粗车、刨、立铣、平铣、钻	不接触表面、不重要的接触面,如螺钉孔、倒角、机座底面等
6.3	可见加工痕迹	精车、精铣、精刨、铰、镗、粗磨等	要求较低的静止接触面,如轴肩、螺栓头的支撑面、一般盖板的结合面;要求较高的非接触面,如支架、箱体、皮带轮等的非接触面
3.2	微见加工痕迹		要求紧贴的静止接触面以及有较低配合要求的内孔,如支架、箱体上的结合面
1.6	看不见加工痕迹		一般转速的轴孔,低速转动的轴颈;一般配合用的内孔,如衬套的压入孔,一般箱体的滚动轴承孔,齿轮的齿廓表面,轴与齿轮、皮带轮的配合表面等
0.80	可辨加工痕迹的方向	精车、精铰、精拉、精镗、精磨等	一般转速的轴颈;定位销、孔的配合面;要求保证较高定心及配合的表面;一般精度的刻度盘;需镀铬抛光的表面等
0.40	微辨加工痕迹方向		要求保证规定的配合特性的表面,如滑动导轨面,高速工作的滑动轴承;凸轮的工作表面
0.20	不可辨加工痕迹方向		精密机床的主轴锥孔;活塞销和活塞孔;要求气密的表面和支撑面
0.10	暗光泽面	研磨抛光超级精细研磨等	保证精确定位的锥面
0.05	亮光泽面		精密仪器摩擦面;量具工作面;保证高度气密的结合面;量规的测量面;光学仪器的金属镜面
0.025	镜状光泽面		
0.012	雾状光泽面		
0.006	镜面		

（三）表面粗糙度的代号标注示例

1. 表面粗糙度符号 表面粗糙度符号的意义及其画法见表 3-5-3。

表 3-5-3　表面粗糙度符号的意义及其画法

符号	意义及说明	标注有关参数和说明
	基本符号,表示表面可用任何方法获得。当不加注粗糙度参数值或有关说明(例如:表面处理、局部热处理状况等)时,仅适用于简化代号标注 d=1/10h,H=1.4h,d 为线宽,h 为字高	a_1、a_2:粗糙度高度参数的代号及其数值(单位为 μm)
	基本符号加一短划,表示表面是用去除材料的方法获得的。例如:车、铣、钻、磨、剪切、抛光、腐蚀、电火花加工、气割等	b:加工要求、镀覆、涂覆、表面处理或其他说明等 c:取样长度(单位为 mm)
	基本符号加一小圆。表示表面是用不去除材料的方法获得,例如:铸、锻、冲压变形、热轧、冷轧、粉末冶金等。或者是用于保持原供应状况的表面(包括保持上道工序的状况)	d:加工纹理方向符号 e:加工余量(单位为 mm) f:粗糙度间距参数值(单位为 mm)或轮廓支承长度等
	在上述三个符号上均可加一个小圆,表示所有表面具有相同的表面粗糙度要求	

2. 表面粗糙度参数值的注写　表面粗糙度代号包括表面粗糙度符号、参数值及其他规定。参数 R_a、Rz 值的标注及意义见表 3-5-4。

表 3-5-4　表面粗糙度参数值的注写

代号	意义	代号	意义
3.2	用任何方法获得的表面粗糙度,R_a 的上限值为 3.2μm	Rz 3.2	用任何方法获得的表面粗糙度,Rz 的上限值为 3.2μm
3.2	用去除材料方法获得的表面粗糙度,R_a 的上限值为 3.2μm	Rz 3.2 Rz 1.6	用去除材料方法获得的表面粗糙度,Rz 的上限值为 3.2μm,下限值为 1.6μm
3.2	用不去除材料方法获得的表面粗糙度,R_a 的上限值为 3.2μm	Rz 200	用不去除材料方法获得的表面粗糙度,Rz 的上限值为 200μm
3.2 1.6	用去除材料方法获得的表面粗糙度,R_a 的上限值为 3.2μm,R_a 的下限值为 1.6μm	3.2 Rz 1.6	用去除材料方法获得的表面粗糙度,Rz 的上限值为 3.2μm,Rz 的下限值为 1.6μm

3. 表面粗糙度代号在图样中的标注　表面粗糙度符号、代号一般注在可见轮廓线、尺寸界线、引出线或它们的延长线上。符号的尖端必须从材料外指向表面。具体标注方法见表 3-5-5。

表 3-5-5　表面粗糙度代号的标注方法

图例	说明
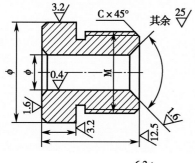	各倾斜表面粗糙度代号的注法,代号中数字及符号方向应与尺寸数字方向相同
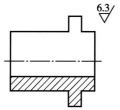	表面粗糙度代号中数字及符号的方向必须按左图所示; 在同一图样上,每一表面一般只标注一次符号、代号,并尽可能靠近有关的尺寸线; 当零件的大部分表面具有相同的表面粗糙度要求时,对其中使用最多的一种符号、代号可以统一注在图样的右上角,并加注"其余"两字
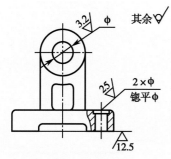	当零件所有表面具有相同的表面粗糙度要求时,其符号、代号可在图样的右上角统一标注
	对不连续的同一表面,可用细实线连接,其表面粗糙度代号只标注一次 当标注地方狭小或不便标注时,粗糙度代号可引出标注
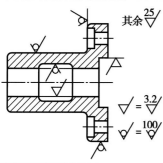	为了简化标注方法,或者标注位置受到限制时,可以采用省略的注法,但应在标题栏附近说明这些简化符号、代号的意义

续表

图例	说明
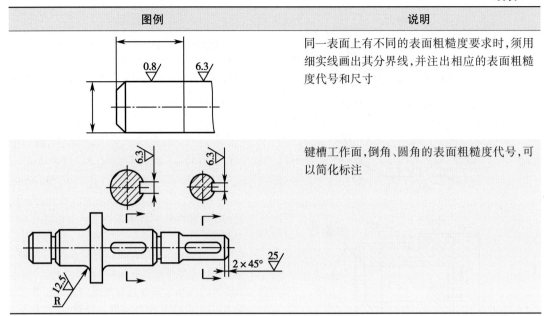	同一表面上有不同的表面粗糙度要求时,须用细实线画出其分界线,并注出相应的表面粗糙度代号和尺寸
	键槽工作面,倒角、圆角的表面粗糙度代号,可以简化标注

二、尺寸公差的表示方法和意义

尺寸公差与配合是零件图和装配图中的一项技术要求,也是检验产品质量的技术指标。尺寸公差和配合的选用和标注遵从 GB/T 4458.5—2003《尺寸公差与配合注法》等标准。

在零件的加工过程中,由于机床精度、刀具磨损、测量误差等因素的影响,不可能把零件的尺寸做得绝对准确。为了保证互换性,必须将零件尺寸的加工误差限制在一定的范围内,规定出尺寸的变动量。以图 3-5-3 为例说明公差的一些基本术语。

1. **基本尺寸** 指设计给定的尺寸,是确定偏差的起始尺寸,其数值应根据计算与结构要求,优先选用标准直径或标准长度。

2. **实际尺寸** 指实际测量得到某一孔或轴的尺寸。实际尺寸的大小由加工所决定。

3. **极限尺寸** 一个孔或轴允许的尺寸的两个极端,是允许零件实际尺寸变化的两个极限值,即最大极限尺寸和最小极限尺寸 D_{max} 与 D_{min} 和 d_{max} 与 d_{min}。极限尺寸是设计时给定的确定尺寸,不随加工而变化。

4. **尺寸偏差** 简称偏差,指某一尺寸

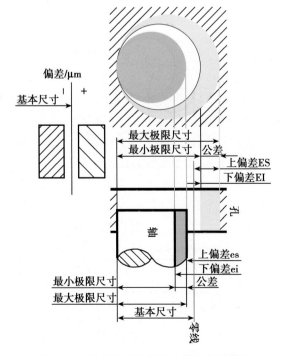

图 3-5-3 公差与配合的示意图及公差带图

(实际尺寸、极限尺寸等)减其基本尺寸所得的代数差。它分为极限偏差和实际偏差。

$$上偏差 = 最大极限尺寸 - 基本尺寸$$

$$下偏差 = 最小极限尺寸 - 基本尺寸$$

上、下偏差统称为极限偏差,其值可以是正值、负值或零。国家标准规定,孔的上偏差用 ES 表示,下偏差用 EI 表示;而轴的上、下偏差分别用 es 和 ei 表示。

实际尺寸与基本尺寸的代数差称为实际偏差。

偏差可以为正、负或零值。偏差值除零外,前面必须冠以正、负号。尺寸的实际偏差必须介于上偏差与下偏差之间,该尺寸才算合格。极限偏差用于控制实际偏差。

5. **尺寸公差**　简称公差,最大极限尺寸减最小极限尺寸之差,或上偏差减下偏差之差。孔和轴的公差分别用 T_h 和 T_s 表示。它是允许尺寸的变动量。公差与极限尺寸和极限偏差的关系如下:

$$T_h = D_{max} - D_{min} = ES - EI$$

$$T_s = d_{max} - d_{min} = es - ei$$

公差值永远大于零。

6. **零线**　零线是指基本尺寸端点所在位置的一条直线。

7. **公差带和公差带图**　公差带指在公差带图解中,由代表上偏差和下偏差或最大极限尺寸和最小极限尺寸的两条直线所限定的一个区域。

为了说明基本尺寸、极限偏差和公差三者之间关系,需要画出公差带图。如图 3-5-3 所示,基本尺寸是公差带的零线,即衡量公差带位置的起始点。图中 EI 和 es 是决定孔、轴公差带位置的极限偏差。EI 和 es 的绝对值越大,孔、轴公差带离零线越远;绝对值越小,孔、轴公差带离零线越近。

公差带的大小,即公差值的大小,它是指沿垂直于零线方向计量的公差带宽度。沿零线方向的宽度,画图时任意确定,不具有特定的含义。

一般将尺寸公差与基本尺寸的关系,按放大比例画成简图,称为公差带图,如图 3-5-3。在画公差带图时,基本尺寸以毫米(mm)为单位标出,公差带的上、下偏差用微米(μm)为单位,也可以用毫米(mm)。上、下偏差的数值前冠以"+"或"-"号,零线以上为正,零线以下为负。与零线重合的偏差,其数值为零,不必再标出。

8. **标准公差**　标准公差是国家标准规定的公差,用以确定公差带大小,标准公差的代号是 IT,分为 20 级,即 IT00、IT0、IT1～IT18。其中阿拉伯数字表示公差等级,用于反映尺寸的精确程度。数字大表示公差大,精度低;数字小表示公差小,精度高。

9. **基本偏差**　是标准所列的、用以确定公差带相对零线位置的偏差,一般指靠近零线的偏差。根据实际需要,国家标准分别对孔和轴各规定了 28 个基本偏差,如图 3-5-2 所示。它的代号用拉丁字母表示,大写表示孔的基本偏差,而小写表示轴的基本偏差。轴和孔的基本偏差数值表,可查阅 GB/T1800.3—1998《极限与配合 基础 第 3 部分:标准公差和基本偏差 数值表》。

基本偏差与公差的关系:

孔:　　　　$ES = EI + IT, EI = ES - IT$

轴:　　　　$es = ei + IT, ei = es - IT$

10. 孔、轴的公差代号 公差代号由基本偏差代号和公差等级代号组成,并用同一号字体书写。

例 3-5-1 说明 $\phi50H8$ 的含义。

$\phi50$ 表示基本尺寸,H8 表示孔的公差带代号,其中 H 表示孔的基本偏差代号,8 表示公差等级代号。

此公差带的全称是:基本尺寸为 $\phi50$,公差等级为 8 级,基本偏差为 H 的孔的公差带。

三、配合的作用及其与公差的关系

在机器装配中,将基本尺寸相同的、相互结合的孔和轴公差带之间的关系,称为配合。根据使用要求及孔与轴之间配合的松紧程度。国家标准把配合分为三类:间隙配合、过盈配合和过渡配合,如图 3-5-4 所示。

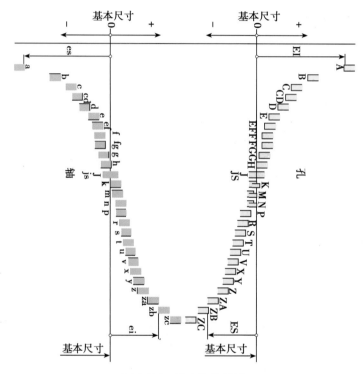

图 3-5-4 基本偏差系列

1. 配合种类

（1）间隙配合:具有间隙(包括最小间隙等于零)的配合。对于这类配合,孔的公差带在轴的公差带之上,如图 3-5-5a。

（2）过盈配合:具有过盈(包括最小过盈为零)的配合。对于这类配合,孔的公差带完全在轴的公差带之下,如图 3-5-5b。

（3）过渡配合:可能具有间隙,也可能具有过盈的配合。此时,孔和轴的公差带相互交叠,如图 3-5-5c。

2. 配合的基准制 采用基准制是为了统一基准件的极限偏差,从而达到减少零件加工定值刀具和量具的规格数量,国家标准规定了两种配合制度:基孔制和基轴制。

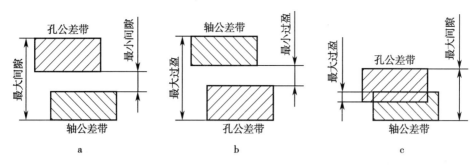

图 3-5-5　三种配合公差带位置
a. 间隙配合；b. 过盈配合；c. 过渡配合

（1）基孔制：基本偏差为一定的孔的公差带，与不同基本偏差的轴的公差带构成各种配合的一种制度称为基孔制。这种制度在同一基本尺寸的配合中，是将孔的公差带位置固定，通过变动轴的公差带位置，得到各种不同的配合，如图 3-5-6a。

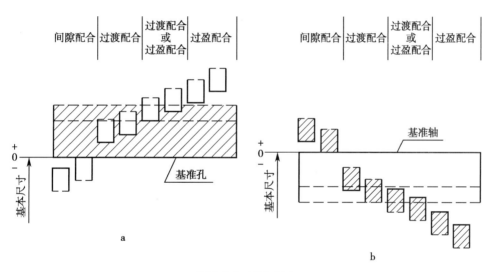

图 3-5-6　配合制度
a. 基孔制；b. 基轴制

基准制的孔称为基准孔。国家标准规定基准孔的下偏差为零，"H"为基准孔的基本偏差。

（2）基轴制：基本偏差为一定的轴的公差带，与不同基本偏差的孔的公差带构成各种配合的一种制度称为基轴制。这种制度在同一基本尺寸的配合中，是将轴的公差带位置固定，通过变动孔的公差带位置，得到各种不同的配合，如图 3-5-6b 所示。

基准制的轴称为基准轴。国家标准规定基准轴的上偏差为零，"h"为基准轴的基本偏差。

下面用图 3-5-7 从直观的角度表示基孔制和基轴制两种配合制度时，随着相配合的孔和轴的尺寸变化，而形成不同的配合种类。

采用基孔制时，图 3-5-7a 中孔的基本偏差和公差带是确定的，图 3-5-7b 中轴的公差带在图 3-5-7a 中孔公差带下方，轴比孔小，形成间隙配合。图 3-5-7c 中轴的公差带与图 3-5-7a 中孔公差带有交叠,轴可能比孔大,也可能比孔小,形成过渡配合。图 3-5-7d 中轴的公差带在图 3-5-7a 中孔公差带上方,轴比孔大,形成过盈配合。

采用基轴孔制时,图 3-5-7e 中轴的基本偏差和公差带是确定的,图 3-5-7f 中孔的公差带在图 3-5-7e 中轴的公差带上方,孔比轴大,形成间隙配合。图 3-5-7g 中孔的公差带与图 3-5-7e 中轴的公差带有交叠,孔可能比轴大,也可能比轴小,形成过渡配合。图 3-5-7h 中孔的公差带在图 3-5-7e 中轴的公差带下方,孔比轴小,形成过盈配合。

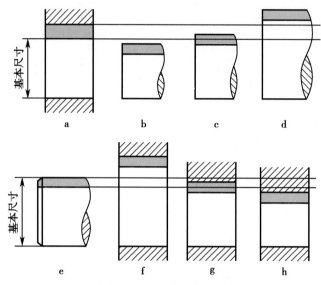

图 3-5-7　基准制的直观表示
a. 基孔制;b. 间隙配合;c. 过渡配合;d. 过盈配合;e. 基轴制;
f. 间隙配合;g. 过渡配合;h. 过盈配合

3. **公差与配合的选用**　国家标准根据机械工业产品生产使用的需要,考虑到各产品的不同特点,制订了优先及常用配合(表 3-5-6、表 3-5-7),尽量选用优先配合和常用配合。一般情况下优先选用基孔制。在孔和轴的配合中,为降低加工工作量,在保证使用要求的前提下,应当使选用的公差为最大值。而孔的加工较困难,一般在配合中选用孔比轴低一级的公差等级。

表 3-5-6　基孔制优先、常用配合

基准孔	轴																				
	a	b	c	d	e	f	g	h	js	k	m	n	p	r	s	t	u	v	x	y	z
	间隙配合								过渡配合			过盈配合									
H6						$\frac{H6}{f5}$	$\frac{H6}{g5}$	$\frac{H6}{h5}$	$\frac{H6}{js5}$	$\frac{H6}{k5}$	$\frac{H6}{m5}$	$\frac{H6}{n5}$	$\frac{H6}{p5}$	$\frac{H6}{r5}$	$\frac{H6}{s5}$	$\frac{H6}{t5}$					
H7						$\frac{H7}{f6}$	$\frac{H7}{g6}$	$\frac{H7}{h6}$	$\frac{H7}{js6}$	$\frac{H7}{k6}$	$\frac{H7}{m6}$	$\frac{H7}{n6}$	$\frac{H7}{p6}$	$\frac{H7}{r6}$	$\frac{H7}{s6}$	$\frac{H7}{t6}$	$\frac{H7}{u6}$	$\frac{H7}{v6}$	$\frac{H7}{x6}$	$\frac{H7}{y6}$	$\frac{H7}{z6}$
H8				$\frac{H8}{d8}$	$\frac{H8}{e7}$ $\frac{H8}{e8}$	$\frac{H8}{f7}$ $\frac{H8}{f8}$	$\frac{H8}{f7}$	$\frac{H8}{h7}$ $\frac{H8}{h8}$	$\frac{H8}{js7}$	$\frac{H8}{k7}$	$\frac{H8}{m7}$	$\frac{H8}{n7}$	$\frac{H8}{p7}$	$\frac{H8}{r7}$	$\frac{H8}{s7}$	$\frac{H8}{t7}$	$\frac{H8}{u7}$				

续表

基准孔	轴																				
	a	b	c	d	e	f	g	h	js	k	m	n	p	r	s	t	u	v	x	y	z
	间隙配合								过渡配合				过盈配合								
H9			$\dfrac{H9}{c9}$	$\dfrac{H9}{d9}$	$\dfrac{H9}{e9}$	$\dfrac{H9}{f9}$		$\dfrac{H9}{h9}$													
H10			$\dfrac{H10}{c10}$	$\dfrac{H10}{d10}$				$\dfrac{H10}{h10}$													
H11	$\dfrac{H11}{a11}$	$\dfrac{H11}{b11}$	$\dfrac{\mathbf{H11}}{\mathbf{c11}}$	$\dfrac{H11}{d11}$				$\dfrac{\mathbf{H11}}{\mathbf{h11}}$													
H12		$\dfrac{H12}{b12}$						$\dfrac{H12}{h12}$													

注：①$\dfrac{H6}{n5}$、$\dfrac{H7}{p6}$ 在公称直径小于或等于 3mm 和 $\dfrac{H8}{r7}$ 在小于或等于 100mm 时，为过渡配合。

②加粗字为优先配合。

③表中空白处得到的配合不属于此表。

表 3-5-7　基轴制优先、常用配合

基准轴	孔																				
	A	B	C	D	E	F	G	H	JS	K	M	N	P	R	S	T	U	V	X	Y	Z
	间隙配合								过渡配合				过盈配合								
h5					$\dfrac{f6}{h5}$		$\dfrac{G6}{h5}$	$\dfrac{H6}{h5}$	$\dfrac{JS6}{h5}$	$\dfrac{K6}{h5}$	$\dfrac{M6}{h5}$	$\dfrac{N6}{h5}$	$\dfrac{P6}{h5}$	$\dfrac{R6}{h5}$	$\dfrac{S6}{h5}$	$\dfrac{T6}{h5}$					
h6						$\dfrac{F7}{h6}$	$\dfrac{G7}{h6}$	$\dfrac{H7}{h6}$	$\dfrac{JS7}{H6}$	$\dfrac{K7}{h6}$	$\dfrac{M7}{h6}$	$\dfrac{\mathbf{N7}}{\mathbf{h6}}$	$\dfrac{\mathbf{P7}}{\mathbf{h6}}$	$\dfrac{R7}{h6}$	$\dfrac{\mathbf{S7}}{\mathbf{h6}}$	$\dfrac{T7}{h6}$	$\dfrac{\mathbf{U7}}{\mathbf{h6}}$				
h7					$\dfrac{E8}{h7}$	$\dfrac{\mathbf{F8}}{\mathbf{h7}}$		$\dfrac{\mathbf{H8}}{\mathbf{h7}}$	$\dfrac{JS8}{h7}$	$\dfrac{K8}{h7}$	$\dfrac{M8}{h7}$	$\dfrac{N8}{h7}$									
h8				$\dfrac{D8}{H8}$	$\dfrac{E8}{h8}$	$\dfrac{F8}{h8}$		$\dfrac{H8}{h8}$													
h9				$\dfrac{D9}{h9}$	$\dfrac{E9}{h9}$	$\dfrac{F9}{h9}$		$\dfrac{H9}{h9}$													
h10				$\dfrac{D10}{h10}$				$\dfrac{H10}{h10}$													
h11	$\dfrac{A11}{h11}$	$\dfrac{B11}{h11}$	$\dfrac{\mathbf{C11}}{\mathbf{h11}}$	$\dfrac{D11}{h11}$				$\dfrac{\mathbf{H11}}{\mathbf{h11}}$													
h12		$\dfrac{B12}{h12}$						$\dfrac{H12}{h12}$													

注：①$\dfrac{N7}{h6}$、$\dfrac{N8}{h7}$ 为过渡配合。

②加粗字的配合为优先配合。

③表中空白处得到的配合不属于此表。

4. 公差与配合的标注

（1）在装配图中的标注：在装配图中标注线性尺寸的配合代号时，必须在基本尺寸的右边（水平注写），用分数的形式注出，分子为孔的公差带代号，分母为轴的公差带代号，如图3-5-8a和图3-5-9a所示。

在装配图中标注相配零件的极限偏差时，一般按图3-5-10a的形式标注，孔的基本尺寸和极限偏差注写在尺寸线的上方，轴的基本尺寸和极限偏差注写在尺寸线的下方（水平注写）。

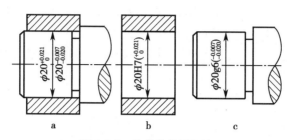

图 3-5-8　公带差代号标注
a. 装配图；b、c. 零件图

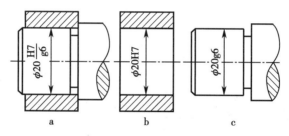

图 3-5-9　偏差数值标注
a. 装配图；b、c. 零件图

（2）在零件图中的标注方法：在零件图中标注公差有三种方式。

1）标注公差带代号：当采用公差代号标注线性尺寸的公差时，公差带的代号应标注在基本尺寸的右边（水平注写），如图3-5-8b、c。

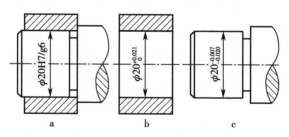

图 3-5-10　偏差代号和偏差数值的标注
a. 装配图；b、c. 零件图

2）标注偏差数值：当采用极限偏差标注线性尺寸的公差时，上偏差注在基本尺寸的右上方（水平注写），下偏差注在基本尺寸的右下方，与基本尺寸在同一底线上，偏差的数字应比基本尺寸数字小一号，上下偏差的小数点必须对齐，小数点后的位数也必须相同。当上偏差或下偏差数值为"零"时，用数字"0"标出，并与下偏差或上偏差的小数点前的个位数对齐。当公差带相对于基本尺寸对称地配置即两个偏差相等时，偏差只需注写一次，并应在偏差与基本尺寸之间注出符号"±"，且两者数字高度相同。正偏差前的"＋"不能省略，如图3-5-9b、c所示。

3）标注公差带代号和偏差数值：当同时标注公差代号和相应的极限偏差时，则后者应加上圆括号，如图3-5-10b、c所示。

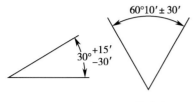

图3-5-11 角度公差的注法

角度公差标注的基本规则与线性尺寸公差的标注方法相同。角度的单位："度（°）""分（′）""秒（″）"必须标出，如图3-5-11。

例3-5-2 查图3-5-12中所示孔和轴的基本偏差和标准公差数值，并计算相配合的孔和轴的极限尺寸，判断并说明配合种类。

分析：在图3-5-12表示的车床主轴箱中间轴装配图中，采用了基孔轴制配合。

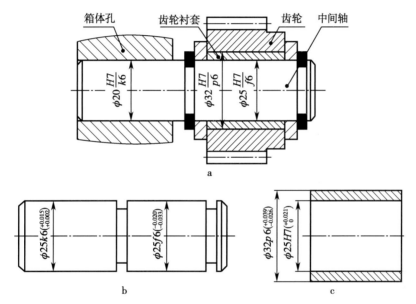

图 3-5-12 车床主轴箱中间轴装配图和零件图
a. 装配图；b. 中间轴零件图；c. 齿轮衬套零件图

查孔和轴的基本偏差和标准公差数值表，$\phi25k6$ 可表示为 $\phi25^{+0.015}_{+0.002}$，$\phi25f6$ 可表示为 $\phi25^{-0.020}_{-0.033}$，$\phi32p6$ 可表示为 $\phi32^{+0.042}_{-0.026}$，$\phi25H7$ 可表示为 $\phi25^{+0.021}_{0}$，$\phi32H7$ 可表示为 $\phi32^{+0.025}_{0}$。

$\phi25H7/k6$ 配合中，箱体孔（$\phi25^{+0.021}_{0}$）和中间轴（$\phi25^{+0.015}_{+0.002}$）的配合中，孔和轴的尺寸有重叠，可能具有间隙，也可能具有过盈，因此是过渡配合。中间轴安装在箱体孔中，允许具有间隙或过盈。

$\phi32H7/p6$ 齿轮孔（$\phi25^{+0.025}_{0}$）和齿轮衬套外表面（$\phi32^{+0.042}_{-0.026}$）的配合中，轴比孔大，具有过盈，因此是过盈配合。要求齿轮和衬套要一起旋转，因此从使用要求来说，也必须选用过盈配合。

$\phi25H7/f6$ 齿轮衬套内外表面孔（$\phi25^{+0.021}_{0}$）和中间轴轴（$\phi25^{-0.020}_{-0.033}$）的配合中，孔比轴大，具有间隙，因此是间隙配合。中间轴和衬套要运动分离，因此从使用要求来说，也必须选用间隙配合。

例3-5-3 查图3-5-13中所示轴、轴套和箱体三个零件装配的局部装配图中基本偏差和标准公差数值，并计算相配合的孔和轴的极限尺寸，判断并说明配合种类。

分析：在图3-5-13表示的轴、轴套和箱体三个零件装配的局部装配图中，采用了基孔制

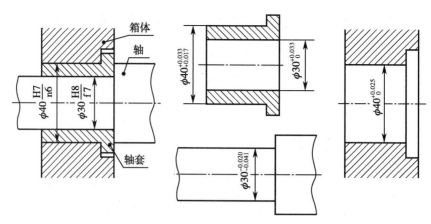

图 3-5-13 基准制选择示例

配合。轴套孔比轴大,具有间隙,且轴和衬套要运动分离,采用间隙配合(ϕ30H8/f7)。而轴套安装在箱体孔中,允许具有间隙或过盈,故他们之间采用过渡配合(ϕ40H7/n6)。且ϕ30H8/f7 和 ϕ40H7/n6 都是优先配合。

查孔和轴的基本偏差和标准公差数值表(或者直接查优先配合中孔或轴的极限偏差表),ϕ30H8 可表示为 $\phi30_0^{+0.033}$,ϕ30f7 可表示为 $\phi30_{-0.041}^{-0.020}$,ϕ40H7 可表示为 $\phi40_0^{+0.025}$,ϕ40n6 可表示为 $\phi40_{+0.017}^{+0.033}$。

四、形状与位置公差

零件在加工过程中会产生尺寸误差,同样,零件在加工过程中也会产生形状误差和表面间的相对位置误差。为了满足使用要求,零件的尺寸是由尺寸公差加以限制的,而零件表面的形状和表面间的相对位置是由表面形状和位置公差加以限制。

（一）基本概念

1. 形状误差和公差　形状误差是指实际形状对理想形状的变动量。测量时,理想形状相对于实际形状的位置,应按最小条件来确定。

形状公差是指实际要素的形状所允许的变动全量。

2. 位置误差和公差　位置误差是指实际位置对理想位置的变动量。理想位置是指相对于基准的理想形状的位置而言。测量时,确定基准的理想形状的位置应符合最小条件。

位置公差是指实际要素的位置对基准所允许的变动全量。

形状和位置公差简称形位公差。

（二）形状和位置公差的代号

形状和位置公差用代号来标注,形状和位置公差使用的代号在国家标准(GB/T 1182-2008《产品几何技术规范(GPS)几何公差形状、方向、位置和跳动公差标注》和 GB/T 1184-1996《形状和位置公差 未注公差值》)中有详细规定。形位公差代号由公差项目符号(表 3-5-8)、公差框格、指引线、公差数值和其他有关符号以及基准代号等组成。

图 3-5-14 中,框格用细实线画出,可画成水平的或垂直的,框格高度是图样中尺寸数字高度的二倍,它的长度根据需要而定,一般形状误差的框格内有两格,位置误差的框格内有三格。框格中的字高和符号应与零件图中尺寸数字等高为 h。形状公差和位置公差代号的具体含义如表 3-5-8 所示。

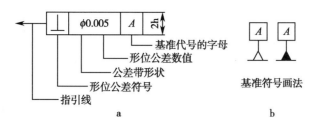

图 3-5-14　形位公差代号及基准代号

a. 形位公差代号；b. 基准代号

表 3-5-8　公差特征项目的基本符号

公差		特征项目	符号	有或无基准要求
形状	形状	直线度		无
		平面度		无
		圆度		无
		圆柱度		无
形状和位置	轮廓	线轮廓度		有或无
		面轮廓度		有或无
位置	定向	平行度		有
		垂直度		有
		倾斜度		有
	定位	位置度		有或无
		同轴（同心）度		有
		对称度		有
	跳动	圆跳动		有
		全跳动		有

（三）形状和位置公差的标注

形状公差没有基准，只需标注被测要素，而位置公差必须针对某一基准，因此，除了标注被测要素外，还需标出基准。

1. **被测要素的标注**   用带箭头的指引线(细实线)将框格与被测要素相连,指引线和箭头按以下标注:

(1) 当公差涉及轮廓线或表面时:将箭头置于要素的轮廓线或轮廓线的延长线上(但必须与尺寸线明显地分开),如图 3-5-15a 和图 3-5-15b。

(2) 当指向实际表面时:箭头可置于带点的参考线上,该点指在实际表面上,如图 3-5-15c。

(3) 当公差涉及轴线、中心平面或由带尺寸要素确定的点时:则带箭头的指引线应与尺寸线的延长线重合,如图 3-5-16 所示。

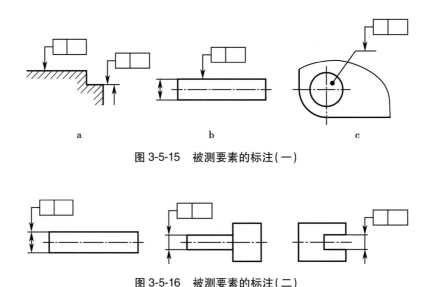

图 3-5-15   被测要素的标注(一)

图 3-5-16   被测要素的标注(二)

2. **基准的标注**   相对于被测要素的基准,由基准字母表示。带小圆的大写字母用细实线与粗短横线相连,如图 3-5-17a 所示,表示基准的字母也应注在公差框格内,如图 3-5-17b 所示。带有基准字母的短横线应置放于:

(1) 当基准要素是轮廓线或表面时:如图 3-5-17c 所示,在要素的外轮廓上或在它的延长线上(但应与尺寸线明显地错开),基准符号还可置于用圆点指向实际表面的参考线上,如图 3-5-17d 所示。

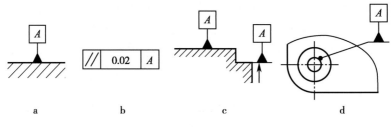

图 3-5-17   基准的标注(一)

(2) 当基准要素是轴线或中心平面或由带尺寸的要素确定的点时:则基准符号中的线与尺寸线一致,如图 3-5-18a~c 所示。如尺寸线处安排不下两个箭头,则另一箭头可用短横线代替,如图 3-5-18b 和 c 所示。

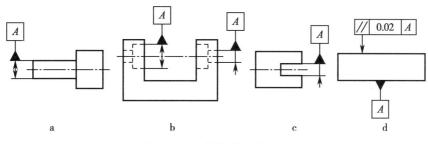

图 3-5-18 基准的标注（二）

（3）任选基准的标注方法如图 3-5-18d 所示。

3. 不同基准的注法

（1）单一基准要素：用一个大写字母表示，如图 3-5-19a 所示。

（2）由两个要素组成的公共基准：用由横线隔开的两个大写字母表示，如图 3-5-19b 所示。

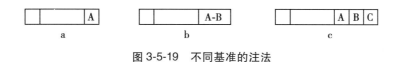

图 3-5-19 不同基准的注法

（3）由两个或三个要素组成的基准体系：如多基准组合，表示基准的大写字母应按基准的优先次序从左至右分别置于各格中，如图 3-5-19c 所示。

（4）为不致引起误解，字母 E、I、J、M、O、P、L、R、F 不采用。

4. 形状和位置公差的标注实例

图 3-5-20 是一根气门铝管，以此图为例，说明形状和位置公差的标注方法。图中半径为 750 的球面对于 $\phi16$ 轴线的圆跳动公差是 0.003；杆身 $\phi16$ 的圆柱度公差为 0.005；M8×1 的螺纹孔轴线对于 $\phi16$ 轴线的同轴度公差是 $\phi0.1$；右端面对于 $\phi16$ 轴线的圆跳动公差是 0.1。

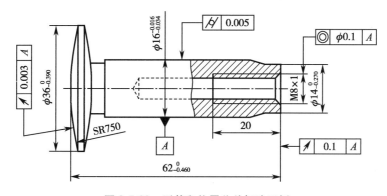

图 3-5-20 形状和位置公差标注示例

第六节 装配图的识读

表达产品及其组成部分的结构形状、工作原理、各零件连接装配关系，以及有关技术要求的图样，称为装配图。装配图与零件图有着不同的作用。零件图仅用于表达单个零件，而装配图则表达整台机器或部件。因此，装配图必须清晰、准确地表达出机器或部件的工作原理、传动路线、性能要求、各组成零件间的装配、连接关系和主要零件的主要结构形状，以及有关装配、检验、安装时所需要的技术要求。

装配图可分为总装配图和部件装配图。表示一个部件的装配图称为部件装配图；表示一台完整机器的图样称为总装配图。

一、装配图的内容

如图 3-6-1 所示，装配图应包括以下几个方面内容：

1. 一组视图 用视图、剖视图、断面图和特殊表达方法等组成的一组图形来完整、清晰地表达机器或部件的工作原理、零件间的相互位置以及装配连接关系和与工作原理有直接关系的主要零件的关键结构形状。

2. 必要的尺寸 反映机器（或部件）的性能、规格、安装情况、零件间的相对位置、配合要求和机器的总体大小等尺寸。

3. 技术要求 用文字或/和符号说明机器（或部件）性能、质量规范和装配、调试、安装应达到的技术指标和使用要求等。

4. 零（组）件编号、明细栏和标题栏 零、部件的编号（即序号）、名称、数量、材料及机器的名称、设计者、审核者等有关信息。

二、部件的表达方法及视图选择

部件的各种表达方法，在装配图的表达中同样适用。但由于机器或部件是由若干个零件组成，装配图重点表达零件之间的装配关系、零件的主要形状结构、装配体的内外结构形状和工作原理等。国家《机械制图》标准对装配体的表达方法作了相应的规定，画装配图时应将部件的表达方法与装配体的表达方法结合起来，共同完成装配体的表达。

1. 规定画法

（1）两个零件的接触表面（或基本尺寸相同且相互配合的工作面）：只用一条轮廓线表示，不能画成两条线，非接触或不配合面必须画成两条线。

（2）在剖视图中，相接触的两零件的剖面线方向应相反。第三个零件应采用不同的剖面线间隔，或者与同方向的剖面线错开。在各视图中，同一零件的剖面线方向与间隔必须一致。

（3）在剖视图中，对一些实心杆件和螺纹紧固件以及实心轴手柄、连杆、球、销、键等标准件，若剖切平面通过其轴线（或对称线）剖切这些零件时，则这些零件只画外形，均按不剖绘制，不画剖面线。

2. 特殊画法

（1）沿零件结合面剖切画法：假想沿某些零件的结合面剖切，绘出其图形，以表达装配体内部零件间的装配情况。

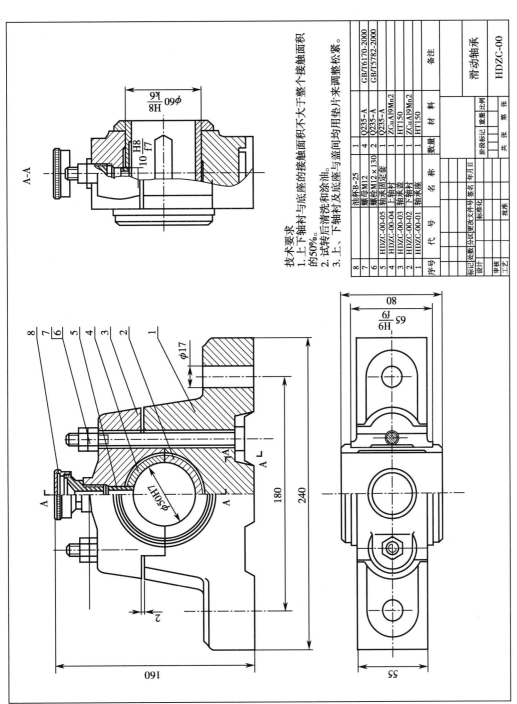

图 3-6-1　滑动轴承装配图

图 3-6-1 沿轴承盖与轴承座的结合面剖开,拆去上面部分,以表达轴瓦与轴承座的装配情况。

（2）拆卸画法:当某一零件或几个零件在装配图的某视图中遮挡了主要装配关系或主要零件,可假想将其拆卸后再绘制该视图,需要说明时可加注"拆去××等",也可采用拆卸画法表达其内部结构。采用拆卸画法时要特别注意"拆卸"不能随心所欲,必须坚持拆卸后能更清晰地表达装配关系或主要零件,而不是损害要表达的装配关系或主要零件,有时,为了拆卸一个零件,有些其他零件要被同时拆去,例如要拆去泵盖,必须同时拆去锁紧丝、螺栓、传动齿轮等,泵盖能被自然拆卸。

（3）夸大画法:不接触表面和非配合面的细微间隙、薄垫片、小直径的弹簧等,可以不按比例画,而适当加大尺寸画出。

（4）假想画法:为了表示部件中运动件的极限位置,可用双点画线假想地画出轮廓。另外为了表达不属于某部件,又与该部件有关的零件,也用双点画线画出与其有关部分的轮廓。

（5）展开画法:为了表达不在同一平面内而又相互平行的轴上零件,以及轴与轴之间的传动关系,可以按传动顺序沿轴线剖开,而后依此将轴线展开在同一平面上画出,并标注"×-×展开"。这种展开画法在表达机床的主轴箱、汽车的变速箱等装置时经常运用。

（6）简化画法(图 3-6-2)

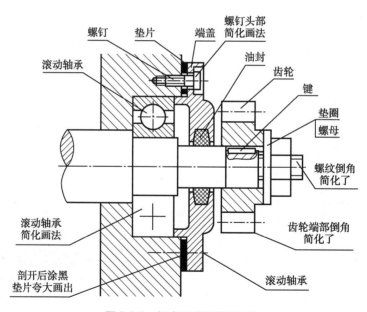

图 3-6-2   规定画法和简化画法

1）零件上的工艺结构:如倒角、圆角、退刀槽等细节,常省略不画。
2）对均匀分布的同一规格的螺纹连接件:允许只画一组,其余的应用中心线表明位置。
3）对于滚动轴承和密封圈:只画一边,另一边用简化画法。

三、装配图的标注

1. **装配图的尺寸标注**   装配图中,不必也不可能注出所有零件的尺寸,只需标注出说明机器或部件的性能、工作原理、装配关系、安装要求等方面的尺寸。这些尺寸按其作用分为以下几类：

（1）性能（规格）尺寸：表示机器或部件性能或规格的尺寸。这类尺寸在设计时就已确定，是设计、了解和选用该机器或部件的依据，如图 3-6-1 中的 ϕ50H7，它表示该轴承适用于安装直径为 ϕ50 的轴，其配合关系为 H7。

（2）装配尺寸：表示机器或部件中各零件之间装配关系的尺寸，包括配合尺寸和重要的相互位置尺寸，如图 3-6-1 中的 ϕ10H8/f7 和 90H9/f9 等。

（3）外形尺寸：表示装配体外形轮廓大小的尺寸，即总长、总宽和总高。它为包装、运输和安装过程所占的空间提供了依据。如图 3-6-1 中的外形尺寸为：总长、总宽和总高分别为 240、80 和 160。

（4）安装尺寸：机器或部件安装时所需的尺寸，如图 3-6-1 中的 180。

（5）其他重要尺寸：它是在设计中确定，又不属于上述四类尺寸的一些重要尺寸，如运动零件的极限尺寸、主体零件的重要尺寸等。

2. 技术要求的注写　装配图上一般注写以下几方面的技术要求。

（1）装配要求：在装配过程中的注意事项和装配后应满足的要求。如保证间隙、精度要求、润滑和密封的要求等。

（2）检验要求：装配体基本性能的检验、试验规范和操作要求等。

（3）使用要求：对装配体的规格、参数及维护、保养、使用时的注意事项及要求。

装配图上的技术要求一般注写在明细栏上方或图样右下方的空白处。

3. 装配图中的零、部件序号和明细栏　为了便于读图、进行图样管理和做好生产准备工作，装配图中的所有零、部件必须编写序号，并填写明细栏。

（1）零、部件序号的编排方法：零、部件序号包括：指引线、序号数字和序号排列顺序。

1）指引线

A. 指引线用细实线绘制：应从所指零件的轮廓线内引出，并在末端画一圆点，如图 3-6-3 所示。若所指零件很薄或为涂黑断面，可在指引线末端画出箭头，并指向该部分的轮廓，如图 3-6-4 所示。

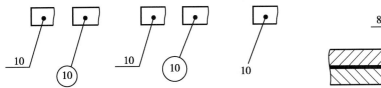

图 3-6-3　序号的编排方法

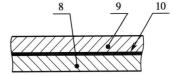

图 3-6-4　指引线末端为箭头的画法

B. 指引线的另一端可弯折成水平横线：为细实线圆或为直线段终端，如图 3-6-3 所示。

C. 指引线相互不能相交：当通过有剖面线的区域时，不应与剖面线平行。必要时，指引线可以画成折线，但只允许曲折一次。

D. 一组紧固件或装配关系清楚的零件组：可采用公共指引线，如图 3-6-5 所示。

2）序号数字

A. 序号数字应比图中尺寸数字大一号或两号：但同一装配图中编注序号的形式应一致。

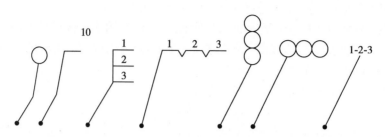

图 3-6-5 公共指引线的画法

B. 相同的零、部件的序号应一个序号：一般只标注一次。多次出现的相同零、部件，必要时也可以重复编注。

3）序号的排列：在装配图中，序号可在一组图形的外围按水平或垂直方向顺次整齐排列，排列时可按顺时针或逆时针方向，但不得跳号，如图 3-6-1 所示。当在一组图形的外围无法连续排列时，可在其他图形的外围按顺序连续排列。

4）序号的画法：为使序号的布置整齐美观，编注序号时应先按一定位置画好横线或圆圈（画出横线或圆圈的范围线，取好位置后再擦去范围线），然后再找好各零、部件轮廓内的适当处，一一对应地画出指引线和圆点。

（2）明细栏：明细栏是机器或部件中全部零件的详细目录，应画在标题栏上方，当位置不够用时，可续接在标题栏左方。明细栏外框竖线为粗实线，其余各线为细实线，其下边线与标题栏上边线重合，长度相等。

明细栏中，零、部件序号应按自上而下的顺序填写，以便在增加零件时可继续向上画格。标题栏和明细栏的统一格式如图 3-6-6 所示。明细栏"名称"一栏中，除填写零、部件名称外，对于标准件还应填写其规格，有些零件还要填写一些特殊项目，如齿轮应填写"m ＝""z ＝"。

标准件的国标号应填写在"备注"中。

4. 装配结构的合理性　　在绘制装配图时，为保证装配体达到应用的性能要求，又考虑安装与拆卸方便应，应注意装配结构的合理性。

（1）接触面的数量和结构：两零件在同一方向（横向、竖向或径向）只能有一对接触面，这样既保证接触良好，又降低加工要求，否则将使加工困难，并且不可能同时接触（图 3-6-7）。

（2）转折处的结构：零件两个方向的接触面应在转折处做成倒角、倒圆或凹槽，以保证两个方向的接触面接触良好。转折处不应设计成直角或尺寸相同的圆角，否则会使装配时转折处发生干涉，因接触不良而影响装配精度（图 3-6-8）。

（3）螺纹连接的结构：为了保证螺纹旋紧，应在螺纹尾部留出退刀槽或在螺孔端部加工出凹坑或倒角，如图 3-6-9 所示。

为了保证连接件与被连接件间接触良好，被连接件上应做成沉孔或凸台，被连接件通孔的直径应大于螺孔大径或螺杆直径，如图 3-6-10 所示。

（4）维修、拆卸的结构：当用螺栓连接时，应考虑足够的安装和拆卸空间，如图 3-6-11、图 3-6-12 所示。

在用孔肩或轴肩定位滚动轴承时，应考虑维修时拆卸的方便与可能。即孔肩高度必须小于轴承外圈厚度;轴肩高度必须小于轴承内圈厚度,如图 3-6-13 所示。

为使两零件装配时准确定位及拆卸后不降低装配精度,常用圆柱销或圆锥销将两零件定位,如图 3-6-14a 所示。为了加工和拆卸的方便,在可能时将销孔做成通孔,如图 3-6-14b 所示。

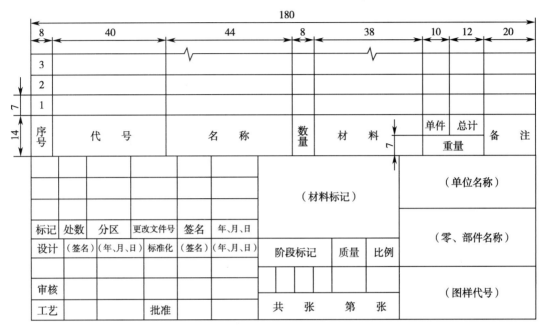

图 3-6-6　装配图上的标题栏和明细栏

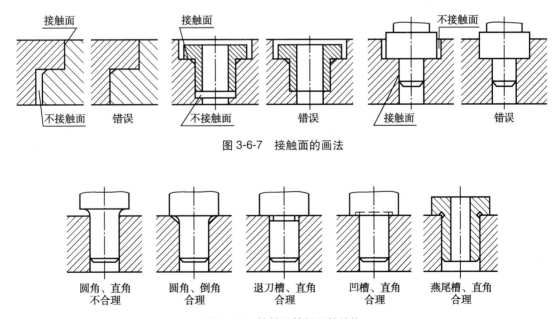

图 3-6-7　接触面的画法

图 3-6-8　接触面转折处的结构

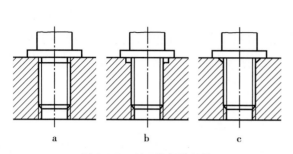

图 3-6-9　利于旋紧的结构
a. 退刀槽；b. 凹坑；c. 倒角

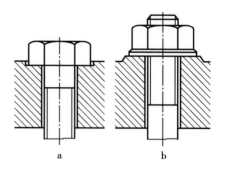

图 3-6-10　保证良好接触的结构
a. 沉孔；b. 凸台

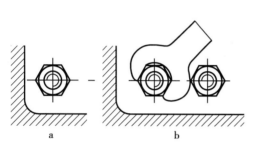

图 3-6-11　留出扳手操作空间
a. 不合理；b. 合理

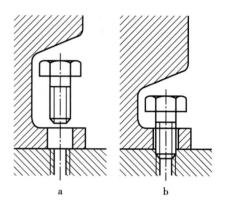

图 3-6-12　加大装、拆空间
a. 合理；b. 不合理

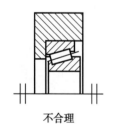

不合理

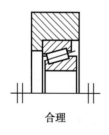

合理

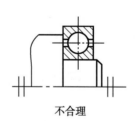

不合理

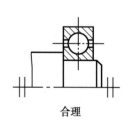

合理

图 3-6-13　滚动轴承用孔肩或轴肩定位的结构

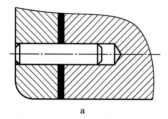

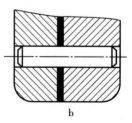

图 3-6-14　销定位结构
a. 销定位；b. 定位销孔做成通孔

四、装配图的画图和读图过程示例

1. 画装配图　现以小腿组件为例,介绍由零件图拼画装配图的方法和步骤。小腿组件的锁紧接头如图 3-4-75 所示。现增加小腿组件的铝管(图 3-6-15)和紧接头(图 3-6-16),按照以下步骤画出小腿组件的装配图,如图 3-6-17 所示。

(1)定方案:定比例,定图幅,画出图框。

根据拟定的表达方案,确定画图比例,选择标准图幅。

小腿组件的主视图采用全剖视图,以表达其工作原理和装配关系。其主要装配干线为铝管的轴线(一般和人体静立支撑时的重心重合)。增加了断面图 A-A,表达铝管和锁紧接头的装配关系。

(2)合理布图:留出空隙,画出基准,画好图框、明细栏和标题栏。

确定了装配体的视图和表达方案后,根据视图表达方案和装配体的大小,留出标注位置,确定绘图位置,画出标题栏和明细栏。

(3)画图顺序:画图时,从主视图开始,并将几个视图结合起来一起画,以保证投影准确和防止缺漏线。

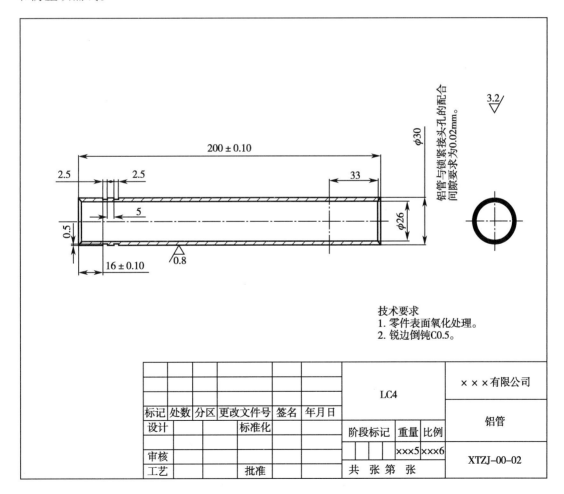

图 3-6-15　铝管

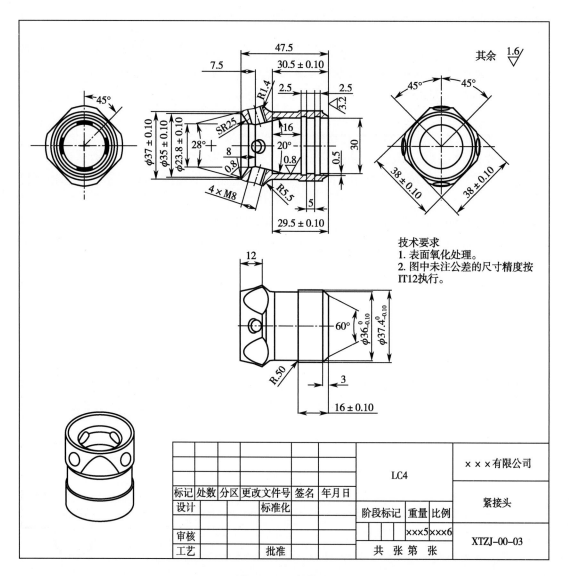

图 3-6-16　紧接头

（4）完成主要装配干线。

（5）完成全图。

（6）编件号、填写明细栏、标题栏和技术要求。

（7）检查、描深。

2. 读装配图　读装配图的目的，是从装配图中了解机器或部件的性能、用途、工作原理和装配关系，弄清其中各主要零件的结构形状、作用以及拆装顺序等。

（1）概括了解：读装配图时，首先由标题栏了解机器或该部件的名称；由明细栏了解组成机器或部件中各零件的名称、数量、材料及标准件的规格，估计部件的复杂程度；由画图的比例、视图大小和外形尺寸，了解机器或部件的大小；由产品说明书和有关资料，并联系生产实践知识，了解机器或部件的性能、功用等，从而对装配图的内容有一个概括的了解。

对视图进行分析。首先找到主视图，再根据投影关系识别其他视图的名称，找出剖视

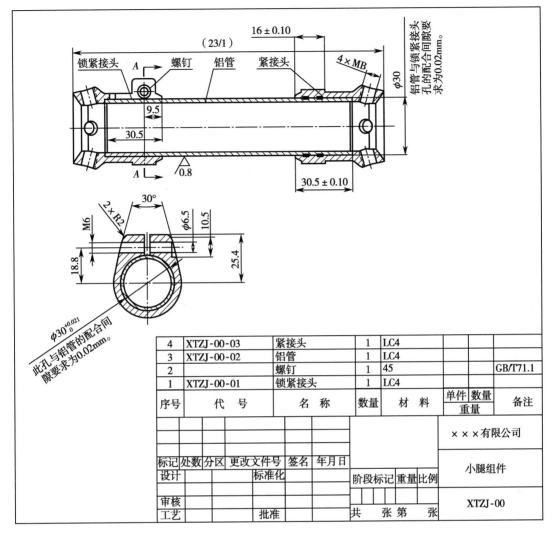

图 3-6-17 假肢的小腿组件装配图

图、断面图所对应的剖切位置。根据向视图或局部视图的投射方向,识别出表达方法的名称,从而明确各视图表达的意图和侧重点,为下一步深入看图作准备。

如图 3-6-17 所示的标题栏及明细栏可知,这是小腿组件的装配图,该部件是下肢假肢的一个重要部件,用来替代人体的小腿结构和功能。它由锁紧接头、螺钉、铝管和紧接头组成。共有两个视图,主视图采用全剖视图,表达了各部分的装配关系和工作原理;断面图 *A-A* 表示锁紧接头和铝管的装配关系。

(2)分析传动路线、工作原理、装配关系:对照视图仔细研究部件的装配关系和工作原理,是深入看图的重要环节。在概括了解装配图的基础上,从反映装配关系、工作原理明显的视图入手,找到主要装配干线,分析各零件的运动情况和装配关系;再找到其他装配干线,继续分析工作原理、装配关系、零件的连接、定位以及配合的松紧程度等。

图 3-6-17 中可以清楚地识读锁紧接头中孔 $\phi 30_0^{+0.021}$ 和铝管孔的配合要求、铝管和紧接头 $\phi 30$ 的装配要求和尺寸。

（3）分析零件、看懂零件的结构形状：分析零件，就是弄清每个零件的结构形状及其作用。一般应先从主要零件入手，然后是其他零件。当零件在装配图中表达不完整时，可对有关的其他零件仔细观察和分析，然后再作结构分析，从而确定该零件的内外结构形状。

图 3-6-17 中锁紧接头、铝管和紧接头都是主要零件，它们的结构形状在两个视图中已表达的比较清楚。详细的结构形状和尺寸可以读其零件图。

第七节   计算机辅助制图

一、计算机辅助制图的基本概念

1962 年麻省理工学院（MIT）的学生 Sutherland 发表了《人机对话图形通信系统》的论文，并研究出了名为 Sketchpad 的交互式图形系统，使用户可以在屏幕上进行图形设计和修改，交互式计算机图形学理论、CAD 技术以及 CAD 术语由此而来。在这里 CAD 是 computer aided design 的缩写，即计算机辅助设计。

20 世纪 60 年代，CAD 的主要技术特点是交互式二维绘图和三维线框模型。即利用解析几何的方法定义有关图素（如点、线、圆等），用来绘制或显示由直线、圆弧组成的图形。

随着交互式计算机图形学显示技术和 CAD/CAM（computer aided manufacturing，计算机辅助制造）技术的迅速发展，美国许多大公司都认识到了这一技术的先进性和重要性以及应用前景，纷纷投以巨资，研制和开发了一些早期的 CAD 系统。例如，IBM 公司开发的具有绘图、数控编程和强度分析等功能的、基于大型计算机的 SLT/MST 系统，以及美国通用汽车公司研制的用于汽车设计的 DAC-I 系统等。20 世纪 70 年代，交互式计算机图形学及计算机绘图技术日趋成熟，并得到了广泛应用。随着计算机硬件的发展，以小型机、超小型机为主机的通用 CAD 系统开始进入市场。此时，CAD 的主要技术特征是自由曲线曲面生成算法和表面造型理论。Bezier、B 样条法等算法成功应用于 CAD 系统中。80 年代，CAD 技术的迅速发展，对 CAD 提出了更高的要求：将数据库、有限元分析优化及网络技术应用于 CAD/CAM 系统，使 CAD/CAM 不仅能够绘制工程图，而且能够进行三维造型、自由曲面设计、有限元分析、机构及机器人分析与仿真、注塑模设计制造等各种工程应用。90 年代以来，CAD/CAM 技术进一步向标准化、集成化、智能化方向发展。在这个时期，国外许多 CAD 软件系统都更趋于成熟，商品化程度大幅度提高。比较典型的系统有：基于工作站和大型机的美国洛克希德飞机公司研制的 CADAM 系统，美国 SDRC 公司开发的 I-DEAS 系统，美国 PTC 公的 Pro/Engineer 等；用于微机上的有美国 Autodesk 公司的 Auto-CAD，德国西门子公司的 SIGRAPH-DESIGN 等，还有众多的国产软件，如高华 CAD、凯图 CAD 等。

随着 CAD 的迅速发展，计算机辅助绘图技术也日趋完善。计算机绘图是利用计算机软件和硬件生成图形信息，并将图形信息显示并输出的一种方法和技术，它使人们逐渐摆脱了繁重的手工绘图，进入了绘图自动化的新时代。计算机绘图作图精度高，出图速度快，可绘制机械、水工、建筑、电子等许多行业的二维图柜，还可以进行三维建模，预见设计效果。计算机绘图中使用二、三维交互绘图软件主要解决基本图样、零件图、装配图的绘制问题，具有很强的交互作图功能。

二、常用计算机辅助制图软件简介

（一）AutoCAD

AutoCAD（autodesk computer aided design）是 Autodesk 公司首次于 1982 年开发的自动计算机辅助设计软件,用于二维绘图、详细绘制、设计文档和基本三维设计,现已经成为国际上广为流行的绘图工具,且 *.dwg 文件格式成为二维绘图的事实标准格式。AutoCAD 具有良好的用户界面,通过交互菜单或命令行方式便可以进行各种操作。它的多文档设计环境,让非计算机专业人员也能很快地学会使用。在不断实践的过程中更好地掌握它的各种应用和开发技巧,从而不断提高工作效率。AutoCAD 具有广泛的适应性,它可以在各种操作系统支持的微型计算机和工作站上运行。可以用于绘制二维制图和基本三维设计,通过它无需懂得编程,即可自动制图,因此它在全球广泛使用,可以用于土木建筑,装饰装潢,工业制图,工程制图,电子工业,服装加工等多方面领域。

（二）CATIA

CATIA 是由法国著名飞机制造公司 Dassault 开发并由 IBM 公司负责销售的一个高档 CAD/CAM/CAE/PDM（Peculiarity Drive Model 特性驱动模型）应用系统,CATIA 起源于航空工业,随着从工作站平台为基础移植到 PC 机,在短期内被推广到其他产业。作为世界领先的 CAD/CAM 软件,CATIA 可以帮助用户完成大到飞机小到螺丝刀的设计及制造,它提供了完备的设计能力:从 2D 到 3D 到技术指标化建模,同时,作为一个完全集成化的软件系统, CATIA 采用特征造型和参数化造型技术,允许自动指定或由用户指定参数化设计、几何或功能化约束的变量式设计,将机械设计、工程分析及仿真和加工等功能有机地结合,为用户提供严密的无纸工作环境从而达到缩短设计生产时间、提高加工质量及降低费用的效果。现今 CATIA 在航空业、汽车制造业、通用机械制造业、教育科研单位拥有大量用户。

（三）Pro/Engineer

Pro/Engineer 是美国 PTC 公司推出的新一代 CAD/CAE/CAM 软件,它是一个集成化的软件,其功能非常强大,利用它可以进行零件设计、产品装配、数控加工、铂金件设计、模具设计、机构分析、有限元分析和产品数据库管理、应力分析、逆向造型优化设计等。

自从 Pro/Engineer 系统以参数化设计的面貌问世以来,随即带动业界对于参数化设计的 CAD/CAM 系统引颈而盼,Pro/Engineer 参数化设计的特性如下:

1. 三维实体模型（solidmodel）。
2. 单一数据库（singledatabase）。
3. 以特征作为设计的基础（feature-baseddesign）。
4. 参数化设计（parametricdesign）。

（四）UG NX

UG NX 软件起源于美国麦道飞机公司,后于 1991 年 11 月并入世界上最大的软件公司—EDS 公司。目前,UG（Unigraphics NX）是西门子自动化与驱动集团（A&D）旗下机构 Siemens PLM Software 的一个产品工程解决方案,它为用户的产品设计及加工过程提供了数字化造型和验证手段。Unigraphics NX 针对用户的虚拟产品设计和工艺设计的需求,提供了经过实践验证的解决方案。它是一个交互式 CAD/CAM 系统,它功能强大,可以轻松实现各种复杂实体及造型的建构。它在诞生之初主要基于工作站,但随着 PC 硬件的发展和个人用户的迅速增长,在 PC 上的应用取得了迅猛的增长,现已广泛地应用于通用机械,模具,汽车及航天等领域。

UGNX 的主要功能分别是:工业设计、产品设计、仿真确认优化、数控加工(numerical control,NC)加工、模具设计、开发解决方案等。

(五) SolidWorks

SolidWorks 公司成立于 1993 年,由 PTC 公司的技术副总裁与 CV 公司的副总裁发起,总部位于马萨诸塞州的康克尔郡(Concord,Massachusetts)内。从 1995 年推出第一套 SolidWorks 三维机械设计软件至今,至 2010 年已经拥有位于全球的办事处,并经由 300 家经销商在全球 140 个国家进行销售与分销该产品。1997 年,SolidWorks 被法国达索(Dassault Systemes)公司收购,作为达索中端主流市场的主打品牌。

SolidWorks 软件是世界上第一个基于 Windows 开发的三维 CAD 系统,由于使用了 Windows OLE 技术、直观式设计技术、先进的内核(由剑桥提供)以及良好的与第三方软件的集成技术,SolidWorks 成为全球装机量最大、最好用的软件,涉及航空航天、机车、食品、机械、国防、交通、模具、电子通信、医疗器械、娱乐工业、日用品/消费品、离散制造等分布于全球 100 多个国家的约 3 万 1 千家企业。在教育市场上,每年来自全球 4 300 所教育机构的近 145 000 名学生通过 SolidWorks 的培训课程。

SolidWorks 有功能强大、易学易用和技术创新三大特点,这使得 SolidWorks 成为领先的、主流的三维 CAD 解决方案。SolidWorks 能够提供不同的设计方案、减少设计过程中的错误以及提高产品质量。SolidWorks 不仅提供如此强大的功能,同时对每个工程师和设计者来说,操作简单方便、易学易用,工程人员使用它能快速地按照其设计思想绘制草图,并可尝试运用各种特征与不同尺寸以生成模型和制作详细的工程图。

(六) CAXA 电子图板

CAXA 电子图板的开发与销售单位是北京北航海尔软件有限公司。CAXA 电子图板是一套高效、方便、智能化的通用中文设计绘图软件,可帮助设计人员进行零件图、装配图、工艺图表、平面包装的设计、适合所有需要二维绘图的场合,使设计人员可以把精力集中在设计构思上,彻底甩掉图板,满足相关行业的设计要求。CAXA-ME 是一套数控编程和三维加工软件,具有强大的造型功能,可快速建立各种复杂的三维模型,为数控加工行业提供了从造型、设计到加工代码生成、加工仿真、代码校验等一体化的解决方案。

经过多年的发展,现在的 CAD/CAM 三维模型已经是可以进行参数化设计的以特征为基础的实体模型,它的发展和应用使传统的产品设计方法与生产模式发生了深刻的变化,为工程设计及机械制造业提供了极大的便利,其突出特点是可以提高产品设计效率、加快产品生产周期、降低产品成本、提高产品质量。

(蔡红波　孟青云)

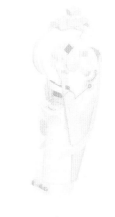

第四章

机械设计基础

第一节　基　本　概　念

一、机械设计的研究对象与内容

机械设计是一个工作过程。它是设计人员为满足社会对机械产品的需求,运用科学知识和方法,对机械的工作原理、结构、运动和力的传递方式、各个零件的材料和形状尺寸,以及外观等问题进行构思、决策、分析和计算,并作为制造的依据,用图形、数据和文字做出具体描述的工作过程。

机械设计的研究对象是机械。机械通常是机器与机构的总称。机器是执行机械运动的装置,用来变换或传递能量、物料与信息。在人们的生产和生活中广泛使用着各种机器,生产活动中常见的机器有起重机、包装机、电动机及各种机床等;日常生活中常见的机器有缝纫机、洗衣机等。机器的种类繁多,结构形式和用途也各不相同,但它们都具有共同的特征。为了便于研究机器的工作原理、分析其运动特点以及设计新的机器,通常将机器视为由若干机构组成的装置。

机构是多个实物的组合,能实现预期的机械运动。在内燃机中(图4-1-1),活塞4(滑块形式)、连杆3、曲轴2(曲柄)和气缸5组成一个曲柄滑块机构,可将活塞的往复移动转变为曲轴的连续转动。凸轮7、顶杆6和气缸5组成凸轮机构,将凸轮的连续转动变为顶杆有规律的往复移动。而曲轴2及凸轮轴上的齿轮1和气缸5组成齿轮机构,可使两轴保持一定的转速比。由此可见,机器由机构组成。一部机器可以包含几个机构,也可以只含一个机构。组成机构的构件可以是单一的零件,也可以是若干零件连接而成的运动单元体。以内燃机连杆为例(图4-1-2),连杆便是由若干零件刚性连接构成。显然,构件是运动的基本单元,零件是制造的基本单元。

各种机械结构中普遍使用的机构称为常用机构,如平面连杆机构、凸轮机构、齿轮机构和间歇运动机构等。

作为机械设计的基础,本章内容主要介绍机械中常用机构和通用零件的工作原理、运动特点、结构特点、使用方法等基本内容。以上内容普遍适用于各类机械设计,虽然在设计过程中相关构件或零件在尺寸大小、具体结构形状、工作条件方面存在较大差异,但其工作原理、运动特点和设计计算的基本理论和方法是相近的。

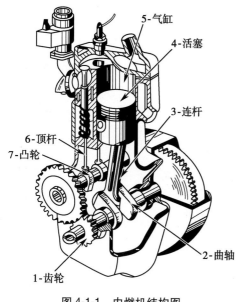

图 4-1-1 内燃机结构图

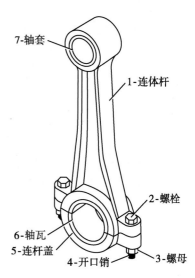

图 4-1-2 连杆结构图

二、机械设计的性质与任务

机械设计是一门研究机械基本理论和设计技术的课程,它涉及数学、物理、力学、材料科学、电子技术和制造技术等学科与技术领域。随着科学技术的进步和生产过程的机械化、自动化水平的不断提高,在各个领域中机械的应用日益广泛,对于工程技术人员来说,必将遇到机械设备的使用、维护、管理问题,需要解决机械设备技术革新中碰到的一般机械的设计问题。因此,机械设计基础是高等学校工科有关专业一门重要的技术基础课。这门课程比较集中地体现了理论与实践的综合性,在培养学生的创新意识与设计能力方面,起着比较重要的作用。

机械设计基础将为有关专业的学生学习专业机械设备课程提供必要的理论基础。机械设计基础将使从事生产工艺、设备运行、质量管理的技术人员,在了解各种机械的传动原理、设备的正确使用和维护及设备的故障分析等方面获得必要的基础知识。

第二节 平面机构的结构分析

各运动构件均在同一平面内或相互平行的平面内运动的机构,称为平面机构。平面机构广泛存在于生活之中。

前文已提到,机构是由若干具有确定相对运动的构件组合而成,但是若干构件的组合却不一定能够组成机构。以图 4-2-1 所示构件为例,凸轮并无法按照设计意图带动冲头运动以完成冲压工作,即构件 2、3 和机架 4 是不能运动的构件组合。由此可知,构件组合必须具备一定条件才能成为机构。因此,对平面机构进行分析,对于设计机械结构或分析已有机械结构均十分重要。通常对平面机构的研究包括了解机构的组成,绘制机构的运动简图,讨论机构是否具有确定的运动条件三个方面的内容。

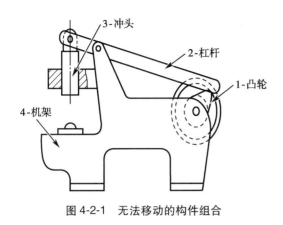

图 4-2-1 无法移动的构件组合

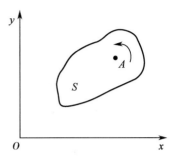

图 4-2-2 平面构件的自由度

一、运动副、构件及自由度

（一）构件的自由度与约束

机构是由若干具有确定相对运动的构件组成。构件是运动的基本单元。构件的运动是指构件的位置在空间的变化。一个做平面运动的自由构件，具有三种可能的独立运动，如图 4-2-2 所示。在直角坐标系中，平面自由构件 S 可以在 xOy 平面内绕任一点 A 转动和随点 A 沿 x、y 方向移动。构件的这种可能出现的独立自由运动，称为构件的自由度。一个作平面运动的自由构件有三个自由度。当一个构件与其他构件相互连接时，其相对运动将受到限制，对独立构件所加的限制称为约束。构件每增加一个约束，同时将失去一个自由度。

（二）运动副、构件的类型及表示方法

为了使构件组成具有确定运动的机构，构件间需要活动连接。这种两构件直接接触并能产生一定相对运动的活动连接，称为运动副。根据构成运动副的两构件间的相对运动是平面运动还是空间运动，将运动副分为平面运动副和空间运动副两大类，本节主要介绍平面运动副。

两构件组成运动副后，构件的某些运动将受到限制（约束），某些运动仍得以保留，这主要取决于运动副的形式。两构件通过点、线、面的接触形式实现，根据两构件接触形式的不同，可将运动副分为低副和高副。

1. **低副** 两构件之间通过面接触形成的运动副统称为低副。根据它们的相对运动是转动或移动，又可分为回转副和移动副。

（1）回转副：若组成运动副的两个构件只能在一个平面内相对转动，这种运动副称为回转副或转动副，也称铰链，如图 4-2-3a、b 所示。

（2）移动副：若两构件之间只能沿某一直线方向做相对移动，这种运动副称移动副，如图 4-2-3c 所示。内燃机中的活塞汽缸之间就组成了移动副。

每一个低副引入两个约束，保留一个自由度。

2. **高副** 两构件通过点或线接触形成的运动副统称为高副。形成高副的两构件之间的相对运动是转动兼移动。图 4-2-4 所示构件 1 与构件 2 之间，分别在其接触点 A 处形成高副，构件 2 相对于构件 1 只能绕接触点 A 作转动和沿公切线 t-t 方向作移动，而不能沿公法线 n-n 方向作移动。

每一个高副引入一个约束，保留两个自由度。

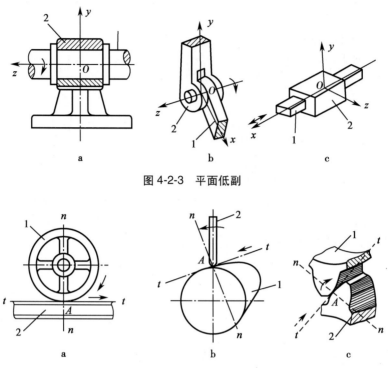

图 4-2-3 平面低副

图 4-2-4 平面高副

（三）运动链

一系列构件通过运动副连接而组成的系统称为运动链,如图 4-2-5 所示。若运动链中至少有一个构件只参与组成一个运动副,则这种运动链称为开式运动链,简称开链,如图 4-2-5a 所示;若运动链中所有的构件都参与组成两个或两个以上的运动副,则这种运动链称为闭式运动链,简称闭链,如图 4-2-5b、c 所示。根据组成运动链各构件间的相对运动是平面运动或空间运动,可以把运动链分为平面运动链和空间运动链。各种机械中一般都采用闭链。闭链中各构件构成了首末封闭的系统。动其一杆(或少数几杆)就可以牵动其余各杆。因此,只需给其一杆(或少数几杆)已知的运动,则其余各杆(在一定条件下)便可得到确定的相对运动。

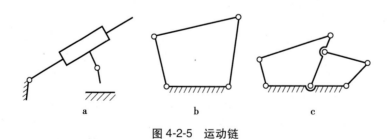

图 4-2-5 运动链

二、平面机构运动简图的绘制方法

（一）机构

在运动链中,如果以某一构件作为参考坐标系,而且当另一构件(或少数几个构件)按给定的运动规律(相对于该坐标系)运动时,其余所有构件都将得到确定的相对运动。那么,这个运动链便称为一个机构。

机构中作为参考坐标系的构件称为机架。一般情况下,机架安装在地面上,相对地面固定不动。如果机架是安装在运动的物体(如汽车、轮船、飞机)上,那么机架相对于该运动物体是固定不动的,而相对于地面则是运动的。因此我们说,机架是机构中的"相对静止"构件。

机构中按给定运动规律运动的构件称为主动件。通常,主动件也是驱动机构运动的外力所作用的构件,即原动件。其余的活动构件统称为从动件。在主动件按已知运动规律运动时,机构的从动件都将做完全确定的相对运动。

（二）机构运动简图的绘制

在研究机构运动时,为了使问题简化,可以不考虑那些与运动无关的构件外形和运动副的形式,只通过简单线条和符号来表示构件和运动副,并按照一定的比例确定各运动副的位置。这种表示机构间相对运动关系的简单图形,称为机构运动简图。

在对已有的机械进行分析研究或设计新的机械时,要首先作出能够反映其运动情况的机构运动简图。用运动简图表示的机构,应与原机构有完全相同的运动特性。机构运动简图不仅可以表示出机构的运动情况,而且可以根据该图用图解法进行机构的运动分析和力分析。有时简图仅用来表示机构的运动情况,而不需进行运动分析。这时可不要求按严格的比例绘制,这样的简图称为机构示意图。

机构运动简图所要表示的主要内容为运动副类型和数目、构件的数目、运动尺寸等。

1. 运动副在机构运动简图中的表示法

1）回转副:图 4-2-6 所示为回转副的表示方法。回转副都用小圆圈表示。图 4-2-6a 表示两个活动构件形成的回转副;如果两构件之一是机架,则在机架上画上斜线,如图 4-2-6b、c 所示。

2）移动副:移动副的表示方法如图 4-2-7 所示,其中画斜线的构件是机架。

3）高副:当两构件组成高副时,若是已有规定的,应按规定用简图画出。如一对齿轮啮合,用相互啮合的齿轮的一对节线表示;若是尚无规定的,应按其接触轮廓以一定比例画出其轮廓形状。

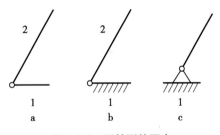

图 4-2-6　回转副简图表

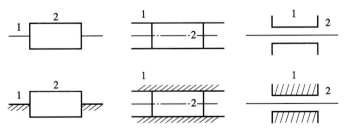

图 4-2-7　移动副简图表示

2. 构件在机构运动简图中的表示法　构件的相对运动是由运动副决定的。因此,在表达机构运动简图中的构件时,只需将构件上的所有运动副元素按照它们在构件上的位置用符号表示出来,再用简单线条将它们连成一体即可。

1)两副构件:具有两个运动副元素的构件,可以用一根直线连接两个运动副元素,如图4-2-8 所示:表示回转副的小圆的圆心代表相对回转轴线;表示移动副的导路应与相对移动方向一致;表示平面高副的曲线的曲率中心应与实际轮廓相符。

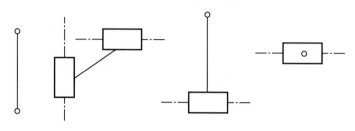

图 4-2-8　两副构件的表示法

2)多副构件:具有三个或三个以上运动副元素构件的表示方法如图 4-2-9 所示。

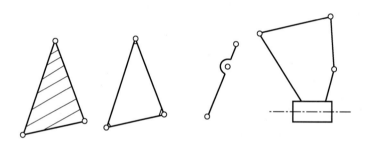

图 4-2-9　多副构件的表示法

3. 机构运动简图的绘制步骤　在绘制机构运动简图时,首先要分析机械的构造和运动情况,找出机械的原动部分和执行部分;然后循着运动传递路线,弄清该机械由多少个构件组成、各构件间构成了何种运动副等。

为了将机构运动简图表达清楚,需要选择恰当的投影面。一般情况下,可以选择多数构件的运动平面作为投影面。这样可较直观地表达各构件的运动关系。在选定投影面以后,只要选定适当的比例尺,根据机构的运动尺寸(确定各运动副相对位置的尺寸)确定出各运动副之间的相对位置,就可以用运动副及常用机构运动简图的代表符号和构件的表示方法,绘出机构运动简图来。

(三)机构运动简图在假肢部件分析中的应用

下面举例说明假肢部件运动简图的绘制步骤和方法。

如图 4-2-10 所示是为经股骨截肢的人所设计的一种假肢膝关节机构。该机构能保持人行走的稳定性。若以胫骨 1 为机架,试绘制其机构运动简图。

从图 4-2-10a 中先找出机构的原动部分构件 3,其他构件随原动件位置的变化进行运动。按照运动传递路线找出机构组成,本机构共包括 5 个构件,各构件间均以转动副的形式相互连接。

由机构结构可知,该机构为平面机构。所以选取构件的运动平面作为投影面,选定适当的比例尺,确定出各转动副的位置,绘制出该机构的运动简图,如图 4-2-10b 所示。图中标有箭头的构件 3 为原动件。

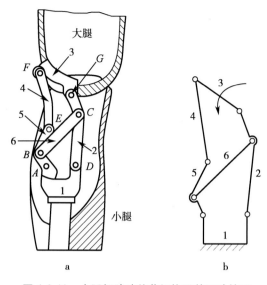

图 4-2-10 大腿假肢膝关节机构及其运动简图
a. 假肢膝关节机构图；b. 膝关节运动简图

三、平面机构具有确定运动的条件

机构是具有确定相对运动的运动链。显然，不能运动或做无规则运动的运动链都是不能成为机构。为了保证所设计的机构能够运动并具有运动确定性，必须探讨运动链的自由度、运动链成为机构的条件以及机构的运动情况。

（一）平面机构自由度的计算

前述可知，一个作平面运动的自由构件具有三个自由度。当它与另一构件构成运动副后，它的运动就会受到约束，自由度会随之减少。运动副的类型不同，引入的约束数目也不一样。因此，运动链的自由度不仅与活动构件的数目有关，而且还与它的运动副数目和类型有关。

在一个平面运动链中，若共有 N 个构件，除去机架外，其活动构件数目为 n＝N－1。显然，这 n 个活动构件在未组成运动副之前，其自由度总数应为 3n，当它们用 P_L 个低副和 P_H 个高副组成运动链后，因为每个低副引入两个约束，而每个高副引入一个约束，所以，总共引入（$2P_L+P_H$）个约束。由此可知，平面运动链的自由度 F 为

$$F=3n-2P_L-P_H \tag{式 4-2-1}$$

（二）运动链成为机构的条件

运动链要成为机构，必须具有确定的相对运动，那么，运动链应具备什么样的条件才能有确定的相对运动呢？下面举例说明通过自由度计算判断机构是否成立的应用。

图 4-2-11a 所示为五杆运动链。设构件 5 为机架，则活动构件数 n＝4，运动副全部为低副，即 P_L＝5，P_H＝0，由式 4-2-1 可得该运动链的自由度为

$$F=3n-2P_L-P_H=3×4-2×5-0=2$$

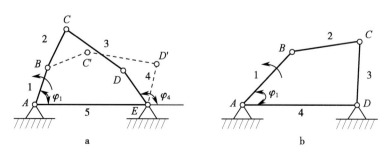

图 4-2-11 五杆运动链和四杆运动链

若给定一个原动件，例如给定构件 1 的角位移规律 $\varphi1=\varphi1(t)$。此时，构件 2、3、4 的运动不能确定。因为构件 1 处于图示 AB 位置时，构件 2、3、4 可以在 BC、CD 及 DE 位置，也可

以在 BC′、C′D′ 及 D′E 位置,或在其他位置。这说明原动件数少于运动链的自由度时其运动是不确定的。若构件 4 也为原动件,其独立运动参数为 $\varphi4=\varphi4(t)$。此时,该运动链在两个原动件的作用下,其余各构件的运动便完全确定了,它便成为机构。

由如图 4-2-11b 所示四杆运动链,若构件 4 作机架,则 $n=3$,$P_L=4$,$P_H=0$,由式 4-2-1 可得其自由度为

$$F=3n-2P_L-P_H=3\times3-2\times4-0=1$$

设构件 1 为原动件,$\varphi1$ 为其独立转动的参变量。那么,每给定一个 $\varphi1$ 的值,构件 2、3 便有一个随之确定的对应位置,说明该运动链具有确定的相对运动而成为机构。若在该运动链中同时以构件 1 和 3 作为原动件,这时构件 2 势必既要处于由原动件 1 的参变量 $\varphi1$ 所决定的位置,又要随构件 3 的独立运动规律而运动,显然是不可能的。这说明,当原动件数多于运动链的自由度时,运动链也不能成为机构。

如图 4-2-12a 所示,三个构件由三个回转副相连,并固定一构件作为机架时,由式 4-2-1 可得

$$F=3n-2P_L-P_H=3\times2-2\times3-0=0$$

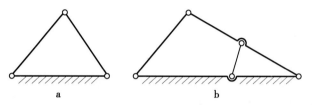

图 4-2-12　桁架结构

即各构件之间不可能产生任何相对运动,而成为一个静定的桁架。

再如图 4-2-12b 所示,若四个构件用五个回转副连接起来,并取一构件为机架,从形式上看,似乎还有三个活动构件,但由式 4-2-1 可得

$$F=3n-2P_L-P_H=3\times3-2\times5-0=-1$$

足见其约束过多,成为超静定的桁架,自然也不能成为机构。综上所述,运动链具有确定的相对运动而成为机构的条件是:①运动链的自由度必须大于零;②原动件的数目与运动链的自由度必须相等。

(三) 计算平面机构自由度的注意事项

根据机构运动简图及公式 4-2-1 计算自由度时,应注意以下特殊情况。

1. 复合铰链　如图 4-2-13a 所示,构件 1 与构件 2、3 组成两个回转副。当两回转副轴线间距离缩小至两轴线重合时,如图 4-2-13b 所示。这种由三个构件组成的轴线重合的两个回转副,易被看成一个回转副,但图 4-2-13c 所示的侧面视图可见,这三个构件显然组成了两个回转副。这种由三个以上构件组成的轴线重合的回转副称为复合铰链。可以推证,由 k 个构件组成的复合铰链应含有(k−1)个回转副。

例 4-2-1　试计算图 4-2-14 所示直线机构的自由度(标有箭头的构件为原动件),并判断其运动确定性。

此机构 B、C、D、E 四处都是复合铰链,且均有三个构件组成,所以各复合铰链都含有两个回转副。因此该机构的活动构件数为 $n=7$,低副数 $P_L=10$,高副数 $P_H=0$,由式 4-2-1 得

$$F=3n-2P_L-P_H=3×7-2×10-0=1$$

因为 F>0,且自由度等于原动件数,所以该机构运动确定。

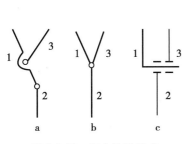

图 4-2-13　复合铰链形式

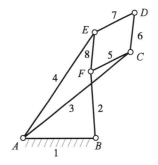

图 4-2-14　直线机构

2. **局部自由度**　如图 4-2-15a 所示凸轮机构,当凸轮 2 绕固定铰链 A 逆时针转动时,凸轮将通过滚子 4 迫使构件 3 在导轨中做有规律的上、下往复运动,显然该机构的自由度为 1。但在计算自由度时,易误认为:n=3,P_L=3,P_H=1,因而

$$F=3n-2P_L-P_H=3×3-2×3-1=2$$

这与实际不符。原因是滚子绕其自身轴线的自由转动并不影响其他构件的运动。这种对整个机构的运动无关的自由度称为局部自由度。在计算机构的自由度时,局部自由度应除去不计。为了防止计算差错,在计算自由度时,可以设想将滚子与从动件焊接在一起,如图 4-2-15b 所示,预先排除局部自由度,然后再进行计算。

3. **虚约束**　在运动副所加的约束中,有些约束是重复的。这种重复的不起独立限制作用的约束称为虚约束。在计算机构的自由度时,应将虚约束除去不计。如图 4-2-16a 所示机构,AB∥CD,BC∥AD,自由度 F=1。因四边形 ABCD 为平行四边形,BC 始终平行于 AD,所以连杆 2 作平动。其上各点的运动轨迹形状相同。连杆 2 上 E 点的轨迹是以 F 为圆心、EF 为半径的圆弧,且 EF∥AB。不难看出,如果在 E、F 之间增加一个构件和两个回转副,如图 4-2-16b 所示,对机构的运动丝毫不产生影响,机构自由度仍保持不变。但是,如运用式 4-2-1 进行计算时,则因 n=4,P_L=6,P_H=0,得

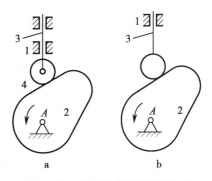

图 4-2-15　凸轮机构的局部自由度

$$F=3n-2P_L-P_H=3×4-2×6-0=0$$

这一结论显然是错误的,该错误是由于构件 EF 和两个回转副引入一个虚约束而造成的。这里,构件 EF 连同其两个回转副的引入,对机构的运动不产生任何影响。所以在计算自由度时,应将产生虚约束的构件和运动副去掉,然后再进行计算。

平面机构的虚约束常出现于下列场合:

(1)两构件始终等距的两点,用一个构件两个回转副相连时,将引入一个虚约束。图 4-2-16b 所示机构即属此例。这种虚约束,通常需要几何证明才能确认。

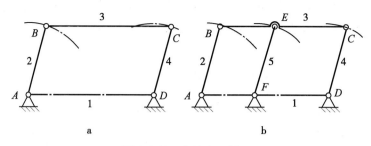

图 4-2-16   虚约束示例一

（2）两构件间构成导路平行的多个移动副时，只有一个起约束作用，其余都是虚约束。例如图 4-2-15a 所示凸轮机构中，其直动从动件与机架之间形成两个移动副且导路相同，其中一个起作用，所以可用图 4-2-15b 所示的一个移动副来代替。

（3）两构件构成多个回转副且其轴线重合时，只有一个回转副起作用，其余都是虚约束。如图 4-2-17 所示，齿轮 2 与轴固连成为一个构件，它与机架 1 之间形成两个回转副且轴线重合，其中一个为真实约束，另一个为虚约束。

（4）机构中对运动不起独立限制作用的对称部分属于虚约束。如图 4-2-18 所示轮系，为了受力均衡采用了三个行星轮对称布置的结构，而实际上只有一个行星轮便能满足运动要求。这里每增加一个行星轮（包括两个高副和一个低副）便引入一个虚约束。

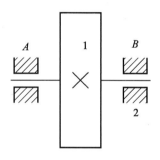

图 4-2-17   虚约束示例二

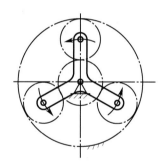

图 4-2-18   虚约束示例三

虚约束虽不影响机构的运动，但可以增加构件的刚性，改善受力状况，因而在结构设计中被广泛地采用。必须指出，只有在特定条件下才能构成虚约束，如果加工误差太大，满足不了特定的几何条件，虚约束就变成真实约束，从而使机构卡住而不能运动。

例 4-2-2   试计算如图 4-2-19 所示筛分机构的自由度（标有箭头的构件为原动件）。

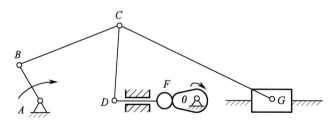

图 4-2-19   筛分机构的自由度计算

图中滚子具有局部自由度。E 及 E' 为两构件组成的导路平行的移动副,其中之一为虚约束。弹簧不起作用,可以略去,去除局部自由度。这时,因 $n=7$,$P_L=9$(复合铰链 C 含有两个回转副),$P_H=1$,故由式 4-2-1 得

$$F = 3n - 2P_L - P_H = 3 \times 7 - 2 \times 9 - 1 = 2$$

此机构的自由度等于 2,有两个原动件,运动确定。

四、平面四杆机构的类型及应用

平面连杆机构是由许多构件用低副连接组成的平面机构,具有如下特点:由于低副是面接触,故耐磨损,且制造简便,易于获得较高的制造精度;又由于两构件间的接触靠其自身的几何封闭来实现,结构较简单;构件基本形状是杆状,便于实现远距离的运动传递;各构件运动形式多种多样便于实现构件间的运动形式转换等。由四个构件组成的平面连杆机构,称为平面四杆机构。它的应用非常广泛,是组成多杆机构的基础。

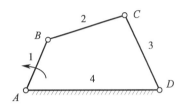

图 4-2-20　平面四杆机构形式

如果平面四杆机构的运动副全是回转副,则称其为铰链四杆机构。图 4-2-20 是平面四杆机构的基本形态,构件 4 为机架,构件 1、3 分别与机架相连称为连架杆,而构件 2 称为连杆。在连架杆中,能做整周转动的构件称为曲柄,只能在某一角度范围内摆动的构件称为摇杆。铰链四杆机构根据其两连架杆运动形式的不同,可分为三种基本型式,即曲柄摇杆机构、双曲柄机构和双摇杆机构(图 4-2-21)。

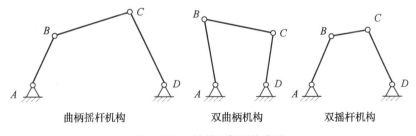

曲柄摇杆机构　　双曲柄机构　　双摇杆机构

图 4-2-21　铰链四杆机构类型

1. **曲柄摇杆机构**　若铰链四杆机构的两连架杆一个为曲柄,另一个为摇杆,则称其为曲柄摇杆机构。破碎机和脚踏式缝纫机的踏板机构,都是曲柄摇杆机构的应用实例。

2. **双曲柄机构**　若铰链四杆机构的两连架杆均为曲柄,则称其为双曲柄机构。在双曲柄机构中,如果两曲柄的长度相等,连杆与机架的长度也相等且彼此平行,则称为平行双曲柄机构。天平的托架即为平行双曲柄机构,它能使两个天平盘始终处于水平位置。

3. **双摇杆机构**　若铰链四杆机构的两连架杆均为摇杆,则称其为双摇杆机构。飞机起落架所用的就是双摇杆机构。在双摇杆机构中,若两摇杆长度相等,则称为等腰梯形机构。这种机构常用于汽车及拖拉机的转向机构。

五、四杆机构的演化及部分特征

(一) 四杆机构的演化形式

实际应用中还广泛采用了多种其他形式的四杆机构。虽然形式繁多,具体结构方面也

存在较大差异,但其结构大都可以看作铰链四杆机构的衍生结果。通过合理的演化发展,不但提升了四杆机构的运动能力,还有效改善了机构的受力情况,更好地满足设计要求。

1. 转动副演化成移动副   在图 4-2-22a 所示曲柄摇杆机构中,曲柄 1 为原动件,摇杆 3 为从动件。当曲柄绕铰链 A 转动时,铰链 C 将沿圆弧 k_C 往复移动。若将摇杆做成滑块形式,并使之沿圆弧导轨 k_C 往复移动,显然其运动性质并未发生变化,如图 4-2-22b 所示。但此时,铰链四杆机构已演化成了曲线导轨的曲柄滑块机构。设想将构件 3 的长度增大,则 k_C 将趋于平直;若构件 3 的长度增至无穷大,则 k_C 就变为直线,于是铰链四杆机构就演化成一常见的曲柄滑块机构,图 4-2-22c 所示。曲柄滑块机构在金属切削机床、内燃机和空气压缩机等各种机械中得到广泛的应用。

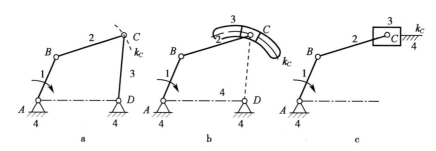

图 4-2-22   移动副的演化过程

2. 扩大转动副   在图 4-2-23a 所示曲柄滑块机构中,当曲柄 AB 的尺寸较小时,常由于结构需要和受力要求使回转副 B 的销轴扩大,以致包容回转副 A 和 B 成为图 4-2-23b 所示的一个几何中心不与其回转中心重合的圆盘,此盘称为偏心轮,其回转中心与几何轴心的距离称为偏心距(即曲柄长度),这种机构称为偏心轮机构。显然,这种机构与曲柄滑块机构的运动特性完全相同。常用于要求行程短、受力大的场合,如冲床、剪床等机械中。

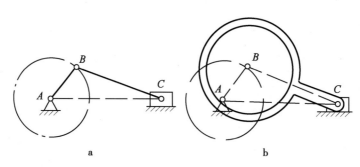

图 4-2-23   曲柄滑块机构演化成偏心轮机构

3. 取不同构件作为机架   铰链四杆机构的三种基本型式,可看作是由曲柄摇杆机构改变机架而得到的。根据低副运动的可逆性,选取不同的构件为机架时,便可得到另两种基本型式的铰链四杆机构。对于曲柄滑块机构,若选取不同构件为机架,同样也可以得到不同形式的机构。

以上所述是最基本的几种演化方式,在实际应用中可综合使用以获得更理想的演化机构,满足各种需求。

（二）曲柄存在的条件

由前述可知,在平面四杆机构中,有的连杆架能做整周转动而成为曲柄,有的则不能。那么在什么条件下,四杆机构中才有曲柄存在呢? 现以铰链四杆机构为例加以讨论。

在图 4-2-24 铰链四杆机构中,设 a、b、c、d 分别代表各杆长度。如果图中仅 AB 杆为曲柄,则必能顺利通过 B_1、B_2 点做整周转动(此两处,AB 杆与连杆 BC 共线)。当 AB 杆处于这两个位置时,各杆之间形成两个三角形,即 $\triangle AC_1D$ 和 $\triangle AC_2D$。根据三角形中任意两边长度之和不小于第三边长度的关系可知,在 $\triangle AC_1D$ 中,$(b-a)+c \geq d$,$(b-a)+d \geq c$,在 $\triangle AC_2D$ 中,$c+d \geq (a+b)$,即

$$a+d \leq b+c \qquad\qquad 式 4-2-2a$$

$$a+c \leq b+d \qquad\qquad 式 4-2-2b$$

$$a+b \leq c+d \qquad\qquad 式 4-2-2c$$

将式 4-2-2 三式两两相加并化简可得

$$a \leq b, a \leq c, a \leq d$$

上述关系说明:①曲柄摇杆机构中,曲柄是最短杆;②最短杆与最长杆长度之和不大于其余两杆长度之和。

分析图 4-2-24 所示机构各杆间的相对运动可知,当最短杆与最长杆长度之和不大于其余两杆长度之和时,最短杆相对相邻两杆均可做整周运动,摇杆相对相邻两杆均不可做整周运动。故当取最短杆的相邻构件为机架时,最短杆为曲柄,机构为曲柄摇杆机构;当取最短杆为机架时,两连架杆均为曲柄,机构为双曲柄机构;当取最短杆的对边为机架时,没有曲柄,机构为双摇杆机构。综上所述,铰链四杆机构存在曲柄的条件为:①连架杆或机架为最短杆;②最短杆与最长杆长度之和不大于其余两杆长度之和。

此结论适用于所有平面四杆机构。

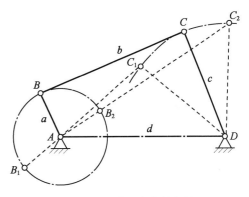

图 4-2-24 曲柄存在的条件

（三）机构的死点

当从动件上的传动角 $\gamma = 0°$(或 $\alpha = 90°$)时,即连杆与从动件共线时,驱动力对从动件的有效回转力矩为零。机构的这一位置称为机构的死点。应用中常利用回转从动件的惯性来克服死点。

机构的死点并非总起消极作用。工程中有许多场合可以利用死点来实现一定的工作要求。如图 4-2-25 所示的某钻床夹紧工件用的连杆式快速夹具,就是利用死点来夹紧工件的一个例子。利用死点来实现上述要求,可以大大简化设计,减少构件数量。

六、瞬心的概念及应用

设计一个机构,需要对机构进行运动分析,常用的分析方法有图解法和解析法两种。图

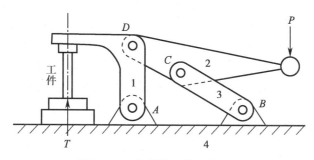

图 4-2-25   机构的死点及其应用

解法虽然较为方便,但偏重于求解长度、位置等方面的问题,且所得结果受绘图精度影响较大。解析法虽然计算结果准确,但数学知识基础要求较多,计算量偏大。速度瞬心法作为一种常见的构件运动分析方法,综合了图解法与解析法的优点,在求解机构运动线速度及角速度方面具有一定的优势。

1. **瞬心的定义**   由理论力学可知,一个刚体 1 相对于另一静止刚体或固定坐标系 2 作

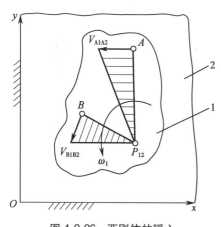

图 4-2-26   两刚体的瞬心

平面运动时,在任意时刻,该平面运动都可看作绕某一相对静止点的转动。该点称为速度瞬时中心,简称瞬心。如图 4-2-26 所示,由于瞬心是刚体 1 和刚体 2 上相对速度为零的瞬时重合点,即刚体 1 和刚体 2 速度相同的瞬时重合点,所以瞬心又称同速点,用 P_{12} 表示。除瞬心以外的任何点上,则不存在两刚体的速度相同的点。如刚体 1 上的点 $A(A_1)$ 相对于刚体 2 上的点 $A(A_2)$ 的相对速度为 $V_{A1A2} \neq 0$,同样 $V_{B1B2} \neq 0$。在机构中,若两刚体中有一刚体为机架(绝对速度为零),则该两刚体的瞬心称为绝对瞬心;相应地,两活动构件的速度瞬心则称为相对瞬心。

2. **速度瞬心的数目**   同一机构中的任何两个构件之间都有一个速度瞬心,故对于含有 N 个构件的机构,速度瞬心的数目 M 应等于在 N 件中每次任取两件的组合数,即

$$M = \frac{N(N-1)}{2}$$

式 4-2-3

3. **速度瞬心的位置**   机构中速度瞬心的位置,按两构件之间的相互关系,可分别按以下四种情况来确定:

(1) 两构件组成回转副:构件 1 与构件 2 铰接成回转副时,其铰链点就是它们的瞬心,用符号 P_{12} 表示。图 4-2-27a 表示两构件的相对瞬心,图 4-2-27b 则表示其绝对瞬心。

(2) 两构件组成移动副:图 4-2-28a 表示圆弧形滑块 1 在构件 2 的圆心 O 相对转动,圆心 O 起着铰链的作用。因此圆心 O 就是两构件的瞬心 P_{12}。这里构件 1 上的点 $A(A1)$ 相对于构件 2 上的点 $A(A2)$ 的相对速度 V_{A1A2} 垂直于 AP_{12},即构件 1 和构件 2 的瞬心位于通过 A 点垂直于相对速度 V_{A1A2} 的方向上。若构件 2 的曲率半径变成无穷大时,圆心 O 也将位于无

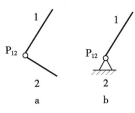

图 4-2-27　瞬心在回转副
中的位置

穷远处,圆弧面就演变成了平面,如图 4-2-28b 所示,此时两构件构成了移动副,构件 1 与构件 2 的瞬心必位于通过 A 点垂直于移动方向的无穷远处,用符号 $P_{12}\infty$ 表示。

（3）两构件组成高副:如图 4-2-29 所示,构件 1 与构件 2 组成平面高副。由于高副只约束沿接触点 A 处的公法线 n-n 方向的相对移动,因此构件 1 仍可绕接触点 A 作滚动和沿公切线 t-t 方向作相对滑动。由此可知,组成高副的两构件的瞬心 P_{12} 必位于公法线 n-n 上的某一点。P_{12} 的具体位置取决于相对滚动和相对滑动这两种成分的比例关系,可借助于其他条件求得。

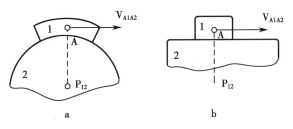

图 4-2-28　瞬心在移动副中的位置

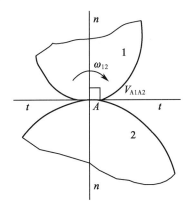

图 4-2-29　瞬心在高副中的位置

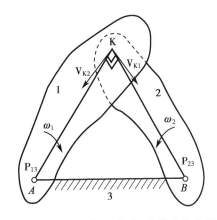

图 4-2-30　瞬心在不成副两构件中的位置

（4）两构件不直接成副:如图 4-2-30 所示三个构件,其中构件 1 和构件 2 分别与构件 3 构成回转副,而构件 1、2 不直接成副。根据式 4-2-3 可知,三个构件应有三个瞬心 P_{12}、P_{13} 和 P_{23},其中 P_{13} 和 P_{23} 就是它们的铰链点 A 和 B。而构件 1 和构件 2 的瞬心 P_{12} 必然在 P_{13} 和 P_{23} 的连线上,即瞬心 P_{12}、P_{13} 和 P_{23} 必共线,这一结论称为"三心一线定理"。因为瞬心应是两构件上速度大小、方向都一致的重合点,而不在该连线上的其他点如 K 点,速度 V_{K1} 和 V_{K2} 在方向上无法一致,故 P_{12} 只能落在 P_{13} 和 P_{23} 的连线上。根据这一定理,我们可以很方便地求得三构件中的一个未知瞬心必在其余两个已知瞬心的连线上。不直接成副构件的瞬心往往是解决速度问题的关键,所以应熟练掌握。

4. **瞬心在速度分析中的应用**　对机构进行速度分析的内容有以下三个方面:

（1）求构件上点的线速度:如果该点所在构件上已有一点的速度已知,则利用该构件与机架的瞬心求解；如果已知运动点与所求点分别位于不直接成副的两个构件上，则可利用这两个不直接成副构件的瞬心来直接求解。

（2）求某构件的角速度：需要利用该构件与机架的瞬心求解。

（3）求两活动构件的角速度之比：需要利用这两构件的瞬心来求解。

七、四连杆机构在假肢和矫形器中的应用

本节前面已经介绍了一些四杆机构在工业、生活领域的应用形式。四连杆机构也在假肢矫形器中得到较好应用，并且应用在重要的假肢关节产品领域。因此，在本小节中将向大家介绍四杆机构在膝关节产品上的应用。

（一）四连杆关节原理分析

下肢假肢膝关节的作用是代偿正常膝关节的功能。正常膝关节的运动主要是屈伸运动，也有内翻和外翻、内旋和外旋等运动功能（图 4-2-31）。而对于无动力下肢假肢（被动性假肢）而言，利用膝关节上抬身体以完成上下楼梯动作的功能获取是极难实现的。在假肢中，可用四连杆机构（即四连杆膝关节）来实现膝关节伸展和屈曲的运动功能。

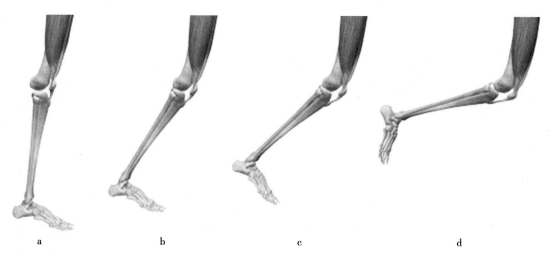

图 4-2-31　膝关节屈曲与伸展功能

根据假肢的应用要求，确定膝关节功能要求如下：①伸展不超过 180°；②关节活动角度区域大于 150°；③支撑期内安全地支撑身体；④从支撑期到摆动期的过渡平稳、自然且可靠；⑤不同步速下，假肢小腿部分绕膝关节的摆动与正常小腿摆动接近一致。

除第③项可通过调整接受腔的适配和适当的对线方法解决外，其他各项都依赖于膝关节结构设计以实现。

对于四连杆关节，在运动过程中的任一特定时刻，假肢小腿所作的复合运动可以从机械的角度上描述为绕不断变化位置的旋转中心做纯转动，也可以把这种运动称为绕瞬时转动中心的转动。对于假肢来说，瞬心的意义是指运动部分（小腿）绕其做纯转动的点。对于四连杆膝关节，小腿既做旋转运动又做平面运动。为了弄清四连杆支撑期控制的原理，需要找到的瞬心是大腿接受腔和假肢小腿之间的瞬心。其表达的意义是大腿接受腔和假肢小腿之间在某时刻的回转中心。

四连杆膝关节在运动过程中瞬心是不断变化的。如图 4-2-32 所示,纵轴是假肢运动过程中关节处于支撑安全区和摆动区的分界线。当膝关节伸展时,接受腔和假肢小腿的瞬心位于膝关节之外的后上部分。在屈膝的过程中,瞬心改变原来的位置,向前下方向移动。在伸膝状态下,由于瞬心位置改变,四连杆膝关节在足跟着地时具有防止膝部打弯的安全性能。只有当膝关节向前移动而使得四连杆关节松开时,膝关节才可以进行弯曲运动。在四连杆膝关节连接松开的过程中,膝旋转点沿着坐标图所示的曲线轨迹离开膝安全范围,进而使膝部可以自由弯曲。以上就是四连杆膝关节的运动机制。

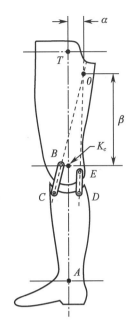

图 4-2-32 四连杆膝关节假肢

(二)弹性屈膝保险多轴液压膝关节原理分析

3R60EBS 膝关节为带有 EBS 弹性屈膝保险多轴双液压膝关节。该装置具有较好的模拟人体膝关节运动的特点。正常人体在步行过程中,足跟触地时,膝关节大约成 10° 屈曲,以减轻运动冲击。同时,这种屈曲可以减小身体重心起伏,使得行走轻松省力。3R60EBS 关节可以在足跟接触地面时实现膝关节屈曲,减少地面对假肢侧的冲击,步态更加接近自然的步态,使得承重和步行更为自然舒适。

该膝关节采用多轴结构,确保了假肢在支撑期的稳定性。在 3R60EBS 关节中,从足跟着地到进入摆动期之前可以提供最大 15° 的弹性屈曲角度,除了一般多轴结构关节固有的稳定之外,随屈曲角度增大,瞬心随之向后移动。这样关节将会更加稳定。尤其在下斜坡的时候,由于膝关节 EBS 的 15° 屈曲角度,用户感觉重心后移,下坡时更加安全。

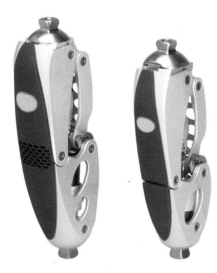

图 4-2-33 3R60EBS 膝关节

该关节运动特点的实现是与其独特的结构密切相关的。如图 4-2-33 所示,3R60EBS 膝关节的上下关节体依靠前后两个摇杆彼此相连形成一个近似的四杆机构。与常规四杆机构不同的是,后侧摇杆不是直接与下关节体的后侧轴相连,而是通过一个短的摆杆相连,摆杆上有距离很近的两个转轴,前侧转轴与上述后侧摇杆铰接,同时与弹性屈膝保险装置的橡胶缓存块相连。后侧转轴与下体关节后侧轴铰接。足跟着地时,上关节体开始以短摆杆的前侧转轴为转动轴向后摆动,导致弹性屈膝支撑保险装置的橡胶缓冲块受到压缩,因而短摆杆以它上面的与下关节体后侧轴相铰接的后侧转轴为中心做逆时针转动,尾部翘起。因此摇杆也可以作为弹性屈膝支撑保险装置功能有效性的指示装置。

第三节　齿轮传动、带传动与棘轮传动

一、齿轮传动

齿轮机构可实现空间任意两轴间的运动和动力的传递,是现代机械中应用最广的传动机构之一。

（一）齿轮机构的特点及类型

齿轮机构的主要优点包括:①传动比恒定;②传动效率高;③结构紧凑传动平稳;④适用的功率和速度范围广;⑤工作可靠且寿命较长。

齿轮机构的主要缺点包括:①要求有较高的制造和安装精度。低精度时传动的噪声和振动会比较大。②齿轮制造需专用设备和道具,成本较高。③不适宜两轴相距较远的传动。

因此,齿轮传动主要应用于传动功率较大、结构紧凑的定比传动。

按照相互啮合的两齿轮的传动比是否恒定,可将齿轮机构分为定传动比齿轮机构和变传动比齿轮机构两大类。现代机械中广泛使用的是定传动比传动的齿轮机构,当主动轮等速回转时,从动轮也作等速回转,这样就没有加速度和惯性力,因而传动比较平稳。变传动比传动的齿轮机构,目前只应用于某些有特殊要求的机械中,如在某些计算装置中用非圆齿轮来实现特定的函数关系等。本节主要介绍圆形齿轮机构,齿轮分类如图 4-3-1 所示。

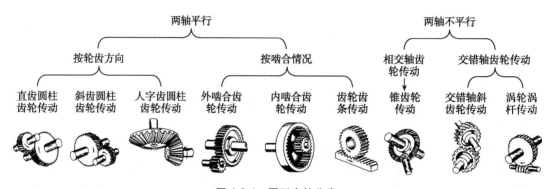

图 4-3-1　圆形齿轮分类

（二）齿廓啮合基本定律

齿轮传动的基本要求之一是其瞬时传动比必须保持不变,否则,当主动轮等角速度回转时,从动轮的角速度变化,从而产生惯性力。这种惯性力不仅影响其工作精度,而且会引起机器的振动和噪声,因此有必要先探讨保证定传动比传动的齿轮,其齿廓曲线必须具备的条件。

如图 4-3-2 所示为两啮合的齿轮的齿廓 E_1 和 E_2 在 K 点接触的情形。过 K 点作两齿廓的公法线 n-n,它与两齿轮中心的连线 O_1O_2 的交点 C 称为节点。由瞬心的概念可知,C 点即为该对齿轮的相对速度瞬心,且此时该对齿轮的传动比为:

$$i_{12} = \frac{\omega_1}{\omega_2} = \frac{O_2C}{O_1C}$$

式 4-3-1

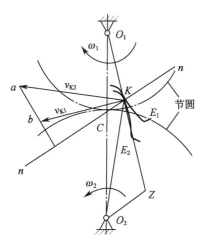

图 4-3-2　齿廓啮合基本定律

式 4-3-1 表明,一对传动齿轮的瞬时角速度比与其连心线被齿廓接触点处公法线所分割的两线段长度成反比。这个规律称为齿廓啮合基本定律。显然,欲使两齿轮瞬时传动比恒定,必须使 C 点为连心线上的固定点。也就是说,欲使两齿轮保证定传动比传动,无论两齿轮在哪点接触,过接触点所作的两齿轮齿廓的公法线都必须与连心线交于一个定点。

满足齿廓啮合基本定律的一对齿廓称为共轭齿廓。理论上可以作为共扼齿廓的曲线有无穷多,但齿廓曲线的选择除了应满足传动比条件外,还必须考虑制造、安装和强度等要求。在机械中,常用的齿廓有渐开线齿廓、摆线齿廓和圆弧齿廓,其中渐开线齿廓应用最广。

过节点 C 所作的两个相切的圆称为节圆,以 r_1'、r_2' 表示两节圆的半径。在节点上两轮的相对速度为零,故节圆在齿轮传动中是一对相切并作纯滚动的圆。由图可知,一对外啮合齿轮的中心距等于两节圆半径之和。

(三) 渐开线的形成及特性

如图 4-3-3 所示,当直线 BK 沿一圆周作纯滚动时,直线上任一点 K 的轨迹 AK,就是该圆的渐开线。这个圆称为渐开线的基圆,直线 BK 称为渐开线的发生线。

根据渐开线的形成,可知渐开线具有下列特性:

1. 发生线沿基圆滚过的长度,等于基圆上被滚过的圆弧长度。即 $BK = \overset{\frown}{AB}$。

2. B 点是发生线沿基圆作纯滚动的速度瞬心,发生线 BK 为渐开线在 K 点处的法线,且 B 点为其曲率中心,BK 为其曲率半径。由于发生线与基圆相切,故渐开线上任一点的法线恒切于基圆。

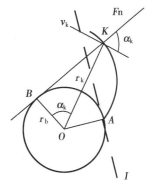

图 4-3-3　渐开线的形成图

3. 渐开线齿廓上某点的法线(压力方向线)与齿廓上该点速度方向线所夹的锐角 α_K,称为该点的压力角。以 r_b 表示基圆半径,r_K 表示该向径,由图可知

$$\cos\alpha_k = \frac{OB}{OK} = \frac{r_b}{r_k}　　　\text{式 4-3-2}$$

上式表明,渐开线上各点的压力角不等。向径越大(即 K 离基圆圆心越远),其压力角越大。

4. 渐开线的形状取决于基圆的大小:大小相等的基圆其渐开线相同。基圆越大,它的渐开线的曲率半径也越大,即渐开线愈趋平直。

5. 基圆以内无渐开线。

（四）渐开线齿廓的啮合特点

设图 4-3-4 中渐开线齿廓 E_1 和 E_2 在任意点 K 接触，过 K 作两齿廓的公法线 n-n 与两轮的连心线交于 C 点。根据渐开线的性质 2，n-n 必同时与两基圆相切，即过啮合点所作的两渐开线齿廓的公法线必为两基圆的内公切线。在齿轮传动过程中，两基圆的位置不变，而同一方向的内公切线只有一条，它与连心线交点的位置是不变点。故无论两齿廓在何处接触，过接触点所作齿廓的公法线均通过连心线上的同一点 C，从而满足两齿轮作定传动比传动的条件，即满足齿廓啮合基本定律。

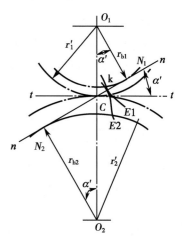

图 4-3-4　渐开线齿廓满足基本定律

对于定传动比传动，角速度之比也等于转速之比。当不计转动方向时，传动比（即角速度之比）常用 i 表示。由图 4-3-5 可知，一对齿轮的传动比

$$i_{12} = \frac{\omega_1}{\omega_2} = \frac{n_1}{n_2} = \frac{\dot{r}_2}{\dot{r}_1} = \frac{r_{b2}}{r_{b1}}$$

式 4-3-3

上式表示渐开线齿轮的传动比等于两基圆半径的反比，下标 1 表示主动轮，下标 2 表示从动轮。以下相关内容也按此规则标注。

当一对渐开线齿轮制成后，其基圆半径是不会改变的，因而由式 4-3-3 可知，即使两轮的中心距稍有改变，其传动比仍保持原值不变。这种性质称为渐开线齿轮的中心可分性。实际上，由于制造安装误差或轴承磨损，常常导致中心距的微小改变，但由于它具有中心可分性，故仍能保持正常的传动。此外，根据渐开线齿轮的中心可分性还可以设计变位齿轮。由此可见，中心可分性是渐开线齿轮的一大优点。

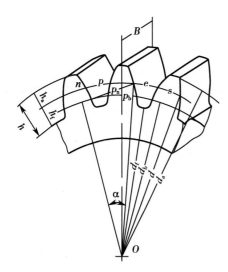

图 4-3-5　渐开线齿轮各部分名称

齿轮传动时其啮合点的轨迹称为啮合线。对于渐开线齿轮，无论在哪一点接触，接触点处的公法线总是两基圆的内公切线 N_1N_2。因此，N_1N_2 也就是渐开线齿廓的啮合线。过节点 C 作两节圆的公切线 t-t，它与啮合线 N_1N_2 间的夹角称为啮合角。由图可知，渐开线齿轮传动中啮合角为一常数，而啮合角也就是两齿廓在节点啮合时的压力角 α'，因此，啮合角不变表示齿廓间压力方向不变。若齿轮传递的力矩恒定，则轮齿之间、轴与轴承之间的压力的大小和方向均不变，传动的平稳性好，这也是渐开线齿廓的一大优点。

（五）渐开线标准齿轮的基本参数

图 4-3-5 为直齿圆柱齿轮的一部分。由齿顶所决定的圆称为齿顶圆，直径用 d_a 表示。相邻两齿间的空隙称为齿槽。由齿槽底部所决定的圆称为齿根圆，其直径用 d_f 表示。

为使齿轮能双向传动,轮齿两侧是完全对称的。在任意圆周上所得的齿槽的弧线长度,称为该圆周上的齿槽宽,用 e_i 表示;在任意圆周上所量得的轮齿的弧线长,称为该圆周上的齿厚,用 s_i 表示。沿任意圆周所量得的相邻两齿同侧齿廓间的弧长,称为该圆周上的齿距(又称周节),以 p_i 表示,则

$$p_i = s_i + e_i \qquad\qquad 式 4\text{-}3\text{-}4$$

设 z 为齿数,根据齿距的定义有 $\pi d_i = p_i z$。故

$$d_i = \frac{p_i}{\pi} z \qquad\qquad 式 4\text{-}3\text{-}5$$

由上式可知,在不同的圆周上,p_i/π 是不同的,而且还包含无理数 π;又由渐开线的性质知,在不同的圆周上,齿廓各点的压力角 α_K 也不等。为了便于设计、制造及互换,人为地把齿轮某一圆周上的比值 p_i/π 规定为标准值,并使该圆上的压力角也为标准值,这个具有标准 p_i/π 值和标准压力角的圆称为分度圆。分度圆上的压力角简称为压力角,用 α 表示,我国规定的标准压力角 $\alpha = 20°$。分度圆上齿距 p 对 π 的比值称为模数,用 m 表示,单位为 mm。即

$$m = \frac{p}{\pi} \qquad\qquad 式 4\text{-}3\text{-}6$$

模数 m 是齿轮几何尺寸计算的基础,m 越大,则 p 越大,轮齿也就越大,轮齿抗弯的能力也就越大。所以模数 m 又是轮齿抗弯能力的重要标志。我国已规定了标准模数系列,可通过工具书查表获取。

分度圆上各参数名称前面都不加分度圆字样,各参数代号都不带下标,如分度圆上的齿厚、齿槽宽直接称为齿厚、齿槽宽,分别以 s、e 表示,分度圆直径用 d 表示。由图 4-3-6 可知

$$p = s + e = \pi m \qquad\qquad 式 4\text{-}3\text{-}7$$

$$d = \frac{p}{\pi} z = mz \qquad\qquad 式 4\text{-}3\text{-}8$$

在轮齿上,介于齿顶圆和分度圆之间的部分称为齿顶,其径向高度称为齿顶高,用 h_a 表示。介于齿根圆和分度圆之间的部分称为齿根,其径向高度称为齿根高,用 h_f 表示。齿顶圆和齿根圆之间轮齿的径向高度称为全齿高,用 h 表示。故

$$h = h_a + h_f \qquad\qquad 式 4\text{-}3\text{-}9$$

其中用模数表示,则

$$\begin{cases} h_a = h_a^* m \\ h_f = (h_a^* + c^*) \, m \end{cases}$$

式中:h_a^* 为齿顶高系数;c^* 为顶隙系数。$c = c^* m$ 为顶隙,是指一对齿轮啮合时,一个齿轮的齿顶圆到另一个齿轮齿根圆的径向距离顶隙的存在有利于润滑油的储存与流动。

由此可以得出齿顶圆和齿根圆及全齿高的计算式为

$$\begin{cases} d_a = d + 2h_a = m(z + 2h_a^*) \\ d_f = d - 2h_f = m(z - 2h_a^* - 2c^*) \\ h = h_a + h_f = m(2h_a^* + c^*) \end{cases}$$

分度圆上齿厚与齿槽宽相等,且齿顶高和齿根高为标准值的齿轮称为标准齿轮。因此,对标准齿轮

$$s = e = \frac{\pi m}{2}$$ 式 4-3-10

将式 4-3-2 用于分度圆可得基圆直径的计算式

$$d_b = d\cos\alpha$$ 式 4-3-11

（六）渐开线齿廓切制的基本原理

齿轮加工的方法有多种,按其原理可分为仿形法和范成法两类。

1. **仿形法**   仿形法是用圆盘铣刀(图 4-3-6 左)或指状铣刀(图 4-3-6 右)在普通铣床上将轮坯齿槽的材料逐一铣掉,铣刀的轴向截面形状与齿轮齿槽的齿廓形状完全相同。加工时,铣刀绕自身的轴线旋转,同时轮坯沿齿轮轴线方向作直线移动。当切出一个齿槽后,将轮坯转过 $2\pi/z$ 的角度,再铣第二个齿槽,余者类推。

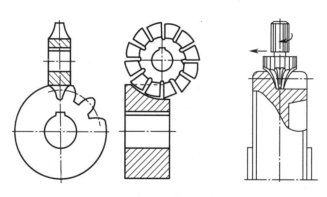

图 4-3-6 仿形法切齿

这种切齿方法简单,不需要专用机床,但生产率低,精度差,仅适用于单件生产及精度要求不高的齿轮加工。

2. **范成法**   范成法是利用一对齿轮(或齿轮与齿条)互相啮合时,其共轭齿廓互为包络线的原理来加工齿轮的。如果把其中一个齿轮(或齿条)做成刀具,就可以用它来切出与其共轭的渐开线齿廓。用范成法加工齿轮的常用刀具包括齿轮插刀、齿条插刀和齿轮滚刀。(图 4-3-7)

二、带传动

（一）带传动的组成及类型

带传动是由主动轮 1、从动轮 2 和紧套在两轮的传动带 3 组成的一种机械传动装置(图 4-3-8)。安装时带被张紧在带轮上,产生的初拉力使得带与带轮之间产生压力。主动轮转动时,依靠摩擦力托动从动轮一起同向回转。根据传动原理不同,带传动可以分为摩擦型带

传动和啮合型带传动。通过带轮上和带轮之间的张紧摩擦力进行传动的称为摩擦型带传动,通过带齿和齿轮啮合进行传动的成为啮合型带传动。一般的带传动多为摩擦型带传动。

根据挠性带截面形状的不同,可以将带传动分为平带、V带、圆带、多楔带、同步带(图4-3-9)。

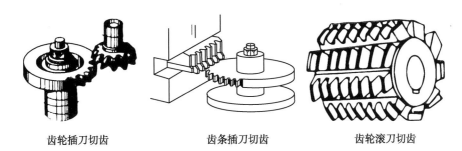

齿轮插刀切齿　　　　　齿条插刀切齿　　　　　齿轮滚刀切齿

图4-3-7　范成法齿轮加工方法

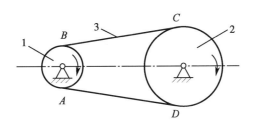

图4-3-8　带传动简图

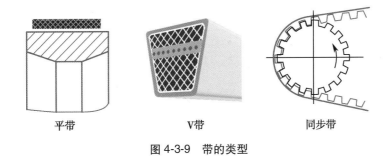

平带　　　　　　　　V带　　　　　　　　同步带

图4-3-9　带的类型

(二)　摩擦型带传动的传动特性

平带传动、V带传动、圆带传动和多楔形带传动均属于摩擦型带传动。其中,平带的横截面形状为矩形,结构最为简单,带轮的制造也相对容易,多用于距离较远的两轴间的传动。可实现两平行轴间的同向、两平行轴间的反向以及交错轴之间的传动。V带的横截面积为等腰梯形,带轮上有对应的轮槽,传动力来源于带和轮槽的两侧面间的摩擦,在相同张紧力下具有更强的传动能力。

摩擦型带传动在工作过程中具有以下特点:

优点:①适用于中心距较大的传动;②带具有良好的挠性,可缓和冲击、吸收振动;③过载时带与带轮之间会出现打滑,避免了其他零件的损坏;④结构简单、成本低廉。

缺点:①传动的外廓尺寸较大;②需要张紧装置;③由于带的滑动,不能保证固定不变的传动比;④带的寿命较短;⑤传动效率较低。

通过对上述摩擦型带传动优缺点的分析可知,摩擦型带传动适用于在一般的工作环境条件下,传递中、小功率,对传动比无严格要求,且中心距较大的两轴之间的传动。但是,由于带具有弹性,在拉力作用下会产生弹性伸长。由于带的两边拉力不等,导致弹性量不等,因此会引起带与带轮之间局部的微小相对滑动,称为弹性滑动。显然,弹性滑动对于依靠摩擦力进行工作的带传动来说是不可避免的,而且带传动的主要失效形式也是与其相关的打滑现象,以及带在变应力作用下的疲劳损坏。为保证摩擦型带传动工作过程不打滑,需要限制带所需传递的圆周力不超过带传动的最大有效拉力;同时保证受张紧力的传动带具有足够的疲劳强度。

(三) 同步带的传动特性

同步带(同步齿形带)以钢丝为抗拉体,外包聚氨酯或橡胶。其横截面为矩形,带面具有等距横向齿的环形传动带,带轮轮面也制成相应的齿形,通过带齿与轮齿之间的啮合实现传动。传动过程中两者无相对滑动,因而圆周速度同步,故称为同步带传动。

同步带传动在工作过程中具有以下特点:

优点:①传动比恒定;②结构紧凑;③由于带薄而轻,抗拉强度高,所以传动时带速可达40m/s,传动比可达10,传递功率可达200kW;④结传动效率高。

缺点:①成本高;②对制造和安装要求高。

(四) 带传动的应用示例

带传动主要应用于两轴平行、且同向转动的场合,实现中小功率电动机与工作机之间的动力传递。带传动广泛应用于我们的生活之中,例如拖拉机、超市结账台、台式钻床(图4-3-10)、汽车发动机中。

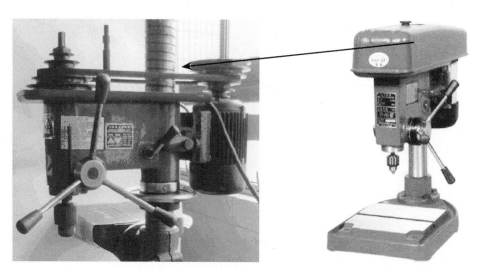

图 4-3-10　带传动应用于台式钻床

三、棘轮机构

棘轮机构是间歇机构的一种形式,它将主动件的连续运动转换为从动件的间歇运动。棘轮机构结构简单,制造方便,棘轮的转角可在一定范围内调节,但易产生冲击和噪声,适用于低速、转角不大和传动平稳性要求不高的场合。

（一）棘轮机构的组成及工作特点

典型的棘轮机构如图 4-3-11 所示，该机构由摇杆（1）、驱动棘爪（2）、棘轮（3）、止动棘爪（4）和机架（5）组成。弹簧（6）用以使止动棘爪和棘轮保持接触。棘齿分布在轮外缘（图 4-3-11），也可分布在内缘（图 4-3-12）或端面上。当摇杆（1）逆时针摆动时，棘爪便插入棘轮的齿间，推动棘轮也沿逆时针方向转过一定角度。当摇杆顺时针摆动时，止动棘爪阻止棘轮顺时针转动，同时棘爪在棘齿上滑过，故棘轮静止不动。这样，当摇杆连续往复摆动时，棘轮便得到单向间歇运动。

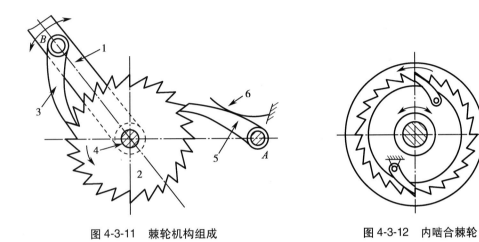

图 4-3-11　棘轮机构组成　　　　　图 4-3-12　内啮合棘轮

（二）棘轮机构的应用

如果要使棘轮得到双向间歇运动，则棘齿可制成矩形，而棘爪制成可翻转的形式。若要使摇杆来回摆动时都能驱动棘轮向同一方向转动，则可采用双动式棘轮机构。此种机构的棘爪可制成钩状（图 4-3-13 左）或直状（图 4-3-13 右）。

上述棘轮机构，当棘爪在棘齿上滑过时，都要产生撞击声，想要避免这种噪声，可采用无声棘轮机构（图 4-3-14）。这种机构实际上是以摩擦传动取代了棘齿与棘爪间的嵌合传动，称为摩擦式棘轮机构，又因为其在传动中噪声很小，所以也称为无声棘轮机构。

棘轮机构在机械中有着广泛的应用，如自行车的传动装置，牛头刨床机构中，以及汽车行业之中。其目的主要包括实现间歇送进、制动和超越等功能要求。

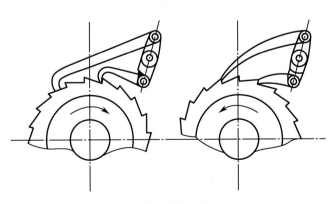

图 4-3-13　双动式棘轮机

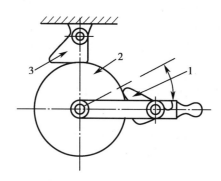

图 4-3-14   无声棘轮机构

第四节   气压传动与液压传动技术

一、气压传动基础

（一）气压传动基本知识

气压传动，是以压缩空气为工作介质进行能量传递和信号传递的一门技术。气压传动的工作原理是利用空压机把电动机或其他原动机输出的机械能转换为空气的压力能，然后在控制元件的作用下，通过执行元件把压力能转换为直线运动或回转运动形式的机械能，从而完成各种动作，并对外做功。

气动技术在国外发展很快，在国内也被广泛应用于机械、电子、轻工、纺织、食品、医药、包装、冶金、石化、航空、交通运输等各个工业部门。组合机床、加工中心、自动化生产线、自动检测和实验装置等已大量应用气动技术，它们在提高生产效率、自动化程度、产品质量、工作可靠性和实现特殊工艺等方面显示出极大的优越性。这主要是因为气压传动与机械、电气、液压传动相比有以下特点。

1. 气压传动的优点

（1）工作介质是空气：与液压油相比可节约能源，而且取之不尽、用之不竭。气体不易堵塞流动通道，用之后可将其随时排入大气中，不污染环境。

（2）空气的特性受温度影响小：在高温下能可靠地工作，不会发生燃烧或爆炸。且温度变化时，对空气的黏度影响极小，故不会影响传动性能。

（3）空气的黏度很小（约为液压油的万分之一）：所以流动阻力小，在管道中流动的压力损失较小，所以便于集中供应和远距离输送。

（4）相对液压传动而言，气动动作迅速、反应快：一般只需 0.02~0.3s 就可达到工作压力和速度。液压油在管路中流动速度一般为 1~5m/s，而气体的流速最小也大于 10m/s，有时甚至达到音速，排气时还达到超音速。

（5）气体压力具有较强的自保持能力：即使压缩机停机，关闭气阀，但装置中仍然可以维持一个稳定的压力。液压系统要保持压力，一般需要能源泵继续工作或另加蓄能器，而气体通过自身的膨胀性来维持承载缸的压力不变。

（6）气动元件可靠性高、寿命长：电气元件可运行百万次，而气动元件可运行 2 000 万~4 000 万次。

（7）工作环境适应性好：特别是在易燃、易爆、多尘埃、强磁、辐射、振动等恶劣环境中，比液压、电子、电气传动和控制优越。

（8）气动装置结构简单，成本低，维护方便，过载能自动保护。

2. 气压传动的缺点

（1）由于空气的可压缩性较大，气动装置的动作稳定性较差，当外载变化时，对工作速度的影响较大。

（2）由于工作压力低，气动装置的输出力或力矩受到限制。在结构尺寸相同的情况下，气压传动装置比液压传动装置输出的力要小得多。气压传动装置的输出力不宜大于10 000~40 000N。

（3）气动装置中的信号传动速度比光、电控制速度慢，所以不宜用于信号传递速度要求十分高的复杂线路中。同时实现生产过程的遥控也比较困难，但对一般的机械设备，气动信号的传递速度是能满足工作要求的。

（4）噪声较大，尤其是在超音速排气时要加消声器。

（二）气动元件

气压传动系统基本回路的组成如图4-4-1所示：

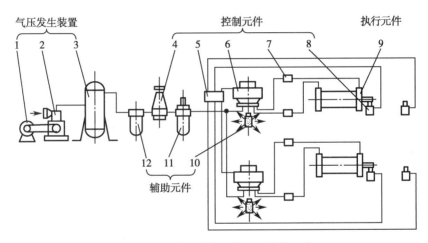

图4-4-1 气压传动及控制系统的组成
1:电动机;2:空气压缩机;3:气罐;4:压力控制阀;5:逻辑元件;6:方向控制阀;
7:流量控制阀;8:行程阀;9:气缸;10:消声器;11:油雾器;12:分水滤气器

通常情况下，气压传动系统包括气压发生装置、控制元件、执行元件和辅助元件。

1. 气压发生装置 又叫气源装置，是获得压缩空气的装置。为气动系统提供满足一定质量要求的压缩空气，它是气压传动系统的重要组成部分，气源装置的主体是空气压缩机。由空气压缩机产生的压缩空气，必须经过降温、净化、减压、稳压等一系列处理后，才能供给控制元件和执行元件使用。而用过的压缩空气排向大气时，会产生噪声，应采取措施，降低噪声，改善劳动条件和环境质量。

2. 控制元件 控制元件是控制和调节压缩空气的压力、流量、流动方向和发送信号的重要元件，以便使执行机构完成预定的工作循环。利用它们可以组成各种气动控制回路，使气动执行元件按设计的程序正常地进行工作。控制元件按功能和用途可分为方向控制阀、压力控制阀和流量控制阀三大类。此外，尚有通过改变气流方向和通断实现各种逻辑功能的气动逻辑元件等。

3. 执行元件 执行元件是将气体的压力能转换成机械能的一种能量转换装置。它包括实现直线往复运动的气缸和实现连续回转运动或摆动的气马达或摆动马达等。气缸种类非常多,按照气缸活塞承受气体压力是单向还是双向可分为单作用气缸和双作用气缸,按气缸的安装形式可分为固定式气缸、轴销式气缸和回转式气缸,按气缸的功能及用途可分为普通气缸、缓冲气缸、气-液阻尼缸、摆动气缸和冲击气缸等。气马达按结构形式可分为叶片式气马达、活塞式气马达和齿轮式气马达等。最为常见的是活塞式气马达和叶片式气马达。叶片式气马达制造简单,结构紧凑,但低速运动转矩小,低速性能不好,适用于中、低功率的机械,目前在矿山及风动工具中应用普遍。活塞式气马达在低速情况下有较大的输出功率,它的低速性能好,适宜于载荷较大和要求低速转矩的机械,如起重机、绞车、绞盘、拉管机等。

4. 辅助元件 辅助元件是保证压缩空气的净化、元件的润滑、元件间的连接及消声等所必须的装置。气动辅助元件分为气源净化装置和其他辅助元件两大类。气源净化装置一般包括后冷却器、油水分离器、贮气罐、干燥器、过滤器等。其他辅助元件包括油雾器、消声器、转换器、程序器、延时器、管道连接件等。

（三）空气的性质及主要技术参数

1. 密度 空气的密度是表示单位体积 V 内的空气的质量 m,用 ρ 表示。

$$\rho = \frac{m}{V} (\text{kg/m}^3) \qquad \text{式 4-4-1}$$

式 4-4-1 中,m 为气体质量(kg),V 为气体体积(m^3)。

对干空气:

$$\rho = \rho_0 \frac{273}{273+t} \cdot \frac{p}{0.101\ 3} (\text{kg/m}^3) \qquad \text{式 4-4-2}$$

式 4-4-2 中,p 为绝对压力(MPa),ρ_0 为温度在 0℃、压力在 0.101 3MPa 时干空气的密度,$\rho_0 = 1.293$ (kg/m^3),273+t=T 为绝对温度(K)。

对湿空气:

$$\rho' = \rho_0 \frac{273}{273+t} \cdot \frac{p - 3.78\phi \times p_b}{0.101\ 3} (\text{kg/m}^3) \qquad \text{式 4-4-3}$$

式 4-4-3 中,p 为湿空气的全压力(MPa);p_b 为温度在 t℃时饱和空气中水蒸汽的分压力(MPa),ϕ 为空气的相对湿度(%)。

2. 黏度 空气黏性受压力变化的影响极小,通常可忽略。空气黏性随温度变化而变化,温度升高,黏性增加;反之亦然。黏度随温度的变化如表 4-4-1 所示。

表 4-4-1 空气的运动黏度与温度的关系(一个大气压时)

$t/℃$	0	5	10	20	30	40	60	80	100
$V/(\text{m}^2 \cdot \text{s}^{-1})$	0.133×10^{-4}	0.142×10^{-4}	0.147×10^{-4}	0.157×10^{-4}	0.166×10^{-4}	0.176×10^{-4}	0.196×10^{-4}	0.21×10^{-4}	0.238×10^{-4}

3. 气体的易变特性 气体的体积受压力和温度变化的影响极大,与液体和固体相比较,气体的体积是易变的,称为气体的易变特性。例如,液压油在一定温度下,工作压力为

0.2MPa,若压力增加 0.1MPa 时,体积将减少 1/20 000;而空气压力增加 0.1MPa 时,体积减少 1/2,空气和液压油体积变化相差 10 000 倍。又如,水温度每升高 1℃时,体积只改变 1/20 000;而气体温度每升高 1℃时,体积改变 1/273,两者的体积变化相差 20 000/273 倍。气体与液体体积变化相差悬殊,主要原因在于气体分子间的距离大而内聚力小,分子运动的平均自由路径大。

气体体积随温度和压力的变化规律遵循气体状态方程。

$$pV = nRT \qquad\qquad 式4-4-4$$

式 4-4-4 中,p 为指理想气体的压强,V 为理想气体的体积,n 为气体物质的量,T 为理想气体的热力学温度,R 为理想气体常数。

4. **湿度** 分为绝对湿度和相对湿度两种。

(1)绝对湿度:单位体积的湿空气中所含水蒸汽的质量,称为湿空气的绝对湿度,用 χ 表示。

$$\chi = m_s/V\,(kg/m^3) \qquad\qquad 式4-4-5$$

或由气体状态方程导出。

$$\chi = p_s/(R_s T) = \rho_s\,(kg/m^3) \qquad\qquad 式4-4-6$$

式 4-4-6 中,m_s 为湿空气中水蒸汽的质量(kg);V 为湿空气的体积(m^3);p_s 为水蒸汽的分压力(Pa);T 为绝对温度(K);ρ_s 为水蒸汽的密度(kg/m^3);R_s 为水蒸汽的气体常数,$R_s = 462.05[J/(kg \cdot K)]$。

(2)饱和绝对湿度:湿空气中水蒸汽的分压力达到该温度下水蒸汽的饱和压力,则此时的绝对湿度称为饱和绝对湿度,用 χ_b 表示。

$$\chi_b = p_b(R_s T) = \rho_b\,(kg/m^3) \qquad\qquad 式4-4-7$$

式 4-4-7 中,p_b 为饱和湿空气中水蒸汽的分压力(Pa);ρ_b 为饱和湿空气中水蒸汽的密度(kg/m^3)。

(3)相对湿度:在一定温度和压力下,绝对湿度和饱和绝对湿度之比称为该温度下的相对湿度,用 ϕ 表示。

$$\phi = \frac{\chi}{\chi_b} \times 100\% = \frac{p_s}{p_b} \times 100\% \qquad\qquad 式4-4-8$$

式 4-4-8 中,χ 为绝对湿度(kg/m^3);χ_b 为饱和绝对湿度(kg/m^3);p_s 为水蒸汽的分压力(Pa);p_b 为饱和水蒸汽的分压力(Pa)。

空气绝对干燥时,$p_s = 0$,$\phi = 0$;

空气达到饱和时,$p_s = p_b$,$\phi = 100\%$。

湿空气的 ϕ 值在 0~100% 之间变化,通常空气的 ϕ 值在 60%~70% 范围内人体感到舒适。气动技术规定各种阀的相对湿度不得超过 90%~95%。

5. **含湿量** 分为质量含湿量和容积含湿量两种。

(1)质量含湿量:单位质量的干空气中所混合的水蒸汽的质量,称为质量含湿量,用 d 表示。

$$d = m_s / m_g (\text{kg/kg})$$　　　　　　式 4-4-9

式 4-4-9 中，m_s 为水蒸汽质量（kg）；m_g 为干空气质量（kg）。

（2）容积含湿量：单位体积的干空气中所混合的水蒸汽的质量，称为容积含湿量，用 d' 表示。

$$d' = \frac{m_s}{V_g} = \frac{dm_g}{V_g} = d\rho$$　　　　　　式 4-4-10

式 4-4-10 中，ρ 为干空气的密度（kg/m³）。

空气中水蒸汽的含量是随温度而变的。当气温下降时，水蒸汽的含量下降；当气温升高时，其含量增加。若要减少进入气动设备中空气的水分，必须降低空气的温度。

二、液压传动基础

（一）液压传动基础知识

利用密闭系统中的压力液体实现能量传递和转换的传动叫液压传动。液压传动以液体为工作介质，在液压泵中将机械能转换为液压能，在液压缸（立柱、千斤顶）或液压马达中将液压能又转换为机械能。

液压传动是被广泛采用的传动方式之一。液压传动与机械传动相比，具有许多优点，所以在机械设备中，液压传动是被广泛采用的传动方式之一。特别是近年来，液压与电子、计算机技术相结合，是液压技术的发展进入了一个新的阶段，成为发展速度最快的技术之一。

从 17 世纪中叶巴斯卡提出静压传递原理、18 世纪末英国成功研制第一台水压机算起，液压传动已有二三百年的历史。19 世纪末德国成功研制第一台液压龙门刨床，美国成功研制液压转塔车床和磨床，由于缺乏成熟的液压元件，一些通用机床到 20 世纪 30 年代才用上了液压传动。第二次世界大战后，液压技术迅速专为民用。随着工业水平的不断提高，各种液压元件的研制和完善，各类元件产品的标准化、系列化和通用化，使它在机械制造、工程机械、农业机械、汽车制造等行业得到广泛的应用。近年来，液压行业对于计算机的应用给予极大的关注，其中计算机辅助设计 CAD 技术的推广使用和数字控制液压元件的研发尤其突出。可以预见，液压技术的进一步发展，在各个工业部门的应用也将会越来越广泛。

液压传动与其他传动方式相比，有以下特点：

1. 液压传动的优点

（1）液压传动可以输出大的推力或大转矩：可实现低速大吨位运动，这是其他传动方式所不能比的突出优点。

（2）液压传动能很方便地实现五级调速：调速范围大，且可在系统运行过程中调速。

（3）在相同功率条件下，液压传动装置体积小、重量轻、结构紧凑：液压元件之间可采用管道连接或采用集成式连接，其布局、安装有很大的灵活性，可以构成用其他传动方式难以组成的复杂系统。

（4）液压传动能使执行元件的运动十分均匀稳定：可使运动部件换向时无换向冲击。而且由于其反应速度快，故可实现频繁换向。

（5）操作简单，调整控制方便，易于实现自动化：特别是和机、电联合使用，能方便地实现复杂的自动工作循环。

（6）液压系统便于实现过载保护,使用安全、可靠:由于各液压元件中的运动件均在油液中工作,能自行润滑,故元件的使用寿命长。

（7）液压元件易于实现系统化、标准化和通用化:便于设计、制造、维修和推广使用。

2. 液压传动的缺点

（1）油的泄漏和液体的可压缩性会影响执行元件运动的准确性:故无法保证严格的传动化。

（2）对油温的变化比较敏感:不宜在很高或很低的温度条件下工作。

（3）能量损失(泄漏损失、溢流损失、节流损失、摩擦损失等)较大:传动效率较低,也不适宜作远距离传动。

（4）系统出现故障时,不易查找原因。

综上所述,液压传动的优点是主要的、突出的,它的缺点随着生产技术水平的提高正在被逐步克服。因此,液压传动在现代生产中有着广阔的前途。

（二）液压元件、液压基本回路

液压千斤顶是最常见的液压传动装置,图4-4-2是液压千斤顶的工作原理图。

如图4-4-2所示液压千斤顶的工作原理图。大油缸和大活塞组成举升液压缸。杠杆手柄、小油缸、小活塞、单向阀组成手动液压泵。如提起手柄使小活塞向上移动,小活塞下端油腔容积增大,形成局部真空,这时单向阀

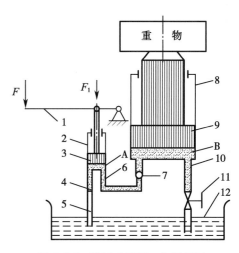

图 4-4-2　液压千斤顶工作原理图
1:杠杆手柄;2:小油缸;3:小活塞;4、7:单向阀;5:吸油管;6、8:大活塞;9:大油缸;10:管道;11:截止阀;12:油箱

（4）打开,通过吸油管从油箱中吸油。用力压下手柄,小活塞下移,小活塞下腔压力升高,单向阀（4）关闭,单向阀（7）打开,下腔的油液经管道输入举升大油缸的下腔,迫使大活塞向上移动,顶起重物。再次提起手柄吸油时,单向阀（7）自动关闭,使油液不能倒流,从而保证了重物不会自行下落。不断地往复扳动手柄,就能不断地把油液压入举升缸下腔,使重物逐渐地升起。如果打开截止阀,举升缸下腔的油液通过管道、截止阀流回油箱,重物就向下移动。

通过对上面液压千斤顶工作过程的分析,可以初步了解到液压传动的基本工作原理。液压传动是利用有压力的油液作为传递动力的工作介质。压下杠杆时,小油缸输出压力油,是将机械能转换成油液的压力能,压力油经过管道及单向阀（7）,推动大活塞举起重物,是将油液的压力能又转换成机械能。大活塞举升的速度取决于单位时间内流入大油缸中油容积的多少。由此可见,液压传动是一个不同能量的转换过程。

液压千斤顶是一种简单的液压传动装置。通常情况下,液压传动系统由液压动力元件(油泵)、执行元件(油缸或液压马达)、控制元件(各种阀)、辅助元件和工作介质等五部分组成。

1. 动力元件　主要是油泵,是把液体利用原动机输入的机械能转换成液压能的装置。动力元件为液压系统提供压力油,是液压传动中的动力部分。

2. 执行元件 主要是油缸和液压马达,是将液体的液压能转换成机械能的装置。在压力油的作用下输出力和速度(或力矩和转速),以驱动工作部件。其中,油缸做直线运动,马达做旋转运动。

3. 控制元件 包括压力阀、流量阀和方向阀等。它们的作用是根据需要无级调节液动机的速度,并对液压系统中工作液体的压力、流量和流向进行调节控制,保证执行元件完成预期的工作运动。

4. 辅助元件 除上述三部分以外的其他元件,包括压力表、滤油器、蓄能装置、冷却器、管件及油箱等。这些元件可以起到散热储油、输油、连接、过滤、测量压力、测量流量等作用,以保证系统正常工作,是液压系统不可缺少的组成部分。

5. 工作介质 是指各类液压传动中的液压油或乳化液。它经过油泵和液动机实现能量转换,实现运动和动力的传递。

（三）液压油的性质及主要技术参数

1. 压力 也叫压强,沿用物理学静压力的定义。静压力是指静止液体中单位承压面积上所受作用力的大小。其工程单位为 kgf/cm^2,法定单位为 Pa 或 Mpa。不同单位之间的换算关系为:

$$1MPa = 10^6 Pa$$

$$1MPa \approx 10kgf/cm^2$$

2. 流量 单位时间内流过管道某一截面的液体的体积。法定单位为 m^3/s;工程单位常用 L/min。

3. 密度 单位体积的液体质量称为密度,通常用"ρ"表示:

$$\rho = m/V (kg/m^3) \qquad \text{式 4-4-11}$$

式 4-4-11 中,m 为液体质量(kg);V 为液体体积(m^3)。

4. 黏性 液体在外力作用下流动时,由于液体分子间的内聚力而产生一种阻碍液体分子之间进行相对运动的内摩擦力,这一特性称为黏性。

实验测定指出,液体流动时相邻液层之间的内摩擦力 F 与液层间的接触面积 A 和液层间的相对速度 du 成正比,而与液层间的距离 dy 成反比。

$$F = \mu A \frac{du}{dy} \qquad \text{式 4-4-12}$$

式 4-4-12 中:μ 为比例常数,称为黏性系数或黏度;$\frac{du}{dy}$ 为速度梯度。

如以 τ 表示液体的内摩擦切应力,即液层间单位面积上的内摩擦力。

$$\tau = \frac{F}{A} = \mu \frac{du}{dy} \qquad \text{式 4-4-13}$$

这就是牛顿的液体内摩擦定律。在流体力学中,把黏性系数 μ 不随速度梯度变化而发生变化的液体称为牛顿液体,反之称为非牛顿液体。除高黏度或含有特殊添加剂的油液外,一般液压油均可视为牛顿液体。

5. 黏度 黏度是衡量流体黏性的指标。常用的液体黏度表示方法有三种,即动力黏度、运动黏度和相对黏度。

（1）动力黏度（μ）：动力黏度在物理意义上讲，是当速度梯度 du/dz＝1 时，单位面积上的内摩擦力的大小。直接表示流体的黏性即内摩擦力的大小。

$$\mu = \tau \frac{dy}{du}$$　　　　　　　式4-4-14

动力黏度的法定计量单位为 Pa·s（1Pa·s＝1N·s/m^2）。

（2）运动黏度（v）：运动黏度是动力黏度 μ 与液体密度 ρ 的比值，即：$v=\mu/\rho$

运动黏度的单位是 m^2/S，通常称为 St（斯）。运动黏度虽没有明确的物理意义，但习惯上常用它来标志液体的黏度，工程中常用运动黏度作为液体黏度的标志。例如各种矿物油的牌号就是该种油液在 40℃时的运动黏度（单位为 cSt）的平均值。

（3）相对黏度（$°E_t$）：相对黏度又称条件黏度。各国采用的相对黏度单位有所不同，我国采用恩氏黏度。

恩氏黏度和运动黏度的换算关系式为：

$$v = \left(7.31°E - \frac{6.31}{°E}\right) \times 10^{-6}(\text{m}^2/\text{s})$$　　　　式4-4-15

工业上常用 20℃、50℃、100℃作为测定恩氏黏度的标准温度，其相应恩氏黏度分别用 $°E_{20}$、$°E_{50}$、$°E_{100}$ 表示。

恩氏黏度与运动黏度之间，可用如下经验公式换算：

当 1.35<°E<3.2 时，　　　$$v = 8°E - \frac{8.64}{°E}$$　　　　式4-4-16

当 °E>3.2 时，　　　$$v = 7.6°E - \frac{4}{°E}$$　　　　式4-4-17

6. 液体的可压缩性　当液体受压力作用而体积减小的特性称为液体的可压缩性。可压缩性用体积压缩系数 k 表示，并定义为单位压力变化下的液体体积的相对变化量。设体积为 V_0 的液体，其压力变化量为 Δp，液体体积减小 Δv，则体积压缩系数

$$\kappa = -\frac{1}{\Delta p}\frac{\Delta V}{V_0}$$　　　　式4-4-18

7. 影响黏度的因素

（1）压力对黏度的影响：在一般情况下，压力对黏度的影响比较小。当液体所受的压力加大时，分子之间的距离缩小，内聚力增大，其黏度也随之增大。

（2）温度对黏度的影响：液压油黏度对温度的变化是十分敏感的，当温度升高时，其分子之间的内聚力减小，黏度就随之降低。

液压油的黏度随温度变化的关系称为液压油的黏温特性。黏度随温度的变化越小越好，即黏温特性要好。黏温特性可用黏度指数 V·I 表示。黏度指数 V·I 是用被测油液黏度随温度变化的程度同标准油液黏度变化程度比较的相对值。V·I 值越高，表示液压油黏度随温度变化越小，即黏温特性越好。对于普通的液压传动系统，一般要求 V·I≥90。

8. 液压传动的比较特点　与其他传动相比，液压传动具有明显的特点（表4-4-2）。

表 4-4-2 不同类型传动的性能比较

类型		操作力	动作快慢	环境要求	构造	负载变化影响	操作距离	无级调速	工作寿命	维护	价格
气压传动		中等	较快	适应性好	简单	较大	中距离	较好	长	一般	便宜
液压传动		最大	较慢	不怕振动	复杂	有一些	短距离	良好	一般	要求高	稍贵
电传动	电气	中等	快	要求高	稍复杂	几乎没有	远距离	良好	较短	要求较高	稍贵
	电子	最小	最快	要求特高	最复杂	没有	远距离	良好	短	要求更高	最贵
机械传动		较大	一般	一般	一般	没有	短距离	较困难	一般	简单	一般

三、气压传动与液压传动技术在假肢和矫形器中的应用

（一）气压技术在假肢和矫形器中的应用

气压技术在假肢矫形器领域有非常多的应用。通常情况下,气压技术及液压技术在假肢矫形器领域的应用多为气压缸或液压缸结构。气压缸和液压缸结构可以输出一定的阻尼,用于控制关节的屈曲及伸展运动。保证下肢患者在穿戴假肢或矫形器行走时能够通过气压或液压的结构,模拟关节(包括踝关节、膝关节、髋关节等)的屈曲或伸展的过程。

气压技术在假肢领域里的应用主要集中在膝关节。典型的气压膝关节有双气压缸双活塞膝关节,三气压缸双活塞膝关节等。气压缸的结构保证膝关节的屈曲及伸展更加柔和自然,患者穿戴气压膝关节行走变速能力得到提高,步态更加美观。目前最复杂的气压膝关节是 3R106Pro。其气压缸里集成了伺服阻尼技术。患者穿戴此类膝关节行走时,若行走速度加快,伺服阻尼系统瞬间关闭气压系统的阀门,输出阻尼增加,膝关节摆动时屈曲角度降低,从而保证患者较快的行走速度。

1. 气压膝关节工作原理 普通的气压膝关节分为屈曲气压缸、伸展气压缸及单活塞结构。如图 4-4-3 所示,左侧为膝关节屈曲时屈曲气压缸里气体流动回路,右侧为膝关节伸展时伸展气压缸里气体流动回路,一个活塞结构。

（1）膝关节屈曲时工作原理:当膝关节做屈曲动作时,活塞向下运动,屈曲气压缸里的气体通过节流阀、单向阀,流至上面的缸体(伸展缸)里。其中,节流阀可以控制流过气体的流量。膝关节上调整旋钮"F"调整的就是屈曲气压缸气体回路里的节流阀。当节流阀调整的气体流量增大时,气体很容易通过,此时气压缸输出在活塞上的阻力较小;当节流阀调整的气体流量减少时,气体不容易通过,此时气压缸输出在活塞上的阻力较大。此阻力表现为膝关节摆动期的屈曲阻尼。屈曲阻尼越小,摆动期膝关节越容易摆动,膝关节屈曲角度越大;屈曲阻尼越大,摆动期膝关节越不容易摆动,膝关节屈曲角度越小。当患者希望行走速度较快时,残肢摆动速度会加快,如果屈曲阻尼越小,膝关节在摆动期屈曲角度会变大,走路并不能走得很快。所以只有调整屈曲阻尼越大,膝关节在摆动期屈曲角度越小,走路才可以走得更快。

（2）膝关节伸展时工作原理:当膝关节做伸展动作时,活塞向上运动,伸展气压缸里的气体通过单向阀、节流阀,流至下面的缸体(屈曲缸)里。其中,节流阀可以控制流过气体的流量。膝关节上调整旋钮"E"调整的就是伸展气压缸气体回路里的节流阀。当节流阀调整的气体流量增大时,气体很容易通过,此时气压缸输出在活塞上的阻力较小;当节流阀调整

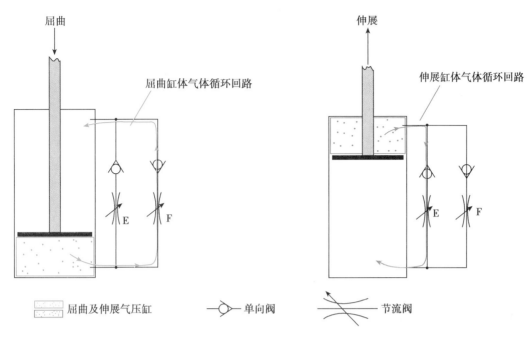

图 4-4-3　气压膝关节气压缸体结构

的气体流量减少时,气体不容易通过,此时气压缸输出在活塞上的阻力较大。此阻力表现为膝关节摆动期的伸展阻尼。伸展阻尼越小,摆动期末期膝关节完全伸展时的撞击程度越大;伸展阻尼越大,摆动期末期膝关节完全伸展时的撞击程度越小。当患者希望行走速度较快时,残肢摆动速度会加快,如果伸展阻尼越小,膝关节在摆动期末期关节撞击声音会比较大并有不自然的弹腿动作。所以只有调整伸展阻尼越大,膝关节在摆动期末期完全伸展时关节的撞击声非常小,并柔和的伸展,走路才可以走得更快。

2. 双活塞气压膝关节工作原理　普通气压膝关节的优点是缸体结构简单,生产成本较低;与传统机械的膝关节相比,气压缸的功能非常明显,患者步态更加自然。缺点是由于气压缸结构相对简单,由于屈曲气压缸及伸展气压缸同时作用在一个活塞上,膝关节的屈曲和伸展在某种程度上有一定的影响。当膝关节屈曲角度最大时,活塞位于缸体的最下端,屈曲气压缸里的气体反向作用于活塞,活塞向伸展缸体运动。反之,当膝关节完全伸展时,活塞位于缸体的最上端,伸展气压缸里的气体反向作用于活塞,活塞向屈曲缸体运动。所以,在某种程度上,膝关节完全屈曲的时候会不自然的伸展,在完全伸展的时候会不自然的屈曲。

为避免气压膝关节屈曲与伸展的干扰,双活塞气压膝关节应用越来越广泛。如图 4-4-4所示双活塞气压膝关节气压缸体结构。左侧为膝关节屈曲时屈曲气压缸里气体流动回路,右侧为膝关节伸展时伸展气压缸里气体流动回路。上、下两个活塞结构。

(1) 膝关节屈曲时工作原理:如图 4-4-4 左图所示,当膝关节做屈曲动作时,两个活塞同时向下运动。当膝关节屈曲角度小于35°时,气体从旁路分流,经回路 1 直接排到缸体外。这是为保证在膝关节在摆动期初期有很小的屈曲阻尼,膝关节很容易进入到摆动期,节省患者的体力。当膝关节屈曲角度大于35°时,屈曲阻尼逐渐增大。屈曲气压缸里的气体经回路2 通过节流阀、单向阀,流至下面活塞之上的缸体里。其中,节流阀可以控制流过气体的流量。膝关节上调整旋钮"F"调整的就是屈曲气压缸气体回路里的节流阀。当节流阀调整的

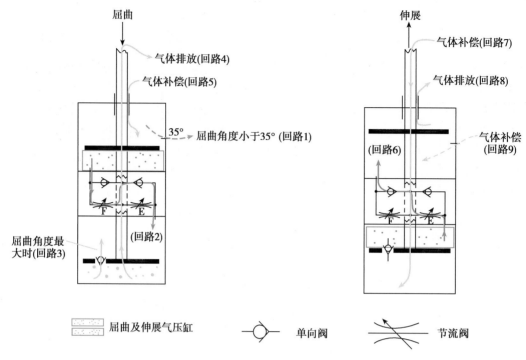

图 4-4-4　双活塞气压膝关节气压缸体结构及回路示意图

气体流量增大时,气体很容易通过,此时气压缸输出在活塞上的阻力较小;当节流阀调整的气体流量减少时,气体不容易通过,此时气压缸输出在活塞上的阻力较大。此阻力表现为膝关节摆动期的屈曲阻尼。当膝关节屈曲角度逐渐加大的过程中,排气回路 3 和回路 4 使得多余的气体释放,降低对屈曲缸体活塞上的反作用力,降低膝关节达到最大屈曲角度时的伸展的可能。同时还有气体补偿回路 5 补充缸体里的气体。

（2）膝关节伸展时工作原理:如图 4-4-4 右图所示,当膝关节做伸展动作时,两个活塞同时向上运动。伸展气压缸里的气体经回路 6 通过节流阀、单向阀,流至上面活塞之下的缸体里。其中,节流阀可以控制流过气体的流量。膝关节上调整旋钮"E"调整的就是伸展气压缸气体回路里的节流阀。当节流阀调整的气体流量增大时,气体很容易通过,此时气压缸输出在活塞上的阻力较小;当节流阀调整的气体流量减少时,气体不容易通过,此时气压缸输出在活塞上的阻力较大。此阻力表现为膝关节摆动期的伸展阻尼。当膝关节逐渐伸展过程中,排气回路 8 使得多余的气体释放,同时补偿气体回路 7,降低对伸展缸体活塞上的反作用力,降低膝关节达到最大伸展程度时的屈曲的可能。同时还有气体补偿回路 9 补充缸体里的气体。

双活塞气压膝关节,通过较复杂的一系列的气体排放及气体补偿结构,最大程度降低膝关节在屈曲及伸展过程中的互相影响,使患者在做坐下等动作时,膝关节能够处在放松的状态。

（二）液压技术在假肢矫形器中的应用

液压技术在假肢矫形领域里的应用更加广泛,不仅应用于假肢领域的踝关节、膝关节、髋关节、智能假脚、智能膝关节等,甚至还应用于矫形器领域的下肢智能矫形器。由于液压缸可以输出比气压缸更大的阻尼,阻尼越大,患者在行走过程中膝关节屈曲角度越小,行走速度才能越快。所以通常情况下液压膝关节比气压膝关节活动等级更高。这也是很多年轻的患者选用液压膝关节的原因。

液压膝关节种类众多。代表性的有 3R60 带 EBS 多轴弹性屈曲保险膝关节,3R80 单轴回转液压膝关节(图 4-4-5)等。液压髋关节也相继面世,如活动等级较高的 7E9 多轴液压髋关节能使髋离断的患者步态更加自然。滑雪专用液压踝假脚 1E2 的液压结构能保证穿假肢的患者在滑雪时能够很好地控制踝关节的背屈及跖曲角度。

图 4-4-5 所示为回转液压膝关节的液压缸结构。其液压缸与其他液压膝关节的液压缸不同,是回转式结构。常用膝关节的液压缸的缸体大多为柱状结构。在膝关节屈曲过程中,活塞除了做上下缸体的运动外,还因膝关节屈曲角度的变化而对柱状液压缸体产生一定的角度变化。作用在活塞上的力随角度的变化分解为水平方向上的力及垂直方向上的力。只有垂直方向上的力是有效阻力,做有用功;

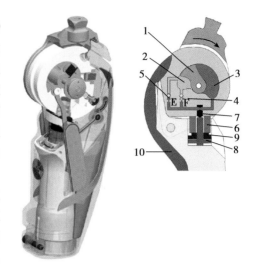

图 4-4-5 回转液压膝关节结构
1:液压缸活塞;2:伸展液压缸;3:屈曲液压缸;
4:屈曲液压缸单向阀门;5:伸展液压缸单向阀门;6:橡胶缓冲垫块;7:支撑期双向阀门;8、9:调整弹簧;10:保护盖板

而水平方向上的力为无效阻力,做无用功。所以,患者在做向下坐的动作时,会感觉随着膝关节屈曲角度的增加而液压膝关节的阻尼在不断减小,安全感也随之降低。回转液压缸很好地解决了这个问题,不论膝关节屈曲角度如何变化,液压缸的活塞始终做垂直于液压缸的运动,阻力始终不被分解。所以,患者在做向下坐的动作时,会明显感觉到膝关节的阻尼不会随膝关节屈曲角度的增加而减小,安全感始终存在。

因为液压技术可以提供超大的阻尼,智能假肢应用液压技术较多。智能产品最大的特点是保证患者穿戴假肢的安全,需要足够大的支撑阻尼保证患者不摔倒。在智能仿生假肢 C-Leg 的液压缸技术里,增加了智能监控系统及伺服阻尼系统。监控频率高达 50Hz,实时保证患者穿戴 C-Leg 行走时安全。实时防磕绊的功能,保证患者行走过程中出现任何意外都不会摔倒。代表了现代假肢技术先进水平的 Genium 智能仿生假肢系统,是智能监控与液压控制相结合的成功应用。截肢者穿戴这样的假肢甚至可以实现交替上楼梯、跨越障碍、奔跑跳跃、后退行走等功能,几乎完全弥补因下肢肢体缺失而丧失的身体行动能力。

在矫形器领域,液压技术也有非常优秀的应用。C-brace 是智能监控与液压技术相结合的产品,让脊髓灰质炎后遗症、外伤导致的瘫痪、不完全性截瘫($L_1 \sim L_5$)患者正常行走成为可能。液压技术提供大的支撑阻尼,智能监控技术保证患者行走安全。

气压传动及液压传动各有特点。随着科技的发展,气压技术及液压技术不仅在工业各个领域的应用越来越广泛,而且在假肢矫形领域也有越来越多的应用。气压产品和液压产品的普及应用,让越来越多的患者生活更加便利。智能监控技术与液压技术相结合的智能假肢矫形器产品成为假肢矫形器领域的发展趋势。

（肖天骄 李千波）

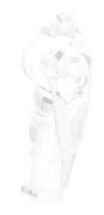

第五章

电工电子学基础

第一节　电工学基础

一、电路基础

（一）电路的组成及作用

电路是将一些具有特定性能的电路元件根据功能需求由导线连接构成的电流通路。一个实际的电路(electric circuit)如图5-1-1a所示。该电路由电源、导线、开关和负载组成,其中:电源将其他形式的能量转换成电能;导线用于传输电能;负载将电能转换成其他形式的能量;开关用于控制电路的通断。电路的作用大致分为两类:其一,电能的传输和转换;其二,信号的传递和处理。

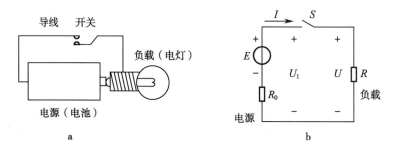

图 5-1-1　实际电路与电路模型

（二）电路模型

实际电路元件突出其主要特性后,视为理想电路元件。由理想电路元件组成的电路为实际电路的电路模型(circuit model)。图5-1-1a的电路模型如图5-1-1b所示。图5-1-1b中,电源(电池),其参数是电动势E和内电阻R_0,U_1为电源的端电压;负载(电灯)是电阻元件,其参数为电阻R;开关S的接触电阻及导线的电阻忽略不计。通常将电路模型简称电路。

电路模型中常用的电路元件有:电阻元件(resistor)、电感元件(inductor)、电容元件(capacitor)、电压源(voltage source)和电流源(current source),其符号如图5-1-2所示。

（三）电路的主要物理量

1. 电流　电荷(electric charge)在电场力作用下有规则地运动为电流(current)。电流用

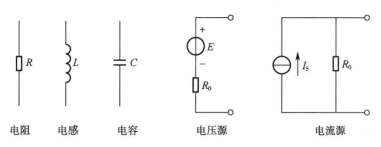

图 5-1-2 电路模型中常用电路元件符号

I 表示,单位为安培(A),还有毫安(mA)和微安(μA),它们的关系是:

$$1A = 10^3 mA = 10^6 \mu A$$

习惯上以正电荷的运动方向作为电流的实际方向,并在电路中用箭头标注。电路分析中,电流实际方向难以判定时,通常任意假定某个方向作为电流的参考方向。当电流的实际方向与参考方向一致时,电流为正值,如图 5-1-3a 所示;反之,电流为负值,如图 5-1-3b 所示。

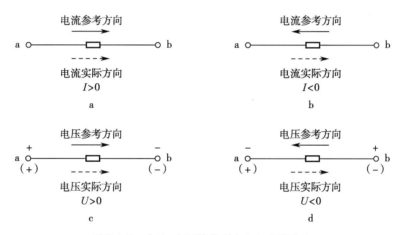

图 5-1-3 电流、电压的参考方向与实际方向

2. **电压** 电压(voltage)就是电场力把单位正电荷从一点移到另一点所做的功。电压用 U 表示,单位为伏特(V),还有千伏(kV)、毫伏(mV)和微伏(μV),它们的关系是

$$1V = 10^{-3}kV = 10^3 mV = 10^6 \mu V$$

习惯上以高电位端指向低电位端为电压的实际方向,即电位降的方向。电路分析中,电压实际方向难以判定时,通常任意假定某个方向作为电压的参考方向,当电压的实际方向与参考方向一致时,电压为正值,如图 5-1-3c 所示;反之,电压为负值,如图 5-1-3d 所示。

电压参考方向表示法:可用"+""−"符号分别表示电压参考方向的高电位端和低电位端。可用箭头的指向表示,它由电压参考方向的高电位端指向低电位端。可用双下标字母表示电压参考方向,例如 U_{ab},下标 a 表示高电位端,下标 b 表示低电位端,参考方向是 a 指向 b。

只有在参考方向选定后,电流、电压才有正负之分。参考方向一旦确定,分析计算就以此为准,不可再变。

对于无源元件,取电流、电压参考方向相同(电流的方向从电压的"+"端流入,从电压"−"流出),称为关联参考方向。对于有源元件常取电压、电流参考方向相反,称为非关联参考方向。

电路分析有时用到电位(potential),电路中的某一点的电位等于该点与参考点之间的电压,通常设参考点电位为 0 伏特。电路中 A 点的电位用 U_A 表示,电位的单位为伏特(V)。

3. 电动势 电动势(electromotive force)在数值上等于电源力把单位正电荷从低电位端经电源内部移到高电位端所做的功。电动势用 E 表示,单位为伏特(V)。电动势的实际方向是在电源内部由低电位端指向高电位端。可用极性、箭头和双下标表示电动势参考方向。在电路中,电动势参考方向与其实际方向一致,电动势为正值;否则为负值。通常情况下电源的电动势以端电压表示。

4. 电功率与电能 单位时间内电场力所做的功为电功率(electric power)。电功率用 P 表示,单位是瓦(W)。由于电压和电流的方向选取任意,所以电功率会出现正负。当电压、电流参考方向一致时,$P = UI > 0$ 表示吸收功率(负载),$P = UI < 0$ 表示产生功率(电源);当电压、电流参考方向不一致时,$P = UI > 0$ 表示产生功率(电源),$P = UI < 0$ 表示吸收功率(负载)。

一段时间内电路消耗(或产生)的电能量为电能(electric energy)。电能用 W 表示,其常用单位为千瓦时(kW·h),其国际标准单位为焦,符号为 J。

例 5-1-1 图 5-1-4a 中,$U = 10V$;图 5-1-4b 中,$U = -5V$,试分别比较 a、b 两点的电位高低。

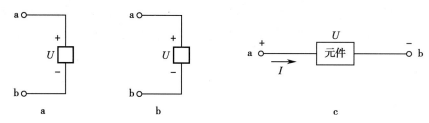

图 5-1-4 例 5-1-1 和例 5-1-2 的图

解: 图 5-1-4a 中的参考方向,a 点为正,b 点为负,因为 10V > 0,所以电压的实际方向与参考方向一致,则 a 点电位高于 b 点的电位。

图 5-1-4b 中的参考方向,a 点为正,b 点为负,因为 $U = -5V < 0$,所以电压的实际方向与参考方向相反,则 b 点电位高于 a 点的电位。

例 5-1-2 图 5-1-4c 中,$U = 10V$,$I = -3A$,试计算元件的电功率。

解: 由图可知,电压和电流为关联方向,则

$$P = UI = 10 \times (-3) = -30 \, (\text{W})$$

元件产生功率,相当于电源。

根据所学知识判断,在图 5-1-5 中,如果已知 $U = -10V$,$I = 2A$,那么,a、b 两点的电位孰高孰低;图中的元件是产生功率还是吸收功率。

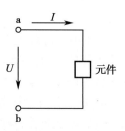

(四) 电路的基本元件

理想电路元件是组成电路模型的基本单元,元件上电压与电

图 5-1-5 问题分析用图

流之间的关系反映出元件的性质。

1. **电阻元件**　电阻元件简称电阻,图形符号如图 5-1-6a 所示。电阻的电压 U 和电流 I 的参考方向一致时,电压电流表达式为

$$U = IR \qquad \text{式 5-1-1}$$

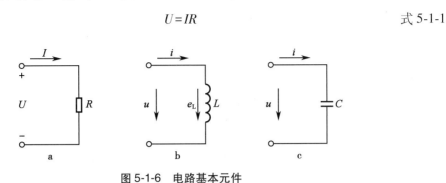

图 5-1-6　电路基本元件

在交流电路中为

$$u = iR$$

式 5-1-1 表明,电阻两端的电压与通过电阻的电流成正比。式 5-1-1 中 R 为电阻,单位为欧姆(Ω)。电阻是一种消耗电能的元件。

2. **电感元件**　电感元件简称电感,图形符号如图 5-1-6b 所示。当电感线圈 L 通以电流 i 时,就会在线圈周围产生磁场(magnetic field),电流变化,磁场随之变化,并在线圈中产生自感电动势 e_L。在各电量参考方向一致时,电压电流表达式为

$$e_L = -L \frac{\mathrm{d}i}{\mathrm{d}t} \qquad \text{式 5-1-2}$$

故

$$u = -e_L = L \frac{\mathrm{d}i}{\mathrm{d}t}$$

式 5-1-2 表明,电感两端的电压与它的电流对时间的变化率成正比。式中 L 为电感,单位为亨(H)。电感是具有磁场能量储存特性的元件。

3. **电容元件**　电容元件简称电容,图形符号如图 5-1-6c 所示。电容在电压 u 和电流 i 参考方向一致时,电压电流表达式为

$$i = C \frac{\mathrm{d}u}{\mathrm{d}t} \qquad \text{式 5-1-3}$$

式 5-1-3 表明,电容中的电流与其两端的电压对时间的变化率成正比。式中 C 为电容,单位为法拉(F)。电容加以电压时,两极板间形成电场(electric field),电容是具有电场能量储存特性的元件。

4. **电路元件的串并联**　在选用电阻、电感、电容元件时,如果单个元件标称值不合适,则可将同类几个元件进行串联或并联。

(1) 两个元件串联:两个元件串联时,等效元件值分别为

$$R=R_1+R_2, L=L_1+L_2, C=\frac{C_1\times C_2}{C_1+C_2} \qquad 式5-1-4$$

（2）两个元件并联：两个元件并联时，等效元件值分别为

$$R=\frac{R_1\times R_2}{R_1+R_2}, L=\frac{L_1\times L_2}{L_1+L_2}, C=C_1+C_2 \qquad 式5-1-5$$

式5-1-4和式5-1-5中，等效电感L的计算仅适用于两个无互感线圈的串联和并联。

（五）电路状态

一个电路有开路、短路、有载工作三种状态，现以图5-1-1b所示电路为例分析电路的工作状态。

1. 开路状态 开关S断开时，电路电流I为0，称其为开路状态。开路状态时，负载消耗功率为0。

2. 短路状态 由于某种原因电源两端直接连接在一起的现象称为电源短路。电源短路时，因电源内阻R_0很小，故短路电流很大，其产生的高温达到一定程度将导致电源损坏。电源短路时，负载取用的功率为0。

3. 有载工作状态 开关S闭合时，电路中有电流I，称其为有载工作状态。有载工作状态时，负载上的功率$P=UI$。

二、直流电路分析

（一）基尔霍夫定律

基尔霍夫定律（Kirchhoff's law）包括基尔霍夫电流定律和基尔霍夫电压定律。基尔霍夫定律中的术语：电路中的每一分支称为支路（branch）。由三条或三条以上的支路相连接的点称为节点（node）。由一条或多条支路组成的闭合路径称为回路（loop）。

1. 基尔霍夫电流定律 基尔霍夫电流定律是确定连接在同一节点上各支路电流之间关系的定律，缩写为KCL。可叙述为：在任一瞬时，流入某一节点电流之和等于流出该节点的电流之和，即

$$\sum I_入 = \sum I_出 \qquad 式5-1-6$$

如图5-1-7a所示电路中，对A节点有

$$I_1+I_2=I_3$$

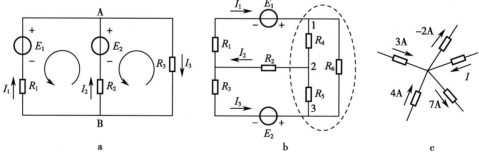

图5-1-7 KCL应用示例

KCL也可叙述为：在任一瞬时，电路中流入任一节点所有支路电流的代数和等于0，即

$$\sum I = 0 \qquad\qquad\qquad 式 5\text{-}1\text{-}7$$

如图 5-1-7a 所示电路中,对 A 节点有

$$I_1 + I_2 - I_3 = 0$$

这里把流入节点的电流取"+"号,流出节点的电流取"−"号,反之也成立。

KCL 定律还可推广应用于电路中任一假设的封闭面。例如图 5-1-7b 所示的电路,对虚线封闭面应用 KCL 可列出

$$I_1 - I_2 + I_3 = 0$$

可见,在任一瞬时,流入任一封闭面的电流之和等于流出该封闭面的电流之和。

例 5-1-3 流入和流出某节点的电流如图 5-1-7c 所示,试求电流 I。

解： 根据 KCL 得

$$I + 3 + 4 = 7 - 2$$

解得

$$I = -2(\text{A})$$

2. 基尔霍夫电压定律 基尔霍夫电压定律是确定一个回路内各部分电压之间关系的定律,缩写为 KVL。可叙述为:在任一瞬时,沿任一闭合回路绕行一周,则在这个方向上电位升之和等于电位降之和,即

$$\sum U_{升} = \sum U_{降} \qquad\qquad\qquad 式 5\text{-}1\text{-}8$$

在回路中绕行时所经过的元件电压或电动势的极性:从"−"到"+"为电位升,从"+"到"−"为电位降。

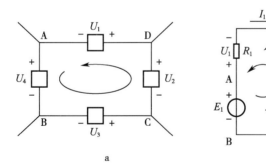

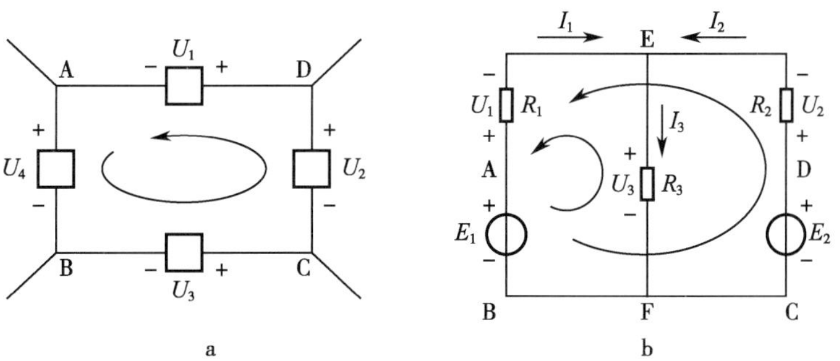

图 5-1-8 KVL 应用示例

图 5-1-8a 所示的电路,沿回路 ABCDA 绕行一周,所有电压的关系为

$$U_3 + U_2 = U_4 + U_1$$

图 5-1-8b 所示的电路,沿回路 ABFEA 绕行一周,所有电压的关系为

$$U_3 + U_1 = E_1$$

沿着回路 ABFCDEA 绕行一周,所有电压的关系为

$$E_2 + U_1 = E_1 + U_2$$

上式也可写成

$$E_2 + U_1 - E_1 - U_2 = 0$$

即

$$\sum U = 0 \qquad\qquad 式\ 5\text{-}1\text{-}9$$

因此,KVL 也可叙述为:在任一瞬时,沿任一闭合回路绕行一周,回路中所有元件电压的代数和等于 0。如果规定电位升取正号,则电位降取负号,反之也可以。

对于由电阻和电动势组成的闭合回路,电阻上的电压降是电流和电阻的乘积。对于图 5-1-8b 所示的电路,沿着回路 AEFBA 绕行一周就有

$$E_1 = I_3 R_3 + I_1 R_1$$

也可表示

$$I_3 R_3 + I_1 R_1 = E_1$$

即

$$\sum (IR) = \sum E \qquad\qquad 式\ 5\text{-}1\text{-}10$$

对电阻电路 KVL 可叙述为:在任一瞬时,沿任一闭合回路绕行一周,回路中所有电阻上电压降的代数和等于所有电动势升的代数和。电阻上电流的参考方向与回路绕行方向一致,则取正号;反之,则取负号。电动势的参考方向与回路绕行方向一致,则取正号;反之,则取负号。

KVL 也可推广到非闭合(即开口)回路中,求任意两点间的电压。例如对于图 5-1-8a 所示的 ACBA 非闭合回路,由 KVL 可得

$$U_4 = U_3 + U_{AC}$$
$$U_{AC} = U_4 - U_3$$

例 5-1-4　电路如图 5-1-8a 所示,已知 $U_1 = 12\text{V}$, $U_2 = -4\text{V}$, $U_3 = 8\text{V}$,试求电压 U_4 和 U_{AC}。

解:沿 ABCDA 回路,根据各电压的参考方向,应用 KVL 可列出

$$U_3 + U_2 = U_4 + U_1$$

则

$$U_4 = U_3 + U_2 - U_1 = 8 - 4 - 12 = -8\ (\text{V})$$

沿 ACBA 回路,应用 KVL 可得

$$U_4 = U_3 + U_{AC}$$
$$U_{AC} = U_4 - U_3 = -8 - 8 = -16\ (\text{V})$$

若沿 ACDA 回路,可得同样结果:

$$U_{AC} = U_2 - U_1 = -4 - 12 = -16\ (\text{V})$$

（二）电阻电路的分压与分流

1. 分压电路

两电阻分压电路如图 5-1-9a 所示。根据 KVL 和欧姆定律可得

$$U = U_1 + U_2 = IR_1 + IR_2 = I(R_1 + R_2)$$

则

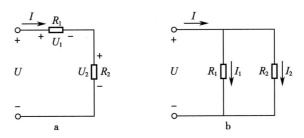

图 5-1-9 两电阻分压及分流电路

$$I = \frac{U}{R_1 + R_2}$$

$$U_1 = IR_1 = \frac{R_1}{R_1 + R_2}U, U_2 = IR_2 = \frac{R_2}{R_1 + R_2}U \qquad \text{式 5-1-11}$$

式 5-1-11 为两电阻分压公式。

2. **分流电路** 电阻分流电路如图 5-1-9b 所示,根据 KCL 和欧姆定律可得

$$I = I_1 + I_2 = \frac{U}{R_1} + \frac{U}{R_2} = \left(\frac{1}{R_1} + \frac{1}{R_2} \right) U$$

则

$$U = \frac{R_1 R_2}{R_1 + R_2} I$$

$$I_1 = \frac{U}{R_1} = \frac{R_2}{R_1 + R_2}I, I_2 = \frac{U}{R_2} = \frac{R_1}{R_1 + R_2}I \qquad \text{式 5-1-12}$$

式 5-1-12 为两电阻分流公式。

（三）电压源、电流源及其等效变换

1. **电压源** 实际电压源可用一个恒压源 U_S 和一个内阻 R_0 串联的电路模型来描述,如图 5-1-10a 所示。

由图 5-1-10a 所示电路可得

$$U = U_S - IR_0 \qquad \text{式 5-1-13}$$

式 5-1-13 反映了电压源端电压 U 与输出电流 I 之间的关系,称为电压源的外特性,其曲线如图 5-1-10b 中粗实线所示。由图可见,随着 I 的增大,U 的下降值也随之增大。

理想电压源(恒压源)的内阻 $R_0 = 0$,则端电压为

$$U = U_S \qquad \text{式 5-1-14}$$

理想电压源(ideal voltage source)的外特性曲线如图 5-1-10b 中细实线所示。理想电压源的端电压是恒定值 U_S,其输出电流 I 的大小由连接它的外部电路决定。

2. **电流源** 实际电流源可用一个恒流源 I_S 和内阻 R_0 并联的电路模型来描述,如图 5-1-10c 所示。其中电流源的输出电流为 I,端电压为 U,内阻 R_0 中的电流为 I_0,由图 5-1-10c 所示电路可得

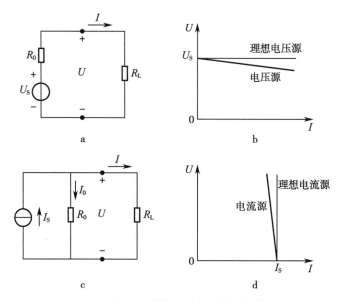

图 5-1-10　电压源、电流源及其外特性

$$I=I_S-I_0 \text{ 或 } I=I_S-\frac{U}{R_0} \qquad \text{式 5-1-15}$$

　　式 5-1-15 反映了电流源输出电流 I 与端电压 U 之间的关系,称为电流源的外特性,其曲线如图 5-1-10d 中粗实线所示。由图可见,实际电流源供给外电路的电流总比恒流源小。

　　理想电流源(恒流源)的内阻 $R_0=\infty$,其输出电流为

$$I=I_S \qquad \text{式 5-1-16}$$

　　理想电流源(ideal current source)外特性曲线如图 5-1-10d 中细实线所示。理想电流源的输出电流是恒定值 I_S,理想电流源的端电压的大小由连接它的外部电路决定。

　　理想电压源与理想电流源统称理想电源(ideal power supply)。

　　3. 电压源与电流源的等效变换　一个实际的电源可以用电压源来表示,也可以用电流源来表示,它们对于外电路而言是等效的。

　　若已知电压源的 U_S 和内阻 R_0,由式 5-1-13 得

$$I=\frac{U_S}{R_0}-\frac{U}{R_0} \qquad \text{式 5-1-17}$$

　　将式 5-1-17 和式 5-1-15 进行比较,只要 $I_S=U_S/R_0$,并且内阻 R_0 相同,则电流源与电压源外特性一致,电压源就可用电流源来等效。反之,已知电流源的 I_S 和 R_0,由式 5-1-15 可以解得

$$U=I_S R_0-IR_0 \qquad \text{式 5-1-18}$$

　　将式 5-1-18 与式 5-1-13 进行比较,只要 $U_S=I_S R_0$,并且内阻 R_0 相同,电流源可用电压源来等效。

　　例 5-1-5　电路如图 5-1-11a 所示,试求其各支路的电流。

　　解：先把电压源化成电流源,如图 5-1-11b 所示,再合并电流源,如图 5-1-11c 所示。

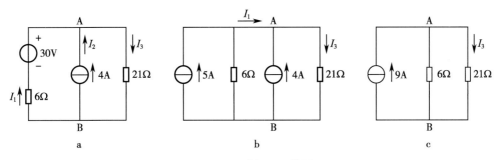

图 5-1-11　例 5-1-5 的图

由分流公式得

$$I_3 = 9 \times \frac{6}{6+21} = 2 (\text{A})$$

对于图 5-1-11a 中的 A 点

$$I_1 + I_2 = I_3$$

即

$$I_1 = I_3 - I_2 = 2 - 4 = -2 (\text{A})$$

电压源与电流源等效变换需要注意:电压源与电流源的等效变换时,两个电源的参考方向须保持一致,如图 5-1-10a 和图 5-1-10c 所示。等效变换只对外电路有效。无论是电源还是负载,与恒压源并联时不影响恒压源的两端电压,与恒流源串联时不影响恒流源的输出电流。

(四) 支路电流法

不能用电阻串并联等效变换简化成单一回路再进行计算的电路,称为复杂电路,如图 5-1-12 所示。

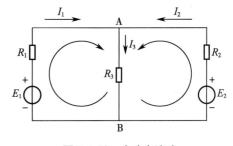

图 5-1-12　支路电流法

支路电流法是以支路电流作为未知量,直接应用 KCL、KVL 列出所需要的方程,然后联立求解各未知量得出支路电流。

图 5-1-12 所示的电路有 3 条支路、2 个节点和 3 个回路。各条支路的电流分别为 I_1、I_2 和 I_3 其参考方向如图所示。

用支路电流法对有 b 条支路和 N 个节点电路的解题方法:标出各支路电流的参考方向;列出 $(N-1)$ 个独立的 KCL 方程及 $(b-N+1)$ 个独立回路的 KVL 方程;联立求解所列 KCL、KVL 方程;求出 b 个支路电流。

例 5-1-6　如图 5-1-12 所示的电路中,已知 $E_1 = 45\text{V}$,$E_2 = 30\text{V}$,$R_1 = 3\Omega$,$R_2 = 6\Omega$,$R_3 = 18\Omega$。试用支路电流法求各支路电流。

解:各支路电流的参考方向及绕行方向如图 5-1-12 所示。应用 KCL 和 KVL 列方程如下:

$$I_1 + I_2 = I_3$$

$$E_1 = I_1R_1 + I_3R_3$$
$$E_2 = I_2R_2 + I_3R_3$$

代入已知数据并整理得方程组：

$$I_1 + I_2 - I_3 = 0$$
$$3I_1 + 18I_3 = 45$$
$$6I_2 + 18I_3 = 30$$

解方程组可得

$$I_1 = 3(A), I_2 = -1(A), I_3 = 2(A)$$

（五）叠加原理

在图 5-1-13a 所示电路中,各支路的电流是两个电源共同作用而产生的。对于线性电路而言,任何一条支路的电流(或电压)应等于电路中每一个电源单独作用在该支路中产生电流(或电压)的代数和,这就是叠加原理(superposition theorem)。"电路中一个电源单独作用"是指将其余电源全部除去(将这个电源以外的理想电压源除去,使其电动势为 0,并用短路代替;将这个电源以外的理想电流源除去,使其电流为 0,并用开路代替),但所有电源的内阻保留不变。

应用叠加原理计算电路就是将一个复杂电路的计算化成几个简单电路分别进行计算,最后把结果进行叠加,即求代数和。当电源单独作用于支路电流的参考方向与共同作用于该支路电流的参考方向一致时取正,反之则取负。

例 5-1-7 试用叠加原理计算图 5-1-13a 中的电流 I_1 和 I_3。

解: 根据叠加原理可将图 5-1-13a 等效为图 5-1-13b 和图 5-1-13c 的叠加。其中图 5-1-13b 是电压源独立作用的电路,图 5-1-13c 是电流源独立作用的电路。

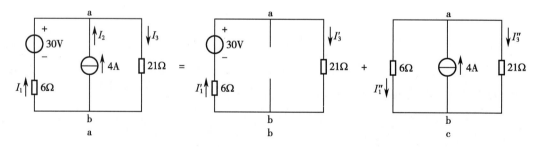

图 5-1-13 例 5-1-7 的图

对图 5-1-13a,根据全电路欧姆定律可得电流 I_1', I_3' 为

$$I_1' = I_3' = \frac{30}{6+21} = \frac{10}{9}(A)$$

对图 5-1-13c,根据分流公式可得电流 I_1'', I_3'' 为

$$I_1'' = \frac{21}{6+21} \times 4 = \frac{28}{9}(A)$$

$$I_3'' = \frac{6}{6+21} \times 4 = \frac{8}{9}(A)$$

根据叠加原理可得图 5-1-13a 中的电流 I_1 和 I_3 分别为

$$I_1 = I_1' - I_1'' = \frac{10}{9} - \frac{28}{9} = -2\,(\text{A})$$

$$I_3 = I_3' + I_3'' = \frac{10}{9} + \frac{8}{9} = 2\,(\text{A})$$

应用叠加原理时需要注意:叠加原理只适用于计算线性电路。叠加原理只适用于电压和电流的计算,不能用叠加原理计算元件的电功率。

（六）　戴维南定理

在复杂电路中,当只需要计算某一条支路电流或电压时,通常把需要计算的电流支路单独划出来,待求支路单独划出后,余下的那部分电路就成为一个有源二端网络,如图 5-1-14a 所示。

戴维南定理(Thevenin's theorem)的内容可概括为:任何一个线性有源二端网络均可以等效为一个电压源,其等效电压源的电动势等于该有源二端网络的开路电压,等效电源的内阻等于把该有源二端网络内各电源除去后得到的无源二端网络的等效电阻(除源方法与叠加原理的除源方法一样),如图 5-1-14b 所示。

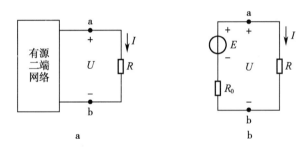

图 5-1-14　戴维南定理

用戴堆南定理解题的方法:电路图中待求的支路移去,得到一个有源二端网络;求有源二端网络的开路电压 U_{ab};求有源二端网络除源后的无源二端网络等效电阻 R_{ab};画出等效电压源;将待求支路补画到等效电压源两端,求出未知量。

例 5-1-8　电路如图 5-1-11a 所示,试用戴维南定理求 I_3。

解:断开待求(12Ω 电阻)支路,得有源二端网络,如图 5-1-15a 所示。

（1）求有源二端网络的开路电压 U_{ab}。

$$I_1 = -I_2 = -4\,(\text{A})$$
$$U_{ab} = 30 - 6I_1 = 30 - 6 \times (-4) = 54\,(\text{V})$$

（2）求有源二端网络除源后所得无源二端网络的等效电阻,如图 5-1-15b 所示,$R_{ab} = 6\,(\Omega)$。

（3）将有源二端网络等效为一个电压源,把待求(12Ω 电阻)支路与等效电源连接,得到图 5-1-15c 所示的电路,则

$$I_3 = \frac{54}{6+21} = \frac{54}{27} = 2\,(\text{A})$$

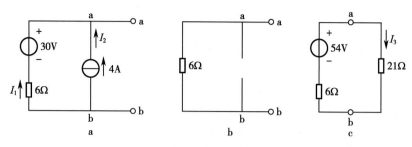

图 5-1-15　例 5-1-8 的图

应用戴维南定理时需要注意:用一个电压源等效地替代一个有源二端网络只是指它们对外电路的作用等效,它们内部的电流、电压和功率并不等效。

三、单相正弦交流电路

(一) 单相正弦交流电

按正弦规律变化的电压、电流和电动势统称为正弦(sinusoidal)交流电。由正弦交流电源激励的电路称正弦交流电路。正弦交流电分三相交流电与单相交流电两种,本处仅讨论单相交流电。正弦电流的三角函数式表示为

$$i = I_m \sin(\omega t + \varphi) \qquad \text{式 5-1-19}$$

式 5-1-19 正弦电流变化规律的波形图,如图 5-1-16 所示。

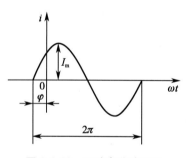

图 5-1-16　正弦电流波形图

正弦量在每一瞬时的数值称为瞬时值(instantaneous value),用小写字母表示,如 i、u、e 分别表示电流、电压和电动势的瞬时值。

1. **周期、频率和角频率**　正弦量变化一周所需的时间称为周期 T(period),周期的单位为秒(s)。每秒钟变化的次数称为频率 f(frequency),频率的单位为赫兹(Hz)。f 和 T 的关系为

$$f = \frac{1}{T} \qquad \text{式 5-1-20}$$

工程上常用角频率(angular frequency)ω 来表示正弦量变化的快慢。正弦量每秒钟变化的电角度数称为角频率,角频率的单位为弧度/秒(rad/s)。正弦交流电每变化一次为 2π 弧度。频率、周期和角频率的关系为

$$\omega = \frac{2\pi}{T} = 2\pi f \qquad \text{式 5-1-21}$$

2. **幅值、有效值**　正弦量瞬时值中的最大值称为幅值(amplitude),用大写字母加下标 m 来表示。如电流的最大值用 I_m 表示。

有效值(effective value)是用来衡量正弦量做功能力的物理量。当一个正弦电流 i 在一个周期 T 内通过某一个电阻 R 产生的热量和一个直流电流 I 在相同时间内通过同一个电阻产生的热量相同,那么这个正弦电流 i 的有效值在数值上就等于这个直流电流 I,即

$$\int_0^T Ri^2 \, \mathrm{d}t = RI^2 T$$

由此可得出正弦电流的有效值为

$$I = \sqrt{\frac{1}{T}\int_0^T i^2 \, \mathrm{d}t} \qquad\qquad 式\,5\text{-}1\text{-}22$$

将式 5-1-19 代入式 5-1-22,可得正弦电流的有效值为

$$I = \sqrt{\frac{1}{T}\int_0^T I_\mathrm{m}^2 \sin^2(\omega t + \varphi) \, \mathrm{d}t} = \sqrt{\frac{1}{T}I_\mathrm{m}^2 \int_0^T \frac{1}{2}\left[1 - \cos(2\omega t + 2\varphi)\right]\mathrm{d}t} = \frac{I_\mathrm{m}}{\sqrt{2}} = 0.707 I_\mathrm{m}$$

或

$$I_\mathrm{m} = \sqrt{2}\,I \qquad\qquad 式\,5\text{-}1\text{-}23$$

同理

$$U_\mathrm{m} = \sqrt{2}\,U \qquad E_\mathrm{m} = \sqrt{2}\,E$$

一般情况下,正弦量的大小都是指它的有效值。

3. **相位、初相位和相位差** 式 5-1-19 中的 $(\omega t + \varphi)$ 称为正弦量的相位(phase)。当 $t = 0$ 时,正弦量的相位角 φ 称为初相位(initial phase angle),φ 的单位为弧度。在工程中常以度为单位 $(-180° \leqslant \varphi \leqslant 180°)$。

在正弦交流电路分析中,经常要比较两个同频率的正弦量之间的相位关系。
设两个同频率的正弦电流为

$$i_1 = I_\mathrm{m1}\sin(\omega t + \varphi_1)$$
$$i_2 = I_\mathrm{m2}\sin(\omega t + \varphi_2)$$

它们的相位差 φ(phase difference)为

$$\varphi = (\omega t + \varphi_1) - (\omega t + \varphi_2) = \varphi_1 - \varphi_2$$

如果 $\varphi > 0$,则电流 i_1 超前 i_2 一个 φ 角度,如图 5-1-17a 所示;如果 $\varphi < 0$,则电流 i_1 滞后 i_2 一个 φ 角度;如果 $\varphi = 0$,则 i_1 与 i_2 同相位,如图 5-1-17b 所示;如果 $\varphi = 180°$,则 i_1 与 i_2 反相位,如图 5-1-17c 所示。通常将频率、幅值和初相位称为正弦量的三要素。

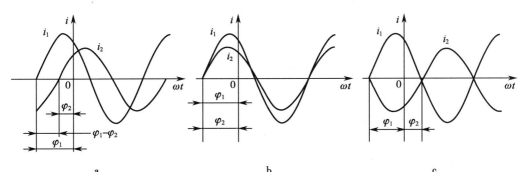

图 5-1-17 i_1 与 i_2 相位关系

（二）正弦量的相量表示法

设正弦交流电 $i=I_m\sin(\omega t+\varphi)$，其波形如图 5-1-18b 所示。现设法把正弦电流 i 表示在复平面上。复平面的横轴表示复数的实部，称为实轴，以 $+1$ 为单位；纵轴表示复数的虚部，称为虚轴，以 $+j$ 为单位。复平面上一旋转有向线段 OP 如图 5-1-18a 所示，旋转有向线段的长度等于正弦量的最大值 I_m，它的初始位置（$t=0$ 时的位置）与实轴正方向的夹角等于正弦量的初相位 φ，并以正弦量的角频率 ω 做逆时针方向旋转。

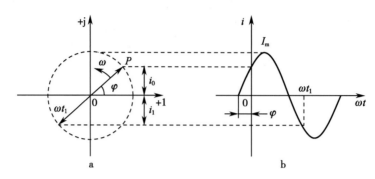

图 5-1-18   正弦量相量表示法

这一旋转有向线段具有正弦量的三要素，所以可用来表示正弦量。从图 5-1-18 可看出，正弦量的瞬时值可以由这个旋转有向线段在虚轴上的投影得到。由于正弦交流电的分析通常不涉及角频率，因此可以不用考虑有向线段旋转问题，而用该旋转有向线段在 $t=0$ 时的有向线段来表示正弦量。有向线段可用复数表示，所以正弦量也可用复数表示，复数的模即为正弦量的最大值（或有效值），复数的辐角即为正弦量的初相位。为与复数区别，将表示正弦量的复数称为相量（phasor），这种表示正弦量的方法称为正弦量的相量表示法。相量用大写字母上加小圆点表示。

以正弦电流 $i=I_m\sin(\omega t+\varphi)$ 为例，其对应的最大值相量为 $\dot I_m=I_m\angle\varphi$ 其对应有效值相量为 $\dot I=I\angle\varphi$。

值得注意的是，相量只是表示正弦量，但并不等于正弦量，相量只具有正弦量的最大值（或有效值）和初相位两个要素。只有同频率的正弦量才可进行相量运算。

按照各个同频率正弦量大小和相位关系，在同一坐标中画出其对应有向线段，这样的图形称为相量图（phasor diagram）。

例 5-1-9   已知电流 $i_1=30\sqrt2\sin(\omega t-70°)$ A，$i_2=40\sqrt2\sin(\omega t+20°)$ A，试用相量图法及复数式法求 $i=i_1+i_2$。

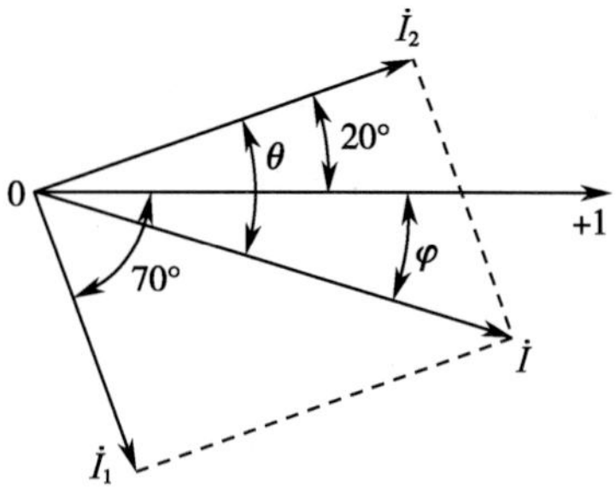

图 5-1-19   例 5-1-9 的相量图

解：相量图法，借助相量图表示法，并引用勾股定理进行运算。如图 5-1-19 所示，$\dot I_1$ 是 i_1 对应的相量，$\dot I_2$ 是 i_2 对应的相量，它们的相位差为 $90°$。因为 $i=i_1+i_2$，故可以写为 $\dot I=\dot I_1+\dot I_2$，根据平行四边形法则可得相量 $\dot I$

$$I=\sqrt{I_1^2+I_2^2}=\sqrt{30^2+40^2}=50\ (\text{A})$$

$\dot{I}$ 与实轴的夹角为负值,即 $\varphi = -(\theta - 20°)$

其中,$\theta = \arctan \dfrac{I_1}{I_2} = \arctan \dfrac{30}{40} = 37°$,则 $\varphi = -(37 - 20) = -17°$

故

$$i = i_1 + i_2 = 50\sqrt{2}\sin(\omega t - 17°)\ (\text{A})$$

复数式法:

$$\dot{I} = \dot{I}_1 + \dot{I}_2 = \left[30\cos(-70°) + \text{j}30\sin(-70°)\right] + \left[40\cos(20°) + \text{j}40\sin(20°)\right]$$
$$= (48 - \text{j}14.5) = 50\angle -17°\ (\text{A})$$

由上述结果得

$$i = i_1 + i_2 = 50\sqrt{2}\sin(\omega t - 17°)\ (\text{A})$$

(三) 单一参数元件的正弦交流电路

电阻元件、电感元件、电容元件在忽略一些次要因素后均可视为具有单一参数的元件。在讨论单一参数电路正弦交流电路时,通常令同频率的正弦量中某一正弦量的初相位为 0,称其为参考正弦量,它的相量称为参考相量。

1. 电阻元件的交流电路 电阻元件(简称电阻)的交流电路如图 5-1-20a 所示。根据所示 u、i 参考方向,并设电流 $i = I_m\sin\omega t$ 为参考正弦量,则电阻两端的电压由式 5-1-1 可得

$$u = iR = RI_m\sin\omega t = U_m\sin\omega t \qquad \text{式 5-1-24}$$

式 5-1-24 表明,在电阻的交流电路中,电压与电流是同频率的正弦量,且电压与电流同相。它们的波形图和相量图如图 5-1-20b、c 所示。在式 5-1-24 中

$$I_m = \frac{U_m}{R} \qquad \text{式 5-1-25}$$

或用有效值表示电压和电流,则

$$I = \frac{U}{R} \qquad \text{式 5-1-26}$$

式 5-1-25、式 5-1-26 中,R 为电阻(resistance),电阻的单位为欧姆(Ω)。如用相量表示电阻元件的电压与电流关系,则

$$\dot{I} = \frac{\dot{U}}{R} \qquad \text{式 5-1-27}$$

电阻 u、i 参考方向一致时,电阻中的瞬时功率(instantaneous power)为

$$p = ui = U_m I_m \sin^2\omega t = UI(1 - \cos 2\omega t) \qquad \text{式 5-1-28}$$

p 的波形如图 5-1-20d 所示,电阻元件瞬时功率总为正值。

一个周期内的瞬时功率的平均值为平均功率(average power),用 P 表示,即

$$P = \frac{1}{T}\int_0^T p\,\text{d}t = \frac{1}{T}\int_0^T UI(1 - \cos 2\omega t)\,\text{d}t = UI = I^2 R = \frac{U^2}{R} \qquad \text{式 5-1-29}$$

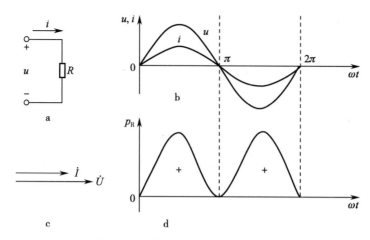

图 5-1-20 电阻元件的正弦交流电路
a. 电路图;b. 电压与电流波形图;c. 电压与电流相量图;d. 功率波形

P 是电阻元件上实际消耗的功率,又称有功功率(active power),单位为瓦(W)。

2. 电感元件的交流电路 电感元件(简称电感)的交流电路如图 5-1-21a 所示。根据所示 u、i 及 e_L 的参考方向,并设电流 $i=I_m\sin\omega t$ 为参考正弦量,则电感两端的电压由式 5-1-2 可得

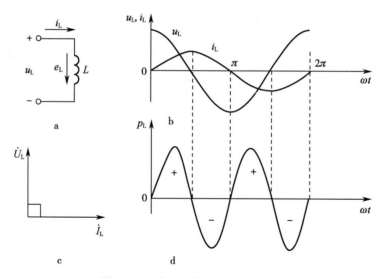

图 5-1-21 电感元件的正弦交流电路
a. 电路图;b. 电压与电流波形图;c. 电压与电流相量图;d. 功率波形

$$u = L\frac{\mathrm{d}i}{\mathrm{d}t} = L\frac{\mathrm{d}(I_m\sin\omega t)}{\mathrm{d}t} = \omega L I_m\cos\omega t = \omega L I_m\sin(\omega t + 90°) \qquad \text{式 5-1-30}$$
$$= U_m\sin(\omega t + 90°)$$

式 5-1-30 表明,在电感的交流电路中,电压与电流为同频率正弦量,在相位上电压超前电流 90°。它们的波形图和相量图如图 5-1-21b、c 所示。在式 5-1-30 中 $U_m = \omega L I_m$,若用 X_L 表示 ωL,则

$$U_m = X_L I_m \qquad \text{式 5-1-31}$$

或用有效值表示电压和电流,则

$$U = X_L I \qquad \text{式 5-1-32}$$

在式 5-1-31、式 5-1-32 中,X_L 为感抗(inductive reactance),感抗单位为欧姆(Ω)。

$$X_L = \omega L = 2\pi f L \qquad \text{式 5-1-33}$$

由式 5-1-33 可见,频率越高,感抗越大。电感对高频率电流有较大的阻碍作用,对直流无阻碍作用,即电感具有通直阻交作用。

如用相量表示电感的电压与电流关系,则

$$\dot{I} = \frac{\dot{U}}{jX_L} = \frac{\dot{U}}{j\omega L} \qquad \text{式 5-1-34}$$

电感 u、i 参考方向一致时,电感中的瞬时功率为

$$p = ui = U_m I_m \sin\omega t \cdot \sin(\omega t + 90°) = U_m I_m \sin\omega t \cdot \cos\omega t = UI\sin2\omega t \qquad \text{式 5-1-35}$$

p 的波形如图 5-1-21d 所示,在一个周期内电感从电源吸收电能量(正值部分)等于其释放给电源的电能量(负值部分)。

电感一个周期的平均功率为

$$P = \frac{1}{T}\int_0^T p\,\mathrm{d}t = \frac{1}{T}\int_0^T UI\sin2\omega t\,\mathrm{d}t = 0 \qquad \text{式 5-1-36}$$

式 5-1-35 表明,在一个周期内,电源与电感之间存在能量交换,能量交换以电压和电流有效值的乘积度量,称为无功功率(reactive power),即

$$Q = UI = I^2 X_L = U^2 / X_L \qquad \text{式 5-1-37}$$

无功功率单位是"乏"(V_{ar})

例 5-1-10　一个 0.9H 的电感接到电压为 $u = 220\sqrt{2}\sin(314t + 60°)$ V 的电源上,试求:电感的感抗、电流相量及无功功率,电流瞬时值表达式。

解: 电感的感抗为

$$X_L = \omega L = 314 \times 0.9 = 282.6(\Omega)$$

电压的相量

$$\dot{U} = 220\angle 60°(\text{V})$$

$$\dot{I} = \frac{\dot{U}}{jX_L} = \frac{220\angle 60°}{j282.6} = 0.78\angle -30°(\text{A})$$

电流瞬时值表达式

$$i = 0.78\sqrt{2}\sin(314t - 30°)(\text{A})$$

电感的无功功率

$$Q_L = UI = 220 \times 0.78 = 171.3(\text{Var})$$

3. 电容元件的交流电路　电容元件(简称电容)的交流电路如图 5-1-22a 所示。根据所示 u、i 的参考方向,并设 $u = U_m\sin\omega t$ 为参考正弦量,则电容中的电流由式 5-1-3 可得

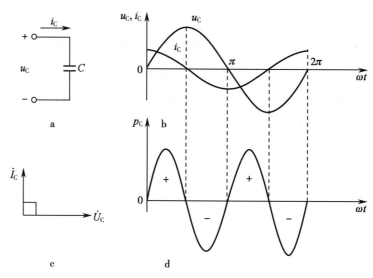

图 5-1-22　电容元件的正弦交流电路

a. 电路图;b. 电压与电流波形图;c. 电压与电流相量图;d. 功率波形

$$i = C\frac{\mathrm{d}u}{\mathrm{d}t} = C\frac{\mathrm{d}(U_m\sin\omega t)}{\mathrm{d}t} = \omega CU_m\cos\omega t = \omega CU_m\sin(\omega t + 90°)$$

$$= I_m\sin(\omega t + 90°) \qquad\qquad 式\ 5\text{-}1\text{-}38$$

式 5-1-38 表明,在电容的交流电路中,电压与电流为同频率正弦量,电流超前电压 90°。它们的波形图和相量图如图 5-1-22b、c 所示。在式 5-1-38 中

$$I_m = \omega CU_m \qquad\qquad 式\ 5\text{-}1\text{-}39$$

用有效值表示电压和电流,则

$$U = \frac{1}{\omega C}I = X_C I \qquad\qquad 式\ 5\text{-}1\text{-}40$$

式中 X_C 为容抗(capacitive reactance),容抗的单位为欧姆(Ω)。

$$X_C = \frac{1}{\omega C} = \frac{1}{2\pi fC} \qquad\qquad 式\ 5\text{-}1\text{-}41$$

式 5-1-41 表明,频率越高,则容抗 X_C 越小。电容对高频率电流有较大的传导作用,对直流相当于开路,即电容具有隔直通交的作用。

如用相量表示电容的电压与电流关系,则

$$\dot{I} = \frac{\dot{U}}{-jX_C} \qquad\qquad 式\ 5\text{-}1\text{-}42$$

电容的 u 和 i 参考方向一致时,电容中的瞬时功率为

$$p = ui = U_m I_m\sin\omega t \cdot \sin(\omega t + 90°) = U_m I_m\sin\omega t \cdot \cos\omega t = UI\sin 2\omega t \qquad 式\ 5\text{-}1\text{-}43$$

p 的波形如图 5-1-22d 所示,在一个周期内电容从电源吸收电能量(正值部分)等于其释放给电源的电能量(负值部分)。

电容一个周期的平均功率为

$$P = \frac{1}{T}\int_0^T p\mathrm{d}t = \frac{1}{T}\int_0^T UI\sin2\omega t\mathrm{d}t = 0 \qquad \text{式 5-1-44}$$

式 5-1-43 表明,在一个周期内,电源与电容之间存在能量交换。设电流 $i=I_\mathrm{m}\sin\omega t$ 及 $u=U_\mathrm{m}\sin(\omega t-90°)$,电容的瞬时功率

$$p_\mathrm{c}=ui=-UI\sin2\omega t \qquad \text{式 5-1-45}$$

电容的无功功率为

$$Q=-UI=-I^2X_\mathrm{C}=-U^2/X_\mathrm{C} \qquad \text{式 5-1-46}$$

电容的无功功率为负值,电感的无功功率为正值。

(四) 欧姆定律的相量形式和阻抗串并联

1. 欧姆定律的相量形式　在正弦交流电路中,任意一个无源二端网络两点间的电压相量和流入的电流相量之比称为阻抗(impedance),如图 5-1-23a 所示。

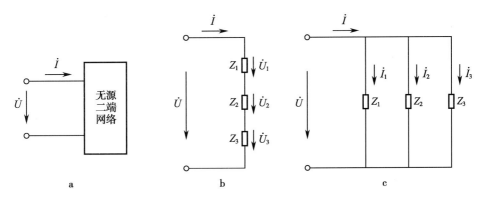

图 5-1-23　无源二端网络及阻抗串并联

$$\frac{\dot{U}}{\dot{I}}=Z \qquad \text{式 5-1-47}$$

式 5-1-47 是交流电路中欧姆定律的相量形式。Z 为复阻抗,单位为欧姆(Ω)。式 5-1-47 进一步可写成

$$\frac{\dot{U}}{\dot{I}}=Z=|Z|\angle\varphi_Z=\frac{U}{I}\angle(\varphi_\mathrm{u}-\varphi_\mathrm{i}) \qquad \text{式 5-1-48}$$

$|Z|$ 为阻抗 Z 的模,称为阻抗模(impedance modulus)。幅角 φ_Z 称为阻抗角(impedance angle)。由式 5-1-48 可知阻抗表示了交流电路中电压和电流的关系,其中阻抗模 $|Z|$ 表示了电压和电流之间的大小关系,阻抗角 φ_Z 表示了电压和电流之间的相位差角。

由阻抗定义可知,单一元件的正弦交流电路中:电阻元件的阻抗为 R;电感元件的阻抗为 jX_L;电容元件的阻抗为 $-jX_\mathrm{C}$。

2. 阻抗的串联　如果电路由若干个阻抗串联而成,如图 5-1-23b 所示。由基尔霍夫电

压定律可得

$$\dot{U} = \dot{U}_1 + \dot{U}_2 + \dot{U}_3$$

将上式两边除以电流 $\dot{I}$，由阻抗的定义可得

$$Z_{总} = \frac{\dot{U}}{\dot{I}} = Z_1 + Z_2 + Z_3 \qquad\qquad 式 5\text{-}1\text{-}49$$

式 5-1-49 表明串联电路的总阻抗等于各个阻抗之和。

3. 阻抗的并联 若电路由若干个阻抗并联而成，如图 5-1-23c 所示，由基尔霍夫电流定律可得

$$\dot{I} = \dot{I}_1 + \dot{I}_2 + \dot{I}_3 \qquad\qquad 式 5\text{-}1\text{-}50$$

由阻抗定义可知

$$\frac{\dot{U}}{Z_{总}} = \frac{\dot{U}}{Z_1} + \frac{\dot{U}}{Z_2} + \frac{\dot{U}}{Z_3} \qquad\qquad 式 5\text{-}1\text{-}51$$

约去式 5-1-51 两边的 $\dot{U}$ 可得

$$\frac{1}{Z_{总}} = \frac{1}{Z_1} + \frac{1}{Z_2} + \frac{1}{Z_3} \qquad\qquad 式 5\text{-}1\text{-}52$$

式 5-1-52 表明并联电路总的阻抗的倒数等于各部分阻抗的倒数之和。

例 5-1-11 电路如图 5-1-23b 所示，已知 $Z_1 = 40\Omega$、$Z_2 = \mathrm{j}78.5\Omega$ 及 $Z_3 = -\mathrm{j}20\Omega$，若已知电路的总电流 $I = 3.1\mathrm{A}$。试求：①电路总等效阻抗；②各部分的电压和总电压的有效值；③总电压和总电流的相位差角。

解： 图 5-1-23b 为串联电路，Z_1、Z_2、Z_3 流过同一个电流，故设电流为参考相量

$$\dot{I} = 3.1\angle 0°(\mathrm{A})$$

电路总等效阻抗为

$$Z = Z_1 + Z_2 + Z_3 = 40 + \mathrm{j}78.5 - \mathrm{j}20 = 40 + \mathrm{j}58.5 = 70.9\angle 55.6°(\Omega)$$

各部分电压为

$$\dot{U}_1 = \dot{I}Z_1 = 3.1\angle 0° \times 40 = 124\angle 0°(\mathrm{V})$$
$$\dot{U}_2 = \dot{I}Z_2 = 3.1\angle 0° \times 78.5\angle 90° = 243.4\angle 90°(\mathrm{V})$$
$$\dot{U}_3 = \dot{I}Z_3 = 3.1\angle 0° \times 20\angle -90° = 62\angle -90°(\mathrm{V})$$

总电压为

$$\dot{U} = \dot{U}_1 + \dot{U}_2 + \dot{U}_3 = \dot{I}Z = 3.1\angle 0° \times 70.9\angle 55.6° = 220\angle 55.6°(\mathrm{V})$$

总电压和总电流的相位差角

$$\varphi_z = \varphi_u - \varphi_i = 55.6° - 0° = 55.6°$$

例 5-1-12 电路如图 5-1-23c 所示，已知 $Z_1 = 20\Omega$、$Z_2 = \mathrm{j}20\Omega$ 及 $Z_3 = -\mathrm{j}20\Omega$，$\dot{U} = 220\angle 0°$ V，试求：$\dot{I}_1$、$\dot{I}_2$、$\dot{I}_3$、$\dot{I}$。

解：

$$\dot{I}_1 = \frac{220\angle 0°}{20} = 11\angle 0°(\text{A})$$

$$\dot{I}_2 = \frac{220\angle 0°}{\text{j}20} = 11\angle -90°(\text{A})$$

$$\dot{I}_3 = \frac{220\angle 0°}{-\text{j}20} = 11\angle 90°(\text{A})$$

总电流为

$$\dot{I} = \dot{I}_1 + \dot{I}_2 + \dot{I}_3 = 11\angle 0° + 11\angle -90° + 11\angle 90° = 11\angle 0°(\text{A})$$

正弦交流电路中的总电压和总电流的相位差角 φ_z 的正负代表了电路的不同性质，$\varphi_z = \varphi_u - \varphi_i > 0$，电压相位超前电流相位，电路呈现电感性。$\varphi_z = \varphi_u - \varphi_i < 0$，电压相位滞后电流相位，电路呈现电容性。$\varphi_z = \varphi_u - \varphi_i = 0$，电压相位与电流相位相同，电路呈现电阻性。

第二节　电子学基础

一、常用半导体器件

（一）半导体基础知识

1. 半导体的分类　在自然界中，按其导电性能的不同，大致可分为为导体、绝缘体及半导体。具有纯净、单晶体结构的半导体为本征半导体（intrinsic semiconductor）。

半导体器件最常用的材料是单晶体结构硅和锗，其原子的最外层都有 4 个价电子，为四价元素。单晶体结构中，原子与原子之间会形成共价键（covalent bond）。在绝对零度时，电子被共价键束缚无法自由移动而不能导电。温度升高或受光照，一些价电子挣脱共价键的束缚成为自由电子（free electron），并在其共价键中留下一个空位，这个空位称为空穴（hole），自由电子和空穴分别带负电和正电，它们都称为载流子（carrier）。本征半导体中自由电子与空穴成对产生，成对复合，如图 5-2-1a 所示。

2. N 型半导体和 P 型半导体　在硅（或锗）本征半导体中掺入微量的 5 阶元素，如磷（或锑）等，它就成为 N 型半导体（N-type semiconductor）。磷原子 5 个价电子中 4 个与相邻的 4 个硅原子的价电子形成共价键，余下的 1 个价电子较容易挣脱磷原子核的束缚而成为自由电子，如图 5-2-1b 所示。N 型半导体中，自由电子是多数载流子，空穴是少数载流子，它主要靠自由电子导电。

在硅（或锗）本征半导体中掺入微量的 3 阶元素，如硼（或铟）等，它就成为 P 型半导体（P-type semiconductor）。硼原子有 3 个价电子，与周围 4 个硅原子的价电子形成共价键时，因缺少 1 个价电子，使其中一个共价键内出现空穴。相邻硅原子共价键中的价电子只要获得较小的能量，就会去填补这个空穴，原来硅原子的共价键因缺少 1 个电子而产生了空穴，如图 5-2-1c 所示。P 型半导体中，空穴是多数载流子，自由电子是少数载流子，它主要靠空穴导电。

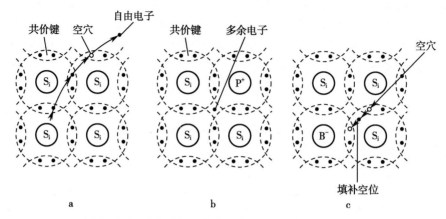

图 5-2-1   本征半导体及本征半导体掺微量磷、硼元素

3. **PN 结及其单向导电性**   P 型半导体(P 区)中空穴为多子,电子为少子;N 型半导体(N 区)中电子为多子,空穴为少子。当 P 区和 N 区结合在一起时,交界处出现电子、空穴浓度差,电子和空穴都出现了从高浓度区域向低浓度区域的扩散运动,如图 5-2-2a 所示。扩散运动使 P 区中留下了不能移动的负离子,而 N 区中留下了不能移动的正离子。这些带电离子在 P 区和 N 区的交界面形成一个空间电荷区,即 PN 结(PN junction),如图 5-2-2b 所示。

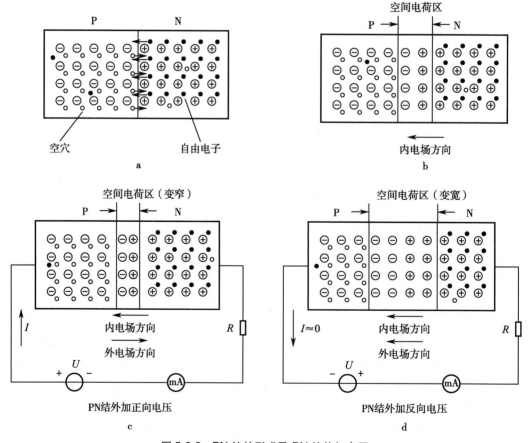

图 5-2-2   PN 结的形成及 PN 结外加电压

由正、负离子作用产生的电场为内电场,方向由 N 区指向 P 区。随着扩散运动的进行,空间电荷区不断变宽,内电场不断加强,使 P 区、N 区间的多子扩散运动减缓,P 区、N 区间少子漂移运动加强,最终扩散运动与漂移运动达到动态平衡,形成相对稳定的 PN 结。

电源正极与 P 区相连,负极与 N 区相连,PN 结上所加的电压为正向电压,亦称正向偏置。PN 结正向置偏时,空间电荷区变窄,PN 结处于导通(turn-on)状态,有较大电流通过 PN 结,如图 5-2-2c 所示。电源正极与 N 区相连,负极与 P 区相连,在 PN 结上所加的电压为反向电压,亦称反向偏置。PN 结反向偏置时,空间电荷区变宽,PN 结处于截止(cutoff)状态,只有很小的电流通过 PN 结,如图 5-2-2d 所示。上述情况表明 PN 结具有单向导电性,这一独特的性能是构成各种半导体器件的基础。

(二) 半导体二极管

1. 基本结构及分类　将一个 PN 结的两端引出电极,再用管壳封装起来,就成为半导体二极管(semiconductor diode)。与 P 区相连的电极称为正极,与 N 区相连的电极称为负极。常用二极管的外形如图 5-2-3a 所示。二极管的符号如图 5-2-3b 所示,符号中的三角箭头端为正极,另一端为负极。

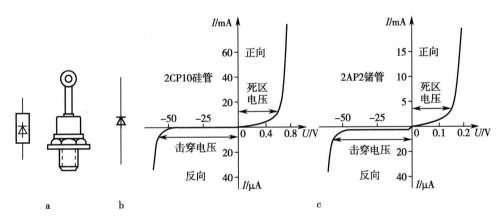

图 5-2-3　半导体二极管符号及伏安特性

二极管有点接触型、面接触型两种结构,点接触型二极管一般适用于高频小电流的工作场合,面接触型二极管一般适用低频较大电流的工作场合。

二极管按用途分类,可分为普通二极管、开关二极管、检波二极管、整流二极管、稳压二极管、发光二极管和光敏二极管等类别。

2. 伏安特性　二极管的伏安特性,即二极管两端电压和流过二极管的电流之间的关系曲线,如图 5-2-3c 所示。

观察二极管的正向特性,在死区电压(硅管 0.4V、锗管 0.1V)内,正向电流极小。当二极管两端的电压超过"死区"电压后,二极管导通,二极管导通后其两端电压(硅管 0.6~0.8V、锗管 0.2~0.3V)随电流的变化很小,观察二极管的反向特性,反向电压在一定范围内时,反向电流很小,二极管截止。反向电压超过某一定值时,反向电流突然增大,出现反向击穿(reverse breakdown),反向击穿后二极管失去单向导电性。

3. 主要参数

(1) 最大整流电流 I_{OM}:I_{OM} 为二极管允许流过的最大正向平均电流。

(2) 最高反向工作电压 U_{RM}:U_{RM} 为二极管不被反向击穿的最高反向峰值电压。

二极管的其他参数,可查阅半导体器件手册。

（三）稳压管

稳压管是一种特殊半导体硅二极管,其工作在反向击穿状态,而又不至于损坏。

1. 稳压管符号及伏安特性　稳压管的常见外形,如图 5-2-4a 所示。稳压管的符号如图 5-2-4b 所示,符号中的三角箭头端为正极,另一端为负极。稳压管的伏安特性曲线,如图 5-2-4c 所示。

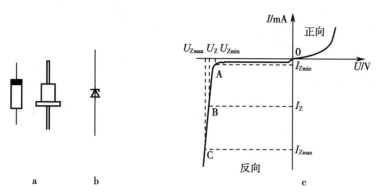

图 5-2-4　稳压管符号及伏安特性

由图 5-2-4c 可见,稳压管的稳压特性反映在电压达到 U_Z（反向击穿电压）时,反向击穿电流在较大范围内变化,其两端电压变化很小。反向电流不可超过规定值,否则稳压管会因过热而损坏。

2. 主要参数

（1）稳定电压 U_Z：U_Z 为稳压管正常工作时管子两端的电压。

（2）稳定电流 I_Z：I_Z 为稳压管工作在稳定电压时的参考电流。

稳压管的其他参数,可查阅半导体器件手册。

（四）半导体三极管

半导体三极管通常也称双极型晶体管（bipolar junction transistor）是最重要、应用最广泛的一种半导体器件,它具有放大和开关作用,可以用来组成各种功能的电子电路。

1. 基本结构　三极管是通过一定的制作工艺将两个 PN 结组合起来,并引出三个电极,用管壳封装而成的半导体器件。常用三极管的外形如图 5-2-5a 所示。

三极管按 PN 结组合方式不同,可分 NPN 型和 PNP 型两类。三极管有发射区、基区和集电区三个区,由这三个区引出的三根电极线分别为发射极-E、基极-B 和集电极-C。发射区和基区间的 PN 结为发射结（emitter diode）,集电区和基区间的 PN 结为集电结（collector diode）。NPN 型三极管的结构及符号如图 5-2-5b 所示,PNP 型三极管的结构及符号如图 5-2-5c 所示。图中发射极的箭头方向表示实际电流方向。

2. 工作原理　三极管的主要功能是放大作用。下面通过三极管的共发射极放大实验电路来了解三极管的放大原理,实验电路中三极管的发射结正向偏置,集电结反向偏置,如图 5-2-6 所示。

改变可变电阻 R_W 的阻值,使基极电流 I_B 为不同的数值,测出相应的集电极电流 I_C 和发射极电流 I_E,实验数据如表 5-2-1 所示。

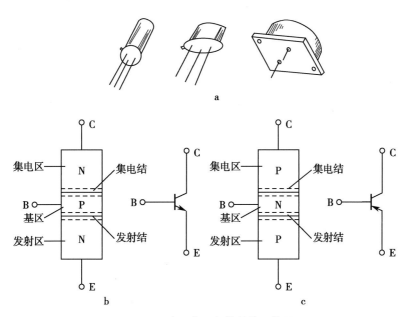

图 5-2-5　半导体三极管结构及符号

a. 常见半导体三极管的外形；b. NPN 半导体三极管结构及符号；c. PNP 半导体三极管结构及符号

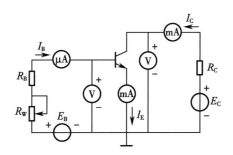

图 5-2-6　半导体三极管电流放大原理实验电路

表 5-2-1　不同基极电流下的集电极电流和发射极电流

I_B/mA	0	0.02	0.04	0.06	0.08
I_C/mA	<0.001	0.70	1.50	2.30	3.10
I_E/mA	<0.001	0.72	1.54	2.36	3.18
I_C/I_B	0	35	37.5	38.3	38.7

对实验数据进行分析，可以得到如下结论：

（1）三个电流符合基尔霍夫电流定律。

$$I_E = I_C + I_B$$

（2）I_C 略小于 I_E，而比 I_B 大几十倍，I_C/I_B 的比值远大于 1。

（3）把基极电流和集电极电流的相对变化比较一下，例如 I_B 从 0.06mA 增加到

0.08mA 时,I_C 将从 2.30mA 增加到 3.10mA,即

$$\frac{\Delta I_C}{\Delta I_B} = \frac{3.10-2.30}{0.08-0.06} = 40$$

由此可得出一个非常重要的结论:基极电流较小的变化可以引起集电极电流较大的变化。这就是三极管的电流放大作用。I_C/I_B 称为直流电流放大系数(dc beta),用 $\overline{\beta}$ 表示。$\Delta I_C/\Delta I_B$ 的比值称为交流电流放大系数(ac beta),用 β 表示。

3. 特性曲线   三极管各极电压和电流之间的关系可用伏安特性曲线来表示。这里以硅三极管共发射极电路为例,讨论其输入和输出特性。

(1)输入特性曲线:输入特性曲线是指当集-射极电压 U_{CE} 为常数时,输入电路中基极电流 I_B 与基-射极电压 U_{BE} 之间的关系曲线 $I_B = f(U_{BE})|_{U_{CE}=常数}$ 如图 5-2-7a 所示。

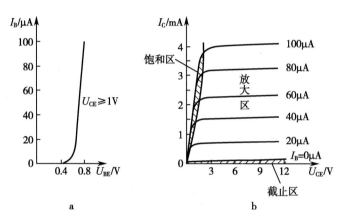

图 5-2-7   半导体三极管特性曲线

由图可见,三极管的输入特性曲线有一段死区电压,硅管的死区电压约为 0.4V,在正常工作情况下,NPN 型硅管的发射结电压 U_{BE} 约为 0.7V。

(2)输出特性曲线:输出特性曲线是指当基极电流 I_B 为常数时,输出电路中集电极电流 $I_C = f(U_{CE})|_{I_B=常数}$ 在不同的 I_B 下,得出的一组曲线,如图 5-2-7b 所示。

通常把三极管的输出特性曲线分为三个工作区:

1)放大区:曲线近于水平的部分是放大区。在放大区,$I_C = \overline{\beta}I_B$。工作在放大区的条件是发射结正向偏置,集电结反向偏置。

2)截止区:$I_B = 0$ 对应曲线以下区域为截止区。工作在截止区的条件是发射结与集电结均反向偏置。

3)饱和区:当 $U_{CE} < U_{BE}$ 时,三极管处于饱和区。此时,$I_C = \overline{\beta}I_B$ 不再适用。工作在饱和区的条件是发射结与集电结均正向偏置。

4. 主要参数

(1)电流放大系数 β:β 为 ΔI_C 与 ΔI_B 的比值,一般情况下取 $\beta = \overline{\beta}$。

(2)集-基极反向饱和电流 I_{CBO}:I_{CBO} 为集-基极反向饱和电流,I_{CBO} 越小,管子的热稳定性越好。

(3)集电极最大允许耗散功率 P_{CM}:P_{CM} 为集电极电流和电压乘积允许的最大值。

三极管的其他参数可查阅半导体器件手册。

二、基本放大电路

（一）共发射极放大电路

1. 共发射极放大电路组成 共发射极放大电路（common emitter amplifying）如图 5-2-8a 所示，图中的放大电路输入回路与输出回路以三极管发射极 E 为公共端，故称为共发射极放大电路。图 5-2-8a 中三极管 VT 用于信号放大。电源 U_{CC} 通过 R_{B1}、R_{B2}、R_C 和 R_E 提供直流偏置，使三极管 VT 发射结正向偏置，集电结反向偏置。交流信号放大时，R_C 用于将变化的集电极电流转换为变化的电压。耦合电容 C_1 和 C_2 用于隔直通交，使放大电路与前、后外部电路直流隔离，而交流信号顺畅进出放大电路。旁路电容 C_E，对于直流视为开路，对于交流视为通路。

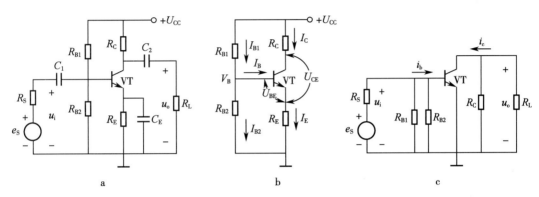

图 5-2-8 共发射极放大电路及其直流通路与交流通路

2. 静态分析 放大电路无输入信号时的工作状态称为静态。对图 5-2-8b 所示直流通路（direct current path）所提供的静态电压和电流进行计算及分析为静态分析。通过静态分析可得信号放大的直流基点。静态电压和电流均用大写字母加大写字母的下标来表示，如 I_B、I_C、U_{BE} 和 U_{CE} 等。

图 5-2-8b 所示直流通路，由基尔霍夫电流定律可得

$$I_{B1} = I_{B2} + I_B \qquad\qquad 式 5\text{-}2\text{-}1$$

$$V_B = U_{BE} + U_{R_E} \qquad\qquad 式 5\text{-}2\text{-}2$$

通过元件参数的选择，当使 $I_{B2} = (5 \sim 10) I_B$ 时，式 5-2-1 可被写作

$$I_{B1} \approx I_{B2} = \frac{U_{CC}}{R_{B1} + R_{B2}} \qquad\qquad 式 5\text{-}2\text{-}3$$

由式 5-2-3 可得

$$V_B = \frac{U_{CC}}{R_{B1} + R_{B2}} R_{B2} \qquad\qquad 式 5\text{-}2\text{-}4$$

将式 5-2-4 中 V_B 代入式（5-2-2）即可得 I_C。

$$I_E = \frac{V_B - U_{BE}}{R_E} \approx I_C \qquad\qquad 式 5\text{-}2\text{-}5$$

由此可得 I_B 和 U_{CE}。

$$I_B = \frac{I_E}{\beta+1} \qquad \text{式 5-2-6}$$

$$U_{CE} \approx U_{CC} - I_C(R_C + R_E) \qquad \text{式 5-2-7}$$

在三极管的输出特性曲线上,式 5-2-7 为一直线,称为直流负载线(direct current load line),其斜率为 $-1/(R_C + R_E)$。I_B 值对应的那条输出特性曲线与直流负载线的交点 Q 称为直流静态工作点(direct current quiescent point),Q 点的横坐标读数为 U_{CE} 值,纵坐标读数为 I_C 值,如图 5-2-9 所示。

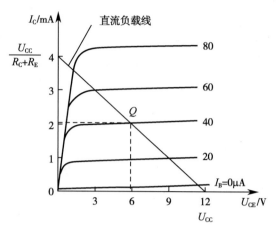

图 5-2-9　静态工作点

例 5-2-1　如图 5-2-8b 所示直流通路中,$R_{B1} = 33k\Omega$,$R_{B2} = 10k\Omega$,$R_E = 1k\Omega$,$R_C = 2k\Omega$,$U_{CC} = 12V$,$\beta = 50$,求 I_B、I_C、U_{CE}。

解:

$$V_B = \frac{U_{CC}}{R_{B1} + R_{B2}} R_{B2} = \frac{12}{33+10} \times 10 = 2.79(\text{V})$$

$$I_C \approx I_E = \frac{V_B - U_{BE}}{R_E} = \frac{2.79 - 0.7}{1} = 2.09(\text{mA})$$

$$I_B = \frac{I_E}{\beta+1} = \frac{2.09}{51} = 40(\mu\text{A})$$

$$U_{CE} = U_{CC} - I_C(R_C + R_E) = 12 - 2.09 \times (2+1) = 5.73(\text{V})$$

图 5-2-9 得出的数据与例 5-2-13 计算得出数据总体上是吻合的。静态分析时,可使用图解法,也可使用计算法。

3. 交流通路及放大原理　放大电路有输入信号时的交直流共同作用的状态称为动态。动态时,各部分的电压电流均为交流量与静态直流量的叠加。交直叠加的电压电流均用小写字母加大写字母的下标来表示,如 i_B、i_C、u_{BE} 和 u_{CE} 等。

(1)交流通路:图 5-2-8a 所示电路的交流通路(alternating current path)如图 5-2-8c 所示。其中电容 C_1、C_2、C_E 取得足够大时,容抗可忽略不计,直流电源视为理想电源,其内阻为零而被短接。图中的交流各量用小写字母加小写的下标来表示,如 i_b、i_c 等。

u_i 通过 R_{B1} 和 R_{B2} 加在三极管 B,E 之间,通过三极管的动态输入电阻形成交流的 i_b,由三极管的电流放大作用可知

$$i_c = \beta i_b \qquad \text{式 5-2-8}$$

i_c 流过由 R_C 和 R_L 并联的电路,形成放大了的 u_o 作交流信号输出。

$$u_o = -i_c(R_C /\!/ R_L) \qquad \text{式 5-2-9}$$

(2)交流放大原理:图 5-2-8a 电路的交流放大原理图解示意如图 5-2-10 所示。输入信号 u_i 叠加在 U_{BE} 上的 u_{BE} 信号加到三极管 B、E 间,如图 5-2-10a①所示。由 u_{BE} 的波形通过

逐点对应可得 i_b 叠加 I_B 上的 i_B 波形,如图 5-2-10a②所示。图 5-2-10b 的交流负载线(alternating current load line)斜率为 $-1/R_L'$($R_L'=R_C/\!/R_L$)。随着 i_B 的变化,交流负载线与输出特性曲线的交点 Q 也随之改变,根据其移动的轨迹可作出 i_C、u_{CE} 的波形,如图 5-2-10b③④所示。在分析过程中,电压和电流都含有直流分量和交流分量,但由于电容 C_2 的"隔直通交"作用,所以输出电压 u_o 只含 u_{CE} 中的交流量。从图 5-2-10 中可以看出,输出电压 u_o 和输入电压 u_i 反相。

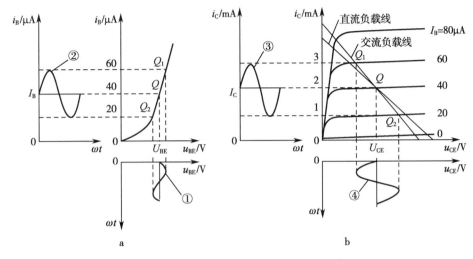

图 5-2-10　放大电路的放大原理图解示意

4. 动态分析　对含有三极管微变等效模型的放大微变等效电路进行计算及分析为动态分析。通过动态分析可得放大电路特性数据,即电压放大倍数 A_u、输入电阻 r_i 和输出电阻 r_o。

(1) 三极管微变等效电路模型:三极管是一个非线性元件,当输入信号变化量很微小时可以把三极管等效成一个线性元件,这样就可以像处理线性电路那样来处理三极管的放大电路。

1) 输入回路:从图 5-2-11a 三极管的输入特性可以看到,当输入信号很小时,在静态工作点 Q 附近的输入特性曲线可认为是一段直线,其 ΔU_{BE} 与 ΔI_B 之比为

$$r_{be}=\frac{\Delta U_{BE}}{\Delta I_B}\bigg|_{U_{CE}=\text{常数}} \qquad\qquad \text{式 5-2-10}$$

r_{be} 称为三极管的输入电阻,其大小与静态值有关,Q 点越高,其值越小(图 5-2-11b),可用式 5-2-11 估算:

$$r_{be}\approx 200(\Omega)+(1+\beta)\frac{26(\text{mV})}{I_E(\text{mA})} \qquad\qquad \text{式 5-2-11}$$

三极管的输入电阻 r_{be} 一般为 $1k\Omega$ 左右,它是对交流而言的动态电阻,反映了 u_{be} 和 i_b 之间的关系,因此三极管的 b、e 间可用一个电阻 r_{be} 等效代替,如图 5-2-11c 所示。

2) 输出回路:图 5-2-11d 所示是三极管的输出特性曲线,在放大区是一组近似等距离的平行线,i_c 的大小主要受 i_b 的控制,即

$$i_c=\beta i_b \qquad\qquad \text{式 5-2-12}$$

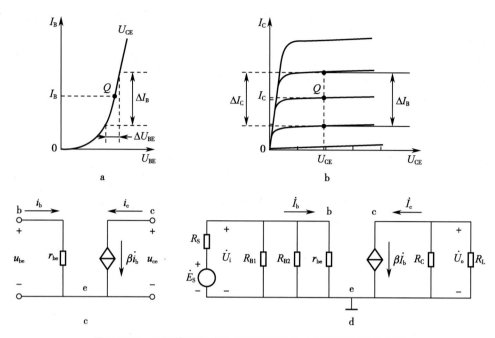

图 5-2-11   三极管微变等效电路模型及放大电路微变等效电路

因此,三极管 c、e 间可用一个受控的电流源来等效代替,其大小 $i_c=\beta i_b$,方向由 i_b 决定,如图 5-2-11c 所示。

（2）放大电路的微变等效电路:图 5-2-8a 放大电路的微变等效电路如图 5-2-11d 所示。

1）放大电路电压放大倍数:放大电路的输出电压 $\dot{U}_o$ 与输入电压 $\dot{U}_i$ 之比称为放大器的电压放大倍数 A_u。由图 5-2-11d 可知

$$\dot{U}_i=r_{be}\dot{I}_b$$
$$\dot{U}_o=-R'_L\dot{I}_C=-\beta R'_L\dot{I}_b$$

式中

$$R'_L=R_C/\!/R_L$$
$$A_u=\frac{\dot{U}_o}{\dot{U}_i}=-\beta\frac{R'_L}{r_{be}}\qquad\text{式 5-2-13}$$

式中的负号表示输出电压与输入电压反相。

2）放大电路的输入电阻:从放大电路输入端看进去的电阻,称为输入电阻 r_i。由图 5-2-11d 可知

$$r_i=\frac{\dot{U}_i}{\dot{I}_i}=R_{B1}/\!/R_{B2}/\!/r_{be}\qquad\text{式 5-2-14}$$

通常 $R_{B1}/\!/R_{B2}\gg r_{be}$,$r_i\approx r_{be}$,$r_{be}$ 为 1kΩ 左右。

对于有内阻 R_S 的信号源,放大器获得的输入电压为

$$\dot{U}_i=\dot{E}_S\frac{r_i}{r_i+R_S}\qquad\text{式 5-2-15}$$

显然,放大器的输入电阻 r_i 越大,放大器从信号源得到的分压越大,信号源的内阻对输入信号的影响就越小。

3）放大电路的输出电阻:在除去信号源,保留 R_S 后,从放大电路输出端看进去的等效电阻称为放大电路的输出电阻 r_o。

由图 5-2-11d 可知,$\dot{E}_S = 0$,$\dot{I}_b = 0$,则 $\dot{I}_c = \beta \dot{I}_b = 0$,受控电流源相当于开路,故

$$r_o \approx R_C \qquad\qquad 式\ 5\text{-}2\text{-}16$$

R_C 一般为几千欧,R_C 大带负载能力差。r_o 通常要求小一些。

例 5-2-2　由图 5-2-8a 得出的图 5-2-11d 所示微变等效电路中,$R_{B1} = 33\text{k}\Omega$,$R_{B2} = 10\text{k}\Omega$,$R_C = 2\text{k}\Omega$,$R_L = 2\text{k}\Omega$,取 $r_{be} = 1\text{k}\Omega$。求电压放大倍数 A_u、输入电阻 r_i、输出电阻 r_o。

解:

$$R'_L = R_C /\!/ R_L = \frac{2 \times 2}{2 + 2} = 1\,(\text{k}\Omega)$$

$$A_u = \frac{\dot{U}_o}{\dot{U}_i} = -\beta \frac{R'_L}{r_{be}} = -65 \times \frac{1}{1} = -65$$

$$r_i = R_{B1} /\!/ R_{B2} /\!/ r_{be} \approx r_{be} = 1\,(\text{k}\Omega)$$

$$r_o \approx R_C = 2\,(\text{k}\Omega)$$

5. 放大电路特点　图 5-2-8a 所示的共发射极放大电路,当温度上升造成三极管的 I_C 变化时,电路具有静态工作点自动稳定功能,稳定过程表示如下:

$$T\uparrow \rightarrow I_C\uparrow \rightarrow U_{R_E}\uparrow \rightarrow U_{BE}(U_{BE} = V_B - U_{R_E})\downarrow \rightarrow I_B\downarrow \rightarrow I_C\downarrow$$

R_E 越大,调节效果越显著。R_E 在稳定静态工作的同时,也使交流电压放大倍数下降,并联在 R_E 上的 C_E 对直流无影响,对交流可视为短路,消除了 R_E 对交流电压放大倍数影响。根据静态分析,I_C 和 U_{CE} 与三极管参数 β 无关,更换三极管,无需调整直流静态工作点。

（二）共集电极放大电路

共集电极放大电路（common collector amplifier）如图 5-2-12a 所示。输入信号从基极输入,输出信号从发射极输出,公共端为集电极。

1. 静态分析　共集电极放大电路的直流通路如图 5-2-12b 所示,由图可估算静态工作电流及电压。

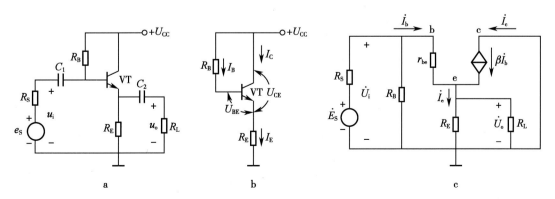

图 5-2-12　共集电极放大电路及其直流通路与微变等效电路

$$I_B = \frac{U_{CC} - U_{BE}}{R_B + (1+\beta) R_E} \approx \frac{U_{CC}}{R_B + (1+\beta) R_E} \qquad 式\ 5\text{-}2\text{-}17$$

$$I_E = I_B + I_C = (1+\beta) I_B \qquad 式\ 5\text{-}2\text{-}18$$

$$U_{CE} = U_{CC} - R_E I_E \qquad 式\ 5\text{-}2\text{-}19$$

2. 动态分析

（1）电压放大倍数：由图 5-2-12a 所示共集电极放大电路的微变等效电路如图 5-2-12c 所示。由图可得

$$R_L' = R_E /\!/ R_L$$

$$\dot{U}_o = R_L' \dot{I}_e = (1+\beta) R_L' \dot{I}_b$$

$$\dot{U}_i = r_{be} \dot{I}_b + R_L' \dot{I}_e = r_{be} \dot{I}_b + (1+\beta) R_L' \dot{I}_b$$

$$A_u = \frac{\dot{U}_o}{\dot{U}_i} = \frac{(1+\beta) R_L' \dot{I}_b}{r_{be} \dot{I}_b + (1+\beta) R_L' \dot{I}_b} = \frac{(1+\beta) R_L'}{r_{be} + (1+\beta) R_L'} \qquad 式\ 5\text{-}2\text{-}20$$

通常 $(1+\beta) R_L' \gg r_{be}$，故放大倍数接近 1 但小于 1，且输出电压与输入电压同相。

（2）输入电阻：共集电极放大电路的输入电阻 r_i 可以从图 5-2-12c 所示的微变等效电路得出，即

$$r_i = R_B /\!/ [r_{be} + (1+\beta) R_L'] \qquad 式\ 5\text{-}2\text{-}21$$

由式 5-2-21 可见，共集电极放大电路的输入电阻很高，可达几十千欧到几百千欧。

（3）输出电阻：共集电极放大电路输出电阻是在除去信号源，保留 $R_S' = R_S /\!/ R_B$，除去 R_L 后，从放大电路输出端看进去的等效电阻。共集电极放大电路输出电阻

$$r_o \approx \frac{r_{be} + R_S}{\beta} \qquad 式\ 5\text{-}2\text{-}22$$

由式 5-2-22 可见，共集电极放大电路的输出电阻很小，一般只有几十欧姆。

3. 放大电路特点　输入电阻大，输出电阻小，电压放大倍数接近于 1 但小于 1，输入输出电压同相。在多级放大电路中，用在输入级时，可减小信号源的内阻对输入信号的影响；用在输出级时，增加带负载能力；用在中间级，可提高多级放大电路的放大倍数。

（三）多级放大电路

当一级放大电路的放大倍数不能满足要求时，可以将若干个基本放大电路串联起来组成多级放大电路（multistage amplifier）。放大电路的级间耦合方式有阻容耦合，直接耦合和变压器耦合三种。一个两级阻容耦合放大电路如图 5-2-13 所示，前级为共发射极放大电路，后级为共集电极放大电路。利用 C_2 和 R_{B3} 将前后两级连接起来。

静态分析时，由于电容的隔直作用，使前后两级的静态工作点彼此独立、互不影响，因而可分别进行分析计算。

动态分析时，只要将各级的微变等效电路级联起来即为多级放大电路的微变等效电路。

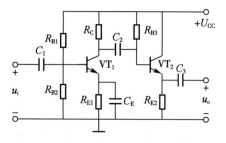

图 5-2-13　两级阻容耦合放大电路

二级放大电路的电压放大倍数 A_u 等于各级电压放大倍数 A_{u1} 和 A_{u2} 的乘积,即

$$A_u = A_{u1}A_{u2} \qquad\qquad 式5\text{-}2\text{-}23$$

在计算 A_{u1} 和 A_{u2} 时,后级的输入电阻 r_{i2} 是前级的负载电阻,前级的输出电阻 r_{o1} 就是后级的信号源内阻。多级放大电路的输入电阻 r_i 一般就是前级的输入电阻 r_{i1}。多级放大电路的输出电阻 r_o 一般就是后级的输出电阻 r_{o2}。

例 5-2-3　如图 5-2-13 所示放大电路中,已知 $R_{B1} = R_{B3} = 10\text{k}\Omega, R_{B2} = 33\text{k}\Omega, R_C = 2\text{k}\Omega, R_{E1} = R_{E2} = 1.5\text{k}\Omega$,两个三极管的 $\beta_1 = \beta_2 = 50, r_{be1} = r_{be2} = 0.6\text{k}\Omega$,求总电压放大倍数。

解：第一级共发射极放大电路的负载电阻为 $R'_{L1} = R_C /\!/ r_{i2}$,第二级的输入电阻为

$$r_{i2} = R_{B3} /\!/ \left[r_{be2} + (1+\beta_2) R_{E2} \right]$$

$$= \frac{10 \times \left[0.6 + (1+50) \times 1.5 \right]}{10 + \left[0.6 + (1+50) \times 1.5 \right]} = 8.85\text{k}\Omega$$

$$R'_{L1} = R_C /\!/ r_{i2} = \frac{2 \times 10^3 \times 8.85 \times 10^3}{2 \times 10^3 + 8.85 \times 10^3} = 1.63 \times 10^3 \Omega = 1.63\text{k}\Omega$$

$$A_{u1} = -\beta_1 \frac{R'_{L1}}{r_{be1}} = -50 \times \frac{1.63}{0.6} = -136$$

第二级为共集电极放大电路,$A_{u2} \approx 1$,故

$$A_u = A_{u1}A_{u2} = -136 \times 1 = -136$$

（四）功率放大电路

功率放大电路(power amplifier)是向负载提供信号功率的放大电路,要求输出功率大、效率高,失真小。

1. 功率放大电路的三种工作状态　功率放大电路中,根据三极管静态工作点的位置的不同,可分为甲类、甲乙类、乙类三种工作状态,如图 5-2-14 所示。图 5-2-14a 为甲类工作状态,输出失真小,效率低于 50%。图 5-2-14b 为甲乙类工作状态,失真较甲类严重,输出效率高于甲类。图 5-2-14c 为乙类工作状态,失真较甲乙类严重,效率最高可达 78.5%。

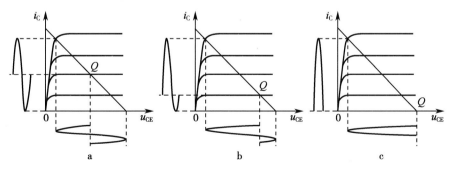

图 5-2-14　功率放大电路的三种工作状态
a. 甲类；b. 甲乙类；c. 乙类

2. 互补对称功率放大电路　互补对称功率放大电路(output transformer less circuit),用两个工作在乙类的三极管分别对信号正、负半周进行功率放大,在负载上合成完整的波形,

这样既提高了效率又减小了波形失真。

（1）电路结构:互补对称功率放大电路如图 5-2-15a 所示,有两个不同类型的三极管 VT1(NPN 型)和 VT2(PNP 型),两三极管的特性基本相同,输出端有大容量电容器 C_L。

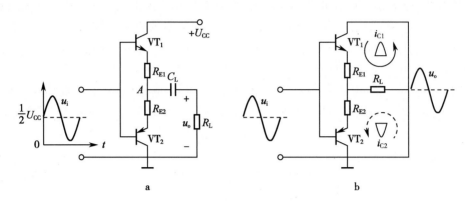

图 5-2-15   互补对称功率放大电路及交流通路

（2）工作原理:在静态时,A 点的电位为 $1/2U_{CC}$,输出耦合电容 C_L 上的电压也为 $1/2U_{CC}$。将输入端上的直流电压调到 $1/2U_{CC}$,在输入电压为 0 时,VT1、VT2 发射结处于 0 偏置,VT1、VT2 截止,工作在乙类状态。

对交流信号而言,输出耦合电容 C_L 的容抗及电源内阻均很小,可忽略不计,交流通路如图 5-2-15b 所示。在输入信号 u_i 的正半周,VT1 发射结正向偏置,VT2 发射结反向偏置,流过负载 R_L 的电流为 VT1 集电极电流 i_{c1},如图 5-2-15b 中实线所示。在输入信号 u_i 的负半周,VT1 发射结反向偏置,VT2 发射结正向偏置,流过负载 R_L 的电流为 VT2 集电极电流 i_{c2},如图 5-2-15b 中虚线所示。在输入信号一个周期内,VT1 和 VT2 交替导通,进行互补功率放大。

三极管的输入特性曲线上有一段死区电压,在波形正、负半周交越处的电压不足以克服死区电压时,将没有信号输出,出现交越失真。为避免交越失真,可使静态工作点稍高于截止点,避开死区电压段,使放大电路工作在甲乙类状态。

第三节   电子测量与仪器

一、电子测量的基础知识

（一）电子测量仪器的发展概况及分类

测量是人类对客观世界获取定量信息的过程,在这个过程中,人们借助于专门的测试仪器和设备。电子测量仪器在 20 世纪获得了许多重大的发展。20 世纪 20 年代发展起来的电子管仪器,由于采用了放大器,与电工仪表比较,灵敏度、内阻和频率范围均提高了许多,但仪器笨重,耗能较多。50 年代出现了晶体管仪器,其体积、质量和功耗大为减少,但多为指针偏转式仪器,存在测量速度低、测量误差大等缺点。到 70 年代用集成电路构成的数字仪器,以数字显示代替指针偏转,提高了测量速度,又便于读数。70 年代初,开始将微处理器应用于电子测量仪器,出现了智能仪器。近 20 年来,电子技术特别是微电子技术和计算机技术的迅猛发展促进了电子仪器技术的飞跃发展,电子仪器与计算机技术相结合使功能单一的传统仪器,变成先进的智能仪器和由计算机控制的程控式测试系统。

通常,电子测量仪器可按其功能分类如下:

1. **信号发生器**　信号发生器主要用来提供各种测量所需信号。根据用途不同,有各种波形、各种频率和各种功率的信号发生器,如低频信号发生器、高频信号发生器、函数信号发生器、脉冲信号发生器、任意波形信号发生器和射频合成信号源。

2. **电平测量仪器**　电平测量仪器主要用来测量电信号的电压、电流、电平,如电流表、电压表(包括模拟电压和数字电压表)、电平表、多用表等。

3. **信号分析仪器**　信号分析仪器主要用来观测、分析和记录各种电信号的变化,如各种示波器(包括模拟示波器和数字存储示波器)、波形分析仪、失真度分析仪、谐波分析仪和频谱分析仪等。

4. **频率、时间和相位测量仪器**　频率、时间和相位测量仪器主要用来测量电信号的频率、时间间隔和相位等参量。这类仪器有各种频率计、相位计、波长表以及各种时间、频率标准等。

5. **电子元器件测试仪器**　电子元器件测试仪器主要用来测量各种电子元器件的电参数是否符合要求。根据测试对象的不同,可分为晶体管测试仪(如晶体管特性图示仪)、集成电路(模拟、数字)测试仪和电路元件(如电阻、电感、电容)测试仪(如万用电桥和高频 Q 表)等。

6. **电波特性测试仪**　电波特性测试仪主要用来测量电波传播、干扰强度等参量,如测试接收机、场强计、干扰测试仪等。

7. **网络特性测量仪器**　这里所指的网络特性是指模拟电路网络特性,所以网络特性测量仪器也可称为模拟电路测量仪器。网络特性测量仪有阻抗测试仪、频率特性测试仪(又称扫频仪)、网络分析仪和噪声系数分析仪等,主要用来测量电器网络的各种特性。这些特性主要是指频率特性、阻抗特性、功率特性等。

8. **数字电路特性测试仪**　数字电路特性测试仪包括逻辑分析仪、特征分析仪、数字 I/O 和总线仿真器等,是数据域测试不可缺少的仪器。其中,逻辑分析仪是专门用于分析数字系统的数据测量仪器。利用它对数字逻辑的电路和系统在实时运行过程中的数据流或事件进行记录和显示,并通过各种控制功能实现对数字系统的软、硬件故障分析和诊断。

9. **辅助仪器**　辅助仪器主要用于配合上述各种仪器对信号进行放大、检波、隔离、衰减,以便使这些仪器更充分地发挥作用。各种交/直流放大器、选频放大器、检波器、衰减器、记录器及交/直流稳压电源等均属于辅助仪器。

10. **智能仪器**　人们习惯把内部装有微型计算机的新一代仪器,或者把可以进行程序控制的仪器,称为智能仪器。在电子测量仪器领域中,这是一个应用广泛而且很有前途的方向。

11. **虚拟仪器**　通常可以将虚拟仪器定义为无操作控制面板,所有动作均在计算机中通过图形化的虚拟控制面板来完成的仪器。在虚拟仪器中,硬件仅仅解决信号的输入、输出问题,软件才是整个仪器系统的关键。仪器的功能有软件来实现,就是所谓"软件即仪器"。用户可根据自己的需要,设计自己的仪器系统,满足各种应用需求,彻底打破仪器功能只能由厂家定义,用户无法改变的模式。

(二) 电子测量仪器的主要技术指标

1. **频率范围**　频率范围是指仪器能保证其他指标正常情况下的有效频率范围。对于正弦波被测信号,只要要求其工作频率在所选择仪器的有效频率范围之内,即可满足要求。

2. **准确度**　仪器的准确度,也称为精度,通常以容许误差或不确定度的形式给出。

3. **量程与分辨力**　量程是指测量仪器的测量范围。分辨力是指通过仪器所能直接反映出的被测量变化的最小值,即指针式仪表刻度盘标尺上最小刻度代表的被测量的大小或数字式仪表最低位的"1"所表示的被测量的大小。

4. **响应特性**　一般来说,仪器的响应特性是指输出的某个特征量与其输入的某个特征量之间的响应关系或驱动量与被驱动量之间的关系。

5. **输入特性与输出特性**　输入特性主要包括测量仪器的输入阻抗、输入形式等。输出特性主要包括测量结果的指示方式(即按什么方式进行读数或显示)、输出电平、输出阻抗及输出形式等。

6. **稳定性与可靠性**　仪器的稳定性是指在一定的工作条件下,在规定的时间内,仪器保持指示值或供给值不变的能力。电子测量仪器的稳定性是以稳定误差的形式来表示的。影响仪器稳定性的因素有很多,主要有温漂、电源的波动、元器件的稳定性、电路的抗干扰性能及其环境条件的改变等。

7. **电磁兼容性**　电磁兼容性是指电子系统在规定的电磁环境中按设计要求而工作的能力,即在不损失有用信号所包含信息的条件下,信号和干扰共存的能力。

(三)　测量误差及其处理

根据测量误差的性质和特点,可以将测量误差分为三大类,系统误差、随机误差和过失误差。

1. **系统误差**　在规定的测量条件下,对同一量进行多次测量时,如果误差值保持恒定或按某种确定规律变化,则称这种误差为系统误差,简称为系差,记为 ε_0。系统误差产生的原因很多,在实际应用中,如电表零点不准,温度、湿度、电源电压等变化造成的误差都属于系统误差。系统误差表明某一个测量结果偏离真值或实际值的程度。在误差理论中,常用准确度一词来表征系统误差的大小,系统误差越小,测量准确度越高。因此,系统误差决定了测量的准确度。

系统误差的特点是,它遵循一定的规律,即测量条件一经确定,误差为一确定的量值,使用多次求平均值的方法不能改变系统误差的大小。

系统误差按其遵循规律的不同可以分为恒值系差和变值系差。不因测量条件的变化而改变的系差称为恒值系差。变值系差随测量条件的变化而改变,按变化的规律又分为周期性系差、累进性系差和按复杂规律变化的系差。

2. **随机误差**　在规定的测量条件下,对同一量进行多次测量时,如果误差值发生不规则的变化,则称这种误差为随机误差,又称偶然误差。如热骚动、外界干扰和测量人员感觉器官无规律的微小变化等引起的误差都属于随机误差。

大量的测试表明,随机误差是服从统计规律的,即误差小(测量值较接近真值)的出现概率高,而误差大(偏离真值远)的出现概率低,而且大小相等的正、负误差出现的概率相等。其概率密度分布规律符合正态分布。

尽管每次测量时,随机误差的变化量是不规则的,但实践证明,如果测量次数为无穷大,则随机误差平均值的极限就会趋于零,即

$$\lim_{n \to \infty} \left(\frac{1}{n} \sum_{i=1}^{\infty} \Delta x_i \right) = 0 \qquad \text{式 5-3-1}$$

式中，Δx_i 为每次测量的绝对误差。所以对同一物理量进行多次等精度测量时，其结果的算术平均值接近于它的真值。

随机误差表明了测量结果的分散性，在理论中常用精密度一词来表征随机误差的大小。随机误差越大，精密度越低；随机误差越小，精密度越高。如果一个测量结果的随机误差和系统误差均很小，则表明结果既精密又准确，简称精度。当随机误差和系统误差用相对误差表示时，一般相对误差在 $0.05\% \sim 0.2\%$ 以内称为精确，而在工程上，相对误差为 $1\% \sim 3\%$ 就算精确了。

3. 过失误差　过失误差（又称粗大误差）是指在一定测量条件下，测量值明显偏离实际值所形成的误差。过失误差也称为疏失误差、粗大误差、差错或粗差。从性质上来看，它可能属于系统误差，也可能属于随机误差。但它的误差值一般都明显地超过相同条件下的系统误差和随机误差。产生过失误差的主要原因是读错刻度、记错数字、计算误差、测量方法不对以及引进不能允许的干扰等。在实际测量中通过分析，确认是过失误差的测量数据（称为坏值，记为 x_k）应该予以剔除。

二、信号发生器

（一）信号发生器的功用

测量用信号发生器，通常称为信号源。在研制、生产、使用、测试和维修各种电子元器件、部件及整机设备时，都需要信号源提供激励信号，由它产生不同频率、不同波形的电压和电流信号，并加到被测器件、设备上，然后用其他测试仪器观测其输出响应，如图 5-3-1 所示。信号发生器可提供符合一定电技术要求的电信号，其波形、频率和幅度都是可以调节的，并可准确读出数值。在电子测量中，信号发生器是最基本、应用最广泛的测量仪器。其功用主要包括三方面：①激励源。作为某些电气设备的激励信号源。②信号仿真。在设备测量中，常需要产生模拟实际环境特性的信号，如对干扰信号进行仿真。③校准源。产生一些标准信号，用于对一般信号源进行校准（或对比）。

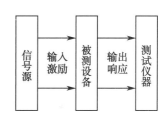

图 5-3-1　信号源的功用

（二）信号发生器的分类

信号发生器应用广泛，种类型号繁多，性能各异，分类方法也不尽相同。

1. 按频率范围分类　信号源输出频率范围很宽。国际上规定，30kHz 以下为甚低频、超低频段，30kHz 以上每 10 倍频程依次划分为低、中、高、甚高、特高、超高等频段。在微波技术中，按波长 $[\lambda(\mathrm{m}) = 300f(\mathrm{MHz})]$ 划分为米波、分米波、厘米波、毫米波等波段。在一般电子技术中，把 20Hz～10MHz 称为视频，30kHz 至几十 GHz 称为射频。当然，这些只是一个大致的划分。一般地，在电子仪器的门类划分中，"低频信号发生器"指 1Hz～1MHz 频段，波形以正弦波为主，或兼有方波及其他波形的信号发生器；"射频信号发生器"则能指产生正弦信号，频率范围部分或全部覆盖 30kHz～1GHz（允许向外延伸），并且具有一种或一种以上调制功能的信号发生器。可见，这两类信号发生器频率范围有重叠。

2. 按输出波形分类　根据使用要求，信号发生器可以输出不同波形的信号，包括正弦波信号、函数信号、扫频信号、脉冲信号、数字信号、噪声信号、伪随机信号、调制信号等。

3. 按信号发生器的性能分类   按信号发生器的性能指标,可分为一般信号发生器和标准信号发生器。前者是指对其输出信号的频率、幅度的准确度和稳定度及波形失真等要求不高的一类发生器;后者是指输出信号的频率、幅度、调制系数等在一定范围内连续可调,并且读数准确、稳定,屏蔽性良好的中、高档信号发生器。

还有其他的分类方法,例如,按照使用范围,可分为通用信号发生器和专用信号发生器(如调频立体声信号发生器、电视信号发生器及矢量信号发生器等);按照调节方式,可分为普通信号发生器、扫频信号发生器和程控信号发生器;按照频率产生方法,又可分为谐振信号发生器、锁相信号发生器及合成信号发生器等。

上面所述仅是几种常用的分类方式,而且是大致的分类。随着电子技术水平的不断发展,信号发生器的功能越来越齐全,性能越来越优良,同一台信号发生器往往具有相当宽的频率覆盖范围,以及输出多种波形信号的功能。例如,国产 EE1631 型函数信号发生器,频率覆盖范围为 0.005Hz ~ 40MHz,跨越了超低频、低频、视频、高频到甚高频几个频段,可以输出正弦波、三角波、方波、锯齿波、脉冲波、调幅波及 TTL 波等多种波形的信号。

(三)低频信号发生器

低频信号发生器是指以输出正弦波信号为主,工作频率在 1Hz ~ 1MHz 范围内的信号发生器。它能输出正弦波电压,有的还能输出一定的正弦波功率;为了满足多功能测量的需要,有的低频信号发生器还能输出方波信号。低频信号发生器主要用于测量或检修电子仪器及家用电器中的低频放大电路,也可用于测量传声器、扬声器、低频滤波器等元器件的频率特性,还可以作为高频信号发生器的外调制信号源。此外,低频信号发生器在校准电子电压表时,可用作基准电压源。因此,低频信号发生器是一种用途最为广泛的信号源。

1. 对低频信号发生器的一般要求   ①在满足各项规定指标的范围内,能连续或分波段调节输出信号的频率,并且具有较高的稳定性和准确度。一般稳定度应在 ±1% 范围内。②能连续调节输出电压,并且在整个频率范围内,输出电压应该保持稳定,其不均匀性应在 ±1dB 范围内。③应具有一种或几种不同的输出阻抗,以适应不同的需要,通常为 600Ω。此外,还有 8Ω、50Ω 和 5kΩ 等几种不同的输出阻抗。④输出信号波形的非线性失真系数不超过 1% ~ 3%。

2. 低频信号发生器的工作原理   低频信号发生器的一般原理框图如图 5-3-2 所示,主要包括主振器、连续衰减器(电位器 R_P)、电压放大器、输出衰减器、功率放大器、阻抗变换器(输出变压器)和监测器(监测电压表)。

主振器产生的低频正弦信号,经连续衰减器调节 R_P 后,可以由电压放大器直接输出,这个信号的负载能力很弱,只能供给电压,故称为电压输出。该信号经功率放大后,

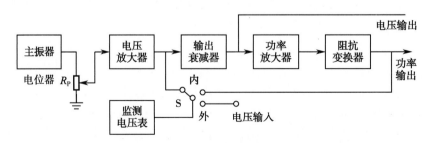

图 5-3-2   低频信号发生器原理框图

能够输出较大的功率,故称之为功率输出。在电路上可对输出功率进行步进调节。阻抗变换器用来匹配不同的负载阻抗以获得最大的功率输出。监测器实际上是一个简易的电压表,它通过开关进行切换,开关 S 置"内"端时,可分别监测输出电压(接输出衰减器的输入端时)或者监测输出功率(接功率输出端时),开关 S 置"外"端时,可测量输入电压的有效值。

三、时域测量仪器

时域测量仪器中最基本、应用最广泛的就是电子示波器,简称示波器。定义为:"一种能够显示电压信号动态波形的电子测量仪器。它能够将时变的电压信号,转换为时间域上的曲线,使原来不可见的电气信号,转换为在二维平面上只直观可见的光信号,因此能够分析电气信号的时域性质"。尤其要指出的是,示波器是一种全息仪器,能让人们观察到信号波形的全貌,能测量信号的幅度、频率、周期等基本参量,能测量脉冲信号的脉宽、占空比、上升(下降)时间、上冲、振铃等参数,还能测量两个信号的时间和相位关系。这些功能是其他电子仪器难以胜任的。

由于电子技术的进步,示波器从早期的定性观测,已发展到可以进行精确测量。其他非电物理量亦可以转换成电量,使用示波器进行观测。因此,示波器除了用来对电信号进行分析、测量外,还广泛应用于国防、科研及工农业等各领域。

(一) 示波器的分类

从 1947 年世界上第一台示波器诞生至今经历了数十年的发展,出现了各种各样的示波器。

按技术原理分为:模拟示波器和数字示波器。也有厂家将模拟示波器称为第一代示波器,而数字示波器按技术进步情况被分为第二、三、四代。

按显示屏分为:阴极射线示波管(CRT)、液晶屏(TFT)及荧光屏(VFD)示波器。

按显示原理分为:光点扫描、光栅扫描和矩阵像素点显示示波器等。

按带宽分档:模拟示波器,60MHz 以下为抵挡,300MHz 以上为高档,最高带宽只做到 1Hz~2GHz 的水平。数字示波器:500MHz 以下为低档,500Hz~2GHz 为中档,2GHz 以上为高档。

按用途主要分为:模拟示波器和专用示波器。以前,因技术原因模拟示波器的功能有限,故应特殊要求研制了别具特色的专用示波器,诸如:慢扫示波器(超低频示波器,用长余辉荧光粉)、取样示波器(用取样技术将高频信号转换为低频信号再用模拟示波器显示)、记忆示波器(模拟存储示波管,保持时间只有一周)、多束示波器(能在多电子束示波管上同时观测多个波形)及特种示波器(如高灵敏度等特殊用途的示波器)等,由于现代性能优异的数字示波器基本上取代了这些特色功能,因此已很少生产了。

按外形结构分为:台式、便捷式、手持式及适用于仪器总线的模块式。

按功能分:现代数字示波器正向多功能发展,有的示波器具有 2~4 个模拟通道、一个射频通道及 16 个数字通道,具备时域、频域、调制域及数字域观测分析能力,称为"混合域示波器"。

当今数字示波器虽已占主导地位,其采用数字电路实现波形存储,利用 A/D 变换器把模拟信号变换为数字信号。存储于半导体存储器中,然后经过变换,在屏幕上重新建立波形显示。

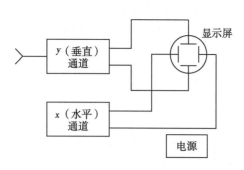

图 5-3-3   示波器的基本组成

（二）示波器的组成

示波器主要由 y（垂直）通道、x（水平）通道和显示屏三大部分组成，如图 5-3-3 所示。

y（垂直）通道：由探头、衰减器、前置放大器、延迟线和输出放大器组成，实质上是多级宽频带、高增益放大器，主要对被测信号进行不失真的线性放大，以保证示波器的测量灵敏度。

x（水平）通道：由触发电路、时基发生器和水平输出放大器组成，主要产生与被测信号适应的扫描锯齿波。

显示屏：显示屏是示波器三大重要组成部分之一。显示屏的种类很多，图 5-3-4 列出了目前已有的各种显示屏。当前用于示波器的主要是示波管、液晶屏 TFT 及荧光屏 VFD。

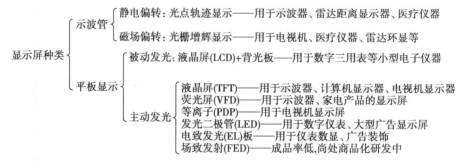

图 5-3-4   各种显示屏及其分类

四、频域测量仪器

（一）信号的时域与频域分析

一个电信号的特性可以用一个随时间变化的函数 $f(t)$ 表示，同时也可用一个频率 f 或角频率 ω 的函数 $F(\omega)$ 表示。这两种表示之间的关系在数学上可表示为一对傅里叶变换关系

$$f(t) = \frac{1}{2\pi}\int F(\omega)e^{j\omega t}d\omega \qquad\qquad 式 5\text{-}3\text{-}2$$

$$F(\omega) = \int f(t)e^{-j\omega t}dt \qquad\qquad 式 5\text{-}3\text{-}3$$

从时域 t 方向描述的电信号就是示波器上看到的波形 $f(t)$。从频域 f 方向看到的这个信号，可表示为一组沿频率轴排列的正弦信号频率的集合，即 $F(\omega)$，也就是 $f(t)$ 中所包含的各频率分量。各频率分量沿 f 轴按大小排列的图形，成为频谱图。频谱仪（正式多称频谱分析仪）能测量和显示电信号的频谱，通常只给出振幅谱或功率谱，不直接给出相位信息。

示波器和频谱仪从不同角度观测同一个电信号，各有不同的特点。示波器从时域上容易区分电信号的相位关系。通过频域测量则可以确定信号的谐波分量，还可以了解信号的频谱占用情况。因此,频域测量的用途很广,在电子测量中具有很重要的地位。

频谱分析仪的类型很多,按频谱分析仪的工作原理分,大体可分为实时型和扫频型两大类。

实时型频谱分析仪可以同时显示所有频率成分的测量结果,而扫频型频谱分析仪只能在其滤波器或本振扫描并捕捉感兴趣的信号时,顺序显示测量结果。

(二)　实时型频谱分析仪

所谓实时型频谱分析仪就是指能实时显示信号在某一时刻的频率成分及相应幅度的分析仪。在实时型频谱分析仪中具体又有并联滤波器型分析仪和快速傅里叶变换(FFT)型分析仪两种实现形式。

1. 并联滤波器型频谱分析仪　并联滤波器型频谱分析仪是一种真正实时型频谱分析仪,其原理框图如图 5-3-5 所示。

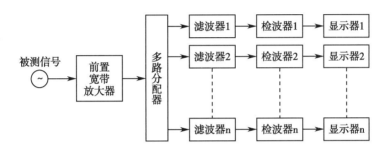

图 5-3-5　并联滤波器型频谱分析仪原理框图

被测信号经过宽带放大器放大后,由多路分配器分送至并联的多个带通滤波器,每个滤波器从被测信号选出需要的频谱分量,经检波器检波后,送到各显示器保持并显示。在设计和制作这种分析仪时,使每个滤波器的中心频率调谐在频谱内的不同频率上,这就要求滤波器的通频带很窄,滤波器的特性曲线接近矩形,且各滤波器的通带频率范围要适当重叠。使频谱分析仪能覆盖整个频率范围,被测信号中任何一个频谱成分不被遗漏,又能使被测信号中的不同频率成分在不同的显示器上显示。这样各显示器上所指示的是被测信号在该时刻所具有的频谱分布情况。这种分析仪的优点是所有的滤波器在所有时间内都和输入的被测信号连接,可以瞬时检测和显示瞬变的不确定信号,且测量速度快,动态范围宽和幅度测量准确度高等;其缺点是工作频率范围低,大约在 100kHz,这是由于该分析仪能显示的离散频谱的数目取决于滤波器的数目,而分析仪的分辨带宽取决于滤波器的带宽。可以设想频率覆盖范围是 0~100kHz,分辨率为 1kHz 的分析仪就需要 100 个滤波器和显示器,这说明该类分析仪的价格是很贵的。典型的并联滤波器型频谱分析仪采用了 32 个滤波器来折中成本和分辨率。

2. 快速傅里叶变换(FFT)型频谱分析仪　快速傅里叶变换算法可以把某一时刻的时间函数 $f(t)$ 转换为频域函数 $s(\omega)$,FFT 型频谱分析仪的原理框图如图 5-3-6 所示。

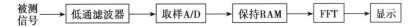

图 5-3-6　FFT 型频谱分析仪原理框图

在 FFT 型频谱分析仪中,首先在时域对被测信号进行采样,经高速 A/D 转换和快速傅里叶计算后,不仅可以确定幅度-频率函数,还可以确定相位-频率函数,从而获得被测信号的频率、幅度和相位信息,故可对非周期信号和瞬态信号进行频域分析。

FFT 型频谱分析仪的一个优点是能够快速地捕获和分析扫频式频谱分析仪不能捕获的瞬变的单次出现的信号,另一个优点是能测量幅度和相位。其缺点是,由于 FFT 型频谱分析仪的分析频率带宽受 A/D 转换器采样速率的限制,因此在目前的技术条件下,FFT 型频谱分析仪在频率范围、灵敏度和动态范围等方面,都不如超外差式频谱分析仪。

目前,FFT 型频谱分析仪的动态范围在 70~80dB,主要限制是频率的上限,其主要原因是 A/D 转换器的速度不高。对模拟信号进行 A/D 转换时,为了防止混淆,抽样频率必须符合奈奎斯特(Nyquist)有效取样定律,即一般 A/D 转换器的取样频率至少应是待测最高频率的两倍。如要对 5MHz、70dB 动态范围的信号进行测量,则要求有运行速度大于 10MHz、精度为 12 位的 A/D 转换器。可以想象,随着高速度 A/D 转换器的发展和数字信号处理技术的进步,这种分析仪的频率上限将得到扩展。目前,泰克公司研制的 RAS2200A 系列和 RAS3300A 系列实时型频谱分析仪属于典型的 FFT 型频谱分析仪。

五、电压测量仪器

电压是电子测量的一个主要参数。在集总参数电路里,表征电信号能量的三个基本参量为:电压、电流和功率。但是,从测量的观点来看,测量的主要参量是电压,因为若在标准电阻的两端测出电压值,就可通过计算求得出电流或功率。此外,包括测量仪器在内的电子设备,它们的许多工作特性均可视为电压的派生量,例如,调幅度,波形的非线性失真系数等。在非电量测量中,大多数物理量(如温度、压力、振动、速度等)的传感器也都是以电压作为输出的。因此,电压测量是其他许多电参量、非电参数测量的基础。

(一) 电压测量仪器的分类

按频率范围分类,有直流电压测量和交流电压测量两种。而交流电压测量按频段范围又分为低频、高频和超高频三类。

按被测信号的特点分类,分为脉冲电压测量、有效值电压测量等。

按测量技术分类,可分为两大类:即模拟式和数字式电压测量。模拟式电压表是指针式的,用磁电式电流表作为指示器,并在电流表表盘上以电压(或 dB)刻度。数字式电压表首先将模拟量通过模数(A/D)变换器变成数字量,然后用电子计数器计算,并以十进制数字显示被测电压值。模拟式电压表由于电路简单、价廉,特别是在测量高频电压时,其测量准确度不亚于数字电压表,故目前及今后在电压测量中仍然将占有重要地位。

(二) 万用电表

1. 用途   万用电表是一种具有多种测量项目及多个测量量程的模拟式电压表。一般的万用电表都能够直接测量直流电流、直流电压、交流电压、直流电阻和音频电平。万用电表在附加一些元器件后,还可以进行交流电流、电容量、电感量和晶体三极管直流电流放大倍数等参量的测量。

2. 组成   万用电表由表头、测量电路和转换开关等三个部分组成。万用表的表头多采用高灵敏度的磁电系测量机构。它是一个高灵敏度的动圈式直流电流表,用以指示被测之量的数值。表头的满刻度偏转电流一般为几微安到几百微安之间,通常以其满刻度的偏转电流值为灵敏度(称为直流电流灵敏度)。满偏电流越小,灵敏度就越高,测量电压时的内阻就越大。例如,常用的 500 型万用表的表头满偏电流为 $40\mu A$,测量电压时内阻为 $20\,000\Omega/V$。表头本身的准确度一般都在 0.5 级以上,做成万用表后可达到 5 级以上,有的可达到 1.0 级。表头的刻度盘上标有多种刻度尺,可直接读出被测量。

3. 工作原理　测量电路用以将各种不同的被测电量转换成能够为表头的磁电系测量机构所接受的直流电流。万用电表的测量电路,实质上是由多量程的直流电流表、多量程的直流电压表、多量程的交流电压表和多量程的欧姆表等若干种测量电路的组合而成的。

转换开关用以选择不同的测量电路和量程挡级,以适应各种测量项目和量程的要求。

(1) 直流电流表的工作原理:此类万用电表的表头是一个动圈式直流电流表,所以可直流测量很小的直流电流。目前一般用在万用电表上的是灵敏度为 $40\mu A$ 的表头,所以若要测量的电流大于表头能通过的最大电流($40\mu A$),就需要加一个与表头并联的分流电阻。万用电表通常采用如图 5-3-7 所示的多量程直流电流表电路,这种电路称为闭路抽头转换式电路。电路中各分流电阻彼此串联,然后再与表头并联,从而形成一个闭合回路。当转换开关 K 换接到不同位置时,可以改变分流电阻阻值,从而达到变换电流量程的目的。

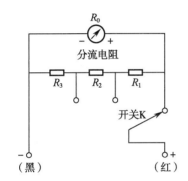
图 5-3-7　多量程直流电流表原理电路

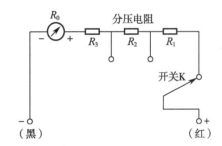
图 5-3-8　多量程直流电压表原理电路

(2) 直流电压表的工作原理:此类万用电表的表头是一个直流电流表。由于表头具有一定内阻,电流通过表头也会产生一定的电压降,这个电压降的大小与通过的电流成正比。例如,常用的灵敏度为 $40\mu A$ 的表头,其内阻约为 $3K\Omega$,当有 $40\mu A$ 的直流电流通过表头时,表头两端会有约 0.12V 的电压降。直接用表头只能测量很低的直流电压值,为了扩展表头测量直流电压的范围,需要加一个串联的分压电阻。万用电表通常采用如图 5-3-8 所示的扩展测量直流电压量程的分压电路(多量程直流电压表)。

六、阻抗测量仪器

(一) 阻抗元件 R、L、C

在电子技术中,随着频率及电路形式的不同,可分为集总参数电路和分布参数电路。本部分仅讨论频率在几百兆赫以下的集总参数电路元件(如电感线圈、电容器、电阻器等)的阻抗测量。在某些特定条件下,电路元件可近似地看成理想的纯电阻或纯阻抗。但是,严格地说,任何实际的电路元件不仅是复数阻抗,而且其数值一般都随所加的电流、电压、频率及环境温度、机械冲击等的影响而变化。特别是当频率较高时,各种分布参数的影响将变得十分严重。这时,电容器可能呈现感抗,而电感线圈可能呈现容抗。有关电感线圈、电容器和电阻器随频率改变而变化的情况读者可参考相关专业书籍。

（二）阻抗的测量特点和方法

电感线圈、电容器、电阻器的实际阻抗随各种因素的影响而变化,所以,在选用和测量 R、L、C 值时须注意以下两点:

1. 保证测量条件与工作条件尽量一致   过强的信号可能使阻抗元件表现出非线性,不同的温湿度会使阻抗表现出不同的值,尤其是在不同频率下,阻抗的变化可能很大,甚至其性能完全相反(例如,当频率高于电感线圈的固有谐振频率时,阻抗变为容性)。因此,测量时所加的电流、电压、频率、环境条件等必须尽可能地接近被测元件的实际工作条件,否则,测量结果很可能无多大价值。

2. 了解 R、L、C 的自身特性   在选用 R、L、C 元件时,就要了解各种类型元件的自身特性。例如,线绕电阻只能用于低频状态,电解电容的引线电感较大,铁芯电感要防止大电流引起的饱和。因此在测量时,要注意各种类型元件的自身特性,选择合适的测量方法和仪器。

阻抗的测量方法众多,但基本方法有四种,即伏安法、电桥法、谐振法(Q 表法)和现代数字化仪器法。

在实际测量中究竟使用哪种方法,应根据具体情况和要求来选择。例如,在直流或低频时使用的元件,用伏安法最简单,但准确度稍差;在音频范围内,选用电桥法准确度较高;在高频范围内,通常利用谐振法,这种方法准确度并不高,但比较接近元件的实际使用条件,故测量值比较符合实际情况。随着电子技术的发展,数字化、智能化的 RLC 测试仪不断推出,给阻抗测量带来了快捷和方便。

（三）电阻的测量

1. 伏安法   伏安法的理论根据是欧姆定律,即 $R = U/I$,其测量原理如图 5-3-9a 所示。具体方法是直接测量被测电阻上的端电压和流过的电流,再计算出电阻值。此法看来简单易行,但要准确测量,需要根据具体情况选择合适的仪器和测量方法。例如,电阻工作在直流状态和交流(低频)状态下,所选用的仪器则不同,而图 5-3-9b 所示电路要求电流表内阻要小,否则会给测量带来较大的误差。

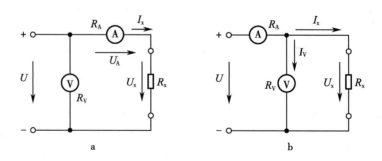

图 5-3-9   伏安法测量直流电阻
a. 第一种方案;b. 第二种方案

对于图 5-3-9 所示电路,通常在直流状态下用伏安法测量电阻,它与低频(如 50~100Hz)状态下的测量结果相差很小,因而不必选用交流仪器。

2. 阻抗测量仪器　表5-3-1列举了常用阻抗测量仪器的分类、采用的方法、优缺点及频率覆盖范围等。

表5-3-1　常用阻抗测量仪器比较

类别	仪器分类	采用方法	优点	缺点	频率范围	一般应用
模拟阻抗测量仪器	万用电桥、惠斯通电桥等各种电桥仪器	电桥法	高精度（0.1%典型值），使用不同电桥可得宽频率范围，价格低	需要手动平衡，单台仪器的覆盖范围较窄	DC~300MHz	标准实验室
	多用表，可变电阻器，参数测量仪	电压-电流法	可测量接地器件，适合于探头类测量需要	工作频率范围受使用探头互感器的限制	10kHz~100MHz	接地器件测量
	Q表	谐振法	可测很高的Q值	需要调谐到谐振，阻抗测量精度低	10kHz~70MHz	高Q值器件测量
数字阻抗测量仪器	LF阻抗测量仪	自动平衡电桥法	从低频至高频的宽频率范围，且宽的阻抗测量范围内具有高精度	不能适应更高的频率范围	20Hz~110MHz	通用元件测量
	射频阻抗分析仪	矢量电压-电流法	高频范围内具有高的精度（0.1%典型值）和宽阻抗范围	工作频率范围受限于探头使用的互感器	1MHz~3GHz	射频元件测量
	网络分析仪	网络分析法	高频率范围，当被测阻抗接近特征阻抗时得到高精度，可测量接地器件	改变测量频率需要重新校准，阻抗测量范围窄	300kHz或更高	射频元件测量

第四节　电气控制的基本知识

一、常用低压电器

（一）常用低压电器的作用与分类

电器是一种根据外界的信号和要求，手动或自动地接通或断开电路，断续或连续的改变电路参数，以实现电路或非电对象的切换、控制、保护、检测、变换和调节用的电气设备。简言之，电器就是一种能控制电的工具。低压电器通常指工作在交流电压1 500V、直流电压1 200V以下的电路中的电气设备。低压电器按用途分可分为以下几类：

1. 控制电器　用于各种控制电路和控制系统的电器。对这类电器的主要技术要求是有一定的通断能力，操作频率要高，电器的机械寿命要长。如接触器、继电器、启动器和各种控制器等。

2. 主令电器　用于发送控制指令的电器。对这类电器的主要技术要求是操作频率要高,抗冲击,电器的机械寿命要长。如按钮、主令开关、行程开关和万能转换开关等。

3. 保护电器   用于对电路和用电设备进行保护的电器。对这类电器的主要技术要求是有一定的通断能力,可靠性要高,反应要灵敏。如熔断器、热继电器、电压继电器和电流继电器等。

4. 执行电器   用于完成某种动作和传动能力的电器。如电磁铁、电磁离合器等。

5. 配电电器   在供电系统中进行电能的输送和分配的电器。对这类电器的主要技术要求是分断能力强,限流效果好,动稳定性能及热稳定性能好。如低压断路器、隔离开关、刀开关、自动开关等。

(二) 电磁机构及触点系统

1. 电磁机构   电磁机构是电磁式低压电器的关键部分,其作用是将电磁能转换成机械能。电磁机构由线圈、铁心和衔铁组成,其作用是通过电磁感应原理将电磁能转换成机械能,带动触点动作,完成接通或断开电路。电磁式低压电器的触点在线圈未通电状态时有常开(动合)和常闭(动断)两种状态,分别称为常开(动合)触点和常闭(动断)触点。当电磁线圈有电流通过,电磁机构动作时,触点改变原来的状态,常开(动合)触点将闭合,使与其相连电路接通;常闭(动断)触点将断开,使与其相连电路断开。根据衔铁相对铁心的运动方式,电磁机构可分为直动式和拍合式两种。

2. 触点系统   触点是电磁式电器的执行机构,电器就是通过触点的动作来接通或断开被控制电路的,所以要求触点导电导热性能要好。电接触状态就是触点闭合并有工作电流通过时的状态,这时触点的接触电阻大小将影响其工作情况。接触电阻大时触点易发热,温度升高,从而使触点易产生熔焊现象,这样既影响工作的可靠性,又降低了触点的寿命。触点接触电阻的大小主要与触点的接触形式、接触压力、触点材料及触点的表面状况有关。

(三) 接触器

接触器是用来接通或切断电动机或其他负载主电路的一种控制器。通常分为交流接触器与直流接触器。

接触器的基本参数有主触点的额定电流、主触点允许切断电流、触点数、线圈电压、操作频率、动作时间、机械寿命和电寿命等。

现代生产的接触器,其额定电流最大可达 2 500A,允许接通次数为 150~1 500 次/h,电寿命 50 万~100 万次,机械寿命为 500 万~1 000 万次。

(四) 继电器

继电器是一种根据某种输入信号的变化来接通或断开控制电路,实现自动控制和保护的电器。其输入量可以是电压、电流等电气量,也可以是温度、时间、速度、压力等非电气量。

继电器种类很多,常用的有电压继电器、电流继电器、功率继电器、时间继电器、速度继电器、温度继电器等。

(五) 其他常用电器

1. 主令电器   在自动控制系统中,用于发送或转换指令的电器,通常称作主令电器。常用的主令电器有控制按钮、万能转换开关、主令控制器、行程开关、接近开关等。

(1) 主令控制器:主令控制器又称主令开关,它是用来频繁控制大电路的主令电器,在控制系统中通过它发出的指令由接触器来实现对电动机的起动、调速、制动、反转或停止控制。

（2）接近开关：接近开关又称无触点接近开关，它是一种理想的电子开关量传感器，可以实现无接触检测。例如，当一被测金属体靠近接近开关区域时，接近开关就在无接触、无压力、无火花的情况下迅速准确地判定出金属体的位置。若将其用于一般行程开关控制，其定位精度、操作频率、使用寿命、安装调整的方便性和对恶劣环境的适应能力，都是一般机械式行程开关所不能比的。接近开关除检测金属体位置外，也可以用于高速计数测速，以及检测零件尺寸等。

2. 自动空气断路器 自动空气断路器又称自动空气开关或自动开关。它相当于刀开关、熔断器、热继电器和欠电压继电器的组合，是一种自动切断电路故障用的保护电器。它与接触器所不同的是允许切断短路电流，但允许操作次数较低。

二、执行元件及基本要求

（一）执行元件的种类及特点

执行元件（驱动部件）是 CNC 机床、工业机器人、各种自动机械、办公室信息设备、车辆电子设备、医疗器械、各种光学设备、家用电器等机电一体化系统（产品）必不可少的部件，如数控机床的各坐标轴的运动、工作台的进给运动以及工业机器人手臂升降、回转和伸缩等运动所用执行元件。该元件是处于机电一体化系统的机械系统与微电子控制系统的接点（连接）部位的能量转换部件。它能在微电子控制系统的控制下，将各种形式的输入能量转换为机械能，例如电动机、电磁铁、继电器、液动机、气缸、内燃机等分别把输入的电能、液压能、气压能和化学能转换为机械能。由于大多数执行元件已作为系列化商品生产，故在设计机电一体化系统或产品时可作为标准件选用、外购。

1. 执行元件的种类及特点 根据使用能量的不同，可以将执行元件划分为电动式、液动式和气动式等几种类型，如图 5-4-1 所示。电动式是将电能变成电磁力驱动机械运动机构运动的。液动式是先将电能变换为液压能并用电磁阀改变压力油的流向，从而使液压执行元件驱动机械执行机构运动。气动式与液动式的原理相同，只是将介质由油改成气体而已。其他执行元件与使用材料有关，如使用双金属片、形状记忆合金或压电元件等。

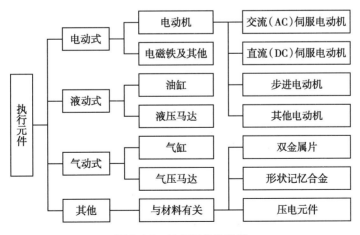

图 5-4-1 执行元件的种类

（1）电动式执行元件：电动式执行元件有控制用电动机［步进电动机、直流（DC）和交流（AC）伺服电动机］、静电电动机、磁致伸缩器件、压电元件、超声波电动机以及电磁铁等。

其中,利用电磁力的电动机、电磁铁,因其实用而成为常用的执行元件。对控制用电动机的性能除了要求稳速运转性能之外,还要求具有良好的加速、减速和伺服等动态性能以及频繁使用时的适应性和便于维修性。

控制用电动机驱动系统一般由电源供给电力并经电力变换器变换驱动电动机作回转、(或直线)运动,从而驱动负载机械运动机构运动,并在指令器给定的指令位置定位停止。这种驱动系统具有位置(或速度)反馈环节的叫闭环系统,没有位置与速度反馈环节的叫开环系统。

另外,其他电动式执行元件中还有微量位移用器件,例如:①电磁铁,由线圈和衔铁两部分组成,结构简单,由于是单向驱动,故需用弹簧复位,用于实现两固定点间的快速驱动;②压电驱动器,利用压电晶体的压电逆效应来驱动执行机构作微量位移;③电热驱动器,利用物体(如金属棒)的热变形来驱动机械运动机构的直线位移,用控制电热器(电阻)的加热电流来改变位移量,由于物体的膨胀量有限,位移量当然很小,可用在机电一体化产品中实现微量进给。

(2)液动式执行元件:液动式执行元件主要包括往复运动油缸、回转油缸、液压马达等,其中油缸占绝大多数。世界上开发了各种数字式液动执行元件,例如电-液伺服马达和电-液步进马达。这些电-液式马达的最大优点是比电动机的转矩大,可以直接驱动机械运动机构,转矩惯量比大,过载能力强,适合于重载的高加减速驱动。因此,电-液式马达在强力驱动和高精度定位时性能好,而且使用方便。对一般的电-液伺服系统,可采用电液伺服阀控制油缸的往复运动。比数字伺服式执行元件便宜得多的是用电子控制电磁阀开关的开关式伺服机构,其性能适当,而且对液压伺服起辅助作用。

(3)气动式执行元件:气动式执行元件除了用压缩空气作工作介质外,与液动式执行元件无什么区别。具有代表性的气动式执行元件有气缸、气动马达等。气压驱动虽可得到较大的驱动力、行程和速度,但由于空气黏性差,具有可压缩性,故不能在定位精度较高的场合使用。

上述几种执行元件的基本特点见表 5-4-1。

表 5-4-1　执行元件的特点及优缺点

种类	特点	优点	缺点
电动式	可使用商用电源;信号与动力的传送方向相同;有交流和直流之别,应注意电压之大小	操作简便;编程容易;能实现定位伺服;响应快,易与 CPU 相接;体积小,动力较大;无污染	瞬时输出功率大;过载能力差,特别是由于某种原因而卡住时,会引起烧毁事故,易受外部噪声影响
气动式	空气压力源的压力为$(5\sim7)\times10^5$Pa;要求技术人员技术熟练	气源方便、成本低;无泄漏污染;速度快、操作比较简单	功率小,体积大,动作不够平稳;不易小型化;远距离传输困难;工作噪声大、难于伺服
液动式	要求操作人员技术熟练;液压源压力为$(20\sim80)\times10^5$Pa	输出功率大,速度快,动作平稳,可实现定位伺服;易与 CPU 相接;响应快	设备难于小型化;液压源或液压油要求(杂质、温度、油量、质量)严格;易泄漏且有污染

（二）对执行元件的基本要求

1. **惯量小、动力大**　为使伺服系统具有良好的快速响应性能和足够的负载能力,希望执行元件具有较小的惯量并输出较大的功率。

2. 体积小、重量轻　为使智能元件易于安装及与机械系统连接,使伺服系统结构紧凑,常希望执行元件具有较小的体积和较轻的质量。这一要求在工业机器人手臂、手腕伺服系统中显得尤为突出。

3. 便于维修、安装　执行元件最好不需要维修。无刷 DC 及 AC 伺服电动机就是走向无维修的一例。

4. 宜于微机控制　根据这个要求,用微机控制最方便的是电气式执行元件。因此机电一体化系统所用执行元件的主流是电气式,其次是液压式和气压式(在驱动接口中需要增加电-液或电-气变换环节)。内燃机定位运动的微机控制较难,故通常仅被用于交通运输机械。

三、控制系统及控制器

(一) 过程控制的基本概念

采用模拟或数字控制方式对生产过程的某一或某些物理参数进行的自动控制,称为过程控制。在模拟过程控制系统中,基本控制回路是简单的反馈回路,如图 5-4-2 所示。被控量的值由传感器或变送器来检测,这个值与给定值进行比较,得到偏差,模拟调节器依一定控制规律使操作变量变化,以使偏差趋近于零,其输出通过执行器作用于过程。

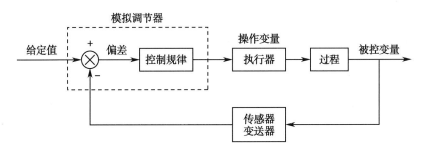

图 5-4-2　基本模拟反馈控制回路

控制规律通常采用比例、积分、微分(proportion integration differentiation,PID)关系或由此作出的简化形式。过去,这些关系的实现,必须通过相应的硬件来完成。控制回路的功能和实现这些功能的硬件几乎是一一对应的关系。因此,设计方案必须能用现有的模拟硬件来实现,控制规律的修改需要更换模拟硬件。这些局限性使模拟控制系统缺乏灵活性。对于较复杂的工业控制过程,这类系统在控制规律的实现、系统最优化、可靠性等方面难以满足更高的要求。

在模拟控制系统中,以微型计算机来代替模拟调节器,就构成了微机过程控制系统。微机过程控制系统基本框图如图 5-4-3 所示。

控制系统中引入计算机,可以充分利用计算机在对采集数据加以分析并根据所得结果作出逻辑判断等方面的能力,编制出符合某种技术要求的控制程序、管理程序,实现对被控参数的控制与管理。在计算机控制系统中,控制规律的实现,是通过软件来完成的。改变控制规律,只要改变相应的程序即可,这是模拟控制系统无法比拟的。

直接数字控制(direct digital control,DDC)系统是计算机用于过程控制的最典型的一种形式,其构成如图 5-4-4 所示。微型计算机通过过程输入通道对一个或者多个物理量进行检

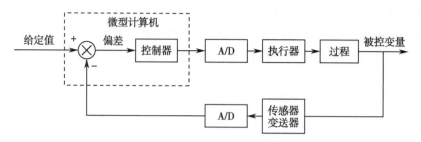

图 5-4-3   微机过程控制系统基本框图

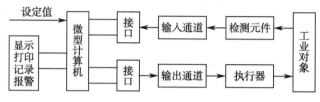

图 5-4-4   DDC 系统构成框图

测,并根据确定的控制规律(算法)进行计算,通过输出通道直接去控制执行机构,使各被控量达到预定的要求。由于计算机的决策直接作用于过程,故称为直接数字控制。

DDC 系统中的微机参加闭环控制,它不仅能完全取代模拟调节器,实现多回路的 PID 调节,而且通过改变程序能有效地实现较复杂的控制,如前馈控制、串级控制、非线性控制、自适应控制和最优控制等。因而 DDC 系统也是计算机在工业应用中最普遍的一种形式。

（二）模拟 PID 调节器

在模拟控制系统中,调节器最常用的控制规律是 PID 控制。常规 PID 控制系统原理框图如图 5-4-5 所示,系统由模拟 PID 调节器、执行机构及控制对象组成。

PID 调节器是一种线性调节器,它根据给定值 $r(t)$ 与实际输出值 $c(t)$ 构成的控制偏差

$$e(t) = r(t) - c(t) \qquad\qquad 式\,5\text{-}4\text{-}1$$

将偏差的比例(P)、积分(I)、微分(D)通过线性组合构成控制量,对控制对象进行控制,故称其为 PID 调节器。在实际应用中,常根据对象的特征和控制要求,将 P、I、D 基本控制规律进行适当组合,以达到对被控对象进行有效控制的目的。例如,P 调节器,PI 调节器,PD 调节器等。

PID 调节器的控制规律为

$$u(t) = K_P\left[e(t) + \frac{1}{T_I}\int_0^t e(t)\,dt + T_D\frac{de(t)}{dt}\right] \qquad\qquad 式\,5\text{-}4\text{-}2$$

式中,K_P 为比例系数,T_I 为积分时间常数,T_D 为微分时间常数。

简单来说,PID 调节器各校正环节的作用是这样的:

（1）比例环节:即时成比例地反映控制系统的偏差信号 $e(t)$,偏差一旦产生,调节器立即产生控制作用以减小偏差。

（2）积分环节:主要用于消除静差,提高系统的无差度。积分作用的强弱取决于积分时间常数 T_I,T_I 越大,积分作用越弱,反之则越强。

（3）微分环节：能反映偏差信号的变化趋势（变化速率），并能在偏差信号的值变得太大之前，在系统中引入一个有效的早期修正信号，从而加快系统的动作速度，减少调节时间。

由式 5-4-2 可得，模拟 PID 调节器的传递函数为

$$D(S) = \frac{U(S)}{E(S)} = K_P\left(1 + \frac{1}{T_I S} + T_D S\right)$$

式 5-4-3

（三）数字 PID 控制器

在 DDC 系统中，用计算机取代了模拟调节器，控制规律的实现是由计算机软件完成的。因此，系统中数字控制器的设计，实际上是计算机算法的设计。

由于计算机只能识别数字量，不能对连续的控制算式直接进行运算，故在计算机控制系统中，必须首先对控制规律进行离散化的算法设计。

为将模拟 PID 控制规律按式 5-4-2 离散化，我们把图 5-4-5 中 $r(t)$，$e(t)$，$u(t)$，$c(t)$ 在第 n 次采样时刻的数据分别用 $r(n)$，$e(n)$，$u(n)$，$c(n)$ 表示，于是式 5-4-1 变为式 5-4-4。

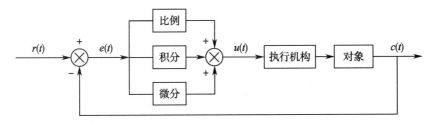

图 5-4-5　模拟 PID 控制系统原理框图

$$e(n) = r(n) - c(n)$$

式 5-4-4

当采样周期 T 很小时，dt 可用 T 近似代替，$de(t)$ 可用 $e(n) - e(n-1)$ 近似代替，"积分"用"求和"近似代替，即可作如下近似

$$\frac{de(t)}{dt} \approx \frac{e(n) - e(n-1)}{T}$$

式 5-4-5

$$\int_0^t e(t)\,dt \approx \sum_{i=1}^{n} e(i)T$$

式 5-4-6

这样，式 5-4-2 便可离散化成为以下差分方程式

$$u(n) = K_P\left\{e(n) + \frac{T}{T_I}\sum_{i=1}^{n} e(i) + \frac{T_D}{T}\left[e(n) - e(n-1)\right]\right\} + u_0$$

式 5-4-7

上式中 u_0 是偏差为零时的初值，上式中的第一项起比例控制作用，称为比例（P）项 $u_P(n)$，即

$$u_P(n) = K_P e(n)$$

式 5-4-8

第二项起积分控制作用，称为积分（I）项 $u_I(n)$

$$u_I(n) = K_P \frac{T}{T_I}\sum_{i=1}^{n} e(i)$$

式 5-4-9

第三项起微分控制作用，称为微分（D）项 $u_D(n)$

$$u_D(n) = K_P \frac{T_D}{T} \left[e(n) - e(n-1) \right]$$ 式 5-4-10

这三种作用可单独使用(微分作用一般不单独使用)或合并使用,常用的组合有:
P 控制:

$$u(n) = u_P(n) + u_0$$ 式 5-4-11

PI 控制:

$$u(n) = u_P(n) + u_I(n) + u_0$$ 式 5-4-12

PD 控制:

$$u(n) = u_P(n) + u_D(n) + u_0$$ 式 5-4-13

PID 控制:

$$u(n) = u_P(n) + u_I(n) + u_D(n) + u_0$$ 式 5-4-14

式 5-4-7 的输出量 $u(n)$ 为全量输出,它对应于被控对象的执行机构(如调节阀)每次采样时刻应达到的位置(如阀门的开度)。因此,式 5-4-7 又称为位置型 PID 算式。

由式 5-4-7 可看出,位置型控制算式不够方便,这是因为要累加偏差 $e(i)$,不仅要占用较多的存储单元,而且不便于编写程序,为此对式 5-4-7 进行改进。

根据式 5-4-7 不难写出 $u(n-1)$ 的表达式,即

$$u(n-1) = K_P \left[e(n-1) + \frac{T}{T_I} \sum_{i=0}^{n-1} e(i) + T_D \frac{e(n-1) - e(n-2)}{T} \right]$$ 式 5-4-15

将式 5-4-7 和式 5-4-15 相减,即得数字 PID 增量型控制算式为

$$\Delta u(n) = u(n) - u(n-1) = K_P \left[e(n) - e(n-1) \right] + K_I e(n) + K_D \left[e(n) - 2e(n-1) + e(n-2) \right]$$

式 5-4-16

式中:K_P 称为比例增益;

$K_I = K_P \dfrac{T}{T_I}$ 称为积分系数;

$K_D = K_P \dfrac{T_D}{T}$ 称为微分系数。

为了编程方便,可将式 5-4-16 整理为如下形式

$$\Delta u(n) = a_0 e(n) + a_1 e(n-1) + a_2 e(n-2)$$ 式 5-4-17

式中:

$$\left. \begin{aligned} a_0 &= K_P \left(1 + \frac{T}{T_I} + \frac{T_D}{T} \right) \\ a_1 &= -K_P \left(1 + \frac{2T_D}{T} \right) \\ a_2 &= K_P \frac{T_D}{T} \end{aligned} \right\}$$ 式 5-4-18

在控制系统中,如果执行机构采用调节阀,则控制量对应阀门的开度,表征了执行机构的位置,此时控制器应采用数字 PID 位置型控制算法,如图 5-4-6 所示。如执行机构采用步进电动机,每个采样周期控制器输出的控制量,是相对于上次控制量的增加,此时控制器应采用数字 PID 增量型控制算法,如图 5-4-7 所示。

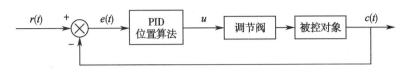

图 5-4-6　数字 PID 位置型控制示意图

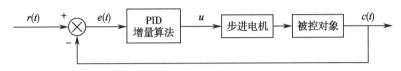

图 5-4-7　数字 PID 增量型控制示意图

增量型控制算法与位置型算法相比,具有以下优点:

增量型算法下不需要做累加,控制量增量的确定仅与最近几次误差采样值有关,计算误差或计算精度问题对控制量的计算影响较小。而位置型算法要用到过去的误差累加值,容易产生大的累加误差。

增量型算法得出的是控制量的增量,例如阀门控制中,只输出阀门开度的变化部分,误动作影响小,必要时通过逻辑判断限制或禁止本次输出,不会严重影响系统的工作。

采用增量型算法,易实现手动到自动的无冲击切换。

利用增量型控制算法的式 5-4-17,也可得出位置型控制算法的递推形式

$$u(n)=u(n-1)+\Delta u(n)=u(n-1)+a_0 e(n)+a_1 e(n-1)+a_2 e(n-2) \qquad 式 5-4-19$$

式中 a_0、a_1、a_2 的含义同式 5-4-18。

四、常用的控制用电动机

控制用电动机是电气伺服控制系统的动力部件,是将电能转换为机械能的一种能量转换装置,如力矩电动机、脉冲(步进)电动机、变频调速电动机、开关磁组电动机和各种 AC/DC 电动机等。由于其可在很宽的速度和负载范围内进行连续、精确地控制,因而在各种机电一体化系统中得到了广泛的应用。

控制用电动机有回转和直线驱动电动机,通过电压、电流、频率(包括指令脉冲)等控制,实现定速、变速驱动或反复起动、停止的增量驱动以及复杂的驱动,而驱动精度随驱动对象的不同而异。机电一体化系统或产品中常用的控制用电动机是指能提供正确、较复杂运动的伺服电动机。

图 5-4-8 为伺服电动机控制方式的基本形式。目标运动不同,电动机及其控制方式也不同。步进电动机一般为开环控制,直流和交流伺服电动机可采用半闭环或全闭环控制方式。闭环控制方式可得到比开环控制方式更精密的伺服控制。

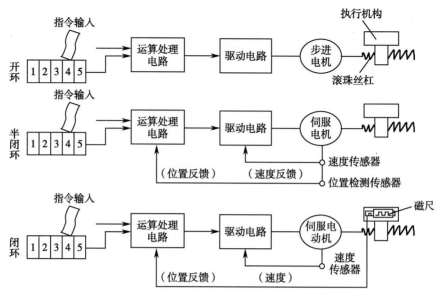

图 5-4-8　伺服电动机控制方式的基本形式

各种控制用电动机(伺服电动机)的特点及应用举例见表 5-4-2。各种伺服电动机的性能比较见表 5-4-3。各种伺服电动机的优缺点比较见表 5-4-4。

表 5-4-2　伺服电动机的特点及应用实例

种类		主要特点	应用实例
直流(DC)伺服电动机		1. 高响应特性 2. 高功率密度(体积小、重量轻) 3. 可实现高精度数字控制 4. 接触换向部件(电刷与换向器)需要维护	NC 机械、机器人、计算及外围设备、办公机械、音响和音像设备、计测机械等
晶体管式无刷直流伺服电动机		1. 无接触换向部件 2. 需要磁极位置检测器(如同轴编码器等) 3. 具有 DC 伺服电动机的全部优点	音响和音像设备、计算及外围设备等
交流(AC)伺服电动机	永磁同步型	1. 对定于电流的激励分量和转矩分量分别控制 2. 具有 DC 伺服电动机的全部优点	NC 机械、机器人等
	感应型(矢量控制)		
步进电动机		1. 转角与控制脉冲数成正比,可构成直接数字控制 2. 有定位转矩 3. 可构成廉价的开环控制系统	计算及外围设备、办公机械、数控装置

表 5-4-3 伺服电动机的性能比较

电动机类型 / 性能项目	DC 伺服电动机	同步(SM)型伺服电动机(DC 无刷电动机)	感应(IM)型 AC 伺服电动机
适用容量	数瓦至数千瓦	数十瓦至数千瓦	数百瓦以上
驱动电流波形	直流	矩形波、正弦波	正弦波、矩形波(力矩脉动大)
磁极传感器	不需要	霍光、光电编码器、旋转变压器	不需要
速度传感器	直流测速发电机(direct current tachometer generator, DCTG)	无刷 DCTG、光电编码器、旋转变压器	无刷 DCTG、光电编码器、旋转变压器
寿命	决定于电刷寿命	决定于轴承寿命	决定于轴承寿命
电动机常数	受制于电刷电压	可高电压小电流工作,由电动机结构决定,可进行低转速大转矩运行	可高电压小电流工作,恒输出特性(弱磁控制)
高速旋转	不适用	适用	适用
异常制动	动态制动力矩大	动态制动转矩中等	制动时需要有 DC 电源,动态制动力矩小
耐环境性	差	良	良

表 5-4-4 伺服电动机的优缺点比较

	DC 伺服电动机	同步(SM)型伺服电动机	感应型(IM)AC 伺服电动机
优点	1. 停电时可制动 2. 控制器简单 3. 小容量的成本低 4. 功率、速率高(响应能力指标) 5. 无铁心型的不存在齿槽效应转矩	1. 停电时可制动 2. 可高速大转矩下工作 3. 耐环境性好,无需维修 4. 小型轻量 5. 功率、速率高(响应能力指标)	1. 耐环境性好,无需维修 2. 可高速大转矩下工作 3. 大容量下效果良好 4. 结构坚固
缺点	1. 需要维护整流子 2. 不能在高速大转矩下工作 3. 产生磨耗有粉尘	1. 无自启动功能 2. 电动机与控制器需对应 3. 控制器较复杂	1. 在小容量下工作效率低 2. 温度特性差 3. 停电时不能制动 4. 控制器较复杂

第五节 信号分析基础

一、信号的分类及表示

1. 确定性信号与随机信号 若信号被表示为一确定的时间函数,对于指定的某一时刻,可确定一相应的函数值,这种信号称为确定性信号或者规则信号。例如我们熟知的正弦信号。但是,实际传输的信号往往具有未可预知的不确定性,这种信号称为随机信号或不确定的信号。在信号传输过程中,不可避免地受到各种干扰和噪声的影响,这些干扰和噪声都具有随机特性。对于随机信号,不能给出确切的时间函数,只可能知道它的统计特性,如在某时刻取某一数值的概率。确定性信号与随机信号有着密切的联系,在一定条件下,随机信号也会表现出某种确定性。例如乐音表现为某种周期性变化的波形,电码可描述为具有某种规律的脉冲波形等等。

2. **周期信号与非周期信号**   在规则信号之中又可分为周期信号与非周期信号。所谓周期信号就是依一定时间间隔周而复始,而且是无始无终的信号,它们的表示式可以写作

$$f(t)=f(t+nT) \qquad n=0,\pm1,\pm2\cdots(n\text{ 为任意整数})$$

满足此关系式的最小 T 值称为信号的周期。只要给出此信号在任一周期内的变化过程,便可确知它在任一时刻的数值。非周期信号在时间上不具有周而复始的特性。若令周期信号的周期 T 趋于无限大,则成为非周期信号。

具有相对较长周期的确定性信号可以构成所谓"伪随机信号",从某一时段来看,这种信号似无规律,而经一定周期之后,波形严格重复。利用这一特点产生的伪随机码在通信系统中具有广泛应用。

近年来,随着混沌(chaos)理论研究的深入,人们对混沌信号产生了巨大兴趣。这里,不容易给出混沌信号的确切定义,通俗讲,可以认为它是一种貌似随机而遵循严格规律产生的信号,描述方法比较复杂,这种信号的特性体现了无序中蕴含着有序的哲学思想。

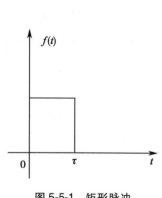

图 5-5-1   矩形脉冲

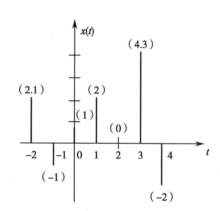

图 5-5-2   离散信号(抽样信号)

3. **连续时间信号与离散时间信号**   按照时间函数取值的连续性与离散性可将信号划分为连续时间信号与离散时间信号(简称连续信号与离散信号)。如果在所讨论的时间间隔内,除若干不连续点之外,对于任意时间值都可给出确定的函数值,此信号就称为连续信号。例如正弦波或图 5-5-1 所示矩形脉冲都是连续信号。连续信号的幅值可以是连续的,也可以是离散的(只取某些规定值),时间和幅值都为连续的信号又称为模拟信号。在实际应用中,模拟信号与连续信号两名词往往不予区分。与连续信号相对应的是离散信号。离散信号在时间上是离散的,只在某些不连续的规定瞬时给出函数值,在其他时间没有定义,如图 5-5-2。此图对应的函数 $x(t)$ 只在 $t=-2,-1,0,1,2,3,4\cdots$ 等离散时刻给出函数值 $2.1,-1,1,2,0,4.3,$ $-2\cdots$ 等。给出函数值的离散时刻的间隔可以是均匀的(图 5-5-2),也可以是不均匀的。一般情况都采用均匀间隔。这时,自变量 t 简化为用整数序号 n 表示,函数符号写作 $x(n)$,仅当 n 为整数时 $x(n)$ 才有定义。离散时间信号也可认为是一组序列值的集合,以 $\{x(n)\}$ 表示。如图 5-5-2 所示信号写作序列

$$x(n) = \begin{cases} 2.1 & (n=-2) \\ -1 & (n=-1) \\ 1 & (n=0) \\ 2 & (n=1) \\ 0 & (n=2) \\ 4.3 & (n=3) \\ -2 & (n=4) \end{cases} \qquad \text{式 5-5-1}$$

为简化表达方式,此信号也可写作

$$x(n) = \{2.1 \quad -1 \quad 1 \quad 2 \quad 0 \quad 4.3 \quad -2\} \qquad \text{式 5-5-2}$$

数字 1 下面的箭头表示与 $n=0$ 相对应,左右两边依次给出 n 取负和正整数相应的 $x(n)$ 值。

如果离散时间信号的幅值是连续的,则又可取名为抽样信号,如图 5-5-2 所示。另一种情况是离散信号的幅值也被限定为某些离散值,也即时间与幅度取值都具有离散性,这种信号又称为数字信号,例如在图 5-5-3 中,各离散时刻的函数取值只能是"0""1"二者之一。此外,还可以有幅度为多个离散值的多电平数字信号。

自然界的实际信号可能是连续的,也可能是离散的时间信号。例如,声道产生的语音、乐器发出的乐音、连续测量的温度曲线都是连续时间信号,而银行发布利率、按固定时间间隔给出的股票市场指数、按年度或月份统计的人口数量或国民生产总值都是离散时间信号。数字计算机处理的是离

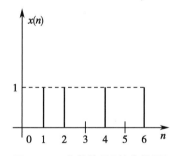

图 5-5-3 离散信号(数字信号)

散时间信号,当处理对象为连续信号时需要经抽样(采样)将它转化为离散时间信号。

二、信号处理基础知识

1. 信号处理 所谓信号处理,是指对信号进行变换、提取、识别或者评估之前,对测试信号进行类型转换、放大、隔直、线性化、滤波、调制解调等处理。

在解决实际问题的过程中,往往是根据要测的参数去搭建一定的电路,通过搭建电路中的电容、电阻、电感等元件实现特定的功能。根据电路的具体情况,模拟信号都是按照一定的顺序进行预处理的。所以,这些调理方法使用时并不是并列无序的,而是具体问题具体分析。

(1)信号类型的转换:传感器可以把被测量转换为电路或磁路参数,如果后续所需的是电压信号,这时可以通过电桥来实现,这就实现了信号类型的转换。

(2)放大:传感器输出的微弱电压、电流或电荷信号,其幅值或功率不足以进行后续的转换处理或驱动指示器、记录器以及各种控制机构,因此需对其进行放大处理,其作用就是把传感器输出的信号的幅值增加。

(3)隔直:一般情况下,传感器的信号包括直流和交流信号两个部分,如电涡流传感器测转子振动,直流信号是传感器的安装偏置电压,它反映了间隙电压。交流信号反映的是振动值,相对直流分量来说交流分量幅值很小,一般约为几毫伏。直流和交流信号幅值相差很大,

有时只需要放大交流信号,采用隔直电路就可以达到这个目的。通过将交、直流分量分离,同时缩小直流分量,放大有用的交流分量,这样就避免了因输入信号幅值过大而超出了数据采集卡 A/D 转换器参考电压范围,也可以确保在采用一定位数的 ADC 条件下,提高被测试振动信号的分辨率和精度。

（4）线性化:在数字仪表中,对非电量参数的数字化测量所用的传感器的一个重要指标就是数据的线性化。但对传感器来说,输出信号的非线性化是绝对的。这势必难以保证系统的精度与准确度,有时甚至不得不规定传感器的使范围。为了提高仪器和系统的精度,扩大其适用范围和提高系统的性价比,对传感器输出信号或其他模拟信号进行线性化处理和非线性化补偿就显得尤为重要。

2. **滤波**　在许多测量环境中,时变信号电压可以看作由许多不同频率、不同振幅的简谐波的合成。经常需要通过一种电路选择或抑制某些频率部分,有这种功能的电路称为频率滤波电路,简称滤波器(filter)。滤波器是一种选频装置,可以使信号中特定的频率成分通过,而极大的衰减其他频率成分。在测试装置中,用滤波器的这种选频作用,可以滤除干扰噪声或进行频谱分析。有两种最常用的情况需要滤波:一种是在信号中夹杂着噪声;另一种情况是数据采集系统以离散的时间采集信号,必须采用滤波器以避免混叠。

3. **调制与解调**　在机械故障诊断领域,调制解调分析是诊断轴承、齿轮和电动机早期故障十分有效的手段。在电子通信领域,往往采用先调制后交流放大,将信号从低频区推移到高频区,也可以提高电路的抗干扰能力和信号的信噪比。因此,调制就

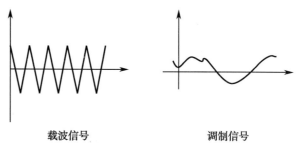

载波信号　　　　　　　　调制信号

图 5-5-4　载波信号与调制信号

是使一个信号的某些参数在另一个信号的控制下而发生变化的过程。前一信号称为载波,后一信号(控制信号)称为调制信号(图 5-5-4)。最后的输出是已调制波,一般都便于放大和传输。最终从已调制波中恢复出调制信号的过程,称为解调。实际上,许多传感器的输出就是一种已调制信号,因此调制与解调技术在测试领域中极为常用。信号调制与解调的原理如图 5-5-5 所示。

对应于信号的三要素:幅度、频率和相位,根据载波的幅值、频率和相位随调制信号而变化的过程,调制可以分为调幅(AM)、调频(FM)和调相(PM)。其波形分别称为调幅波、调频波和调相波。其原理在表 5-5-1 中可以分别体现出来,本部分主要介绍应用较为广泛的幅度调制和频率调制。

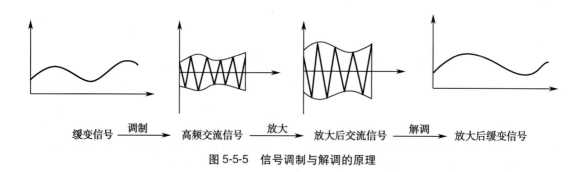

缓变信号　$\xrightarrow{\text{调制}}$　高频交流信号　$\xrightarrow{\text{放大}}$　放大后交流信号　$\xrightarrow{\text{解调}}$　放大后缓变信号

图 5-5-5　信号调制与解调的原理

表 5-5-1　调制与解调的种类

幅度调制（AM）	$y(t)=[A×x(t)]\cos(2\pi ft+\varphi)$
频率调制（FM）	$y(t)=A\cos[2\pi(f_0+x(t))×t+\varphi]$
相位调制（PM）	$y(t)=A\cos[2\pi ft+(\varphi_0+x(t))]$

三、模拟信号的数字化

当计算机用于数据采集和过程控制的时候,采集对象往往是连续变化的物理量(如温度、压力、速度、加速度等),但计算机处理的是离散的数字量,因此需要对连续变化的物理量(模拟量)进行采样,再把模拟量转化为数字量交给计算机处理、保存等。计算机输出的数字量有时需要转换为模拟量去控制某些执行元件,A/D 转换器完成模拟量→数字量的转换,D/A 转换器完成数字量→模拟量的转换。

1. **数字信号处理的主要研究内容**　数字信号处理主要研究用数字序列表示的信号,并用数字计算方法对这些序列进行处理,以便把信号变换成符合某种需要的形式。数字信号处理中常用的运算有:差分方程计算、相关系数计算、离散傅里叶变换计算、功率谱密度计算、矩阵运算、对数和指数运算、复频率变换及模数和数值转换等。很多数字型号处理问题,都可以用这些或加上其他的基本运算,经过适当的组合来实现。

2. **信号数字化处理的基本步骤**　信号数字化处理的基本步骤如图 5-5-6 所示。数字式传感器可直接通过接口与计算机连接,将数字信号送给计算机(或数字信号处理器)进行处理。从普通传感器获取的测试信号中大多数为模拟信号,进行数字信号处理前,一般先对信号做预处理和数字化处理(A/D 转换)。

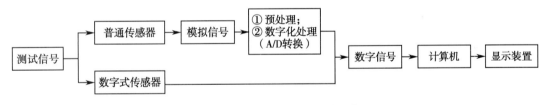

图 5-5-6　信号数字化处理的基本步骤

(1) 预处理:预处理是指在数字处理之前,对信号用模拟方法进行处理。把信号变成适于数字处理的形式,以减小数字处理的困难。该步骤操作为:①对输入信号的幅值进行处理,使信号幅值与 A/D 转换的动态范围相适应;②衰减信号中不感兴趣的高频成分,减小频混的影响;③隔离被分析信号中的直流分量,消除趋势项及直流分量的干扰;④如果信号是调制信号则需要进行解调处理。

(2) A/D 转换:A/D 转换是将预处理以后的模拟信号表位数字信号,存入到指定的地方。其核心是 A/D 转换器。信号处理系统的性能指标语气有密切关系。

(3) 分析计算:分析计算是计算机对采集到的数字信号进行分析计算,可用数字运算器件组成信号处理器完成,也可用通用计算器。目前分析计算速度很快,几乎已经达到"实时"。

(4) 结果显示:一般采用数据和图形显示结果。和模拟信号处理技术相比,数字信号处理可以用数学计算和计算机显示代替复杂的电路和机械结构;借助计算机软硬件技术发展的有力推动,使其更加灵活方便。

3. A/D 转换过程　把连续时间信号转换为其对应数字信号的过程称之为模/数(A/D)转换过程;反之则称为数/模(D/A)转换过程。它们是数字信号处理的必要程序。一般在进行 A/D 转换之前,需要将模拟信号经抗频混滤波器处理,变成带限信号,再经 A/D 转换成数字信号,最后送入数字信号分析仪或数字计算机完成信号处理。如果需要,再由 D/A 转换器将数字信号转换成模拟信号,去驱动计算机外围执行元件或模拟式显示、记录仪等。

A/D 转换包括了采样、量化、编码等过程,其工作原理如图 5-5-7 所示。

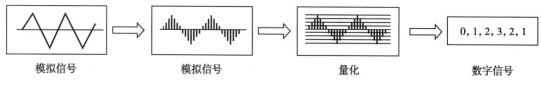

模拟信号　　　　　　模拟信号　　　　　　量化　　　　　　数字信号

图 5-5-7　A/D 转换的工作原理

(1) 采样:采样(或称为抽样),是利用采样脉冲序列,从连续时间信号 $x(t)$ 中抽取一系列离散样值,使之成为采样信号 $x(nT_s)$ 的过程。其中,$n=0,1\cdots\cdots$;T_s 称为采样间隔或采样周期;$f_s=1/T_s$ 称为采样频率。

此处需要注意的是,采样信号的频率 f_s 和输入模拟信号最高频率 f_{imax} 之间必须满足下述条件,即采样定理

$$f_s \geqslant 2f_{imax}$$ 式 5-5-3

(2) 量化:量化是采样信号的幅值与某个最小数量单位的一系列倍数比较,用最接近采样信号幅值的最小数量单位倍数来代替该幅值,又称为幅值量化。通俗地说,量化就是把模拟信号的取样值近似地取成和它邻近的某个数字离散电平值,根据量化过程中模拟信号的采样值和量化后的离散电平值的对应规则,量化可以分为均匀量化和非均匀量化两种。

1) 均匀量化:均匀量化的过程相对简单,就是将模拟信号的取值均匀分段,然后取每段的中间值为量化的最终值。

2) 非均匀量化:由于均匀量化的量化间隔是常数,在均匀量化的过程中,量化的噪声对信号的影响程度是不同的。均匀量化对小信号的影响比较大。实现这种非均匀量化的变换有很多种,对小的数值有扩大功能,对大信号有压缩功能的函数 $\ln(x)$ 就是一种非均匀量化的变换。中国和欧洲用 A 律对数压缩。

A 律对数压缩为:

$$y=\begin{cases} \dfrac{Ax}{1+\ln A}, 0 \leqslant x \leqslant \dfrac{1}{A} \\ \dfrac{1+Ax}{1+\ln A}, \dfrac{1}{A} \leqslant x \leqslant 1 \end{cases}$$ 式 5-5-4

在我国一般 A 取值是 87.6。

(3) 编码:将量化信号的电平用数字代码来表示为二进制数字的过程。一般用一组 4 位二进制码来表示一位 0~9 的十进制数字。

综上,模数转换(A/D)是将连续的模拟量(如电压、电流等)通过取样转换成离散的数字量。例如,对将某一特定的电压值(如 5V)转换成用 0,1 表示的数字量(0101)。

信号 $x(t)$ 经过上述变换以后,即变成了时间上离散、幅值上量化的数字信号,可以输入

到计算机中使用。

4. A/D 转换器的技术指标

（1）分辨力：A/D 转换器的分辨率用其输出二进制数码的位数来表示。位数越多，则量化增量越小，量化误差越小，分辨率也就越高。常用的有 8 位、10 位、12 位、16 位、24 位、32 位等。

（2）转换精度：具有某种分辨力的转换器在量化过程中由于采用了四舍五入的方法，因此最大量化误差应为分辨力数值的一半。实际上，许多转换器末位数字并不可靠，实际精度还要低一些。

（3）转换速度：转换速度是指完成一次转换所用的时间，即从发出转换控制信号开始，直到输出端得到稳定的数字输出所用的时间。目前常用 A/D 转换器转换位数有 12、14、16、24 位，其转换速度依转换原理和转换位数的不同，一般在几微秒至几百毫秒之间。

四、生物医学信号的特征与处理

1. **多样性**　生物体的生命活动现象最多，也最复杂，而每一种生命活动现象又包含多个生理参数和生化参数的共同作用。就是同一种生命活动现象的生理、生化参数也不一定相同。

生物个体生命活动中的生物医学信号也呈现多样性，这是因为任何一种生命活动都与多种因素影响有关。比如，环境因素、生物机体内的生化因素、心理和生理因素的改变，都将导致生物医学信号发生变化。

我们已知的生物医学信号的种类已涉及各个基础学科，如电学类的脑电、心电信号；物理学类的血压、血流、温度、波（脉搏波、心音）、体表温度；化学类中的 pH 值，血氧含量，钾、钠、钙离子含量；多学科交叉的生物基因等。

2. **微弱性**　由于影响生物医学信号的生理、生化参数与生物体生存环境、生物体自身的心境、生物体体内的调控机制相关，因此，体内、体外因素共同作用导致了生物医学信号呈现多样非线性，如时间非线性、幅值非线性、周期非线性等，这是非生物体信号所没有的又一特性。

3. **非线性**　我们说信号很弱，不是说信号不可见或无法放大，而是当把信号放大的同时，噪声亦同样放大相同的倍数，真正有用的信号仍然难以辨识。因此，只能另辟思路，才能把这些微弱信号从噪声中提取出来。

信号的量值（或幅值）很低，尚不到 mV 的低幅值范围。信噪比也很低，大多在−20dB 以下。信号的频带多在比低频或超低频的范围内，除易受工频干扰外，还受生物体自身的其他信号干扰。

4. **封闭性**　生物体，特别是人体，是由多个相互影响、相互制约、具有多重反馈的封闭系统组成的，并使组成系统的各个部分或器官有机地联系在一起。人体有病变症状，当体表不能探测到受损部位或发生病变的部位时，就只能将探测器置入体内，可是越接近所要探测的病变部位时，就越易扰乱生物体的平衡，反而达不到检测的目的，而且对疾病患者和健康检查者的接近程度和扰乱的强度还可能存在很大的差异。这也是非生物体物质所没有的又一特征。

鉴于生物医学信号独具这些特殊性，就必须采用一些特殊的方法、手段来提取真正的原始信号；否则，不管采用什么样的方法来放大、处理原始信号，都无法复原信号的本来面貌。鉴于篇幅限制，关于生物医学信号的处理方法请读者参阅相关专业书籍。

五、肌电信号的常用分析指标

长期以来，对表面肌电信号的特征的提取方法主要集中在时域和频域两大领域，三大类:时域法、频域法和时域-频域法。

在基本时域和频域处理方法之上,近年来,人们开始使用参数模型和非线性分析来处理肌电信号。

（一）肌电信号时域分析

时域分析是以时间为变量,肌电信号作为时间的函数,主要反映的是表面肌电信号的振幅在时间维度上的变化。时域是个十分重要的数据,时域分析法是肌电信号分析最直接的方法,通过分析可以得到肌电信号的某些统计特价,如对肌电信号进行整形、滤波,计算信号的平均绝对值(mean absolute value,MAV)、均方根(root mean square,RMS)、幅值的直方图、过零次数、均方值、三阶原点矩或四阶原点矩等。但信号在固定时刻、固定时间区域的孤立值没有什么意义,有些数值参数的提取出于计算量过大,受计算条件、误差等因素的影响,很难有明确的物理意义,最常用的时域参数是:积分肌电(iEMG)和均方根肌电(RMS)。

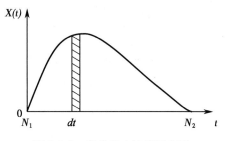

图 5-5-8   积分肌电计算示意图

1. **积分肌电(iEMG)**   积分肌电是指肌电图曲线所包围的面积,其单位为 mV·s,它在一定程度上反映了一定时间内肌肉中运动单位的放电总量,而运动单位的放电总量=参加工作的运动单位的数量×单个运动单位放电的电量。(图 5-5-8)

积分肌电的计算,设肌电信号是一个随时间变化的函数 $X(t)$,那么其积分的数学公式应为:

$$iEMG = \int_{N_2}^{N_1} X(t)\,dt \qquad\qquad 式\ 5\text{-}5\text{-}5$$

其中:N_1:积分起点

N_2:积分终点

$X(t)$:积分曲线

dt:采样时间间隔

2. **均方根肌电(平均值,RMS)**   平均值往往用来描述数据静态特征,反映的是一定时间内的肌肉放电的平均水平。均方根肌电反映一定时间内肌肉放电的平均水平,被认为与运动单位募集的数量和肌纤维放电的同步化有关,因此被用来测量肌肉活动的时间,判断肌肉活动的开始时间和停止时间,以及估计肌肉产生肌力的大小。

均方根肌电是时域中最常用的、最可靠的参数。其公式为:

$$RME = \sqrt{1/N \sum X_{X_i}^2} \qquad\qquad 式\ 5\text{-}5\text{-}6$$

其中:N:采样点数

X_i:采样后每一点的肌电数据(幅值)

用平均值来描述就可表示该信号的中心趋势或集中程度。平均值只能反映一定时间内肌电的平均水平,不能反映肌电的变化情况。

3. **过零点数(ZC)**   肌电信号源于中枢神经发出的电脉冲,因此其强度与电脉冲频率有较大关系,所以,过零点数也是肌电信号的一个重要特征:

$$ZC = \sum_{i=0}^{N-1} sgn(-x_i x_{i+1}) \qquad \text{式 5-5-7}$$

其中,$sgn = \begin{cases} 1, x > 0 \\ 0, 其他 \end{cases}$

4. **均方差** 平均值不足以估计肌电信号的动态变化,因此,引入了均方差参数:

$$均方差:(S^2) = 1/N \sum [X_i - M]^2 \qquad \text{式 5-5-8}$$

$$标准差:(S) = \sqrt{1/N \sum [X_i - M]^2} \qquad \text{式 5-5-9}$$

从公式中可以看出,$X_i - M$:表示的信号幅值 X_i 与平均值 M 的差距。均方差越大,说明信号的离散程度越大。

其中:N:采样点数

$\quad X_i$:采样后每一点的肌电信号(幅值)

$\quad M$:肌电信号的平均值(即 RMS)

5. **最大值** 最大值描述的是周期性数据的最大值,表示信号幅值的最大动态范围。

$$最大值 = \text{Max}(X_i) \qquad \text{式 5-5-10}$$

6. **对称性** 将肌电信号的采样数据进行算数相加,然后除以总点数,就得到算术平均值。由于肌电信号是由许多正弦波组成的,所以正相值和负相值相加后趋于 0。这一指标反映的是肌电信号的对称性,越接近 0 越好。其计算公式为:

$$对称性 = \frac{1}{N} \sum X_i \qquad \text{式 5-5-11}$$

其中:N 为采样点数;X_i 为采样后每一点的肌电数据(幅值)

传统的时域分析法存在许多弊病:由于被检测者很难控制肌肉收缩的程度,一旦肌肉过度用力,就会产生重叠运动的动作电位,造成干扰波形;实际获得的肌电信号十分微弱,很难从各种频段的噪声信号中提取出来,同时对滤波技术的要求也比较高。

(二) 肌电信号频域分析

尽管时域特征比较容易提取,但大量研究表明,当肌肉收缩力大小稍有变化时,表面肌电信号的诸如积分肌电值、方差等时域特征变化较大,不是很稳定,但信号在频域中的频谱或功率谱的波形变化不是很大。

也就是说,肌电信号的频域描述相对比较稳定。肌电信号功率谱波形的稳定性,直接导致通过功率谱提取的频域特征也相对比较稳定,因此,提取的频域特征有利于后续的肌电信号模式识别。

频域分析主要用来建立数据的频谱结构,从而得到信号的振幅谱和功率谱,频域分析经常应用的指标有:平均功率频率(mean power frequency,MPF)和中值频率(median frequency)。

1. **平均功率频率** 表示过功率谱曲线重心的频率。

$$f_{mean} = \int_0^{+\infty} f P(f) \, df / \int_0^{+\infty} P(f) \, df \qquad \text{式 5-5-12}$$

其中:f 为功率

$\quad P(f)$ 为信号的功率谱密度函数

$\quad df$ 为频率分辨率

MPF 与其相对应功率谱值的乘积为整个功率谱上的频率值与相应频谱值乘积的平均值。MPF 随肌肉工作时间的延长而减少,而且负荷越大,减少越明显。

2. 中值频率　在能量谱中将能量一分为二的频率。

$$\int_0^{f_{mf}} P(f)\,df = \int_{f_{mf}}^{+\infty} P(f)\,df = \frac{1}{2}\int_0^{+\infty} P(f)\,df \qquad \text{式 5-5-13}$$

其中:f_{mf}:待求的中值频率

中值频率是指将功率谱分为两个面积相等区域的频率,也就是将能量谱的能量一分为二的频率值。中值频率具有对生理参数变化敏感、抗噪声和信号混叠能力强的特性,被公认为是一种可靠、精确的频谱特征参数。

频域处理需要用到傅里叶变换,但传统的 Fourier 分析法也有很明显的缺点:首先,使用 Fourier 变换研究一个模拟信号的谱特性时必须获得时域中信号的全部信息甚至包括将来的信息,这是很难满足的;其次,傅里叶变换在时域中没有任何分辨,也就是说如果一个信号在某一时刻的一个小的时域中发生了变化那么整个谱特征就会受到影响。因此对非平稳的肌电信号传统的频域分析有一定的限制。

(三) 肌电信号时-频分析

由于时域分析和频域分析各自的缺陷,导致不能完整的刻画出信号特征,因此人们考虑到将两种方法结合起来,即时-频分析法。

目前用于表面肌电信号分析的时-频分析法主要有短时傅里叶变换(short-time Fourier transform,STFT)、Wigner-Ville 变换、小波变换。

1. 短时傅里叶变换(short-time Fourier transform,STFT)　短时傅里叶变换的基本思想是:在傅里叶变换的框架内,把非平稳信号看成是一系列短时平稳信号的叠加,其短时性可通过时域上的加窗来获得。

当信号的 $f(t) \in L^2(R)$ 时:

$$Gf(\omega,\tau) = \int_{-\infty}^{+\infty} f(t)g(t-\tau)e^{-j\omega t}\,dt \qquad \text{式 5-5-14}$$

其中,$g(t)$ 为窗函数

2. Wigner-Ville 变换　Wigner 谱分布是基于两个信号内积的傅里叶变换,可看作是信号在时间-频率平面上两维能量分布,具有明确的物理意义。

Wigner-Ville 变换定义如下:

$$WV(t,\omega) = \int_{-\infty}^{+\infty} s(t+\tau/2) \cdot s^*(t-\tau/2)e^{-j\omega t}\,d\tau \qquad \text{式 5-5-15}$$

其中,$s^*(t)$ 是 $s(t)$ 的共轭复数,t 为时间,f 为频率,τ 为时延

3. 小波变换　小波理论及其思想来自傅里叶分析,它是傅里叶分析的新发展。传统傅氏级数的系数不能反映信号的局部特性,而小波变换系数却能给出这种局部性能的丰富信息,它在时域和频域都有局部性质。

$$Wf(a,b) = \frac{1}{\sqrt{|a|}}\int_{-\infty}^{+\infty} f(t)\,\overline{\psi}\left(\frac{t-b}{a}\right)dt \qquad \text{式 5-5-16}$$

其中，$\psi_{a,b}(t)\dfrac{1}{\sqrt{|a|}}\psi\left(\dfrac{t-b}{a}\right)$ 为由基小波 $\psi(t)$ 生成的连续小波。

（四）参数模型分析

参数模型的分析方法通过建立模型，分析参数系数和对应肌肉活动所确定的肢体动作之间的关系，从而识别提取表面肌电信号。

Gmupe 首先于 1975 年将时间序列分析技术引入肌电信号研究领域，通过对肌电信号建立 ARMA 模型，来识别不同的动作；然后他又于 1982 年将其改进为 AR 模型。

信号的时序模型主要有三种，即 AR 模型、MA 模型及 ARMA 模型，其中 AR 模型得到了较为广泛的应用。

AR 模型是一个线性的、二阶矩平稳模型，比较适合短数据分析，而且运算便利，特别适合肌电控制假肢的处理。AR 模型可表示如下：

$$x_{(k)} = \sum_{i=1}^{p} a_{(i)} x_{(k-i)} + e_{(k)} \qquad \text{式 5-5-17}$$

其中，$a_{(i)}$，$i=1,2,\cdots\cdots,p$ 是 AR 系数，p 是模型阶次，$e_{(k)}$ 是残差白噪声。

（五）肌电信号的非线性分析法

近年，国内外学者开始用线性动力学方法处理肌电信号，并建立了如线性系统模型、集中参数模型、非平稳模型和双极型模型等线性模型，而注意到肌电信号是一种复杂的非线性信号，故非线性方法处理肌电信号开始得到研究。将非线性动力学方法引入肌电信号处理领域，客观上拓展了肌电信号的分析思路。应用于特征提取领域的非线性动力学参数主要有关联维、李雅普诺夫指数、熵和复杂度等。

1. 关联维　关联维也称相关维，是分维定义中的一种，表示系统在多维空间中的疏密程度，反映系统点与点之间的关联程度，是描述系统的统计量。

2. 李雅普诺夫指数　李雅普诺夫指数是指状态空间中初始状态相近的轨道随着时间的推移，按指数分离或聚合的平均变化率；它可用来表征系统运动的特征。李雅普诺夫指数为正，说明体系的相体积在某个方向上不断膨胀和折叠，若系统的初始状态有任何的不确定性，则长期行为将不可预测，即所谓的对初始值具有敏感性。李雅普诺夫指数为负，则说明体系的相体积在该方向上是收敛的，此方向的运动是稳定的。

3. 熵　熵是一个热力学概念，用来描述热力学系统的混乱程度。所有正的李雅普诺夫指数之和定义为 Koimogrov 熵。它给出了系统信息平均产生速率的一个度量，表示在相空间中一个无穷小体积元在某伸长方向上的平均指数增长率。

4. 复杂度　复杂度这一概念源于 20 世纪 60 年代算法复杂度的提出。当以色列数学家 Lempel 和 Ziv 给出复杂度的具体计算方法后，复杂度这一非线性特征才得以应用于特征提取领域。

（石　萍　何荣荣）

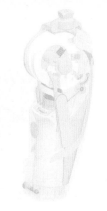

第六章

专用设备与工具

第一节　现代假肢矫形器服务中心功能规划

在开始规划假肢矫形器服务中心时,需要考虑很多基础的因素:

● 整体结构以及所有细节均要按照国家相关标准进行规划。

● 由于假肢矫形器服务中心的特殊性,需要综合考虑技师的人身安全、健康保护、防火以及环境保护等因素。

● 还要考虑降噪、排风、吸尘、照明、视觉、卫生等因素。

从假肢矫形技师角度考虑,还需要考虑如下因素:

● 上水、下水、压缩空气、电路等。

● 楼梯及坡道,或其他用于患者的步态训练的训练环境。

● 功能室,如原材料库房、成品库房等。

● 医务室、康复训练区域、工作车间等。

● 假肢与矫形器的功能平衡,按照假肢与矫形器的预计生产数量比例,平衡设备及区间。

● 按照材料划分区域,金属、木头、塑料、石膏等。

● 按照技师的数量规划工位、工作空间、设备数量等。

● 与专家及医院交流及互动。

一、功能规划

1. **功能区域规划**　假肢矫形器服务中心的区域规划不仅要考虑功能的划分,按照不同的工序进行区域的分隔,还要充分考虑患者及技师的人员的流动性,一些区间只有内部技师才可以进入,一些区域要方便患者出入,有些区域还要方便技师和患者充分交流和沟通。

2. **功能区域说明**　如图 6-1-1 所示为假肢矫形器服务中心的功能设置。不仅合理规划各个功能区域,还按照患者及内部员工的行动区域进行合理的划分。图中每个方框表示一个功能办公室或一个工作区域。①②③④为人员活动区域。区域①为行政办公区域。区域

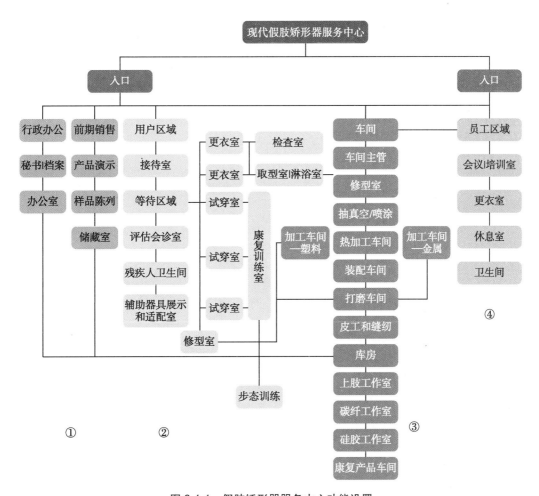

图 6-1-1 假肢矫形器服务中心功能设置

②为患者活动区域,是患者取型、更衣、试穿、训练等活动的区域。区域③为车间加工区域,是生产制作假肢矫形器的工作区域。为保证安全生产、高效生产,一般禁止患者进入。区域④为员工休息更衣区域。

二、功能规划方案

布局合理的功能区域、性能卓越的假肢矫形专用设备是现代假肢矫形服务中心高效运转的必要前提。工作流程和物料流转的顺畅可以提高工作效率并且增加用户满意度。

在考虑功能规划方案时,无论是新建、改建还是重新优化,现代假肢矫形器服务中心的设计和建造都需要经验丰富的设备规划顾问根据实际情况提出具体建议。每个假肢矫形器服务中心规划都有它的独特性。内部建筑结构的差异、独特的工作要求和流程都将影响整个中心的布局和规划。

第二节 假肢矫形器服务中心功能区域设计

德国哥廷根假肢矫形中心在有限的占地面积内,最大程度合理设计各个功能区域的布局,最大程度设计所有工位的位置,可以同时容纳超过 10 名技师工作(图 6-2-1)。同时,患者区域与生产区域也有合理的设置,保证技师的工作不受患者的影响,也保证技师与患者在交流区域充分沟通。服务中心的各项工作有条不紊,非常高效。

图 6-2-2 是一个现代假肢矫形器服务中心的设计。这是一个功能非常齐全的假肢矫形器服务中心。各个区域功能完善,布局清晰。技师在假肢矫形器服务中心的工作非常顺畅。

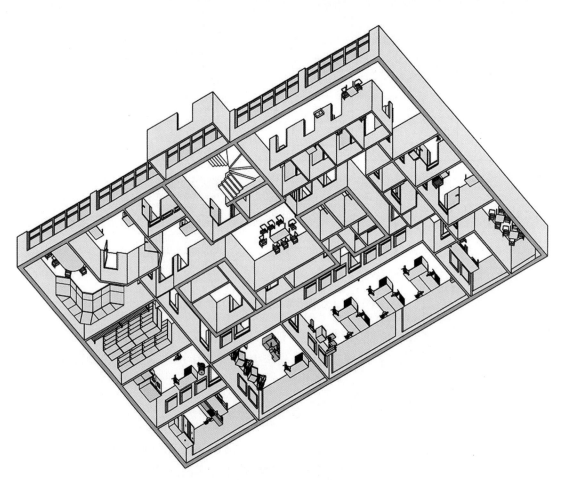

图 6-2-1 德国哥廷根假肢矫形技术中心

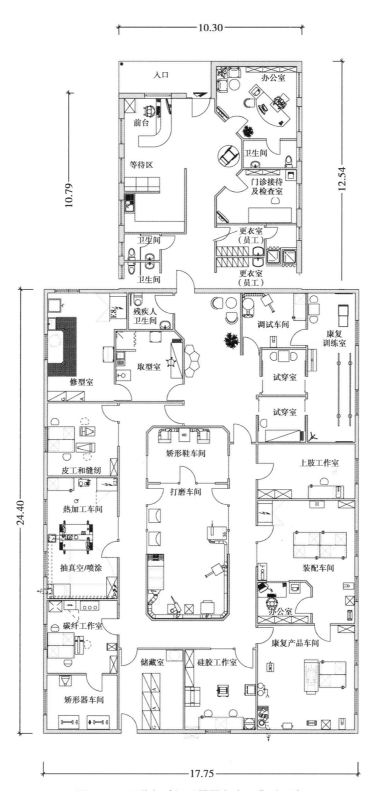

图 6-2-2 现代假肢矫形器服务中心典型设计

第三节　假肢矫形器服务中心的功能区域及专用设备与工具

一、门诊接待与检查室

门诊接待与检查室涉及前台、患者等待区域或候诊区域、检查区域、患者与接待人员沟通区域等。

特别注意,门诊接待与检查室要让患者感到舒适和满意,需要设计无障碍设施,尽量避免出现台阶,或者在有台阶的地方增加另外的无障碍坡道。所有门的宽度至少保证1m,并向外开,最好能够使用向两边滑动的门,使得坐轮椅的患者行动更加方便。营造一个愉悦的环境氛围,让患者感到非常舒适,尽可能提高患者的满意度。

1. 门诊接待与检查室常用的设备与工具　主要包括:诊疗床、检查椅、X线阅片机、测量仪、足底压力测试仪、专业病例及解剖挂图、足部模型、骨骼模型等。

2. 足底压力测试仪(图 6-3-1)

(1)用途:通过检测患者单足或双足足底压力情况,测量足部尺寸、足部中心线等参数,用于检查诊断患者足部形态及功能。

(2)工作原理:内置照明光源,在为患者检查诊断足部时,保证可靠的光照条件。上层为有机钢化玻璃承重板,带有量角器;下层为合金钢材质,下层上表面带有检查镜。患者单足或双足赤脚踩在有机强化玻璃承重板上,根据垂直或水平参考线,以及角度的变化,诊断患者是否有踇外翻、足内旋外旋、足内翻外翻、X型腿、O型腿、长短腿、高弓足、扁平足等症状。

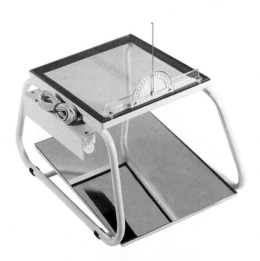

图 6-3-1　足底压力测试仪

角度测量装置置于足跟接触部位的中心位置,带有90°指示,角度可调。测量指针置于上踝关节中心位置。患者足部踩在承重板上时,压力测试区根据不同的压力显示不同的颜色。压力较大区域,显示较明亮的颜色,直到亮白色;压力较小的区域保持粉色。通过钢化玻璃板上的刻度可以测量足部尺寸。

二、取型室

取型室用于为患者进行石膏取型工序。需要考虑患者的隐私,一定保留患者更换衣物的房间。取型之后,患者残肢及身体上会有残余石膏,需要有清洗或淋浴的房间。取型是制作假肢矫形器第一步工序,同时也是非常重要的一道工序,为保证为患者装配舒适的假肢或矫形器,为患者量身定制精确的假肢接受腔或矫形器支具,取型精度非常重要,需要一些专业工具及设施。

取型室需要考虑上下水、淋浴等设施。专业设备与工具主要包括:坐骨包容取型系统、脊柱牵引取型架、专用取型工具和测量工具等。

1. 坐骨包容取型系统（supported ischium trochanteric Cast, SIT Cast）

（1）用途：SIT Cast 坐骨包容取型系统分为手动及气动两种类型（图 6-3-2），为坐骨包容接受腔的承重取型提供系统的、标准的、功能性的取型方式。SIT Cast 坐骨包容取型系统是实践验证的，符合解剖学的功能型的辅助石膏取型工具。使用此工具，石膏阴型更加精确，从解剖学上更加适配，提高取型精度及取型效率。

（2）工作原理：患者在取型架上处于水平、承重姿态，相当于残肢插在假肢接受腔中，这样取出的石膏阴型所制作的接受腔其适配效果会比较好。

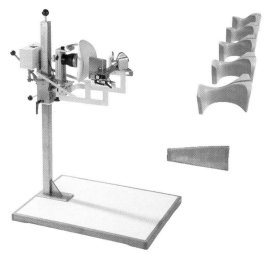

图 6-3-2 气动 SIT Cast 坐骨包容取型系统

气动 SIT Cast 坐骨包容取型系统，除标准的坐骨承重取型架、橡胶模块及橡胶套外，还含有一套气动装置。使取型更加方便快捷。此系统与不同形状的软塑料模块配套，气动压力调节器为股骨外侧垫提供个性化的压力。配套的 8 个不同形状的软橡胶模块，适用于不同尺寸的个性化残肢取型。橡胶模块型号分左右，大小分为：4 号，36~39cm；3 号，40~44cm；2 号 45~48cm；1 号 49~54cm；0 号 55~60cm。在取型过程中，橡胶套辅助寻找合适的解剖学位置。保护设备不受石膏和水的浸泡。橡胶套有四种不同的尺寸可供选择，分别为 36cm、38cm、40cm、44cm，用于不同残肢围长的取型。

2. 脊柱牵引取型架（图 6-3-3）

（1）用途：用于对颈部、脊柱、骨盆区域的保守治疗或石膏取型。近年来，随着脊柱问题的保守治疗与手术治疗的增多，众多类型矫形器也不断得到发展。绷带技术治疗脊柱问题也在一定范围内取得极快进步。脊柱牵引取型架用于制造颈部、躯干、骨盆区域的石膏模型和绷带。

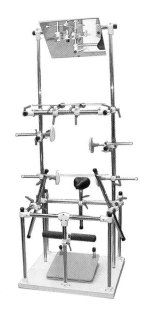

图 6-3-3 脊柱牵引取型架

（2）工作原理：脊柱牵引取型架包括石膏取型基础支撑装置，膝关节支撑装置，取型底座，延伸取型支架，顶部脊柱侧弯取型装置，取型观察镜，头部支撑装置，多种锁定机构。可通过不同的夹具及固定装置，进行全身所需的任意地方的取型，患者可以通过各种不同部位的支撑及夹具获得安全可靠地固定。带有可调的足部托板，可调的膝关节托板及手部支撑。上部带有固定头部及控制平衡的装置。

通过调节足背屈调节板的角度和膝关节托的位置，使患者骨盆保持适当的角度。通过调节头部悬吊装置，使患者减少脊柱的纵向受力，保持在适当的矫正位。

3. 其他常用工具

通常取型室里还需要一些常用的测量及操作工具。如人体测量卡尺，骨盆水平尺（测量顾鹏水

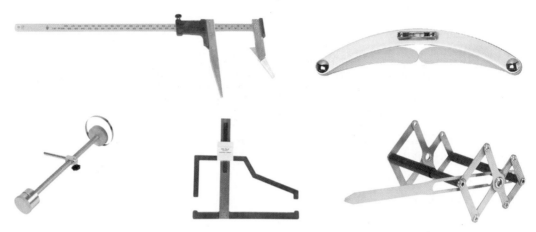

图 6-3-4   取型室常用工具

第一排左起:人体测量卡尺,骨盆水平尺

第二排左起:内径测量尺,足跟高度测量尺,矫形器膝关节定位工具

平程度),内径测量尺(测量接受腔内周长),足跟高度测量尺,关节轴定位工具(矫形器膝关节或踝关节定位),石膏剪刀等工具(图 6-3-4)。

三、修型室

修型室是技师工作的地方,这里要避免患者的进入,以保证技师能够专心、精确地进行修型工作。所以取型室与修型室最好要分开。

技师在修型室里将取下的石膏绷带阴型填充石膏,固化定型后进行石膏阳型的修型。

修型室常用的设备包括:石膏烘箱、石膏储存设备、石膏搅拌设备、修型工作台、石膏沉淀池、石膏分离水枪、沙箱、石膏舀、石膏碗、石膏锉、电动石膏振动锯、气动石膏振动锯、风镐、石膏修型管适配器等工具,方便技师完成修型工序。

1. 电脑控制石膏自动搅拌设备(图 6-3-5、图 6-3-6)

(1)用途:自动控制石膏搅拌,石膏与水比例更加恒定。

(2)工作原理:传统石膏搅拌设备多为人工手动石膏搅拌设备,常常出现石膏搅拌不均匀,石膏和水的混合比例不容易控制,技师根据自身经验进行石膏与水的混合。图 6-3-5 所示电脑控制石膏自动搅拌设备,带有三个可编程的电脑控制的石膏和水的混合比例,同时还可以储存三个按照客户需求定制的石膏和水的混合比例。按照客户设定的混合比例,电脑控制自动搅拌石膏。带有触摸显示屏,多种操作语言。带有振动电机,石膏平滑输送轴,水管连接装置,防止溅水装置等。石膏储存装置175L,带有可移除的石膏篦子,及碎石膏装置。带有紧急停止按钮,一旦出现特殊情况可瞬间停止设备工作。带有接地插座,保护操作技师触电的风险。

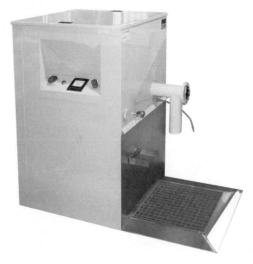

图 6-3-5   电脑控制石膏自动搅拌设备

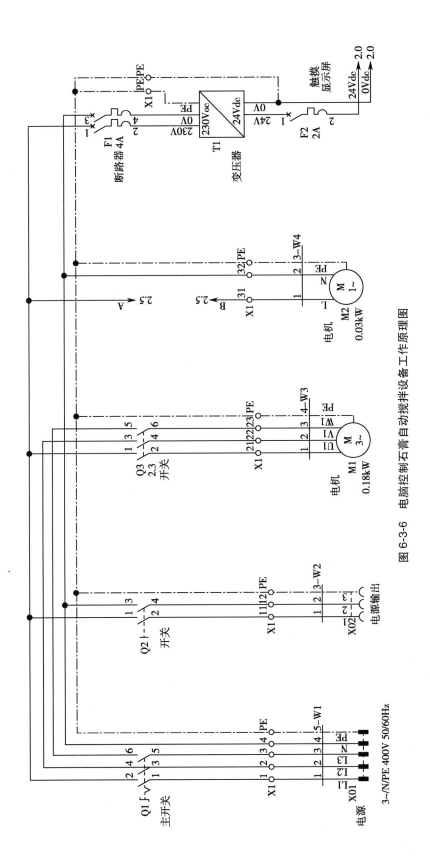

图 6-3-6 电脑控制石膏自动搅拌设备工作原理图

图 6-3-6 为电脑控制石膏自动搅拌设备的工作原理图。设备插头为五孔三相工业插头，采用 TN-S 系统(保护线 PE 与中性线 N 线分开)。设备外壳接 PE 线接地,保证外壳始终为 0 电位,避免漏电危险。主开关控制设备的运行与停止。开关 Q1 控制输出电源的接通与断开。开关 Q2 控制电动机 M1 的运行(电动机 M1 为控制搅拌的电动机)。触摸屏电源无需外接电源,变压器将 230V AC 电压降为 24V DC,为触摸屏供电。

2. 石膏烘箱(图 6-3-7、图 6-3-8)

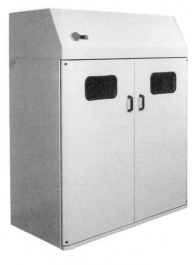

图 6-3-7　石膏烘箱

(1)用途:用于烘干石膏阴型或阳型。石膏阳型在进一步操作之前,如在拉伸板材或树脂抽真空工序之前,需要充分干燥。自然风干时间非常长,专业的石膏烘箱可将石膏阳型烘干,大大缩短石膏干燥时间,提高工作效率。

(2)工作原理:图 6-3-7 所示石膏烘箱,借助专业的空气循环和通风技术,烘箱的石膏干燥时间同传统干燥炉相比缩短 55%,同时更加高效节能。具有 1 000L 的超大内部容积,可为各种不同大小的石膏模型提供足够的空间。三个镀锌钢制隔板上可以将多个石膏模型同时放置在烘箱内。在干燥过程中,工作区域的空气湿度不会增加。三个风扇,保证空气流动率 1 650m³/h,换气率 66m³/h。温度调整范围为 23~75℃。高效节能,能耗仅为 2.25kW。操作简便直观,大大提高技师的工作效率。

图 6-3-8 为石膏烘箱工作原理图。此设备采用 220V AC 电源,PE 保护线与 N 中性线分开,风扇、加热元件、设备外壳均接 PE 线接地,保证可靠 0 电位,避免漏电风险。主开关控制石膏烘箱的运行与停止。热磁断路器保护设备,当出现过载或短路的情况,跳闸,保证设备不被超大电流烧坏。温度传感器监测内部温度,将监测到的温度传递给恒温器,保证烘箱内部温度恒定。当温度低于设定温度时,启动加热元件,逐步提高内部温度直至达到设定的温度。风扇为加热元件散热,避免温度过高损坏加热元件。

四、热加工车间

热塑成型工艺操作过程简单便捷,工作时间短效率高,并且随着热塑板材材料技术的发展,热塑成型工艺制作的假肢矫形器重量更轻,卫生条件更好,拉伸性能更优秀,硬度更强,同时最重要的是具有非常优秀的塑形的能力,所以热塑成型工艺在假肢矫形领域应用越来越多。

热加工车间设备类型非常多,不同的设备工作原理不同,有些老旧技术也逐渐被新技术所淘汰。比如老式的平板加热器由于加热时间长、加热板材不均等问题,已经被高性能的无需预热加热时间短的红外烘箱所取代。热加工车间设备主要包括:

1. 红外烘箱(图 6-3-9、图 6-3-10)

(1)用途:用于加热高温热塑板材,包括聚丙烯、聚乙烯塑料板材,加热后软化,用于塑形,制作板材假肢接受腔或板材矫形器。

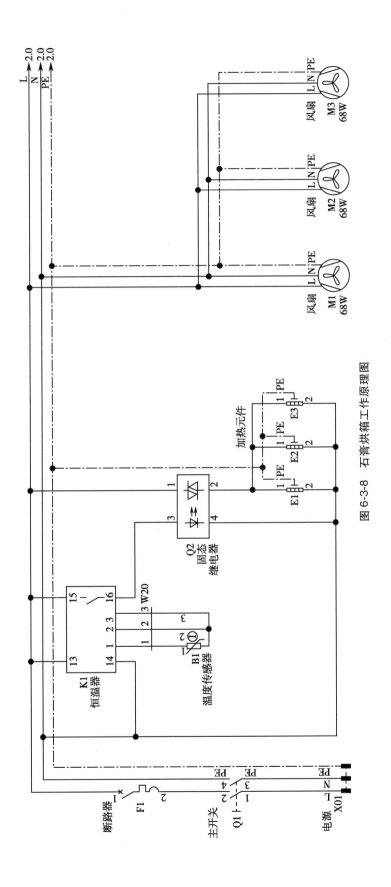

图 6-3-8　石膏烘箱工作原理图

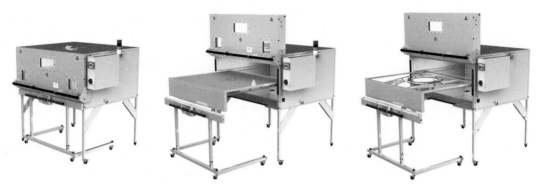

图 6-3-9   红外烘箱

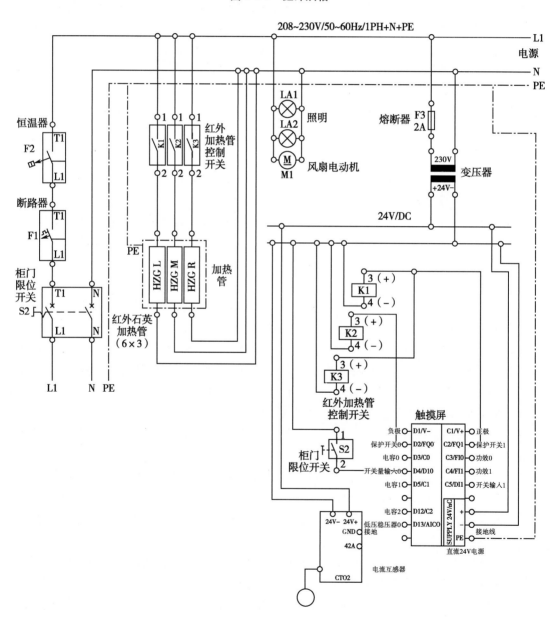

图 6-3-10   红外烘箱工作原理

（2）工作原理：红外线是一种能量传递的电磁波。在红色光谱的外侧，介于红色与不可见光谱之间，所以称之为红外线。波长在 $0.47\sim400\mu m$ 之间。红外线的传热形式是辐射传递热能，有电磁波传递能量。在红外线照射到被加热的物体时，一小部分射线被反射回来，绝大部分渗透到被加热的物体之中。由于红外线本身是一种能量，被加热的物体内分子或原子吸收红外线能量，产生强烈的振动并使物体内部分子和原子发生共振。物体分子或原子之间的高速摩擦产生热量而使其温度迅速升高，从而达到加热的目的。

不同的红外烘箱性能有所差异，大小不同，加热板材的最大尺寸不同。如果仅制作踝足矫形器，或儿童矫形器，可以选择小型的红外烘箱。如果制作膝踝足矫形器或脊柱矫形器，需要选择大型的红外烘箱。

图 6-3-9 所示红外烘箱为大型红外烘箱，用于制作假肢板材接受腔、膝踝足矫形器、脊柱矫形器等。加热高温热塑板材时，无需预热。板材推车带有快速松紧支撑装置，可以将板材或成型的接受腔在推车上快速夹紧或取下。内外均为不锈钢材质。带有垂直滑动烘箱门，带有两个气压支撑装置。烘箱门带有双层高强度玻璃窗口。内部带有 2×25W 照明灯。带有光电温度测量装置，测量内部加热材料的表面温度。PID 控制器，温度可在 $30\sim250$℃ 之间无极调温。温度显示为标称温度或实际温度。在华氏温度和摄氏温度之间可以灵活切换。可以记录加热过程，并且可以显示温度曲线以及加热过程曲线。带有 PLC 可编程逻辑控制器，并带有 3.5in 的触摸控制显示屏。计时器功能可以编程。带有多种语言界面。控制箱带有便捷的插拔结构，维护或检修时更加方便。PLC 可编程逻辑控制器可通过 USB 升级。红外石英加热管 18 个。

此红外烘箱带有声光报警装置，可以设定两个板材熔化程度报警。当加热到一定程度，板材熔化程度达到阈值，发出声光报警，提醒操作技师需要准备进行下一步操作。

图 6-3-10 为红外烘箱工作原理图。采用 220V AC 电源，PE 保护线与 N 中性线分开，加热元件、设备外壳均接 PE 线接地，保证可靠 0 电位，避免漏电风险。断路器 F1 对设备进行过载保护及短路保护，当电流异常时，自动跳闸，保护设备安全。恒温器 F2 监控烘箱内的温度。熔断器 F3，保护变压器。变压器将 220V AC 转换为 24V DC，为触摸屏人机界面及控制回路提供可靠电源。红外石英加热管分为三组，每组六根。K1、K2、K3 为红外石英加热管控制开关，分别控制三组红外石英加热管的启动和停止。照明采用 220V AC 电源。风扇电动机也采用 220V AC 电源。柜门限位开关 S2，限制柜门打开程度。

2. 抽真空板材拉伸及塑形工作站（图 6-3-11）

（1）用途：用于高温热塑板材抽真空拉伸及塑形，制作板材假肢接受腔及板材矫形器。

（2）工作原理：图 6-3-11 所示抽真空板材拉伸及塑形工作站，左侧为单工位工作站，右侧为双工位工作站，可以满足两个技师同时工作。内置真空泵，结构紧凑，节省空间。带有真空过滤器，可以过滤粉尘和其他微粒。带有工具存放区，可以存放小型工具。抽真空管可以进行 90° 调节。带有控制真空度的脚踏开关。

3. 抽真空工具套装（图 6-3-12）
热塑板材抽真空成型工具套装（图 6-3-12）用于板材抽真空及树脂抽真空。包括：①支撑立柱，宽×深×高（W×D×H）为 360mm×460mm×260mm。②板材夹具外环，铝合金，直径 360mm，适合最厚 20mm 的材料。③夹具。④真空管，包含抽真空底座。⑤双层真空管，用于树脂抽真空时内膜外膜抽真空。

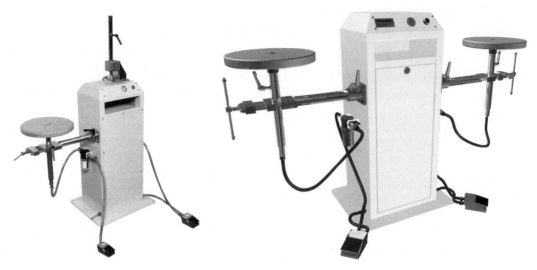

图 6-3-11　抽真空板材拉伸及塑形工作站

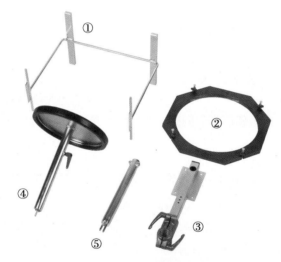

图 6-3-12　热塑板材抽真空成型工具套装
①支撑立柱;②板材夹具外环;③夹具;④真空管;⑤双层真空管

4. 恒温水箱(图 6-3-13)

（1）用途:用于激活低温热塑板材,制作矫形器支具。低温热塑板材以其技术先进、使用方便、性能可靠,广泛应用于医疗、矫形器领域,起外固定和康复的辅助治疗作用。比如制作手指支具、手腕支具、肘部支具、面部支具等。

（2）工作原理:低温热塑材料,加热至65℃左右(不同产品激活温度略有不同)材料可以被激活。此时低温热塑板材形态结构发生改变,但并没有发生任何化学反应。

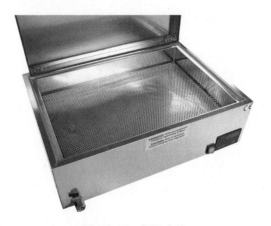

图 6-3-13　恒温水箱

激活后,软化,便于技师进行塑形制作支具。

低温热塑板材绝对不能用明火加热,只能用恒温水箱进行加热。

图 6-3-13 所示恒温水箱为不锈钢材质,带有盖板,主要用于加热低热塑板材,制作矫形器。配备控温设置及安全温度计,调定温度后能保持水温恒温。温度调整范围为 30~85℃,容量为 25L。将温度设定至低温热塑板材需要加热的温度,然后将板材泡入水中,等板材完全透明,被激活软化后,贴于患者需要固定支撑的部位,冷却后支具成型。

五、抽真空成型室

抽真空成型室主要用于树脂抽真空,制作最终树脂接受腔或树脂矫形器。在树脂抽真空过程中,有很多有害的气体、烟雾、粉尘、碳纤微小颗粒等,这些都对技师身体有很不健康的影响,所以需要专业的设备,专业的风扇、管道、吸尘装置等,排除有害气体、烟雾、粉尘及碳纤微小颗粒等。健康的工作环境非常重要,一定保护技师不受有害物质影响身体健康。

抽真空成型室设备包括:抽真空工作台、有害气体吸收及过滤装置、移动真空泵、化工品储存柜等。

1. **抽真空工作台**(图 6-3-14、图 6-3-15)

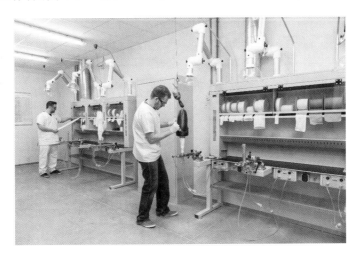

图 6-3-14 技师在抽真空工作台工作情况

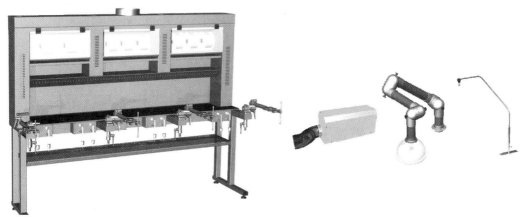

图 6-3-15 带四个工位的专业抽真空工作台
左起分别为抽真空工作台、防爆排气扇、吸尘臂、X 光片夹具

（1）用途:通常情况下,专业的抽真空工作台包括工作台、有害气味排气系统、碳纤微小颗粒排除系统、抽真空夹具、真空泵等装置。用于在树脂抽真空过程中,排放有害气体、有害颗粒,保护技师安全干净的工作环境。

（2）工作原理:图 6-3-15 所示为带四个工位的专业抽真空工作台,最多可以容纳四个技师同时工作。工作台的扶手及框架为内置的真空泵气罐,可以连接不带气罐的真空泵,节省设备体积。真空控制开关可以设置两个真空度。上部带有织物储存滚轮,及抽真空管道。下部带有抽真空夹具,搁架,及储存架。抽真空工作台连接的是防爆排气扇,具有防爆功能。带有专业过滤装置。排气能力超强。排气孔径为 150mm,排气量 1 200m³/h。吸尘臂带有三个拐点,最长吸尘距离为 1m。吸尘臂吸尘孔径为 75mm,末端连接直径为 280mm。

技师在工作台进行操作时,在石膏阳型上贴增强材质如玻纤、碳纤等,微小颗粒可以通过吸尘装置排走。进行树脂抽真空工作时,树脂挥发出的有异味的气体可以被吸尘装置排走。

2. 三工位一体式抽真空工作台(图 6-3-16)

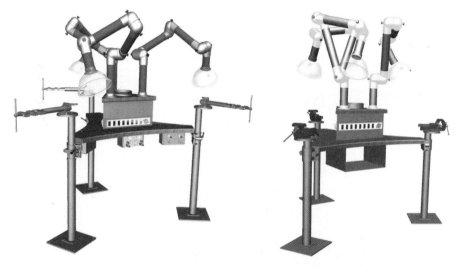

图 6-3-16　三工位一体式抽真空工作台

（1）用途:用于在树脂抽真空过程中,排放有害气体、有害颗粒,保护技师安全干净的工作环境。带有三个工位,大大节省设备占用面积。非常适合小型假肢矫形加工中心。

（2）工作原理:三工位一体式抽真空工作台与中央真空泵或负压系统连接,带有两个独立可调的阀门,每个阀门可以调节连个真空度。带有三个真空气罐。带有一体式的三个吸尘臂,可以手动关闭吸尘臂。技师在工作台进行操作时,在石膏阳型上贴增强材质如玻纤、碳纤等,微小颗粒可以通过吸尘装置排走。进行树脂抽真空工作时,树脂挥发出的有异味的气体可以被吸尘装置排走。

3. 移动式树脂抽真空有害气体吸收及过滤装置(图 6-3-17)

（1）用途:用于在树脂抽真空过程中有害气体及颗粒的吸收及排除,保护技师安全干净的工作环境。可移动,可以随时移动到需要的地方进行有害气体或颗粒的吸收和排除。具

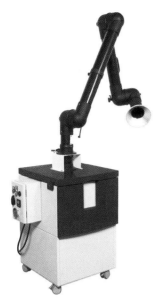

图 6-3-17 移动式树脂抽真空有害气体吸收及过滤装置

有体积小、方便移动等特点,适合小型假肢矫形加工中心。

(2)工作原理:如图 6-3-17 所示移动式树脂抽真空有害气体吸收及过滤装置体积紧凑、自带脚轮,移动便捷。可以在工作环境中保护技师免受有害气体危害,哪里进行有特殊味道或特殊粉尘的操作,可以将此装置移动到进行工作的地方,进行有害气体或粉尘的排除工作。

通过两个内置的活性炭过滤净化抽真空过程中树脂挥发的有害气体,将洁净的空气重新排回工作场地。系统由前级过滤器(微粒过滤器)和主过滤器,两个吸附过滤器构成。适于过滤所有在树脂抽真空过程中产生的有害气体。可以通过工作时间计数器监控过滤器的持续工作时间。

4. 带触摸屏台式真空泵(图 6-3-18、图 6-3-19)

(1)用途:用于树脂抽真空成型。在假肢接受腔的制作和矫形器热塑板材成型时使用,有两套独立控制的回路,每套有三个接口,附有湿气报警装置,并可以通过视觉、听觉反馈控制负压的大小。过滤器可以更换。

(2)工作原理:如图 6-3-18 所示新型台式真空泵带有触摸显示屏。带有 2 个独立可控制的真空开关,6 个真空阀门。3 个球阀用于调节真空。6 个外部过滤器,2 个外部水槽,水槽同时也是真空罐。带有触摸显示屏,及计时器,可以通过触摸屏设置多种参数。计时器带报警功能和警告信号(水槽满水)。触摸屏带有保护膜。

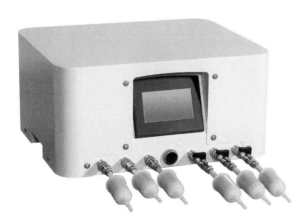

图 6-3-18 带触摸屏台式真空泵

图 6-3-19 为带触摸屏台式真空泵工作原理图。采用 220V 电源,PE 保护线与 N 中性线分开,压缩机、设备外壳、人机界面(human Machine Interface,HMI)均接 PE 线接地,保证可靠 0 电位,避免漏电风险。在 HMI 上设定真空度,气动压缩机。压力表检测到真空度达到设定数值时,停止压缩机。HMI 触摸显示屏上可以进行多种设置和调整。

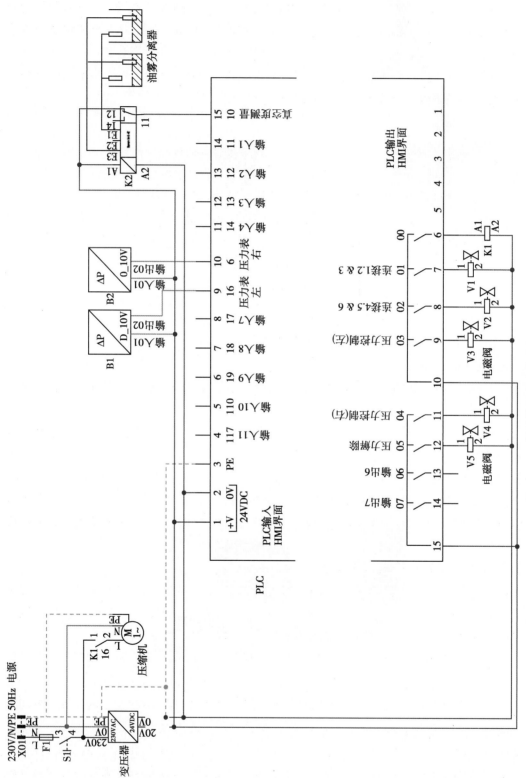

图6-3-19　带触摸屏台式真空泵工作原理

5. 大功率真空泵(图 6-3-20)

(1)用途:大功率真空泵,适用于矫形器热塑板材的精确成型。在进行板材矫形器的制作过程中,需要较大的真空吸力,所以通常采用大功率的真空泵。大型真空泵末端压强可达 10mbar 以上。

(2)工作原理:标配含汽水分离器,防止水在抽真空过程中渗入泵中。真空泵配有圆形的润滑装置、油封装置、油雾分离器、空气冷却系统、100L 气罐。

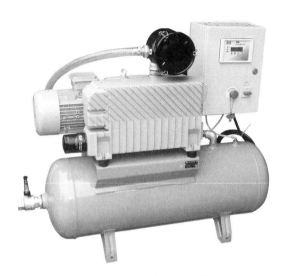

图 6-3-20　大功率真空泵

图 6-3-21 为大功率真空泵监控及报警回路工作原理图。带有监控及报警装置。带有电流传感器、温度传感器、压力传感器、油位传感器。多种传感器监测信号输入 PLC 控制芯片,PLC 分析所有传感器反馈的多种新型号,判断真空泵是否处于正常工作状态。不同情况下输出不同信号。真空泵正常工作时,绿色信号灯亮;有一些信号发送至显示屏时,白色信号灯亮;真空泵需要维护时,黄色信号灯亮;系统出现问题时,红色信号灯亮。

6. 化工品安全储存柜(图 6-3-22)

(1)用途:由于假肢矫形工作车间会用到很多易燃易爆化工品,这些化工品都必须安全可靠的储存。专业的化工品储存柜用于储存树脂、颜色糊、固化剂、轻腻子、快干胶硅胶制剂等制作假肢矫形器常用的液态或固态化学用品。

(2)工作原理:由于假肢矫形车间经常用到的树脂、颜色糊、固化剂、轻腻子、快干胶硅胶制剂灯化学用品大多是易燃物质,所以化工品储存柜必须具有防火防爆能力。

化工品安全储存柜,必须具有防火防爆能力。按照欧盟 EN 14470-1 标准,防火时间为 90 分钟。合金钢材质,塑料涂层。柜脚可调,保证在不平坦的地面能够稳定储存柜。配备免维护柜门锁,一旦发生火灾险情,柜门会自动关闭。上部留有排气孔,必须连接排气系统。底盘上的通风孔集成在侧壁上。上部留有接地系统连接线。化工品安全储存柜的内置排风系统,可将化工品挥发的易燃其他排到室外。

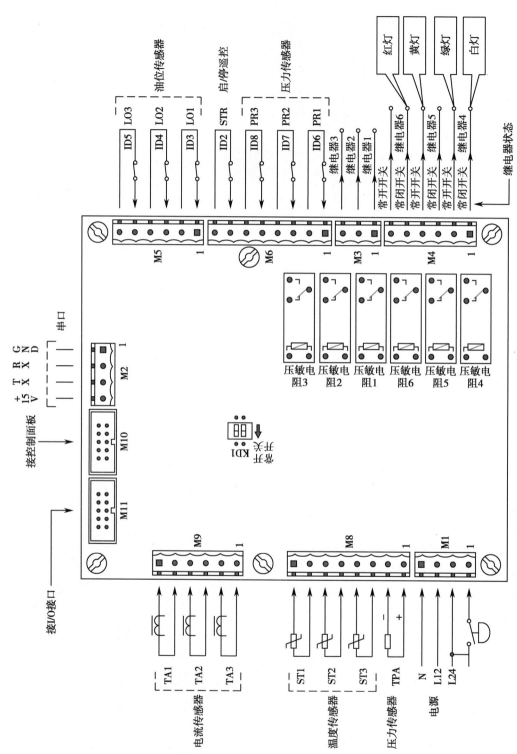

图 6-3-21 大功率真空泵监控及报警回路工作原理图

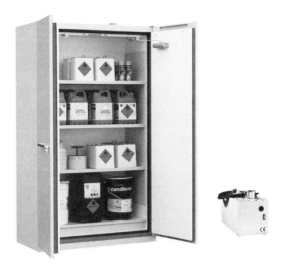

图 6-3-22　化工品安全储存柜及排风系统

六、加工及打磨车间

加工及打磨车间是技师对接受腔或矫形器进行进一步加工的区域。通常情况下,涉及加工的材料包括塑料制品、木制品、金属制品、树脂固化后材料等,涉及的加工工艺包括打磨、切割、抛光、钻孔等。设备种类非常多,同时还需要考虑车间的整体吸尘、空气过滤净化及静音。

为保证安全的生产,此区域禁止患者及无关人员的进入。

加工及打磨车间常用设备包括:打磨机、平面磨、带锯、钻床、中央吸尘系统、空气压缩机等。

1. 三维度可调打磨机(图 6-3-23)

(1)用途:打磨机是假肢、矫形器制作中必备的设备,它由调速电动机、无级变速、高度调节装置、打磨头连接部件和吸尘管路等组成。用于对假肢、矫形器边缘的打磨、抛光和修整处理。

(2)工作原理:图 6-3-23 三维度可调打磨机,操作高度可电动调整,打磨角度可以横向和纵向两个维度调整。共三个维度可以调整,技师工作更加方便。打磨速度无极可调,最高至 3 500RPM。带有打磨工具储存架,可将多种打磨头放置在工具储存架上。带有自固定吸尘臂,地面带有吸尘孔道,打磨臂带有吸尘管带。带有 5/8" 与 M16 转换适配器。带有主安全开关,打磨机"on/off"启停开关。脚踏式急停开关,按压式急停开关,当遇到紧急情况时,触动任何一个急停开关,打磨头立即停止工作,保护操作人员安全。带有电磁开关,操作安全可靠。带有可调的吸尘臂,用于手机打磨工作中的粉尘。较长打磨臂,可以打磨更大物体。并带有可更换的打磨臂长保护套或短保护套。

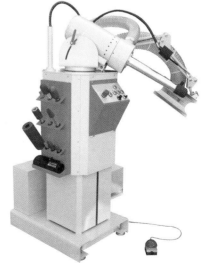

图 6-3-23　三维度可调打磨机

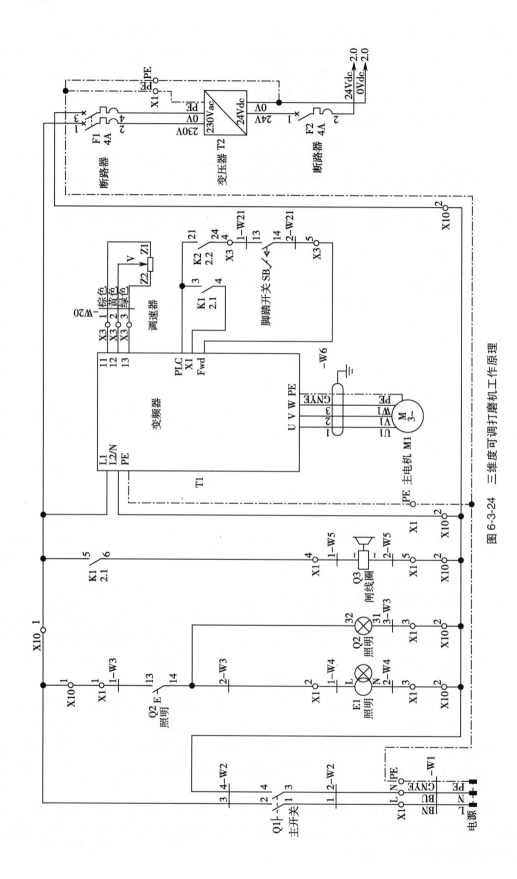

图 6-3-24　三维度可调打磨机工作原理

图 6-3-24 为三维度可调打磨机工作原理图。采用 220V AC 电源,16A 工业插头,PE 保护线与 N 中性线分开,设备外壳接 PE 线接地,保证可靠 0 电位,避免漏电风险。通过变频器控制电动机的速度,实现打磨速度的无极调速。脚踏开关随时切断电源,保证紧急情况下停止打磨设备。断路器 F1 及 F2,具有过载保护及短路保护功能,在电路中出现过载及短路的情况,瞬间跳闸,保证设备的安全。变压器将 220V AC 转换为 24V DC,用于控制回路。

2. 带吸尘装置一体打磨机(图 6-3-25)

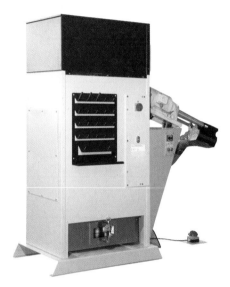

图 6-3-25 带吸尘装置一体打磨机

(1) 用途:打磨机集成吸尘系统,不用再单独配备吸尘设备,适合小型的假肢矫形加工中心。可以减少设备数量,减少设备占地面积,节省空间。同时,此集成的吸尘装置不仅可以对自身的打磨机进行吸尘,还可以连接第二台设备。

(2) 工作原理:图 6-3-25 带独立除尘系统的打磨机,同时吸尘系统可以连接第二台设备。吸尘罩可以自由旋转,方便技师选择合适的吸尘角度。打磨轴高度、倾角可调,甚至可以调整至垂直角度,方便技师操作。带有紧急制动安全装置,出现危险时,确保机器瞬时停机,确保操作人员安全。带有四位选择开关,信号指示灯。带有自动振动除尘装置,自动清洁吸尘箱。带有抗静电过滤装置,可以对碳纤颗粒进行吸尘处理。工作高度可以调节。

图 6-3-26 带吸尘装置一体打磨机工作原理图。电源采用 380V AC,五孔三相 16A 工业插头。采用 TN-S 系统(保护线 PE 与中性线 N 线分开)。设备外壳接 PE 线接地,保证外壳始终为 0 电位,避免漏电危险。通过选择开关,调整打磨机转速,可以调整两个速度。两个不同转速,集尘对应吸力不同。打磨机启动时,联动开关启动集尘系统;打磨机停止运行时,联动开关停止集尘系统。控制系统电源为 24V DC。

3. 落地式平面磨床(图 6-3-27)

(1) 用途:平面磨床是假肢矫形器制作中常用的打磨设备,用于金属、木料、发泡剂、热塑板材等校直、凿平,它由底座、电极、砂带、平衡调节手轮和带燕尾槽的托板组成。可使被打磨的部件保持 90°的垂直角度和精确平面,通过带燕尾槽的托板与假肢静态对线仪配合,可精确保证假肢的对线,是制作矫形器和假肢都可使用的不可或缺的设备之一

(2) 工作原理:图 6-3-27 所示落地式平面磨床的地面带有振动吸收装置。设备运行时最大程度降低振动及噪声。砂带无级调速,用于精加工。砂带可以不用工具进行更换。带有气压砂带伸展结构,及特制紧固装置,保证砂带在可靠的工作位置。粉尘在砂带表面可以轻松去除,带有地面吸尘接口。带有即插即用电动机,电动机可以用于其他装置。预留 6bar 压缩空气接口,以启动吸尘设备。

平面磨床设有调速开关,当电源接通后,电动机开始转动,通过传动轴将电动机的转动传递到主动轴上,主动轴上安装有砂带,砂带通过平板连接到被动轴上,这样就将电动机的转动运动,转变成砂带的直线运动。

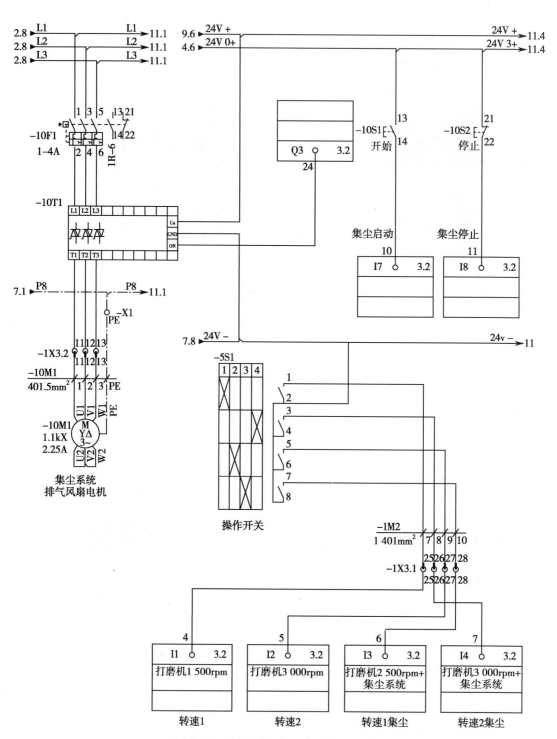

图 6-3-26　带吸尘装置一体打磨机工作原理

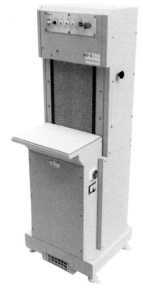

图 6-3-27 落地式平面磨床

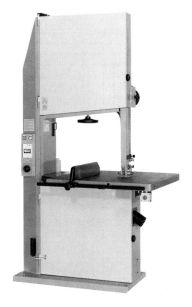

图 6-3-28 立式带锯

4. 立式带锯（图 6-3-28）

（1）用途：用于在制作假肢接受腔或矫形器过程中，切割物体，切割材料包括木头、塑料及轻金属。

（2）工作原理：图 6-3-28 所示立式带锯两速可调，连接直径 100mm，切割高度可达 460mm，带锯平台可左右旋转 20°。可以在带锯左侧或右侧停止。锯条在切割点具有完全保护装置。锯条带有三个导轨，与锯条平行。带有电动机保护断路器，断路器具有过载保护及短路保护，保护电动机出现非正常状态，自动跳闸。带有用于切割木头、塑料及轻金属的锯条，不同的锯条用于切割不同的材料。

带式锯床由床体、平面工作台、电动机、弹性锯条、导轨组成。锯条呈环状固定在上、下两个金属轮上，当其中一个金属轮在电动机驱动下转动时，锯条在两个金属轮上作环形运动，用于切割木材、塑料或金属。通过调节两个轮子之间的距离来调节锯条的张力。

5. 无极变速立式钻床（图 6-3-29）

（1）用途：用于假肢接受腔及矫形器制作过程中的钻孔工作。

（2）工作原理：图 6-3-29 所示无极立式钻床可无级调速，工作台面高度可调，数字控制钻孔深度，带有可调的钻孔深度停止装置，带有钻速显示屏。带有电动机保护开关，具有低电压保护功能。带有紧急停止开关，一旦出现紧急情况，瞬时停止设备运行，保证操作人员安全。带有手动选择开关，选择顺时针和逆时针旋转方向。工钻孔深度 100mm，工作半径 240mm，钻孔速度 250~4 000rpm。

旋转轴由电动机驱动，通过调节变速箱内的皮带轮位置

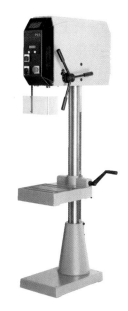

图 6-3-29 无极变速立式钻床

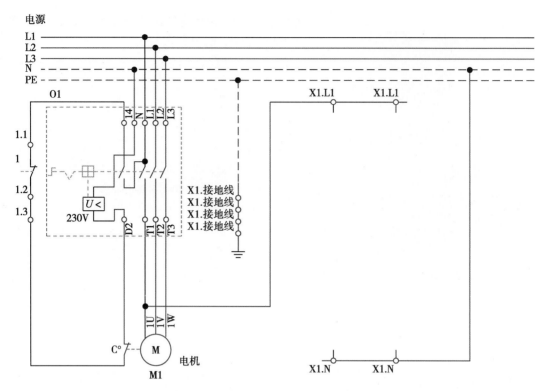

图6-3-30   无极立式钻床工作原理

来调节轴的旋转速度,又通过调节齿条走刀装置控制钻孔的过程,钻头的直径确定孔经大小。

图6-3-30为无极立式钻床工作原理图。电源采用380V AC,五孔三相16A工业插头。采用TN-S系统(保护线PE与中性线N线分开)。设备外壳接PE线接地,保证外壳始终为0电位,避免漏电危险。

6. 中央吸尘系统(图6-3-31~图6-3-33)

(1) 用途:真空除尘设备是假肢矫形器制作中必备的设备,在打磨设备打磨物体的过程

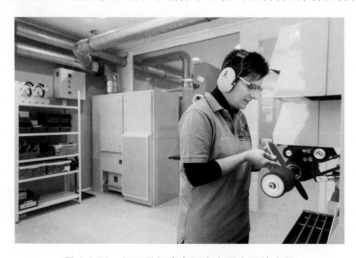

图6-3-31   加工及打磨车间中央吸尘系统应用

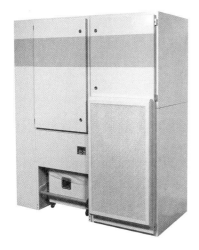

图 6-3-32　中央吸尘系统

中,自动启动吸尘系统(有些设备需要手动启动吸尘设备),将被打磨的碎屑全部吸走,是保证使用者身体健康减少环境污染的最有效手段,也是制作矫形器和假肢都可使用的不可或缺的设备之一。

(2)工作原理:除尘设备由电动机叶片轮、外壳、真空吸尘泵、集尘袋、电器控制装置等组成。将被吸走的碎屑经进气口进入,通过真空泵将碎屑吸入,经过滤器过滤,把碎屑吸到集尘袋里。通过观察孔可随时检查集尘袋里的情况,以便随时更换集尘袋。

中央吸尘系统要选择尺寸小、吸尘效果高、噪声低的设备。中型中央吸尘系统(图 6-3-32)可连接 4~5 台设备,可同时启动 3 台接受腔打磨设备。大型中央吸尘系统(图 6-3-33)可连接 10 台以上设备,可同时启动 6~8 台接受腔打磨设备。

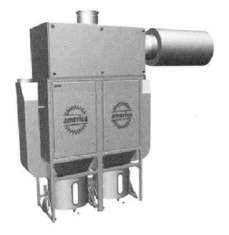
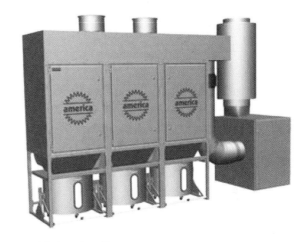

图 6-3-33　大型中央吸尘系统

中央吸尘系统带有过压系统及负压系统。过压系统通过风扇主动排除废物及颗粒,负压系统置于过滤网之后,将过滤后的干净的空气返回工作车间。带有双重过滤系统,及碳纤集尘系统,净化率超过 99.99%。超静音及无振动设计,在空气返回通道带有静音设备,保证较低噪声水平低于 60dB(A),工作时更加安静,技师工作不受噪声影响。带有自动清洁功能,清洁系统通过自动控制单元控制,可以设定清洁频率,一旦设定完成无需手动操作,清洁工作将自动完成。柜门带有自吸合系统,确保柜门准确关闭。预留扩容口,可以增加设备。具有变频调速能力。

如果加工及打磨车间设备非常多,可以使用大型中央吸尘系统(图 6-3-33)。连接的设备可达 10 个以上。此类设备可以扩容,可以根据假肢矫形中心加工及打磨设备的实际情况,进行相应的扩容。

7. 空气压缩机(图 6-3-34)

(1)用途:加工车间通常需要压缩空气,压缩空气主要来源于空气压缩机。空气压缩机的功能是驱动气压工具工作。如气动风镐,气动振动锯,风枪等。

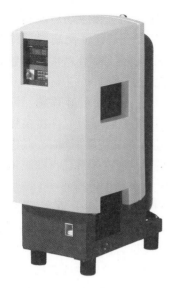

图 6-3-34　新型空气压缩机

（2）工作原理：空气压缩机是一种用以压缩气体的设备。空气压缩机与水泵构造类似。大多数空气压缩机是往复活塞式，旋转叶片或旋转螺杆。空气压缩机的种类很多，有交变运动空气压缩机或旋转式空气压缩机，其结构分为空气压缩装置、蓄气罐、压力控制显示装置、空气流量控制装置。

新型空气压缩机（图 6-3-34）与老式空气压缩机相比，具有噪声低、无振动、生成的压缩空气更加干燥等特点。带有振动绝缘装置、静音装置，及电子监视与控制系统。

七、组装车间

组装车间是技师最终将假肢或矫形器部件组装在一起，并进行调试、对线、最终装配的车间。也需要尽量避免患者的进入。此车间除了专用的设备如激光对线仪、激光测力平台之外，还需要准备很多的工具，方便技师进行最后的装配工作，如扳手、螺丝刀、剪刀、锤子、尺子等。

1. 六工位六角工作台（图 6-3-35）　工作台用于假肢矫形器的装配，一般来说，工作台台面都有光滑的平面板，一般是木制的，刨光并刷上油漆或橡胶覆盖，工作台背面装有工具板，可方便地放置工具，台面由四柱支撑并固定在地面上，工作台上可以装上抽屉、柜子等，用于储藏。

为节省空间，方便更多技师同时工作，图 6-3-35 六工位六角工作台师可以容纳六个技师同时工作，节省工作台占地面积。带有六个工位，六个抽屉，每个工位均带有压缩空气管道及插座。

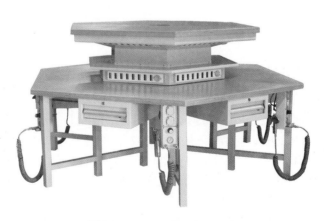

图 6-3-35　六工位六角工作台

2. 激光对线仪（图 6-3-36）

（1）用途：用于对假肢和矫形器的准确对线。上面带有三维度激光发生装置，三个维度激光线作为对线的精确定位辅助。

对假肢的精确对线，是在装配假肢过程中非常重要的一部分工序。标准的对线过程分为工作台对线、静态对线及动态对线。只有保证对线的精确，保证假肢部件连接的精确性，

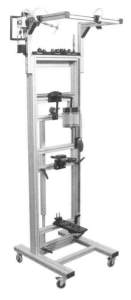

图 6-3-36 激光对线仪

保证患者静态及动态力线的精确性,患者穿戴假肢后才能够正常行走。精确的对线,可以让患者穿戴假肢更放松的行走,更轻松地控制假肢。如果对线不准确,患者穿戴假肢行走过程中会出现一些问题,甚至出现摔倒的风险。

(2)工作原理:如图 6-3-36 所示下肢假肢激光对线仪用于工作台对线,简化了对线建议的实施过程,保证工作台对线的精确。用于下肢假肢(包括大腿假肢、膝离断假肢及小腿假肢)工作台对线。适用于模块化下肢假肢系统的静态对线场合。在模块化下肢假肢系统的三维对线时,膝关节、假脚和组件根据对线建议进行组装。然后,将接受腔固定在设备上,并连接膝关节。通过使用特殊的关节夹具,膝关节根据对线数值被固定在设备上,并连接到假脚和相应的适配器中。接受腔通过充气的快速加紧夹具固定。顶部内置三个激光发射仪,可以按照三个维度发射激光,作为定位辅助。

当进行大腿假肢的对线时,按照对线推荐方式,膝关节将作为主要的对线参考部件。将膝关节固定在支架上,与对线参考点对齐(单轴关节 = 旋转中心,多轴关节 = 上面前侧的轴)。激光工作台对线仪可以进行三个维度的对线,可以测量并且可以重复。对线参数可以记录下来为后续的安装做参考。接受腔固定在快速夹紧支架上。接受腔通过可充气的夹具固定在仪器上,接受腔角度可以有 3°~5° 的调整。考虑到患者髋关节挛缩,按照患者的实际情况进行必要的屈曲角度的调整。通过连接件连接接受腔和膝关节。对线情况通过内置的测量仪器可以记录下来。

3. 十字校准激光发生装置(图 6-3-37)

(1)用途:此装置发射十字激光束,用于假肢或矫形器的取型、对线,或用于检查患者身体姿态等。通过与标准十字激光束的角度的比较,可以检查内收、外展角度,伸展、屈曲角度,从侧面及背面检查脊柱弯曲角度,检查骨盆倾斜角度,检查身体姿势,及相关姿态问题,如脊柱侧弯、O 型腿、X 型腿等。

(2)工作原理:高亮的二极管激光发射器发射可见激光,通过激光作为参考线,进行假肢矫形器的队形,或校核患者的身体姿态。操作时间最长 15 小时,操作温度为 5~40℃。几秒钟内可完成自动校准水平,不需手动干预。校准时间小于 5 秒。激光发射距离最大 10m。

4. 便携式三维激光测力平台(图 6-3-38)

(1)用途:便携式三维激光测力平台,用于进行静态对线。可以装在一个便携式的盒子中,方便携带及使用。用于测量患者穿戴假肢或矫形器的情况,优化假肢或矫形器的静态对线。此设备的主要部件是两个测力平台,两个摄像机支撑架,每个支撑架上可以带有

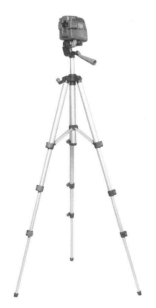

图 6-3-37 十字校准激光发生装置

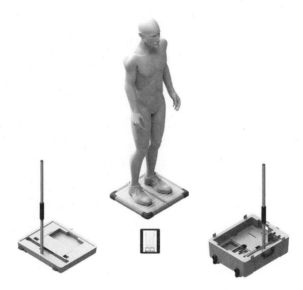

图 6-3-38   便携式三维激光测力平台

两个摄像机,一个持续供电的微型电脑。带有 SD 存储卡的平板电脑。带有 USB 充电接口及电缆。

（2）工作原理:患者穿戴假肢或矫形器,站在三维激光测力平台上,可以测量垂直及水平方向上的力线,同时可以测量扭转角度。微型电脑将摄像机及测力平台上的数据通过 WiFi 传输至平板电脑上。在平板电脑上,数据可以根据摄像机传输的实时数据自动生成图表,直观显示力线及多个角度的数据。显示三维模型,蓝色表示垂直力线,绿色表示水平力线。当取消三维模式时,只显示红色垂直力线。可以显示力线的转移过程。因此,假肢或矫形器对线可以根据相关说明以及三维静态对线仪的精确说明,更加精确地进行静态对线。APP 可以储存患者的详细数据,可以输出 PDF 格式或者其他数据库格式。

八、矫形鞋生产车间

矫形鞋又称矫正鞋,是一种用于足踝矫正治疗的康复工程辅助用具,由专业的医生及康复工程技术人员,基于患者的临床体征及生物力学检测结果,在临床医学及生物医学工程理论的指导下,以矫形及制鞋等工艺技术为手段,制作而成的一种功能用鞋。矫形鞋的主要作用是改善患者站立、步行时足部的受力状态或免荷,消除疼痛,防止畸形,矫正足部的功能性变形,为永久性畸形患者提供支撑,以达到平衡。适用于各种疾病引起的内翻足、外翻足、马蹄足、足下垂、扁平足、弓形足、槌状足及跟骨刺、距下关节强直、踝关节炎、踇趾外翻、足部骨折、足部缺损、跖痛症、足底筋膜炎等。

越来越多的假肢矫形加工中心已经开展矫形鞋业务,可以加工生产矫形鞋或矫形鞋垫,帮助更多的患者通过矫形鞋或矫形鞋垫的作用,得到足部功能的改善。

矫形鞋生产车间需要很多专业的设备,包括:高集成度切割、打磨、砂轮一体设备,高速冲压成型设备、矫形鞋打磨设备、足跟高度测量仪等。

图 6-3-39 为高集成度切割、打磨、砂轮一体设备。

（1）用途:此设备高集成度集成切割机、打磨机、砂轮机等设备于一体,集多种功能与一体。技师可以在一台设备上实现对矫形鞋鞋楦、鞋底、鞋面、皮革、甚至是假肢接受腔、矫形器等材料的多种工序的加工。

（2）工作原理：带有 LED 照明灯,地板集尘通道,高度自动调整装置,可移动的控制面板。带有 ADDS 系统,在操作人员与集尘系统中带有气帘,自动控制集尘系统。具有超静音无振动性能。砂轮机砂带张力可单独调整,电动机具有粉尘保护装置,操作开关具有粉尘保护装置及操作指示灯,集尘箱可移动,工作台前侧带有压缩空气气流。带有紧急停止开关,带有两个压缩空气连接装置及气枪、压缩空气管道、压力减低装置,内置引擎隔间清洁装置。带有工具储存架,两个抽屉及隔间。带有外置集尘装置连接孔道。带有 4 个打磨装置,1 个大 3 个小,可以打磨不同形状物体。2 个连接头,3 个砂轮机,1 个打磨滚。

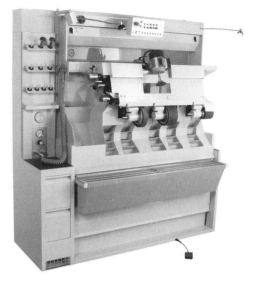

图 6-3-39 高集成度切割、打磨、砂轮一体设备

九、上肢假肢工作室

上肢假肢工作室是上肢截肢患者进行肌电信号测试、上肢康复训练等的区域。可以测试上肢截肢患者的肌电信号水平,技师装配上肢假肢,调试并设置肌电手的参数,上肢患者穿戴上肢假肢后进行肌肉信号的训练等。所以需要配置肌电测试训练系统,常用的上肢装配工具等。除此之外,为模拟上肢患者的日常生活情况,还需要配置一些常用的上肢患者进行抓握训练用的物品,如水瓶、牙缸、书籍、钥匙、水果、厨房用品等。

1. MyoBoy 肌电测试训练系统（图 6-3-40）

（1）用途：MyoBoy 肌电测试训练系统,用于测试上肢截肢患者残肢肌力,评估是否适合装配肌电假肢。同时,可以作为训练系统,让患者根据程序的指导,进行肌电信号的训练,提高肌电信号强度,提高对肌电假肢的控制能力。

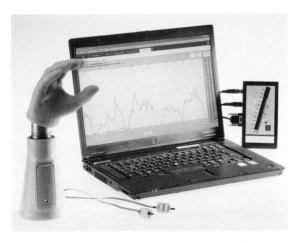

图 6-3-40 MyoBoy 肌电测试训练系统

（2）工作原理：上肢截肢患者在装配肌电手之前，需要测试患者的肌电信号强度是否可以驱动肌电手的电极。MyoBoy 可以精确测量患者肌电信号强弱，直观显示是否适合装配肌电手。患者在装配肌电手之后，需要进行一系列的训练，训练残肢可以流利的操控假肢。MyoBoy 也可以提供训练的功能。通过一些简单的游戏，训练控制肌电手的能力，训练肌肉的肌电信号，使患者的训练有趣而有效。

同时，MyoBoy 还具有其他一些功能。能够测量肌肉的力量并根据患者独特的需要调节电极，使 MyoBoy 适合训练所有的肌电上肢假肢患者。技师可以让适应证鉴定助理帮助患者选择合适的肌电手类型。另一个功能是在患者佩带假肢时，通信电缆可以跟踪和分析假肢训练期间的肌肉信号。技师可以记录患者肌肉信号的强度，以便跟踪和打印数据表。可以有效地支持患者评估。全套设备包换电脑 1 台，肌电测试仪 1 台，肌电测试电缆 2 条，肌电手测试专用电极 2 个。

2. 肌电信号调试设备（图 6-3-41）

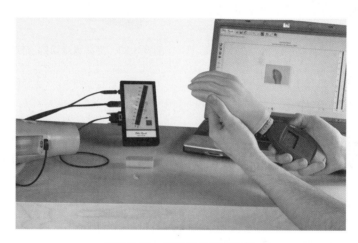

图 6-3-41　肌电信号调试设备

（1）用途：肌电手的肌电信号调试设备。

（2）工作原理：与肌电手相连，配合使用。用于调节各种肌电手头的多种参数。比如，可以调整加速感应手的开合速度，抓握力度，传感器林敏度等；可以调节安全比例控制手的开合速度，抓握力度等。同时，显示各种肌电手的参数信息，调整控制模式。

十、康复训练室

康复训练室是患者进行康复训练的地方，患者从这里进行多种训练，下肢患者需要恢复行走能力。这里需要有常规的坡道及台阶、双杠、跑步机、镜子等常规的患者进行康复训练常用的一些设施。还需要设置一些不平的地面，模拟石子路、草坪、沙滩等患者常遇到的不平坦的路面。除此之外，还需要一些专用的康复训练设备。

图 6-3-42 所示为步态分析系统。

（1）用途：患者在穿戴假肢和矫形器后，需要进行长时间的步态训练，以恢复最自然的步态。步态分析系统，可以帮助患者自身分析现在的步态与自然的步态之间的差异，对患者进行步态训练提供最直观的指导。

（2）工作原理：假肢矫形器步态分析系统包括一套分析软件系统、电脑及 6 个高清摄像

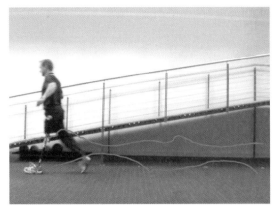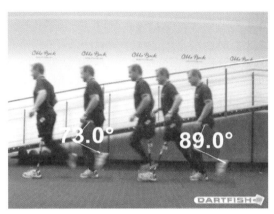
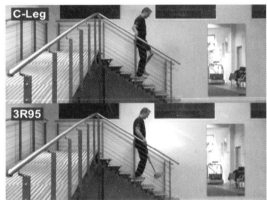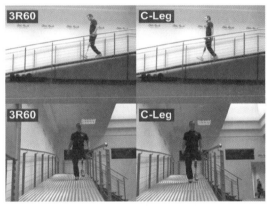

图 6-3-42　假肢矫形器步态分析系统

头。软件系统可以将患者的多个画面重叠分析,精确计算患者在行走过程中各个关节的角度变化,评定步态,分析异常步态病因,为安装假肢提供数据。

步态分析系统具有 6 个机位,可以在多角度实时采集患者步态信息,全方位进行患者步态运动系统分析。海量数据处理功能,数据的实时更新及分析。将多个视频文件叠加在同一个屏幕中,进行同步分析比较。一个屏幕最多可以同时显示 4 个视频资料,进行分析比较。运动模式的对比功能,用于不同假肢膝矫形器运动步态分析。闪频技术,在同一画面里记录显示假肢矫形器每一瞬间运动状态。视频捕捉功能,捕捉显示假肢矫形器运动过程中瞬时轨迹、距离、角度、高度、速度及运动轨迹。视频文件可以储存及回放,播放速度可任意选择。

患者在使用步态分析系统之后,根据步态分析报告及时调整行走习惯,有效的帮助患者以最短的步态训练时间,达到最优的步态训练效果。

不同的假肢矫形加工中心,场地规划不同,技师数量不同,工作重点不同,相应配备的设备及工具也会有所不同。高质量的设备及工具会保证假肢矫形器的制作更加完美,对线更加精确,生产效率更高,患者穿戴更加舒适。技师需要充分了解所有设备及工具的功能特点及使用情况,在制作假肢矫形器的过程中才能够充分利用这些设备的特点及优势,为患者制作高质量的假肢矫形器,最大程度提高患者的满意度。

(李千波)

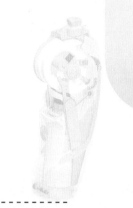

参考文献

1. 李澄,吴天生,闻百桥. 机械制图. 第 4 版. 北京:高等教育出版社,2013.

2. 王侠. 工程制图与识图. 第 2 版. 北京:中国电力出版社,2014.

3. 文九巴. 材料科学与工程. 哈尔滨:哈尔滨工业大学出版社,2007.

4. 刘新佳,姜银方,姜世杭. 工程材料. 北京:化学工业出版社,2006.

5. 靳尔刚,王海鹏,余制波. 康复器具基础学概要. 北京:中国社会出版社,2008.

6. 孙茂才. 金属力学性能. 哈尔滨:哈尔滨工业大学出版社,2005.

7. 崔忠圻. 金属学与热处理. 北京:机械工业出版社,2000.

8. 王高潮. 材料科学与工程导论. 北京:机械工业出版社,2006.

9. 范本隽. 简明工程力学教程. 北京:科学出版社,2005.

10. 刘鸿文. 材料力学. 北京:高等教育出版社,2011.

11. 沈乐年. 机械设计基础. 北京:清华大学出版社,1997.

12. 张春林. 机械工程概论. 北京:北京理工大学出版社,2011.

13. 黄丽. 高分子材料. 第 2 版. 北京:化学工业出版社,2010.

14. 雷文,张曙,陈泳. 高分子材料加工工艺学. 北京:中国林业出版社,2013.

15. 杨继全,郑梅,杨建飞,等 3D 打印技术导论. 南京:南京师范大学出版社,2016.

16. 李澄,吴天生,闻百桥. 机械制图. 北京:高等教育出版社,2003.

17. 游普光. 建筑工程制图与识图. 哈尔滨:哈尔滨工业大学出版社,2013.

18. 李学京. 机械制图和技术制图国家标准学用指南. 北京:中国质检出版社,中国标准出版社,2013.

19. 蒋知民,张洪鏸. 怎样识读《机械制图》新标准. 第 5 版. 北京:机械工业出版社,2010.

20. 叶玉驹,焦永和,张彤. 机械制图手册. 第 5 版. 北京:机械工业出版社,2012.

21. 朱培勤. 机械制图及计算机绘图. 第 2 版. 上海:上海交通大学出版社,2016.

22. 梁蓓. 机械识图与制图. 北京:科学出版社,2012.

23. 邹玉堂. 机械工程图学. 北京:机械工业出版社,2013.

24. 段卫民. 液压与气压传动. 北京:高等教育出版社,2012.

25. 白柳. 液压与气压传动. 北京:机械工业出版社,2009.

26. 苑尚尊. 电工与电子技术基础. 第 2 版. 北京:中国水利水电出版社,2014.

27. 芮延年. 电工电子技术. 北京:电子工业出版社,2013.

28. 叶淬. 电工电子技术. 第 3 版. 北京:化学工业出版社,2009.